护理管理者高级研修丛书

护理管理者素质与能力修炼

第2版

总主编　姜小鹰　吴欣娟

主　编　史瑞芬　张晓静

副主编　郑翠红　李小妹　李小寒

编　者　(按姓氏笔画排序)

史瑞芬（南方医科大学护理学院）

刘春兰（山东大学齐鲁医院）

江智霞（贵州护理职业技术学院）

李小妹（西安交通大学护理学院）

李小寒（中国医科大学护理学院）

吴惠平（深圳市人民医院）

张晓静（北京协和医院）

郑翠红（福建卫生职业技术学院）

周　瑾（南方医科大学中西医结合医院）

姜丽萍（上海交通大学医学院附属新华医院）

翟惠敏（南方医科大学护理学院）（兼秘书）

U0204217

人民卫生出版社

·北京·

图书在版编目（CIP）数据

护理管理者素质与能力修炼 / 史瑞芬，张晓静主编
. —2 版 . —北京：人民卫生出版社，2024.9
（护理管理者高级研修丛书）
ISBN 978-7-117-36285-6

Ⅰ. ①护… Ⅱ. ①史…②张… Ⅲ. ①护理学 – 管理
学 – 素质 – 能力培养 Ⅳ. ①R47

中国国家版本馆 CIP 数据核字（2024）第 089717 号

人卫智网	www.ipmph.com	医学教育、学术、考试、健康，购书智慧智能综合服务平台
人卫官网	www.pmph.com	人卫官方资讯发布平台

护理管理者高级研修丛书
护理管理者素质与能力修炼
Huli Guanlizhe Gaoji Yanxiu Congshu
Huli Guanlizhe Suzhi yu Nengli Xiulian
第 2 版

总 主 编：姜小鹰 吴欣娟
主 编：史瑞芬 张晓静
出版发行：人民卫生出版社（中继线 010-59780011）
地 址：北京市朝阳区潘家园南里 19 号
邮 编：100021
E - mail：pmph @ pmph.com
购书热线：010-59787592 010-59787584 010-65264830
印 刷：北京顶佳世纪印刷有限公司
经 销：新华书店
开 本：710×1000 1/16 印张：29 插页：1
字 数：505 千字
版 次：2015 年 5 月第 1 版 2024 年 9 月第 2 版
印 次：2024 年 9 月第 1 次印刷
标准书号：ISBN 978-7-117-36285-6
定 价：99.00 元

打击盗版举报电话：**010-59787491** E-mail：**WQ @ pmph.com**
质量问题联系电话：**010-59787234** E-mail：**zhiliang @ pmph.com**
数字融合服务电话：**4001118166** E-mail：**zengzhi @ pmph.com**

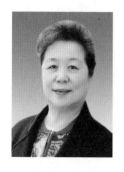

姜小鹰 教授,博士研究生导师。国务院政府特殊津贴专家。福建医科大学护理学院原院长。现任中华护理杂志社社长。兼任教育部护理学专业认证工作委员会副主任委员,中华护理学会高等护理教育专业委员会主任委员,福建省护理学会理事长等职务。荣获第 43 届国际南丁格尔奖章,全国优秀科技工作者,全国"教书育人"十大楷模,全国三八红旗手、全国妇女"创先争优"先进个人,首届全国高校"黄大年"式教师团队带头人等。

主要研究方向:老年护理、护理管理、护理教育。主编、参编书著 45 部,其中主编 35 部、副主编 6 部,在国内外学术期刊发表论文 278 篇。主持教育部、省厅级科研项目 30 多项。先后获得并主持国家级护理学特色专业、国家级《护理管理学》精品课程、国家级护理学实验教学示范中心等 10 多项教育部系列教改工程项目;连续获三届国家教学成果奖二等奖共 3 项。

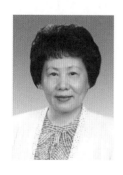

吴欣娟 教授,博士研究生导师。国务院政府特殊津贴专家,美国护理科学院院士。现任中华护理学会理事长,北京协和医院护理委员会主任委员,北京协和医学院护理学院副院长。兼任中华全国妇女联合会第十一、十二、十三届执行委员会委员,教育部高等学校护理学类专业教学指导委员会副主任委员,教育部护理学专业认证工作委员会副主任委员,国家卫生健康委员会护理标准委员会副主任委员,国家护理专业质控中心专家委员会副主任委员等。荣获第 43 届国际南丁格尔奖章,泰国王太后护理奖,首届全国创新争先奖,十佳全国优秀科技工作者提名奖,全国优秀科技工作者等。

主要研究方向:护理管理、临床护理。主编专业书籍 70 余部,以第一或通信作者在中文核心期刊及 SCI 期刊发表论文 220 余篇,主持"国家公益性行业科研专项"等科研课题 20 余项。

序

随着日新月异的现代医学发展以及我国医药卫生体制的改革,广大护理管理者需要不断地学习先进管理理论和管理经验,提升管理素质、管理水平和管理能力,以适应竞争环境的发展需求。面对多样化的医疗卫生服务和社会民众健康需求,我们特别组织了一批国内具有丰富的临床护理管理实践及教学经验的知名专家、学者,创作编写了《护理管理者高级研修丛书》,帮助广大护理管理者更好地应对临床护理工作中的机遇和挑战,力求做到与时俱进、卓越管理。该套丛书第一版问世以来,获得了广大读者的好评,得到了护理界同仁的广泛认可,令我们倍感欣慰。为适应新形势下对临床护理管理工作的需要,结合新时代护理管理的挑战及发展前景,满足医疗卫生机构各级护理管理者能力提升需求,编写组对丛书进行了修订。

修订指导思想:在省时、省事、省心的前提下获得学以致用最大价值的原则。在保持原有主体框架的基础上,顺应时代发展需求,精心设计编排。重点补充完善了近5年护理管理领域新近发展的理论和热点问题,深入融合管理学与护理专业实践的内容,知识点呈现侧重于护理部主任及各级管理人员的临床护理管理工作实践及护理管理实践改革变化及发展要求。在结构编排上更加注重体现既寓基本原理于其中,又紧跟科学研究的前沿;既紧密结合管理实践的现实,又有助于培养创新管理思维和突出管理个性特色。在编写形式上以临床护理管理案例引入,提出问题,引导学习者带着问题进行理论学习;在内容呈现方面,穿插相关的背景资料、管理故事、管理工具、管理精粹等,以丰富丛书风格,增强丛书的可读性。

《护理管理者素质与能力修炼》各章以清新的"开卷有益"挥毫导入,带您走进一个个理论领域;以"读后思与行"回锋收笔,以护理管理者的岗位需求为基,以素质修养为经,以管理技能为纬,每一讲内容都相对独立、自成体系,看似松散,但全书围绕护理管理者的素质能力展开,各部分内容相互关联"形散神聚"。强调的"与时偕行",汲取了现代护理管理的新理念、新思想、新方法和新进展,以及优秀的素质能力理论等。注重的"理实合一",尽力让该书做到:①具有针对性,体现护理部主任、护士长等管理岗位对人才素质和能力的需求;②具有理论性,提供读者所需要的护理管理理论知识;③具有实用性,体现对护理管理工作的指导作用;④具有实践性,体现管理知识与护理管理实践的有机结合;⑤具有可读性,体现了与一般图书不同的文字色彩。通过"边读边悟""边读边想""边读边练""先读后考"等栏目,穿插了大量与主题相关的寓言故事、知识拓展、经验教训等,促进读者知识的内化、能力的转化。尽力让该书成为一本经典管理理论与现代护理管理进展携手的护理管理学专著。

《护理管理案例精粹》旨在帮助护理部主任、护士长在工作中进一步理解、掌握和运用管理理论、管理职能及管理原理和原则,努力提升护理领导力与护理管理效能,从容应对新形势下多元化护理管理挑战。全书精心编写了数十个来自临床一线的典型护理管理案例,通过讲故事的方式,生动揭示了当前医院发展进程、患者需求和护理管理之间存在的难点,并列举了一系列护理管理者常遇到的管理问题。每章以管理职能、原理或重点为主题,通过导入临床实际案例引出"问题",并对其进行深入浅出的分析,解读背后的原理和原则。借助"经验分享"和"知识链接"等形式,将医院护理管理实践和经典管理理论、现代管理科学技术和方法相结合,为护理部主任和护士长提供解决管理关键环节问题的方法。在编写过程中,坚持贯彻以患者为中心的整体护理理念,充分体现护理管理系统化、科学化、人文化的新思维。同时紧密跟踪护理管理领域的新进展,尤其注重结合当前政策法规,积极汲取国内外护理管理的精华成果,力求贴合当前我国医疗护理环境的实际状况,确保管理问题解析的有效性和管理经验的实用性。本书的内容设计,不仅考虑到护理管理工作的发展需要,同时也兼顾护理职业发展的需要;既有传统的管理理论,又规避传统图书平铺直叙、刻板固化的套路,致力成为一本全新面貌、富有启发性的图书。

《护理管理黄金法则》侧重于护理部主任及各级护理管理者胜任岗位的必备知识和技能,聚焦各级护理管理者面临的困惑和难点问题进行结构安排。

该书注重通过管理理论内涵解决实际管理问题，增强护理管理者分析和解决问题的能力，高度凝练实用的管理经典及核心知识点，在结构上以法则的形式进行整体编排，从多维度全方位满足临床护理管理者的阅读及学习需要。该书以提供时效性强的管理工具与方法为宗旨，各章再版修订时注重突出本书"黄金法则"简洁明了、要点确切的特点，以增加本书的实用性、可读性。本书结合实践提供适当的图示图解，易于护理管理者对管理经典理论的理解和应用。根据临床护理有效管理核心能力要求设置了评估量表，并在附录部分提供评估量表的结果说明。这些都是经验的积累、智慧的结晶，它们言简意赅，能发人深省、给人启迪，便于护理管理者对自己管理现状的理解与反思，达到针对性能力强化提升，使护理管理者在轻松的环境下促进护理管理职业生涯的可持续发展。

本套丛书主要为各级各类医院护理部主任增强有效管理的护理学专著，同时也是医疗卫生机构各级护理管理人员管理指导用书，还可作为高等学校护理管理学教学使用的参考书。

由于时间及编者的水平所限，不妥之处在所难免，恳请读者不吝指正。编写过程中参考、借鉴了有关著作和文献资料，在此，谨向作者们致以诚挚的谢意！丛书的编写得到了各编委及所在单位的大力支持，在此表示衷心的感谢！

姜小鹰　吴欣娟

2024 年 1 月

主编简介

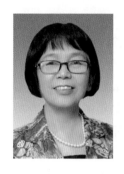

史瑞芬，南方医科大学护理学院教授，历任护士长、护理部主任、护理教研室主任、护理学院副院长等职。全军优秀教师、军队院校育才奖银奖获得者，南方医科大学教学名师。现为全国护士执业考试专家指导委员会副主任委员、全国护理学专业临床学术专家指导委员会副主任委员、中国生命关怀协会人文护理专业委员会专家，人民卫生出版社讲师团团长；《中华护理教育》《护理学杂志》等多个护理期刊编委及审稿专家。主要研究方向：护理人文教育、护理质量管理；主持国家级、省级、校级教改课题多项。编著教材、专著 26 部；"十一五""十二五""十三五"国家级规划教材《护士人文修养》主编；"国家级特色专业"负责人之一；国家级一流本科课程《护士人文修养》创始人。发表学术论文百余篇；获评 2020 年中华医学百篇优秀论文奖、中华护理百篇优秀论文奖。

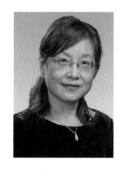

张晓静，主任护师，北京协和医院临床护理工作 30 余年，曾任外科护士、护理部干事、护士长、西院总护士长、妇儿科总护士长、保健医疗部总护士长、护理部副主任、外科书记、离退休干部处处长。目前兼任中华护理学会科研工作委员会副主任委员、北京护理学会学术委员会副主任委员、中国医药教育协会护理专委会常委、中国整形美容协会健康医美分会理事、中国心理卫生协会护理专委会副秘书长以及《中华现代护理杂志》《中国护理管理杂志》等期刊审稿专家。发表专业论文 30 余篇；主编护理教材和专业书籍 10 余部，副主编及参编 30 余部；主译 1 部；主持多项科研课题；获得中华护理学会科技奖、中国医院协会科技奖等多项奖项。

副主编简介

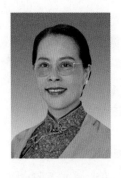

郑翠红，主任护师、教授、硕士研究生导师。原福建卫生职业技术学院副校长，曾任福建省级机关医院护理部主任20余年，现兼任中华护理学会老年护理专业委员会副主任委员、中华护理学会组织工作委员会副主任委员；福建省护理学会副理事长、福建省老年护理专业委员会主任委员。从事临床护理、护理管理30余年，护理教学30余年及从事教育管理工作10余年。主要承担《护理管理》《护理教育》《社区护理》《老年护理》等专业核心课程教学工作。先后主持并完成省部级、市厅级课题18项，发表核心期刊学术论文60余篇，主编、副主编护理学专业规划教材19本。荣获福建省优秀科技工作者、福建省优秀教师、福建省科协系统先进工作者等省级荣誉表彰16项。

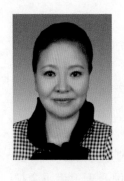

李小妹，教授，博士研究生导师，陕西省教学名师，西安交通大学护理学系主任。美国护理科学院院士，澳大利亚拉托贝大学护理心理学学士，泰国清迈大学护理学硕士，西安交通大学流行病与卫生统计学博士。教育部医学硕士专业学位研究生指导委员会委员，教育部高等学校护理教学指导委员会委员，教育部护理学专业认证委员会副主任委员，卫生健康委护士注册考试专家委员会委员，卫生健康委全国高等学校护理学教材评审委员会副主任委员，中华护理学会教育委员会副主任委员，中国心理学会护理心理委员会副主任委员，CMA医学伦理分会委员，陕西护理学会副理事长，西安护理学会副理事长，中华护理杂志社《国际护理科学杂志》（*International Journal of Nursing Science*）副主编等。

主要研究领域包括精神心理护理、慢病管理及护理教育。获得了国家自然科学基金会、WHO、CMB、欧盟、国际助老会等国内外组织的资助共16项，资金约1 150万元。曾多次获得省级及校级教学成果及科研奖励。发表专业论文150余篇，其中SCI 22篇，主编及副主编国家级规划教材13本，专著及译著12本。

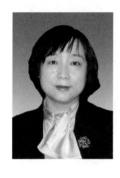

　　李小寒,教授,博士研究生导师,中国医科大学护理学科负责人,辽宁省教学名师。从教39年,主讲护理教育学、护理中的人际沟通学和护理学导论等课程。主要研究方向:护理教育、社区护理及安宁疗护。主编国家级规划教材《基础护理学》《护理教育学》《护理中的人际沟通学》等10余部教材;获省级教学成果二等奖1项、三等奖2项;所负责的《护理学基础》课程先后被评为辽宁省精品课程、辽宁省精品资源共享课程以及国家级精品资源共享课程。兼任全国护理学专业教学指导委员会委员;全国护理学专业认证工作委员会委员;全国高等学校护理学类专业教材评审委员会副主任委员;中华护理学会高等护理教育专业委员会副主任委员;《国际护理科学(英文)》杂志副主编;辽宁省护理学类专业教学指导委员会主任委员等。

前言

时代飞速发展,科技日新月异;医学突飞猛进,护理大步前行。新的挑战和机遇扑面而来,新的管理理论和方法层出叠现。为帮助护理人员提升管理能力,我们在姜小鹰教授和吴欣娟教授两位总主编的领导下,创作编写了《护理管理者高级研修丛书》中的第一分册《护理管理者素质与能力修炼》。该书问世以来,得到了护理界同仁的首肯,令我们倍感欣慰。为适应新时期护理管理的需要,我们在总主编的指导下对本书进行修订。

在**修订原则**上,我们的愿望是"与时携行",尽力让本书汲取护理管理的新理念、新思想、新方法和新进展。节物风光不相待,桑田碧海须臾改。新时代、新使命,决定了护理实践发展永无止境,管理能力提升没有完成时。

在**编写宗旨**上,我们的愿望是"理实合一",尽力让本书做到:①具有针对性,体现护理部主任、护士长等管理岗位对人才素质和能力的需求;②具有理论性,提供读者所需要的护理管理理论知识;③具有实用性,体现读本对护理管理工作的指导作用;④具有实践性,体现管理知识与护理管理实践的有机结合;⑤具有可读性,体现与一般教材不同的文字色彩。

在**编写内容**上,我们的愿望是"道古稽今",尽力让本书成为一本经典管理理论与现代管理进展携手的书。本书根据护理管理者的岗位特点,对编写内容进行精心撷取,全书分为三篇,开篇介绍了护理管理者的角色、任务与特点;上、下篇分别阐述了护理管理者应具备的素质和能力。这些内容的选择,既考虑到管理工作的需要,又兼顾了个人发展的需要;既有传统的管理理论,又避免了与教材重复。

在**适用对象**上,我们的愿望是"文浅意深",尽力让本书成为一本主要针对护理部主任,但不同层次护理管理者都能看得懂、都愿读下去、都能获裨益的书。知识有深浅,理论有难易,但管理理论的学习,无国界、无业界,更无职务高低之界。知识的传授,以深入浅出为最佳;深入深出次之;浅入浅出再次之;浅入深出最次。本书深的是理论内容,浅的是表达方式。

在**编写体例**上，我们的愿望是"匠心独具"，尽力让本书规避传统教材平铺直叙、刻板固化的套路，成为一本改头换面、耳目一新的书。各讲以清新的"开卷有益"挥毫导入，带您走进一个个理论领域；以"读后思与行"回锋收笔，通过"边读边悟""边读边想""边读边练""先读后考"等栏目，促进读者知识的内化、能力的转化。

在**编写结构**上，我们的愿望是"形散神聚"，尽力让本书成为一本可以化整为零进行阅读，然后再聚沙成塔、集腋成裘的书。全书的结构框架以护理管理者的岗位需求为基，以素质修养为经，以管理技能为纬，每一讲内容都相对独立、自成体系，看似松散，但全书围绕护理管理者的素质能力展开，各部分内容相互关联，互为羽翼，做到形散而神不散。

在**编写风格**上，我们的愿望是"不拘绳墨"，尽力让本书摆脱生搬枯燥理论之诟病，成为一本妙趣横生、读不忍释的书。书中穿插了大量与主题相关的寓言故事、知识拓展、经验教训、管理工具等，这些都是智慧的结晶、财富的浓缩，它们言简意赅、生动活泼，能发人深省，给人启迪。

收官付梓之际，我们衷心感激各参编院校、医院的大力支持，感谢全体编委的辛勤付出！我们走过的既是一条艰辛的创作之路，也是一条持续的探索之路。在护理发展的漫漫历程中，沉淀了太多宝贵的管理经验，也积蓄了众多灿烂的管理智慧，我们多想把护理管理者成长所需之营养，都奉献给读者们，然而万花园中去采撷，难免挂一漏万，尽管再次修订时每位编委都尽心尽力，夙兴夜寐，但毕竟水平有限，疏漏和缺憾在所难免，恳请读者谅宥，同仁斧正。

物换星移催奋进，烛底苍头劝读书。愿此书伴您奋楫扬帆去远航，赓续前行铸辉煌！

史瑞芬　张晓静
2024 年 1 月

目录

下篇
致知修技篇——欲善其事先利其器

开篇

齐家修业篇

——路漫修远当求索

家大掌门难，业大责任重

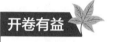

开卷有益

您是如何做护理掌门人的？

当护士难，当好护士更难，当好护理部主任——护理大家庭的掌门人，难上加难。有人这样描述护理部主任的艰难：当家难，当家难，谁不当家不知难；闻鸡起，夜半眠，披星戴月忙不完；做决断，细盘算，大事小事需周全；心操碎，腰累酸，一年到头不得安。

作为一名护理部主任，您的工作状况是这样吗？是按部就班还是疲于奔命；是事必躬亲还是放手放权？是有效管理还是忙于救火？您是否因为任务繁重、职责压力而感到焦虑？您是否因很多困难和矛盾难以解决而委屈郁闷？您是否常因工作内容千头万绪、难以分身而加班加点？您是否会因为没有领悟和完成医院的工作目标而受到上级批评，心情沮丧？您是否会因为工作未落实到位，感觉不满意向下属发火？您是否有过"力微任重久神疲"的无助？

本讲将阐述护理部主任的政治能力、角色定位、重点工作任务及职责，与您一起分析护理部主任的工作特点、工作原则及要求，共同梳理当好护理部主任的基本策略。

我们无法送您到对岸，只能送给您一叶小舟；

我们无法送您到山顶，只能指给您上山之路；

我们无法送给您成功，只能教您获取的方法。

一、掌门必须把稳舵——护理部主任的政治能力

俗话说"大海航行靠舵手",一叶风帆如在风和日丽的大海上航行,可能一路顺畅;但在风雨飘摇茫茫夜色的大海中航行,只有靠舵手的有力掌控,才能躲避可能的风险,抵达光明的彼岸。把舵就是定准方向、明确目标,把所领导的单位带到应有的位置和高度。古人云,"得其大者可以兼其小"。在护理管理者应具备的各种能力中,政治能力是管总的,把握住了政治能力之"大",就能纲举目张,引领和推动其他能力的提升。

作为护理部主任,你就是带领护理团队前进的掌门人,稳住护理航船的舵手,你是否认真思考过稳住舵靠什么?是学识?是技术?是机会?是人缘?是情商?是性格?还是什么?你是否考虑过"政治能力"这个词汇和内涵?

在风风雨雨的职业生涯岁月中,只有具备良好的政治能力,才能给您正确的指引,让您在带领着护理队伍前进中,避开黑暗的迷途,躲开隐藏的陷阱;认清前进的方向,永远不跑偏、不掉队。

护理部主任作为引路人,应具备多种素养和能力才能胜任护理管理工作,满足在医疗卫生事业发展中的需要,其中首先应具备的是政治能力和素养。它能使管理者对事物形成全面的认识、判断和掌控,引导和带领护理队伍向着正确的方向,坚持正确的道路,做出正确的判断,做好正确的事情;同时,也是护理部主任能否长期进步和发展所应具备的关键素养。

(一)怎样理解政治能力

1. 政治能力的含义　什么是政治能力?习近平总书记明确指出,政治能力就是把握方向、把握大势、把握全局的能力,就是保持政治定力、驾驭政治局面、防范政治风险的能力。在十九届中央政治局第六次集体学习时,习近平总书记又增加了"辨别政治是非"六个字。党的十八大以来,以习近平同志为核心的党中央治国理政实践,一个十分重要的特点和经验,就是旗帜鲜明讲政治,善于从政治上考量和解决问题,注重提高领导干部的政治能力。政治能力是干部的"第一能力",也是衡量干部能否挑重担的"第一标准"。作为护理部主任,在不断提升自身领导能力时,第一位的是提高政治能力,即提高政治站位、政治觉悟,增强政治定力、政治担当,做政治上的明白人。

2. 提高政治能力的意义　护理部主任是护理领导者和管理者,能否搞

清楚什么是政治能力、为什么提高政治能力、怎么提高政治能力的问题非常重要。常言道："能力越强，作用越大"，但是如果对政治能力认识不到位，就会认为讲政治无关紧要，谈政治是唱高调，而不善于从政治上看问题，就难免会把业务和政治对立起来。"提高政治能力"，是新时期建设中国特色社会主义理论体系的重要组成部分。在事关政治原则的重大问题上，头脑清醒不清醒、眼睛明亮不明亮、立场坚定不坚定，说到底就是政治能力强不强。护理部主任不仅要业务精，更要政治强，在任何时候任何情况下都能做到"不畏浮云遮望眼""乱云飞渡仍从容"，始终做政治上的"明白人""老实人"，在政治上"不迷糊""不动摇"，成为党的路线、方针和政策的不折不扣的执行落实者，更好带领护理团队切实担负起党和人民赋予的构建健康中国、救死扶伤的目标任务。

（二）护理部主任应具备的政治能力

1. 把握正确方向的能力　政治方向是目标、是纲领，集中反映党的政治主张，是举什么旗、走什么路、采取什么方针政策的集中表达。强调要坚持正确政治方向，要始终坚持党的领导，贯彻党的基本路线，坚定不移坚持和发展中国特色社会主义。作为领导必须增强方向把控的政治鉴别力，从政治上观大势、坚守政治原则和底线，坚持正确的政治方向不迷失。开展工作中，尤其要提高政治站位、把准政治方向、注重政治效果、考虑政治影响，确保政治和业务融为一体、高度统一，进而更好地为人民服务。

2. 保持政治定力的能力　政治定力主要指领导干部在政治思想、政治品质等政治层面凝铸的意志力量。政治定力是政治品格坚韧程度的主要体现，是政治忠诚素养的真实展示，保持政治定力要求做到在大是大非面前态度鲜明、心明眼亮，有一定的政治敏锐性和判断力，政治立场坚定，坚持政治原则，不受错误言论影响，不被错误行为左右，信仰不动摇，方向不偏移。

3. 严守政治纪律的能力　毛泽东在谈纪律建设中曾指出，"加强纪律性，革命无不胜"。政治纪律一般是指在政治行动和言论方面必须遵循的行为规范。护理管理者要有政治担当，树立牢固为人民服务的宗旨意识，面对急难险重任务，应头脑清晰，服从大局，决策有力，行动及时。在贯彻执行上级决策部署上不打折扣、不搞变通，以"抓铁有痕、踏石留印"的韧劲抓工作，以"咬定青山不放松"的干劲抓落实，工作中有令则行、有禁则止，确保各项工作落地有效。要能有效地抵制腐朽思想文化和各种错误思潮的侵蚀和影响，抵制以权谋私、权钱交易，要红包拿回扣等歪风邪气，形成风清气正的上下级关系、护际关系、医患关系。

4. 驾驭掌控全局的能力　护理部主任作为领路人,要以全面、系统、联系的观点来认识问题、分析问题、处理问题,通盘考虑各种问题,统筹谋划护理事业,不要因本位主义、局部利益,损害全局和整体利益。作为管理者应站在大局上思考和决策,善于把控突发事件,维护安定团结的政治局面。在工作中善于鉴别和遏制容易诱发的政治问题,特别是重大突发事件的敏感因素和苗头性、倾向性问题,警惕和遏制意识形态领域的各种错误思潮。

5. 防范政治风险的能力　作为护理部主任,要增强忧患意识、风险意识和底线思维,提高对各种风险研判与防范。防范政治风险就要强化"守土有责、守土负责、守土尽责"的意识,坚决将各种政治隐患化解在萌芽状态。要明察秋毫,要提高政治警惕性、政治敏锐性和政治鉴别力,及时发现一些潜在性、隐蔽性、苗头性问题;要勇于担当,敢于负责,做到发现早、行动快,防止非公共性风险扩大为公共性风险、非政治性风险演变为政治风险。

6. 杜绝诱惑的免疫能力　面对纷杂的社会环境,展现在我们面前的是从未有过的花花世界,不仅开阔了我们的眼界,也带来了各种各样的诱惑。能否有效抵御来自外界的物欲、情欲等方方面面的诱惑,是对每一个干部在新时期的重大考验。建立抵制诱惑的免疫力,经受住考验,不断加强个人思想修养,补足精神之钙,坚定理想信念,才能行得正、站得稳。

(三) 提高政治能力的做法

1. 用理论武装头脑,提高思想认识　提高政治能力必须加强思想锤炼,通过理论学习和深入思考,增强思想修养。习近平总书记强调,政治上的坚定源于理论上的清醒。作为护理部主任,要始终把讲政治摆在首位,谋事时多想政治标准、办事时多想政治要求、处事时多想政治影响。在大是大非面前时刻保持高度政治敏锐性。遇到问题要从思想上彻底弄明白"怎么看、怎么办",做到政治上有主心骨、思想上有定盘星、行动上有指南针。做到知、信、行统一,促进工作顺利开展。

2. 以实践磨砺内功,强化能力建设　通过实践磨炼提高政治能力,最重要的就是在干事创业中端正方向和态度,牢固树立以人民为中心的发展思想。作为护理部主任,就要把患者的需求时刻放在心上,深入基层,解决群众的困难,提高服务患者的政治能力。政治能力通过在实践中磨炼才能逐渐积累经验,经受各种艰苦和复杂环境的大风大浪考验才能得到提高。在处理各种危机中急事难事的锻炼不断提高政治敏锐性和政治鉴别力,在破解一个又一个工作难题中逐步成熟，在实践的历练中增强政治担当，不断提升政治素质和提高政治能力。

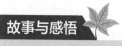
故事与感悟

> ### 苑囿嫌大
>
> 《孟子·梁惠王下》中记载：齐宣王问孟子说："我听说周文王的猎苑足足围了七十里，有没有这样的事？"
>
> 孟子说："书上是这样记载的。"
>
> "难道真有这么大吗？"
>
> "当时老百姓还嫌太小呢。"
>
> 齐宣王叹口气说："我的猎苑只围了四十里，老百姓都嫌太大了，这是为什么呢？"
>
> 孟子说："文王的猎苑虽然方圆七十里，可是老百姓可以进去砍柴，文王和人民一同使用这猎苑，因此，人民嫌它太小。而您呢？"
>
> 稍停片刻，孟子继续说道："我初来齐国，问明了禁令才敢入境，听说大王的猎苑不准百姓砍柴拾草，不准随意进出，杀死一头麋鹿，就要判死罪。这不是设下了一个方圆四十里的陷阱了吗？人民嫌它太大，难道不合情理吗？"
>
> 宣王听了，若有所思。过了不久，那些猎苑的禁令就被撤销了。
>
> 感悟：统治者要处处为人民着想，与人民接近，才能从政治上争取民心。

二、茫茫人海我是谁——护理部主任的角色任务

"我是谁？"一个古老的西方哲学命题，一个无数先哲乃至普通人都思考过的问题。原始社会的某个祖先吃完猎杀的野兽后，也许会心血来潮，走到河边，看着水中的倒影，想起这个"我是谁"的问题；而几万年后的今天，也会有人对着河水，想着同一个问题。

茫茫人海中，我到底是谁？显然，名字只是一个称谓、一个符号、一个标记。一个人的自我意识在很大程度上依赖于社会对他的角色认定，"我"——是跟我有关的一切社会关系的总和。我是父母的女儿、朋友的同学、同学的朋友、医院的护理部主任、护士的领导。可见，"我"是一个有社会意义的词，没

有他人,就无所谓我;没有角色任务,就无所谓我。

群雁高飞头雁领,护理部主任是护理团队的领头人,能否认清自己承担哪些角色,能否认识这些角色所赋予的职责,是否具备鲜明的角色意识,都将决定着一个护理部主任的工作导向和引领飞翔的方向,这也是一个成功的护理部主任的首要任务。

(一) 什么是角色

1. 角色的含义 所谓角色是指社会角色,是一个人在特定环境下相应的社会身份和社会地位,并且按照一定社会期望,运用权力履行相应职责行为的总和。加拿大管理学家亨利·明茨伯格(Henry Mintzberg)在《管理工作的本质》中这样解释:"角色这一概念是行为科学从舞台术语中借用过来的。角色就是属于一定职责或者地位的一套有条理的行为。"护理部主任的角色是护理人员对处于护理部主任岗位者的行为期望。一位合格的护理部主任的行为应满足护理系统各方面的期望与要求。

2. 角色认知与角色期待的关系 角色认知是指角色扮演者对某一角色行为规范的认识和了解,包括对角色地位、角色义务、角色行为和角色形象的认知。角色认知也是角色学习的过程。角色认知越明确和全面,角色扮演就越能够符合角色期待。角色期待是指社会或他人对一个人所扮演角色的要求和期望。角色期待越清晰,角色扮演者的角色行为越容易与期望一致。角色扮演者对自己的角色期待与他人对该角色的期待不一致时,就会影响角色职责的执行。

3. 护理部主任的角色作用 护理工作是医院医疗工作的重要组成部分,护理部是医院的职能部门,是全院护理工作的指挥部门,其工作成效直接影响着全院的医疗护理质量。在我国医疗机构现行护理管理体制下,护理部主任作为护理工作的直接组织者、指挥者、领导者、带头人,是护理管理工作的核心,对护理管理起着主导作用。护理部主任负责医院的护理行政管理和业务管理,是护理家园的掌门人,肩负着实现护理管理科学化、系统化、现代化,从而更有效地提高护理质量的重任。其个人对护理部主任角色的看法和认知直接影响着职责的落实以及角色能力的发挥,当其认知不能与环境期待相一致时,尤其是对自身工作职责和要求不明确时,工作中就会产生挫败感。

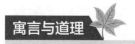

寓言与道理

鸭子为什么没能打鸣叫早

一只大公鸡和一只母鸡生活在一户农家，隔壁邻居家住着一只快乐的鸭子。母鸡和鸭子是好朋友，经常一起玩耍。一天鸭子发现母鸡郁郁寡欢，就问道，"你怎么不高兴了?"母鸡说，"我老公这几天感冒了，早上不能叫主人起床，主人很不高兴。唉，你要是能替我老公打鸣叫主人起床，主人就不会责怪我们了。"鸭子听了好朋友哀婉的述说，心里很难过，毫不犹豫地说，"放心吧，明天早上我会替你老公的，别担心。"母鸡很高兴。可第二天，天都大亮了母鸡也没听到声音，非常失望。这时鸭子匆匆忙忙赶过来面带羞愧地说，"没想到费了一早上力气也没能打鸣，唉，真对不起"。

寓意:对自身能力要有清楚的认识，进而发展自己的专长，越俎代庖只能适得其反;同时，也要认清同事的能力，以免将工作所托非人，影响组织整体的工作进度。

(二) 护理部主任的角色

护理部主任在临床工作中扮演多重角色，亨利·明茨伯格提出护理管理者三元管理模式，包括人际关系、信息传递和决策三个方面，并涵盖10个角色。国内外专家在此基础上多有讨论、补充和完善，将护理部主任的角色概括为领导者、联络者、传播者、监督者、资源管理者、协调者、教育者、管理者、专业照顾者、社会活动者、变革者、科研者等多重角色。如何适应、运用、把握好各类角色，在众多角色中抓住重点，需要护理部主任在职业生涯中不断学习和完善。

1. 领导者 护理部是医院的一个职能部门，护理部主任是护理部第一负责人，拥有一定领导职权，承担一定领导责任，实施一定领导职能，负有一定职权、责任和职能。履行职责、行使职能是护理部主任工作的实质和核心。护理部主任承担着引导、率领、指挥、协调、监督、教育等多种职能;其职务、权力、责任和利益的统一，是实现有效领导的必要条件。一方面，护理部主任有权力履行领导职能;另一方面，行使权力的同时必须负起应有的责任，同时会因工作结果的优劣获得医院的奖惩。

护理部主任应当既具有渊博的知识、丰富的经验、高超的技能，又具有驾驭全局、审时度势和果断决策并致力于实施的能力。作为领导者需要通过自己的能力影响、激励并促使护理团队为医院做出贡献。个人不但要有开拓创新的远大志向,有较高的决策指挥才能,还要注意工作的方式方法,才能获得良好的工作效果和佳绩。护理部主任应致力做具有超凡魅力的领导者。美国组织行为学教授罗伯特·豪斯(Robert J.House)研究认为,具有超凡魅力的领导者有自信、有远见、能清楚表述目标、对目标的实现具有坚定信念、不循规蹈矩、努力变革、对环境敏感等特点,而有超凡魅力的领导者与下属的高绩效和高满意度之间有着显著的相关性。

2. 管理者 管理者角色要求护理部主任正确领会高层的指示精神,创造性地结合本部门的护理工作实际,有效指挥全院护理工作者开展工作。对护理组织负全责,主要侧重于沟通组织与外部的联系和决定护理组织的大政方针,注重良好环境的创造和保证重大决策的正确性。同时,护理部主任作为管理者,还需负责设计护理组织的结构,即决定分工和协调工作的正式关系的模式,分配下属的工作。在这个角色里,重要决策在被执行之前,首先要获得管理者的批准,这能确保决策的正确性。

管理者通常负责聘用和培训员工,负责对员工进行激励或者引导,以某种方式使他们的个人需求与组织目的达到和谐。在"护理部 - 总护士长 - 护士长"三级管理层次中,人人既是管理者,也是被管理者,因此护理部主任必须做到:一是确保下级的设想、意愿、努力能朝着共同的目标前进;二是培养集体协作精神;三是培训下级;四是建立健全的组织结构。

故事与感悟

四肢无心

春秋时期,齐景公好打猎,经常把朝政大权委托给大臣,自己长时间外出打猎。有一次,竟然 18 天没有返回朝廷。宰相晏婴听说了以后,亲自乘车前去见齐景公。当晏子赶到齐景公的打猎地点后,他连衣帽都没有来得及整理,就上前拜见齐景公。

齐景公看到平时穿戴整齐的晏子今天衣冠不整的样子,感到很惊讶,问道:"相国为什么这么匆忙? 莫非朝中有什么紧急的事情吗?"晏子说:"对,有急事。都城的人都认为君侯被别国的坏人抓去了呢!"齐景公笑答:

"多虑了! 齐国现在国泰民安,怎会出这种事情呢?"

晏子说:"君侯不在朝廷,朝政都快乱套了啊!"

齐景公认为自己把朝廷要事都安排了专人负责,然后才外出打猎的,就放心地对晏子说:"不会这样的。是来的宾客没有人接待吗?有行人子牛负责这件事啊;是没有杀牲畜祭祀宗庙吗?有太宰子游负责这件事啊;是处理案件不公正吗?有大理官员子几负责这件事啊;是国家钱粮盈余或不足吗?有巫贤负责这件事啊!寡人有这四个大臣,就像人有了四肢一样,什么事情都可以替寡人去做,没有什么可担忧的啊!"("心有四肢,故心得安逸。")

晏子说:"当然。如果有心脏在,四肢代替心脏工作,自然是好的;假如只有四肢,而没有心脏指挥它们,这个人18天能不死吗?"("四肢无心,十有八日,不亦久乎!")

齐景公恍然大悟,于是,罢猎而归,与晏子同车返回朝廷。

感悟:晏子机智地用"四肢无心"比喻首脑人物对于一个国家、一个地区乃至一个单位的重要作用,其重要作用是不能由属下替代的。

3. 监督者 监督者角色是指护理部主任应该通过持续关注组织内外环境的变化以获取对组织有用的信息,依据信息识别护理组织潜在的机会和危机。护理部主任通过各种内部外部事务和分析报告等主动收集信息,或者通过接触下属或从个人关系网获取信息。通过多种途径和方法,护理部主任在一定时间、特定范围、工作环节、人员管理等多方面起到适时的监督作用,及时发现护理系统和组织的潜在问题,及时纠偏,调整工作方案,采取有效措施,使护理工作持续改进。

4. 传播者 传播者角色要求护理部主任必须分享并分配信息,要把外部信息传递到医院内部,把内部信息传给更多的人知道。当下属彼此之间缺乏便利联系时,护理部主任有必要向他们传递相关信息,以便切实有效地完成工作。同时传播者角色还包括发言人的功能,也就是把信息传递给组织以外的社会和病患,使他们更加了解医院的工作情况。

护理部主任必须在充分、及时领会上级的工作方针政策、任务和目标后,对护理人员做好正向的宣传教育传播工作,让护理人员领会前进的方向;无论是护理中的长期规划、近期工作目标和计划,还是工作制度、流程和要求,护理部主任应让不同层级的护理人员了解。同时护理部主任有责任向上级领导和有关部门、其他医务人员、社会、患者及家属等传播护理工作的专业特性、护理服务内涵,提升整个社会对护理专业的认可和信任。

5. **协调者**　协调者角色意味着护理部主任需要以患者利益最大化为共同目标,协调自己管理下的不同部门的工作,打破信息藩篱和互相隔绝的工作状态。护理工作是一项很复杂的专业服务过程,牵涉医院各个部门,需要多部门的支持与合作,需要与患者、家属、各类医务人员以及不同的科室打交道。护理部主任在解决工作问题中,与上下左右有着千丝万缕的联系,强化和做好这种联系,沟通各种渠道,协调各方关系,才能获得精神及物质上的有力支持。

在工作过程中,护理部主任应本着相互尊重,团结协作的原则,加强与各个科室的联系和与各级人员的沟通,面对冲突、矛盾的发生既不能逃避,也不能视而不见,而是应深入了解发生的原因,采取有效措施加以化解,并从中了解临床的需求,改善条件和组织结构,协调人与人、不同部门之间的关系,真正解决工作需求和问题。

6. **教育者**　教育者角色是指在护理工作中,护理部主任的言行、举动对护理人员均有较强的示范作用。凡是在教育活动中有意识地以影响他人身心发展为目的的人,都可以称之为教育者。日本经营管理学家士光敏夫认为,下级学习的是上级的背影,上级全力以赴地投入工作的行动,就是对下级最好的教育。

身教重于言教,教育者的角色要求将护理职业的社会责任意识、师生之间的情感意识通过潜移默化渗透到护理教育的各个环节中去。护理部主任应该是全体护理人员的楷模,是遵守制度的典范,在工作中充分体现以患者为中心的服务理念,关心患者、爱护患者。同时言行一致、严谨求实的作风、正直向上、热心善良的品格、良好的专业素质和能力也会对护士产生正向的引导作用和教育效应。

7. **专业照顾者**　专业照顾者是指护理部主任首先是一名医护人员,其次才是一名管理者,所以在对待患者时要具备人道主义精神和专业的护理技能。这一角色要求护理部主任要以博爱之心和换位思考的理念来理解患者的处境,加强护患沟通,尽力化解患者与医护人员的矛盾,以高度的责任心和同情心对待患者和家属;在需要亲自为患者服务时,能够体现专业精神,以稳定和娴熟的护理技术缓解患者的病痛。

8. **变革者**　变革者角色要求护理部主任能够根据医院整体的发展目标,从宏观方面制定与医疗发展同步的护理发展策略、管理标准及目标,从微观方面改进管理以促进目标的实现。例如对护理人员进行岗位管理,合理调配护士人力，改进护理措施和护理设施以促进完成治疗护理工作等；采用新的理念、新的方法对护理服务质量进行检查、控制、指导、改进等。这要求护理部主任具有敏锐的洞察力，看到护理组织中的不足和弊端，不依赖已形成的组织制度，而具有锐意进取、开拓创新的精神，为促进专业进步和提高整体护理水平，敢于提出自己的看法并付诸实践。

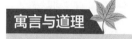

寓言与道理

龙虾脱壳

有一天，龙虾与寄居蟹在深海中相遇，寄居蟹看见龙虾正在把自己的硬壳脱掉，露出娇嫩的身躯。寄居蟹非常紧张地说："你怎么可以把唯一保护你的硬壳脱掉呐，你不怕被大鱼一口吃掉吗？如果遇到激流把你冲到岩石中，不也是很危险吗？"龙虾一点都不慌张，"谢谢你的关心"，龙虾说，"我们龙虾每次成长都必须要先脱掉旧壳，才能长成更加坚固的外壳。虽然现在可能面临危险，但是只有这样才能更强壮，将来才能发展得更好呀！"寄居蟹不由得沉思起来，原来自己整天只找可以避居的地方，根本没有想过如何变得更加壮大，难怪永远没有自己的发展道路。

寓意：只要我们勇于接受挑战，不断革新，抓住机遇，努力成长，就一定会发展得更加美好。

9. 科研者　科研者角色要求护理部主任要承担引领护理学科发展的任务，成为护理学科带头人。护理科研的开展是促进临床疑难问题解决的方式，也是提升护理学科发展水平的阶梯。护理部主任要积极参与学术交流，熟悉最新的护理技术进展，掌握基础医学及临床医学理论知识，及时了解护理专业发展趋势及国内外护理学科发展的新动态和新信息，同时要在管理方面提高自身的理论水平，不断探索和运用新的管理理念，以更好地指导、管理护士的工作。只有在持续深入了解临床工作和自身全面素质提升的基础上，才能深入开展护理研究，通过对临床护理、护理教育、护理管理等多方面的深入思考，探讨护理工作中的问题，通过研究解决问题，改进临床护理工作，在临床运用科研结果，真正起到促进学科发展，推进专业进步的作用。

10. 资源管理者　资源管理者的角色是指护理部主任在一定程度上有权决定护理组织的人、财、物等资源用于哪些项目，并有责任确保这些资源得到最大化利用。首先是全院护理人力资源的掌握、使用和调配，要根据床位使用率、周转率、手术量、危重患者数、抢救患者数等方面的数据，确定病房的护理工作量、护理风险、技术难度,合理设置不同护理单元的类别及级别,进而合理配备不同岗位、不同层级的护理人员;建立护士长 - 科护士长 - 护理部三级人力调配机制,完善弹性排班及建立紧急情况下的人力应对系统,确保人力资源的合理使用。在物资管理方面,护理单元的资源要根据服务对象、服务种类、服务项目的不同而进行设置,合理配备、管理和适时改进护理设施设备,保障护理工作安全、正常运行的状态。在财务方面,护理部主任还会有掌握绩效考核、教育经费、科研经费等财务管理的权利。要建立公平、公正、公开的绩效考核方案,有效做好工作奖惩,并合理使用和分配各类经费。

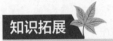

权力一词的由来

《汉书》说:"权者,铢、两、斤、钧、石也,所以称物平施,知轻重也。"秤砣为权,秤杆为衡,"权衡"一词因此而来。称不同重物时,需移动秤砣,此乃权衡轻重;权衡取其平,平者乃公道也。因此,"权""衡"二物是公平的象征,能够执掌公正的人也被称为能"执权衡"者,"权力"一词由此引申而来。

11. 社会活动者　社会活动者角色需要护理部主任起到联系医院内部与外部的作用,主要是通过把组织信息发送给外部社会的利益相关者,比如患者和主管政府部门,使他们更加了解医院护理工作的运作,对外传递关于护理组织的目标、社会责任、政策和成果信息,使得相关部门和人员能够了解护理工作的现状和发展。护理部主任在医院里也是掌握着相当资源与决策权的个体,所以有义务作为社会活动者为医院争取外部社会的支持和认可。

12. 联络者　联络者指的是护理部主任与他所领导的组织以外的个人或团体维持的重要网络关系。这样的联络通常是通过参加外部的各种会议,参加各种公共活动和社会事业来实现的,是专门用于建立管理者自己的外部信息系统的。联络者角色并非都是正式的,有时候是非正式的、私人的联络,但却能够起到有效的作用。护理部主任无论是在与护理组织内部人员一起工作时,还是在与外部利益相关者建立良好关系时,都起着联络者的作用。护理部主任必须对重要的组织问题有敏锐的洞察力,从而能够在组织内外建立关系和网络。

（三）护理部主任的成长发展

1. 护理部主任的发展阶段　一般说来,护理部主任会有这样几个发展阶段:带动、管控、教练、导师(图 1-1)。

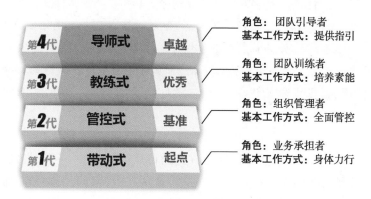

图 1-1　护理部主任四种类型示意图

（1）第一代:带动式领导。处于这个水平的护理部主任,有一个非常显著的特点,身体力行。形象地讲,就是喊破嗓子,做出样子。这样的主任自身是精英,一般会带动护士一起干。有的护理部主任,与其说当主任,还不如说是身兼数职的精英队员,这样的主任会很累。如果主任的能力停留在这个层面的话,这个医院的护理很难有大发展。

（2）第二代:管控式领导。处于这个水平的护理部主任,开始跳出一个技术承担者的角色,转变成组织管控者。领导方式主要表现为全面管控,不干具体的技术,从职业精英变成专门的指挥了。

（3）第三代:教练式领导。处于这个水平的护理部主任,超越管控者的角色,不仅要管,还得要教,培养团队,做团队训练者,这就是教练。教练的培养方式是培养素能,他会用一半以上的时间,挖掘人,培养人。养不教,父之过;管不教,领导之过了。

（4）第四代:导师式领导。这个阶段的护理部主任叫团队引导者,其培养方式是提供指引。其主要精力用在观察整个业界,整个社会,然后去思考团队的长远发展。作为导师,会在组织内部创造适合本组织的管理文化,创建出一种相互信任、开放交流的组织气氛。不用带,不用领,不用教,组织在这样的导向下,就开始自我管理了。

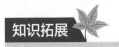

知识拓展

古人论领导的层次

老子在《道德经》中说，太上，不知有之；其次，亲而誉之；其次，畏之；其次，侮之。信不足焉，有不信焉。悠兮，其贵言。功成事遂，百姓皆谓"我自然"。意思是说，最好的统治者，下属并不知道他的存在；其次的领导者，下属亲近他并且称赞他；再次的领导者，下属畏惧他；更次的领导者，下属轻蔑他。领导者的诚信不足，下属才不相信他。最好的领导者是多么悠闲，他很少发号施令。取得成功了，老百姓说："我们本来就是这样的"。

如果用一个字来概括几代领导方式的特点：第一代——带，带别人干；第二代——领，指挥别人干；第三代——教，教别人干；第四代——导，做场外指导。如果用带孩子来比方的话，第一代，抱孩子走；第二代，牵孩子走；第三代，教孩子走；第四代，指导孩子走。真正优秀的护理部主任，不仅仅是培养人，还是在关键时候能够提出决策的人，能带领团队取得成功的人。

2. 护理部主任的角色转变　当您被提拔为护理部主任的时候，您已经从"精英"转变到了"经营"阶段，从一个乐手变成了乐队指挥。以下四种转变是您必须注意的：

（1）经营范围：岗位→组织。作为一名优秀的护士，只不过是在经营一个专科护理岗位，具有的是经营一项专业的能力。一旦变成护理部主任，就是在经营一个组织，一个团队。

（2）核心能力：技术→用人。担任护理部主任之后，其核心能力从专业能力变成了用人能力。不要以自己擅长某项护理技术而自豪，因为一个人往往会对自己最自豪的事爱不释手，结果就会忘记去指挥一个团队。对护理部主任来说，最困难的不是识别和任命人才，而是在此之后如何使用人才，使其发挥最大的作用能力。人尽其才，是护理部主任的希望，也是每个护士的希望。这是护理专业发展的重要源泉。

（3）工作方式：努力→借力。好风凭借力，送我上青云。成为护理部主任之后，主要的工作方式应该由努力变成借力。也就是说，作为一般护士，努力很重要；但作为团队领导人，借力才是更重要的。借什么力？借政策之力，借上级之力，借同行之力，借市场之力，甚至借负面之力。"君子身非异也，善假于物也。"一个好的领导，就像一个好的帆船手，在顺风和逆风中都可以行船。

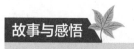

故事与感悟

范蠡贩马

传战国时期的大富豪范蠡，刚开始做生意时本小利微，无法做大。后来，范蠡发现吴越一带需要好马。他知道，在北方收购马匹并不难，在吴越卖掉也不难，而且肯定能赚大钱。问题是把马匹运到吴越却很难：千里迢迢，人马住宿费用且不说，最大的问题是当时正值兵荒马乱，沿途强盗很多。怎么办？

他通过市场了解到北方有一个很有势力、经常贩运麻布到吴越的巨商姜子盾。姜子盾因常贩运麻布早已用金银买通了沿途强人。于是，范蠡把主意打在了姜子盾的身上。这天，范蠡写了一张榜文，张贴在城门口。其意是：范蠡新组建了一马队，开业酬宾，可免费帮人向吴越运送货物。不出所料，姜子盾主动找到范蠡，求运麻布。范蠡满口答应。就这样，范蠡与姜子盾一路同行，货物连同马匹都安全到达吴越，马匹在吴越很快卖出，范蠡因此赚了一大笔钱。

感悟：在工作中，如何运用智慧，借助可行的力量和采用合适的方式达到工作目标，作为护理部主任应认真思考，巧妙运用。

（4）业绩标准：个人→团队。担任护理部主任后，业绩标准已经从个人标准转变为团队标准，护理组织的成功才是护理部主任的成功。以科研成果为例，如果在医院里，护理部主任的获奖份额占到了 50% 以上，这不是什么可喜的事。这意味着主任没有尽到带团队的责任，一旦主任离岗，整个团队的科研工作就会大伤元气，这是一个可怕的现象。一个好的团队如果离开了领导人，仍然具备持续运行的能力，领导人才算尽到了自己的责任。可见，培养护理团队，让团队不断成长，是护理部主任的重要任务。

三、秤砣虽小压千斤——护理部主任的工作责任

"天地之间有杆秤，那秤砣就是老百姓。"电视剧《宰相刘罗锅》的主题歌形象、生动、贴切地唱出了"小小秤砣压千斤"的哲理。秤砣，是悬挂秤杆之上可以移动的砝码，民间呼之为"公道老儿"，古代称为权。责任，就像一个无形的秤砣。年少时，我们不曾觉察它的存在和沉重；挑上护理部主任这副担子后，责任就像这压千斤的秤砣，一斤又一斤地加到我们肩上。

俗话说,干什么吆喝什么,是什么角儿就要演什么像什么。虽然通俗却代表着要对自身工作职责认真完成的一种认知。职责是指个人对职业行为的结果负责的具体要求。护理部在医院中的重要地位决定了它的广泛功能与诸多职能,护理部主任是医院护理管理指挥系统的负责人,肩负着医院护理工作的计划、组织、协调、控制以及护理服务系统的检查、优化护理流程、保证护理服务质量的重任。在医院组织系统中,起着承上启下、沟通左右的作用,既要管理好护理质量,又要协调好医护、护护、护患及科室间的关系,还要当好领导的参谋;对护理部主任来说,职务不仅代表着权利,而是承担更多的义务与责任。

(一)掌握工作要点,履行职责到位

1. 做好护理第一责任人　护理部主任在主管院长领导下具体负责全院护理业务及行政管理工作,做好护理中长期规划,全面主持护理部的各项工作,为医院护理质量、安全第一责任人,向院长负责。作为医院的中层干部,应当正确理解医院的总体目标和战略规划,落实和完成院领导交办的工作;参加院领导主持的处室领导会,反映护理工作情况,听取各方意见;与各职能处室、医技科室沟通,协助解决临床护理问题;向医院提出对护理人员的奖惩、聘任、调动和任免的意见和建议。

2. 全面落实护理管理职责　护理部主任应根据医院的总体计划,制订全院护理工作年度计划,并实施目标管理;建立护理工作的规范化、标准化管理模式;指导并协助总护士长、护士长做好科室及病房的管理工作;督促检查各项护理工作的落实,定期总结、反馈及汇报。负责全院护理质量安全的管理工作,防范各类护理差错、不良事件及事故的发生;组织、指导危重病患者和特殊患者的抢救工作;负责、监督及参与护理人员的招聘、调配及培训;负责护理物资的协调和配备;定期主持召开护理部例会、夜班督导交班会、护士长会及质量监督委员会等会议,分析全院护理工作状况,提出工作重点及改进措施;负责监督和指导全院临床护理教学的组织管理,做好在职护士继续教育工作,做好年轻护士、实习护生和进修护士的传、帮、带工作;加强文化建设,培养护理人员爱岗敬业,牢固树立"以患者为中心"的服务理念;构建和谐团队,负责培养优秀护理人才,建设一支结构合理的护理人才梯队,提高专业水平,推动护理学科不断向前发展;组织开展护理科研工作,负责护理团队建设及学科发展;负责护理科研项目的管理和经费的审核;负责对外交流工作等。

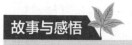

故事与感悟

宰相丙吉的故事

汉朝有个宰相叫丙吉,有一天在城池中巡游,马车行驶中突然发现前方有两个人在打架斗殴,打得不可开交,头破血流,但是丙吉仿佛没有看见,命令马车绕道而行悄悄离去。又走了一段路,看到路边有几头牛,牛在不停地喘气。丙吉命令马车赶紧停下来,并认真观察牛为什么喘气。跟随的人很奇怪,忍不住问宰相,为什么刚才打架的人不管,却关心这几头牛,难道牛会比人更重要吗?丙吉说,虽然人们打架的事情我看见了,但那是都城将军的职责,他会去处理的,可以考验他是否称职,如果他处理不及时或者处理不好,我就撤他的职。而牛发生这样严重的喘气有可能是天气变化,天气变化会影响到是否会产生灾害,影响到粮食的收获,关系到民生问题,这是我的职责,所以要格外关心。

感悟:管理者要认清自身的职责和重点工作,控制关键环节,抓大放小,而不是事必躬亲。

(二)制定岗位说明,明确职责任务

1. 明确护理人员的职责和工作流程　明确各级各类护理人员的职责和工作流程是护理管理的指挥棒。作为管理者的护理部主任不可能对工作事必躬亲,所以在指导护理人员的过程中,就需要详细的书面制度规定,明确不同人员的职责和工作流程,做到有章可循,有据可依。

寓言与道理

跌落的鸟群

一天,有位捕鸟者在湖畔支网捕鸟,很多鸟误入网中,其中一只大鸟拼命挣扎,竟将落网带起携鸟群飞走了。但是不久,网中的鸟乱作一团,有的鸟儿要向东飞,有的鸟儿向西飞,有的要在大树上落脚,有的想往深谷中藏身。可大网把鸟群束缚在一起,鸟群的困乱瞬间一同栽落到地上。紧随而来的捕鸟者高兴地满载而归。

寓意:领导者和组织必须给成员一个努力的目标和方向,并明确各自职责和任务,使每个人齐心协力。

2. 制定岗位说明书　通过对医院护理人员及护理工作的认真梳理和讨论,对全院护理人员不同岗位进行岗位分析,根据工作需要进行岗位设置,建立不同岗位准入标准、工作职责和内容、与工作环境的关系,以及对应的绩效考核要求及奖惩办法。每个岗位的护士都知晓岗位管理的细则,才能有效地落实职责和岗位要求。

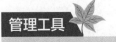

管理工具

抽屉式管理

抽屉式管理在现代管理中也称为职务分析,是有效的人力资源管理工具。主要含义是在每个管理人员的办公桌抽屉里都有一个明确的职务规范,对每个人从事的职责权力进行规定,明确每个人的管理关系,部门和个人岗位的责、权、利关系,制定部门职能权限说明书和个人职务说明书。

抽屉式管理包括五个方面:建立职务分析小组,正确处理集权与分权的关系,围绕单位的目标层层分析落实职责、权限范围,制定每个职务要求准则的职务说明书,建立与职务分析相应的考核奖惩制度等。

实行抽屉式管理,建立岗位说明书,职责清楚,分工明确,有据可依。根据职务工作规范进行管理,便于层层考核和落实,提高管理水平和效率。

(三)健全规章制度,规范团队行为

以现代护理观为指导,突出护理特色,建立健全各项护理工作标准、护理质量考核标准及规范、各类疾病护理常规与技术操作规程、工作流程、风险预案等,并严格督促执行。根据工作任务的推进和持续改进的要求定期进行修订及完善。护理管理的关键,在于制度的落实。因此,首先要制定好各种护理制度,在制度面前人人平等,上上下下都必须认真遵守,正确处理管理工作中的严格与情面的问题,违反者一律要受到制度的管理和制约。

故事与感悟

和尚分粥

一个寺庙里的和尚们每日开饭时,都一拥而上,常常把粥锅挤翻。和尚们推荐一位长者分粥,为能多分点粥,和尚们开始和长者套近乎,分粥者把粥分得多的多,少的少。于是和尚们又提议轮流分粥,结果自己分时

撑得要死,他人分时饿得发昏。于是方丈决定由一名和尚全权分粥,同时规定分粥者最后取粥,方丈监督,从此和尚们吃上了相对均等的热粥。

感悟:用修正完善制度的方法解决管理中的问题,这是促进和改进工作所不可或缺的。

(四)全面质量管理,保证护理安全

1. 预防为主,持续改进 护理部主任要监督制订全院护理质量目标管理计划,并组织实施、定期反馈。开展品质圈活动,营造全员参与、预防为主的护理质量安全文化,保障患者安全,重视护理细节,控制环节,落实职责。组织实施护理质量控制,对质量控制人员提出日工作要求,进行环节检查、专项指导、抽查督导等。定期进行病房巡视,查看重点患者和病区整体情况,掌握护理人员和患者的护理工作动态信息,妥善处理发生的护理纠纷、差错等事件。对护理人力资源合理分配、调配和使用。定期向分管副院长汇报工作,定期总结、分析、评价及反馈,持续改进,使护理工作达到制度化、常规化、标准化、规范化。

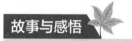

故事与感悟

扁鹊兄弟的医术

有一天,魏文王问名医扁鹊:"你们三个兄弟都会治病,谁的医术最好呐?"扁鹊说:"长兄最好,中兄次之,我最差。"皇上问:"为什么?"扁鹊回答道:"长兄治病是病情发作之前,中兄治病是在病情发作初期,我治病是在病情最严重的时候。一般人以为我的医术最高,因此名声也最大。其实预防疾病是最为重要的呀。"

感悟:无论是治病还是管理,事后控制不如事中控制,事中控制不如事前控制,但是大多数人却不能认识到这一点。

2. 走动管理,防患未然 作为护理部主任应经常深入科室检查护理工作,进行走动管理,检查指导各科室基础护理、分级护理与专科护理的落实情况;定期参加护理查房,了解临床护理工作质量,对抢救危重患者的护理工作进行技术指导;经常检查、督促各项护理工作的实施效果及护理工作质量,及时解决各科护理工作中的问题。定期反馈护理质量检查结果,并做好安全预警提示;加强护理不良事件的管理,定期分析、反馈,并寻找系统原因,修订工作制度或工作程序,预防和杜绝临床护理工作中发生的护理投诉、纠纷等问题。

故事与感悟

灭火

有个乡邻到一个正在盖房子的朋友家帮忙,看到灶台上的烟囱是直的,旁边又有很多盖房子用的木材,就提醒朋友要把烟囱改成弯曲的,否则有危险。新房子主人不置可否。果真过了几天烟囱的火苗突然引燃了木材引起了火灾,看到火苗,四周邻居赶紧帮忙救火,火很快就扑灭了,新房子主人大宴宾客感谢大家挽救了新房子。有几个邻居悄声议论说,如果他之前听了邻居的建议就不会这样了。主人这才恍然大悟,赶紧把木材放到远离灶台的地方,并且对烟囱进行了改造,从此再也没有失火。

感悟:在护理安全质量管理中,要加强安全预警,防微杜渐,要做"防火者",而不是"灭火者"。

(五)注重人才培养,加强梯队建设

护理部主任要指导、监督、制订全院护理教学及科研管理目标及计划,并组织实施、定期反馈。要有计划地培养一支结构合理、素质优良的护理专科队伍和护理骨干人才;建立教学团队组织开展工作,针对全院不同层次护理人员的在职培训和继续教育进行组织与管理,对临床教学工作进行质量控制;定期组织全院护理人员的业务技术训练及考核;及时引进新理论、新知识、新技术、新方法的推广与应用;监督不同层次实习护生及护理进修人员临床教学工作的组织、落实与管理,并定期检查临床教学质量,人才培养和教学质量的结果和效果要与绩效考核密切联系,使之起到促进和推进教学质量改进的作用。

故事与感悟

博士过河

有一位博士很清高,一个周末去池塘钓鱼,看到一位在本单位当工人的同事也在钓鱼,就在不远处也坐下钓鱼。过了一会儿,那位同事说,给我看着鱼竿,我去卫生间。说话间起身从水面上噌噌噌如飞一般就到池塘对面去了。博士心中正在疑惑,只见那位同事踩着水像水上漂似的又回来了,博士简直不敢相信自己的眼睛。此时博士也想去卫生间,按照正常路径走,必须要绕过池塘走二十分钟的路才行。博士不愿意请教这位当工人的同事,心想,他能过去,我就过不去? 于是提了一口气起身往水里跨,没想到一下栽倒在水里,幸亏同事眼疾手快一把拉住他。同事知道他也要过河去,笑着说,你怎么不问我呀,这池塘里有两排木桩子,因为下雨被水浸没了,我是踩着木桩过去的呀。

感悟:尊重经验,尊重知识,才能真正走捷径,少走弯路。学历不能代表一切,只有不断学习,不断积累,建立学习型团队,才能永不落伍。

(六) 合理人力使用,挖掘工作潜力

护理部主任负责院内护理人员的调配、紧急情况下的护理人员调动,向主管院长提出护理人员升、调、奖、惩的意见等。护理部主任肩负着如此重要的责任,就需要在人力调配中注意以下几点:第一,在日常工作中多多了解下属的长处与不足,做到知人善任,加强岗位与个体的匹配程度,做一个能够发现千里马的伯乐。第二,对下属的要求不要急功近利,当发现某些人无法圆满完成岗位工作时,要给予鼓励与教育,给其一定的成长空间。当发现其实在无法胜任工作岗位时,再给予相应处理。第三,当发现有潜力的下属时,要多给其锻炼机会,分配有挑战性的工作给这类下属,促进其成长,培养他们成为医院的中坚力量。这样无论对护理部门,还是医院整体,都将是一笔人力财富。

故事与感悟

追车

一辆满载乘客的大巴车顺着一个小下坡路快速地滑动着,有一个人在后面紧紧地追赶,乘客们担心他的危险,都纷纷探出身子对他喊道,不要追了,你追不上了。那个人气喘吁吁地说,我必须追上,我能追上,因为我是这辆车的司机。

感悟:人的潜能是无限的,只要牢记岗位职责,面对挑战性的工作,就会全力以赴,充分激发每个人的潜能,展现优秀的拼搏精神,从而很好地解决问题和完成任务。

在有限的人力使用中,如何挖掘工作潜力,也是护理部主任需要思考的。通过设立机动护士、兼职护士、培训护士等多种方式,加大护理人力资源的有效利用;通过病房护士人性化自选班次管理,建立弹性排班制度等改进人力资源的合理使用;设立应急小组或指定突发事件应对人员,以预防和应对各种紧急状态下的人力需求等。同时建立护士长、总护士长、护理部主任三级人力调配机制,保证临床人力到位和护理安全。

经验与教训

解决人力短缺的办法——兼职护士的合理使用

某三甲医院十分重视护理工作,每年都补充适当数量的护士人力。但由于医院收治大量疑难危重患者,同时年轻护士怀孕、产假、病假等问题,临床仍然存在人力不足的问题。护理部秦主任将每年设置的机动护士补充临床后,还是捉襟见肘,难以避免局部或某时间段人力短缺,面对护士长们的人力短缺的反馈和对临床护理工作安全的担忧,真恨不能像孙悟空一样,拔根汗毛把人变出来。

经过认真的人力资源调研及分析,通过与护士长们进行沟通,秦主任大胆设想通过设立"兼职护士"来解决这个矛盾。护理部通过对某些科室的人力评估,确定了可以使用兼职护士的岗位;如果临床护士在完成本岗位工作的基础上仍有充分的时间和精力,而且不会因为兼职影响本岗位工作,均可自愿报名,并通过相应兼职岗位的面试及业务考核,用自己休息时间到某科室某个岗位进行兼职。

护理部建立一个兼职护士库,确有人力短缺时,可根据兼职护士的专业特点进行安排。这一想法得到了医院的支持,经过院长办公会同意,给予兼职护士单独按照兼职时数的劳务报酬。

小张是毕业2年的内科护士,精力充沛没有负担,她报名门诊治疗室做采血岗位兼职护士,并通过了业务考核。当这个岗位有护士短缺时,门诊治疗室护士长会提前一天给她打电话,小张会根据自己的时间安排确定能否去兼职。小张会不定期地拿出自己的半天休息时间兼职门诊治疗室的采血岗位,不但没有影响在内科的正常工作,而且有一定的收入补贴,由于接触了不同的工作内容,自身的专业能力也有所提高。

经过一段时间试运行,医院逐渐完善了兼职护士的使用规定、考核办法、薪酬待遇及管理要求等，在人力短缺的时候合理使用兼职护士，对临床工作起到积极有效的推动作用，并获得良好评价，目前已成为护理部长期的人力使用和管理模式。

（七）拓展对外交流，促进专业提升

每个护理部主任都希望自己领导的团队走在前列，正像青蛙实验一样，杜绝在维持现状的思想下失去对环境和前景的考虑和思索。如何保持一定的竞争力，不掉队，不被淘汰，需要有一定的警觉性、洞察力以及前瞻性。要及时掌握国内外护理学科发展的新动态、新信息、新理念、新方法；推进护理理论的学习、推广及运用，引进和开展新业务、新技术，运用新的管理思想和做法等，是提高管理水平和护理团队专业能力的必然途径。采取走出去、请进来的方式，摆脱唯我独尊、自高自大、安于现状、因循守旧的做法和想法，拓展对外交流，取长补短；做好对外交流计划，通过国内外参观访问、学习观摩、学术会议、进修交流、专题讲座等多种形式，有目的、有计划地汲取先进的知识与经验，让护理团队始终有强大的竞争力。

故事与感悟

青蛙效应

19世纪末，美国康奈尔大学做过一次有名的青蛙实验。他们把一只青蛙冷不防丢进煮沸的热水里，在那千钧一发的生死关头，青蛙用尽全力，一下就跃出了那势必使它葬身的滚烫的热水，跳到地面上，安全逃生！半小时后，他们使用同样的锅，在锅里放满冷水，然后把那只死里逃生的青蛙放到锅里，接着用炭火慢慢烘烤锅底。青蛙悠然地在水中享受"温暖"，等到它感觉到热度已经熬不住，必须奋力逃命时，却发现为时已晚，欲跃乏力。青蛙全身瘫痪，最后葬身在热水里。

感悟：一个组织或团队，要始终对环境变化保持高度警觉，否则最终会面临这只青蛙一样的下场。

（八）重视科研研究，推动学科发展

在临床护理工作中，质量管理、教学、科研是三个重要的组成部分。正像一架等待飞翔的飞机,护理质量是它的机身,而教学和科研就是它的两个机翼,如果护理事业要腾飞,并且要飞得高,飞得远,飞得安全,离不开教学、科研两个机翼发挥稳定平衡器的作用。随着护理专业被国家认定为医学一级学科,护理专业教育、科研水平逐步提升,护理专业的提升离不开科研力量的投入和促进,学科的发展和建设需要强大的科研后劲进行推动。科研工作的成就也日益成为评价一个学科和一个医院的重要指标。

护理部主任要高度审视自己管理下的护理科研工作的现状,对护理科研的重视程度会极大地影响到学科的进步和发展。根据木桶原理,一只木桶盛水的多少,并不取决于桶壁上最高的那块木板,而恰恰取决于桶壁上最短的那块木板。对一个组织来说,构成组织的各个部分往往是参差不齐的,而劣质的部分往往决定了整个组织的水平。护理科研是护理管理中重要组成部分,但往往会成为"最短的木板"与"最弱的环节",虽然比其他部分稍难、稍弱、稍差一些,但却不能舍弃。管理者要去修补最短的那块木板,使之尽量与其他木板的高度一致,以促进护理整体水平的提升。护理部主任应组织、监督、督促、领导全院护理科研工作及护理新技术的推行,设立科研计划,培养科研骨干力量队伍,提升护士的科研能力,建立科研工作会议制度及科研管理制度,形成科研工作和绩效考核挂钩的激励模式,对护理科研工作的开展进行追踪与管理。

(九)打造护理文化,构建和谐团队

护理文化是护士和护理管理者们所共同拥有的价值观、行为方式、行为规范和职业精神。良好护理文化的形成、贯彻和实施是护理管理的最高境界,护理部主任有责任构建一支团结奋进、积极向上、业务精湛、具有深厚护理文化的护理和谐团队。

通过护理制度建设、医院环境改善、媒体宣传、各种文体活动、护患互动、人文素养培训、文学作品学习、先进个人和集体评选等多种形式和措施建立与时俱进的护理文化氛围、和谐的工作环境、适合自身发展的护理人文精神,形成护理团队所有成员共同认可的价值观、行为模式和行为规范,使护理团队所有成员共同达成统一认可的心理契约,以及所崇尚的职业精神。充分发挥其导向、凝聚、协调的主要功能,以此调动护士的积极性、主动性与创造性,影响每一位护士,从内心深处形成追求创新及卓越的精神动力,形成以提升团队协作为目标的凝聚力,成为持续增强护理竞争力的有效保证。

从管理者自身来说,出色的护理部主任善于尊重和关爱下属,惜才爱才,懂得怎样去珍惜和爱护同事和下属，用商量的方式向下属布置工作。具有这样特征的护理部主任往往会让下属有一种"如家"的感觉，无形中也让大家更积极、更主动、更无怨无悔地付出。这样的主任往往能营造出和谐团结的团队氛围。

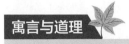 **寓言与道理**

> ### 猫的谗言
>
> 　　森林里的大树上住着老鹰、猫和野猪三种动物，老鹰住在树梢，猫住在树干中央，野猪住在树下面的洞里。他们和谐相处着。可是时间长了，猫渐渐地想独占这棵大树，他悄悄爬到老鹰的门前说，树下洞里的野猪天天向上拱，迟早有一天大树会倒掉，我们就被它吃掉了。猫又到树下对野猪说，我发现老鹰总是盯着你的孩子，你一旦出门，他就会动手。听了猫的话，老鹰和野猪都不安起来，纷纷避开对方，离开大树到森林深处去了。猫的阴谋终于得逞。
>
> 　　寓意：组织中如有善于生事者，就会给组织带来不和谐，使组织像一盘散沙，领导者应予警惕。

（十）严格绩效考核，发挥护士潜能

实际工作中，作为护理部主任，如果真正对护士负责，爱护护士，就要提出要求，并加以考核。如果碍于情面，低目标，低要求，就会丧失管理，助长慵懒、散漫的工作风气。一个组织最重要的就是员工，考核和激励员工是非常重要的。绩效考核是现代社会组织提高自身绩效的有效手段，绩效考核不仅可以对护理人员完成工作起到敦促作用，对他们的奖惩产生影响，还可以在潜移默化中，使护理人员自身的素质不断提高，进而提升医院的整体素质。

在对护士进行绩效考核时，根据护士的工作能力、工作业绩和成果来评价和考核，不仅要考核护士是否完成了定量工作，工作表现，出勤情况，护理患者的轻重程度，护理工作质量，教学、科研完成情况，工作执行力，重要的是还要针对服务对象进行询问调查，考察患者对护理人员的工作是否满意，存在哪些需要改进的方面。在绩效评估的方法上，护理部主任可根据所在医院和护理人员的情况进行选择。在绩效评估的指标设计上，一定要注重定性指标与定量指标的均衡分配，定量指标过多会导致工作产生僵化，只重数量，不重质量；而定性指标过多则会导致评估缺乏尺度，不够客观。同时绩效考核要用数据

说话,体现护士的整体能力和劳动价值,坚持多劳多得、优绩优酬,以及公开、公平、公正的原则。

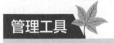
管理工具

破格式管理

所谓破格式管理就是根据一个人的工作能力和效绩决定员工升降去留。在企业诸多管理中,最终都通过对人事的管理达到变革创新的目的。因此,世界发达企业都根据企业内部竞争形势的变化,积极实行人事管理制度变革,以激发员工的创造性。20世纪90年代初起,日本、韩国发达企业着手改革人事制度,大力推行根据工作能力和成果决定升降员工职务的"破格式"的新人事制度,收到了明显成效。世界大企业人事制度的变革,集中反映出对人的潜力的充分挖掘,以搞活人事制度来搞活企业组织结构,注意培养和形成企业内部的"强人"机制,形成竞争、奋发、进取、开拓的新气象。

四、千丝万缕一针穿——护理部主任的工作特点

"上面分系统,下面当总统",这句话虽略带调侃,但形象地描述了基层管理者事多、事杂的特点。护理部主任何尝不是如此。医院工作千头万绪、千丝万缕,不管与护理直接相关还是间接相关,都要穿过护理部主任这根针,真是"上面千条线,下面一针穿","剪不断,理还乱"。护理部主任的任务重,责任大,抓住工作特点,理得顺,就可以事半功倍,驾轻就熟;理得不顺,就会像没头苍蝇,眉毛胡子一把抓,整日忙忙碌碌,却是工作效率低下,效果不佳。如果能将每个重要的工作环节提纲挈领,穿针引线,像串珠一样串联起来,做到抓住重点,重视实效,就能保证工作的有效落实,高效运转,轻松工作,快乐生活。

(一)精于计划,统筹全面,落实目标管理

1. 成功的目标,必须要量化、具体化 要完成工作首先要拟定全院护理工作目标和工作计划,经院长或分管院长审批后实施。制订目标并能够产生效果,秘诀就是"明确"二字。

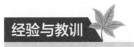

经验与教训

毕业第一年新护士培训计划

护理部针对新护士的培训项目制订如下计划：

1. 目标完成新护士培训计划100%；新护士培训合格率100%。

2. 具体内容

（1）制订毕业第一年新护士一年期间培训课程安排。

（2）设定课程内容及比例：护理安全15%；规章制度10%；基础操作25%；基础护理理论20%；急救及危重症护理15%，护士素质与团队文化建设15%。

（3）分解确定每个月的培训计划安排。

（4）按计划组织完成新护士培训课程。

（5）组织完成一年培训后理论考核和操作考核。

3. 培训方式每两周一次。

4. 培训时间隔周周五下午4时。

5. 培训地点医院护理培训中心。

6. 整个计划执行时间当年8月至次年7月为培训阶段，次年8月份为考核阶段。

7. 执行人护理部教学组。

8. 负责人主管教学工作的护理部副主任。

对于一个医院来说，一个时期的战略目标必须是明确、具体的；对于护理团队来说，行动的目标和计划也必须是明确的、具体的，只有这样，才能让全体护士明确下一步努力的方向，才能对其产生激励作用。有了明确、具体的目标，不管具体到哪一个阶段，也不管在实现目标的进程中遇到了什么意外的情况或问题，都能保证始终朝着既定的工作任务和目标前进。

故事与感悟

低头看路

小刚和父亲去看爷爷奶奶，路途遥远，要走30里的路，还要翻过一道山梁。走了快3个小时了，还在山梁上行走，小刚怎么也不想走了。父亲劝慰道，别老往前瞅，低头看路，下了山梁就到了。于是小刚又鼓起勇气走下去,他不再一次次眺望远远的目的地,而是低头看着脚下的路,不断欣赏着沿路那些形状各异的石头和美丽的花草,不知不觉心情就好起来了,感觉很快就走到了爷爷奶奶家了。

感悟:当面对一个大的目标的时候,应将这个目标分解成数个具体可见的小目标。护理部主任应该通过细化护理管理目标达到总目标的实现。

2. 制订年度目标管理计划和护理中长期规划,并关注目标的可实现性 护理部主任应参照上级卫生管理部门的要求,以及自身医院的工作目标,运用整体思维,制订护理长期计划及中期计划目标。在任期目标管理中,对本医院护理工作的发展有一个规划和估计,并拟出目标管理中的阶段计划。护理部主任在工作中要学会使用目标管理方法制订工作方向和计划,向更高更远的目标奋斗,既不满足于现状,也不脱离现实。

故事与感悟

刘备集团的目标愿景

刘备生活在群雄争霸、烽烟遍地的时代,曾经游走乡间街衢挑着担子卖草席草鞋,官渡一役,逃到荆州。但由于他目标恢宏、定位准确,很快得到了有力的响应。他以"桃园结义"的方式,组建了自己的核心创业团队,桃园结义的誓词就明确地建立了三人的共同目标,即"同心协力,救困扶危;上报国家,下安黎庶。不求同年同月同日生,只愿同年同月同日死"。共同的目标追求,对关羽、张飞产生了超强的凝聚力和向心力。当年的诸葛亮,凭借他的才智,找个薪资高、环境舒适的幕僚闲差,应该不算问题。但他却对刘备的创业理念和目标愿景产生了高度的认同感。在草庐里,他不仅针对刘备集团的处境,提出了完整的三分天下,建基立国和北伐中原的战略方针,在此后的实践中,更是"鞠躬尽瘁,死而后已"。强强联手的"战略联盟",为刘备"匡复汉室"打下了牢固的基础。

感悟:一个团队的成员只有对目标愿景达成共识,才能组建成为具有战斗力的团队,才能实现共同的目标。

(二)勇于实践,开拓思维,不断改革创新

创新就是突破传统习惯,打破思维定式,创造前所未有的新事物。创新性思维是指发明或发现新方法用以处理问题的思维方法。护理部主任在多年的

工作中养成了严谨、敏捷的工作作风,但同时又多少存在依从的心理和行为。由于思维的独立性、广阔性、深远性不够,会造成思维惯性强,创新性差。而当代护理专业已经成为一门独立的学科,作为护理队伍的领头人具有良好的创新意识和思维是现代护理工作和护理学科发展的需要。

创新从本质上是一种对新思维、新角度、新变化采取的态度,表现为看问题的新角度。在护理实践中寻找突破及创新点,敢于超越前人,创造性地解决问题,树立创新意识,敢想、敢干、敢试,才能与时俱进。比如在优质护理服务和护士岗位管理中,引入新的管理理念,提高和放大管理效能,建立符合医院情况的有效激励机制,探索符合科学发展观要求的目标绩效考核体系和评价体系等。创新看起来就是这么简单,关键在于你敢不敢想。

故事与感悟

菜园里的大石头

有一户人家的菜园里有一块大石头,到菜园的人一不小心就会碰到那块石头,不是跌倒就是擦伤。儿子问爸爸为什么不把那块讨厌的石头挖走,爸爸说,那块石头从你爷爷那时就有了,它的体积那么大,不知要挖到什么时候。几年后,儿子娶了媳妇。有一天媳妇被菜园的大石头绊了一跤,生气地说,改天请人把那块石头搬走吧。儿子说,算了吧,那块石头很重的,可以搬走的话我小时候就把它搬走了,哪会留到现在。媳妇心里很不痛快,那块石头不知让她跌倒多少次了。她来到菜园,自己用锄头把大石头周围的泥土刨松,没想到几分钟就把石头挖了出来。实际上这块石头没有想象的那么大,人们都是被它的外表蒙骗了。

感悟:为什么如此简单的一件事却妨碍了几代人的生活?阻碍我们去改革、去创造的,可能是我们心理上的障碍和思想上因循守旧的顽石。

(三)敏于行动,持续改进,解决重点疑难

护理部主任要成为出色的管理者,就要善于关注事情的细节,善于留意观察事物,善于抓住问题的要害,善于将问题"扼杀"在萌芽状态。同时对于重点疑难问题,不拖延、不推诿,及时处理,持续改进。具有这种特征的护理部主任往往能大幅度减少"问题"和"危机"的发生,日常管理工作也会井然有序。

护理管理是涉及方方面面的细致工作,我们经常会关注哪些地方出了问题,出了问题以后怎么解决,但是却往往忽视找出问题存在的根本原因,常常

头痛医头,脚痛医脚,忙得焦头烂额,却不能从根本上把事情解决好。对于一些棘手的或者重大事件,护理部主任应亲自过问和解决,不要搁置或者拖延,以免造成可能出现的危机或者严重事态。

故事与感悟

地毯下的蛇

从前有一位经营地毯的商人,十分在意自己店铺的陈设。有一天他照例巡视店面,发现地毯的中央鼓起一块,就上前用脚把它弄平,可过了一会儿,别处又鼓起一块,他再次把他弄平;可是似乎专门与他作对似的,地毯接连不断地在不同的地方隆起。商人一气之下,干脆把地毯掀了起来,结果令他大吃一惊,一条蛇突然溜了出去。商人终于明白原先为什么地毯总也弄不平了。

感悟:遇到问题应尽快弄清根源,有问题更需尽快处理,不应回避,而应抓住苗头,及时调查,追根溯源,找出解决问题的途径和办法,持续改进。

(四)善于沟通,政令通达,保证适时有效

护理部主任面对多层面、多角度的沟通、协调、交流平台,要处理好问题离不开准确通达的政令传递,离不开多方协调以解决矛盾。要做好各方面、各层次的协调工作,尽力化解科室间、医护、护护及护患间的矛盾;以谦虚谨慎和积极完成工作的态度对待领导;以和睦相处、取长补短的态度处理与兄弟科室间的关系;以高度的同情心和责任感对待患者及家属;以博爱之心和心理感悟力来体察、理解科室的每位护士和其他工作人员。加强多方多层次沟通,也是提高护理质量和管理的有力基础。在各级各类会议、分级分层的工作安排中,要有明确的指导意见和建议,利用网络传输、电子文件、书面资料,统一传达、集中学习、单独交流、行政查房等多种方式保证管理沟通的及时性及有效性,极大地促进工作落实的有效性。

故事与感悟

听的艺术

美国知名主持人林克莱特有一次采访一位小学生,"你长大后想做什么?"小学生说,"我要当飞行员。""那如果你的飞机在太平洋上空引

擎熄火了，你怎么办？"小学生沉吟片刻说，"我会先告诉坐在飞机上的人系好安全带，然后我带着降落伞跳出去。"听到这里在场的人一阵哗然，纷纷议论怎么能放弃飞机自己求生呐。而林克莱特却接着问，为什么要这么做呢？没想到小学生毫不犹豫地说，"我要去拿燃料，还要回来。"

感悟：聆听的时候不要听话听一半，也不要把自己的意思投射到别人所说的话上头。应当认真聆听，用心听，避免信息缺失或者产生误解。

（五）甘于授权，知人善用，发挥集体智慧

护理部主任工作千头万绪，要抓重点，适时授权。真正的领导者，不一定自己有多强，只要懂信任，善于发现下属的优点和潜力，懂得放权，懂得珍惜，集体的力量就会形成合力，从而提升整体能力。不能总担心下属的能力，授权也是锻炼和培养人的机会，对下属能否胜任要给予适时评价，并进行调整。不要怕培养出来的人超越自己或者流失，只要有良好的职业道德和工作能力就给予大力支持和提拔。应当努力做懂得授权与控制的领导，强化过程控制，使下属能够放开手脚，大胆工作；授权后进行过程监控，保证任务的顺利完成；要善于约束自己，并接受下属的监督，工作中充分发挥集体的智慧和力量。

故事与感悟

刘邦与韩信

韩信本来是楚国项羽的部下，因不受重用投奔刘邦。刘邦听取了部下萧何的推荐和建议，提拔韩信为最高军事统帅的大将军。如此重任在身，韩信充分发挥了他的军事才干，先后大破敌军城池，为刘邦建立帝业立下汗马功劳。刘邦知人善用，虽是楚国叛将，依然能够被重用，手下人也能够积极推举人才，在这样的人才选拔环境下和刘邦对用人的信任，让他得以成功称帝。

感悟：善于发现他人的长处，授予权力并给予信任，充分发挥集体的聪明才智就能取得胜利。

（六）长于思考，细心果断，妥善化解危机

在千头万绪的工作中，及时发现事件发展的不利苗头，需要护理部主任工

作经验的积累、对事物判断的准确、综合素质的提升、处理问题的周全等多方面的修炼。护理部主任面对突发事件和潜在的危机事件,作为护理部第一责任人,应具有处事冷静,临危不乱的素质,善于考虑事情的多个方面或问题涉及的各利害关系方,不冲动行事,处事冷静而不优柔寡断。护理部主任应在周密思考后果断做出决定或清晰地阐明自己的观点,拿出处理意见或者措施,妥善化解矛盾或危机。

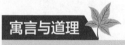

寓言与道理

米缸里的老鼠

一只老鼠掉到了一个大的米缸里。老鼠很高兴,在米缸里过着衣食无忧休闲的日子。老鼠多次为是否要跳出米缸做着思想斗争和抉择,但终究未能摆脱大米的诱惑和舒适的生活。眼见米缸的大米见了底,它竭尽所能想离开米缸却于事无补,终于发觉已经没有能力跳出米缸的高度了。管理学家把老鼠能够跳出米缸的高度称为生命的高度。

寓意:现实工作中,多数人能够做到在明显有危险的地方止步,但能够清楚认识潜在危机并能及时跨越生命的高度就不容易了。这个高度就掌握在自己手里。

(七)勤于思考,宽以待人,展现人格魅力

护理部主任应不断提升自己的政治素质、业务素质、品德素质;具有稳定、健康的心理状态与科学、艺术的领导技巧;要爱岗敬业,实事求是、大公无私、乐于奉献、严以律己、宽厚待人、以身作则,严格要求自己,有较强的自我控制能力。在平时的工作中应随时保持仪表端庄,谈吐稳重,特别是不讲伤害他人的语言,以善意、温和、谦逊的态度处事、待人。在管理中处理问题要公正,如果对不良倾向没有鲜明的态度,不抵制少数人的错误,就会挫伤大多数人的积极性。在处理事情时要相对公平、公正,听取各方面的意见和建议,不听信一面之词,做下属信任的人。护理部主任应努力挖掘下属的潜能,给予下属充分的成长空间,应当敢作敢当,言行一致,事情放在桌面上说,不在背后议论和下黑手。处事真诚不虚伪,表里如一,即使在工作中出现失误,也会仔细剖析问题所在,敢于和甘于为下级承担责任,用高尚的人格魅力影响他人。

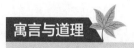

寓言与道理

骄傲的猴子

深山老林里生活着一群活泼的猴子，其中一只猴子特别灵巧，什么都想带头，有时候趾高气扬，指手画脚，表现非常骄傲。其他猴子对他都敬而远之。这只猴子想，我比你们都聪明，没有你们我照样活得很好。一天一位猎人来到山上，其他猴子一哄而散，唯有这只猴子在树上跳来跳去戏弄猎人，猎人很生气，找来许多猎人围堵这只猴子，尽管这只猴子非常灵巧，但最终被乱箭射落树下。

寓意：作为领导者要学会宽容，学会与同仁相处，避免骄傲的不切合实际的行为，要追求沉静而平实。

（八）重于大局，目光高远，做好护理掌门

护理部主任在管理中，要有大局意识，不要让护理工作形成局限的、封闭的、脱离医院整体状态、自己闷头干活的局面。护理部是医院的一个组成部分，是医院高效运转的关键环节，其组织目标应该以医院目标为准绳，无论是机构设置、人员配备、管理流程、工作内容都应以大局为重，同时要注重与其他部门的协作，切莫脱离全局。作为主任要充分认识护理在医院的重要地位，也要看到护理工作的局限性，应把护理工作融入医院的整体系统中，不要仅在护理的圈子里打转，要看到医院各个子系统和其他专业在工作促进和目标达成过程中的协同共生作用，把护理团队、护理工作与医院整体工作有机结合起来，系统地、全面地思考问题。

在工作中，要全面深入了解情况，全面评估要解决的问题，就不容易产生局限的思维，不容易出现偏差；思考和处理问题时要从大局出发，要有担当精神，不怕得罪人；不符合全局要求和利益的事物要审慎处理，不为了满足个别要求、局部利益、近期效果而违反原则，失去大局管理的意识，造成不切实际的后果。

故事与感悟

盲人打灯笼

一个盲人到亲戚家玩耍，天黑要回家的时候，亲戚为他点上了灯笼，很关心地说，天已经黑了，你打着灯笼回去吧。盲人非常生气，你明明知

道我眼睛看不见，还要我打灯笼是不是成心羞辱我。他的亲戚说，你别生气，天已经有些晚了，天太黑，你打着灯笼，路上的人就会看到亮光，就不会把你撞到了。盲人听了恍然大悟，不由得又是惭愧又是感谢。

感悟：盲人实际上犯了局限思考的错误，不能从整个环境大局出发，系统地思考问题。

（九）乐于关怀，稳定队伍，体现人文理念

护理部主任与护士间客观上存在着管与被管的矛盾，严格管理使护士增强群体意识，遵循团体规范，完成组织目标；应注意人文思想和人性关怀在管理中的体现；要特别注意培养自己处理人际关系的能力，提高管理艺术和人际吸引力，不伤害护士的自尊心，关心体贴护士的疾苦，时刻为护士着想。要定期进行改进护理工作的调查，定期进行护士满意度调查，开通院长信箱、护理部信箱，组建护理工作委员会，召开座谈会，用多种形式征求不同层级护士的意见，采取合拢式管理，对合理化建议予以采纳。

护理部主任在工作顺利与成功时要感谢下级的支持，遇到挫折时要勇于承担责任；要奖惩分明，采取不同的激励方法鼓舞护士的主观能动性，尤其要给护士创造发展空间，关心护士的专业成长，注重护士的心理健康，及时了解护士的心理活动、思想动态、专业需求等，重视情感需求及精神上的激励，善于"挖起荆棘，种下玫瑰"。同时不断改进工作环境及护理设施，加强职业防护，提高护士待遇，疏导护士心理问题及压力，构建专业发展平台，不断改进管理工作，提升护士满意度。只有关心体贴，理解护士，才能最大限度地发挥他们的潜能和创造性，建设和谐团队，使护理人员的积极性与潜能得以充分发挥，最大限度地保持护理队伍的稳定。

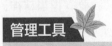
管理工具

合拢式管理

"合拢"表示管理必须强调个人和整体的配合，创造整体和个体的高度和谐。合拢式管理不同于传统上泾渭分明的分工管理，它更注重促使不同的管理相互融合、相互借鉴。

合拢式管理的主要特点是整体性与个体性结合。企业每个成员对公司产生使命感，"我就是公司"是合拢式管理中的一句响亮口号。一个组

织中单位、小组、个人都是整体中的个体,个体都有分散性、独创性通过协调形成整体的形象;要促使不同的看法、做法相互补充交流,使一种情况下的缺点变成另一种情况下的优点;放手让下属做决策,自己管理自己。

实行合拢式管理的要点是对员工期望进行有效管理,对其不合理的期望予以说明和剔除,对其合理的期望予以最大限度的满足,同时引导员工建立正确有效的期望,最终实现员工满意的目标。

(十) 适于学习,把握时间,提升自我实力

时间对于每个人是公平的,每个人每天都只有 24 小时,但是每个人利用的不同,结果也大不同。当别人休息的时候,或许你在加班工作、学习;当别人游玩的时候,或许你在闷头苦干;当别人抱怨的时候,或许你在寻求专业突破……长此以往,相信结果总会不同。有人说,人与人的区别在 8h 以外,下班后的时间才是决定一个人成功与否的基础。实际上,充分利用时间,不断学习和充电,不但能开拓思维,丰富知识,积累经验,开阔视野,更是持续增长工作能力、赶上时代步伐、追求个人成长的最有效的方式。出色的护理部主任不会把自己已有的知识和技能作为管理的资本,往往谦虚谨慎,乐于学习,具有较强的自学能力,能够使自己的综合素质和水平持续提高。

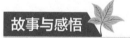
故事与感悟

两个和尚

有两个和尚分别住在相邻的两座山上的庙里。两个和尚每天都在同一个时间到山间的一个小溪去担水。不知不觉 5 年过去了。有一天右边山上的和尚发现左边山上的和尚一连几个星期都没有来挑水,很是担心,就去探望他的老朋友。

爬上左边的山头,他看到老朋友正在庙前打太极拳,十分好奇,"你已经将近 1 个月没有挑水了,难道你可以不喝水吗?"左边这座山的和尚指着一口井说,"这 5 年来,每天我做完师父要求的功课,都会抽空挖这口井,现在终于不用再下山挑水了,我可以有更多时间打太极拳了。"

感悟:两个和尚利用时间的不同导致了结果的不同,合理运用时间可以带来效益。

（十一）始于足下，踏实肯干，增强执行能力

执行力是组织和个人贯彻落实决策的力度，是成功的基础及关键。护理部主任无论是自身还是带领的团队都应当努力缔造执行文化并锻造有执行力的团队。促使护理团队具有相同的价值观，认同沉淀下来的工作方法、做事原则、信仰追求，在思想观念、目标方向、组织行为上做到高度统一。

护理部主任应建立执行过程的标准和规范，确立明确的目标作为执行的方向和前进的牵引力。在目标建立的基础上，细化工作方案，解决到达目标的方法；按照既定的流程和标准去做好每一项工作；同时强化执行要求加强监管，要建立检查体系，通过目标体系、工作计划达成表、绩效考核表以及质量控制表等行使监督及考核职能。对于按照既定目标、工作流程并达成标准的下属给予公开、公正、公平的激励。

读后思与行

📖 边读边悟

1. 政治能力就是把握方向、把握大势、把握全局的能力和辨别政治是非、保持政治定力、驾驭政治局面、防范政治风险的能力。

2. 护理部主任角色主要包括领导者、管理者、协调者、监督者、传播者、社会活动者、教育者、专业照顾者、变革者、科研者、资源管理者、联络者等多重角色。对护理部主任角色的看法和认知直接影响着职责的落实以及角色能力的发挥。

3. 护理部主任的职责是为了实现护理组织目标，制定和明确职责，健全规章制度，实施全面质量管理，注重人才培养及合理的人力资源使用，拓展对外交流，重视科研开展，并不断打造护理文化。

4. 为有效地履行护理部主任职责，要牢记工作要求，自我修炼。工作中注重大局，落实目标管理；不断改革创新；持续改进护理质量；实施有效沟通；长于思考，妥善化解危机；要乐于授权，知人善用；树立人文管理理念；不辍学习，提升自我实力及执行力；不断磨炼良好的人格品质等。

📖 边读边想

1. 护理部主任如何提升政治能力？

2. 护理部主任被赋予了哪些角色?

3. 护理部主任的重要职责有哪些?

4. 如何有效地履行及落实护理部主任的职责?

5. 为有效地实现护理部主任的工作职能,应怎样做? 如何要求自己?

📖 边读边练

1. 护理部王玲主任在全市率先开展优质护理服务示范工程,实施责任制整体护理,并尝试开展岗位管理,对护士进行分层管理,这个过程表现的最主要的角色作用是:

A. 领导者　　B. 社会活动者　　C. 协调者　　D. 变革者　　E. 管理者

2. 确定下列 10 种行为的领导角色,在每项后面的括号里写出相应的字母。

(1) 护理部主任在医院全体护士大会上提出护理工作五年发展计划。

(　　)

(2) 护理部主任召开护士长会议,讨论护理记录方式的改革。　　(　　)

(3) 护理部主任在和两名发生矛盾的护士长谈话。　　(　　)

(4) 护理部主任进行招聘护士的面试工作。　　(　　)

(5) 护理部主任读取每日的电子邮件。　　(　　)

(6) 发生医疗纠纷后,护理部主任与患者家属谈话。　　(　　)

(7) 护理部主任检查各项护理质量,并对存在问题予以分析。　　(　　)

(8) 护理部主任抽调机动护士参与火灾伤员抢救。　　(　　)

(9) 护理部主任向另一家医院介绍如何开展护士岗位管理。　　(　　)

(10) 护理部主任在批评两次未参加例会的护士长。　　(　　)

a. 领导者　　　b. 管理者　　　c. 协调者　　　d. 资源管理者

e. 传播者　　　f. 教育者　　　g. 科研者　　　h. 社会活动者

i. 监督者　　　j. 变革者　　　k. 联络者　　　l. 专业照顾者

📖 先读后考

说说事:护理部王主任在近期的第二季度第三方患者满意度调查中发现,门诊治疗室护士的服务满意度由 95% 下降到 85%,并且还接到一起患者投诉,投诉门诊治疗室护士因为没有解释清楚,抽血后针眼发生了出血,衣服也弄脏了。王主任很生气,马上打电话把门诊科护士长及治疗室护士长叫到主任办公室,不容分说,劈头盖脸一通批评,两位护士长面面相觑,分辩说:我们确实有一些实际困难和问题，之前也提过，还正在解决。正待细说分明，就被王主任打断，批评她们态度不诚恳，让她们回去好好查找问题，进行整改。两位护士长只好郁郁寡欢地退出。治疗室护士长甚至委屈地流下眼泪。

考考您：王主任为什么不听护士长的分辩？是否应该知道护士长为什么流眼泪？她处理这件事正确吗？怎样做才是可行的？

参考答案：

护理部主任对工作严格要求是对的，希望护士为患者提供高水准的满意服务是对的，一时着急上火的情绪也是可以理解的。但该护理部主任性格急躁，只顾发泄自己的焦急情绪，忽略了对问题根本原因的深入分析；没有深入基层，帮助临床查找问题解决疑难，而是主观臆断、一味指责，工作方法武断。该主任管理方法和管理思路上有欠缺。

针对门诊治疗室的情况，护理部主任不要先入为主，应切实了解临床的真实情况，耐心听取相关人员的反馈及意见，派相关人员或者自己亲自到门诊治疗室进行实地调查和查看。调研结果发现了几个问题：其一，门诊治疗室每天抽血的患者非常多，需要八个窗口开全的情况下才能满足需要；其二，医院近期正在试用新的信息系统，治疗室工作流程发生了一些改变，虽然进行了培训，但仍然在磨合期；其三，由于人多嘈杂，护士与患者的隔窗交流效果受到影响；其四，近期护士由于病假和产假造成缺编，护士长也曾向科护士长及护理部反映过；其五，由于病患等候采血心切，不听叫号，都围挤在抽血窗口前，声音嘈杂，秩序混乱；其六，护士长曾申请领取部分候诊椅以方便患者及环境秩序，但久而未决。

发现了这些情况和问题，护理部同门诊科护士长、治疗室护士长共同讨论，决定采取相对应的改进措施。首先为了开全抽血窗口，加大流量，快速消化病患需求，在人力短缺时，护理部轮流派机动护士或兼职护士给予人力补充；征求护士们的意见后把早上采血时间提前半小时；护理部与门诊部及后勤处多方协调落实候诊椅的到位；同时争取增加导医，疏导患者，维持秩序，让患者静心坐下，看屏幕及听语音呼叫耐心等候；利用近几天下班后半小时的时间加强对护士进行新信息系统的演练与培训，尽快熟悉工作流程，提高工作效率；提醒护士加强与患者的主动交流，并在患者坐下采血时能够看到的醒目位置增加采血健康教育提醒提示文字及标识。在护理部的协调及帮助下，门诊治疗室的患者依从性大大增加，环境秩序有很大改观，第三季度患者满意度调查达到96%，获得较满意的效果。

（张晓静）

上篇

正心修身篇

—— 其身正不令而行

打造您的人格魅力:人心所向的感召力

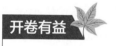

何以如此人心所向

　　自古得民心者得天下。孔子孑然一身,从者三千;陈胜吴广默默无闻,揭竿百应;毛泽东领导的中国共产党,星火燎原,建立共和国,人民站起来靠什么? 民心! 解放战争刚开始的时候,很多人认为共产党不可能打赢,因为双方军事力量太悬殊。但就是这样悬殊的力量对比,从 1946 年 6 月内战爆发,人民解放军仅用了不到三年的时间,便占领了南京。人们说,解放战争中,解放军的"后勤部"就是老百姓的推车;解放军的"野战医院"就是老大娘的炕头。"最后一碗米,用来做军粮;最后一尺布,送去做军装;最后的老棉袄,盖在担架上;最后的亲骨肉,送他上战场。"这首战争年代的歌谣,至今听起来依然让人热泪盈眶。

　　感动之余,不禁叩问:人心何来,民何以服? 答曰:来自领导者的感召力,来自领袖领导下的政党与军队的威望和魅力。可见,感召力作用之巨大。作为护理部主任,您如何提升自己的感召力,达到人心所向? 本讲将阐述锻造感召力的几大要素,与您一起打造领导者的感召力,愿本讲的锦囊妙计可以为您打开人心的大门,为您增加更多"粉丝",助您带领的团队不断进步,勇创佳绩。

一、有人品,管理才有基石

　　孔子曰:"知及之,仁不能守之,虽得之,必失之。"就是说,一个治理天下的人,如果只是学问和智慧达到了条件,而不能坚守仁德,即使得到天下,最终也必然会失去。在护理团队中,如果护理部主任的品德不正,则"上梁不正下梁歪",护理团队犹如没有基石的房子,只需稍稍晃动,顷刻间便会"呼啦啦如大厦倾"。

作为护理部主任的您,是否迫切想要了解什么是感召力?人品在感召力的形成过程中有多重要?如何修身?如何践行仁义,做一个德才兼修的领导者?

(一)感召力,千呼万唤始出来

1. 感召力的概念 感召力的英文 Charisma,原是基督教名词,指"天赋的才华,有显现奇迹的能力"。感召力是指一个组织的领导者,凭借其人格魅力和才华等个人素质的综合作用,在一定条件下,对特定个体或群体产生感化和召唤的能力。感召力亦称"领袖气质",具有这种气质的人对他人具有吸引力并受到拥护。

2. 感召力的内涵 ①是领导者改变和影响被管理者心理与行为的能力,是领导者具有的魅力和威望,是一种软权力;②领导感召力实施对象是个人或群体,其目的是让被领导者产生领导者所期望的行为,而且这些行为是被领导者心悦诚服、自觉自愿的;③是领导者个人内在和外在素质的综合体现;④要在一定条件下实现;⑤是"亲近人"以外的个人和群体的评价体现。

3. 感召力的构成 每一位护理部主任都希望自己具有感召力,感召力由以下五项指数构成,提升这五项指数,就能提高自身的魅力和威望,即感召力。

(1)品格指数:人品是护理部主任的第一魅力指数。人品包括善良、诚信、正直、公正、自律、坚毅、宽容、达观、热情、谦逊等。

(2)相似指数:护理部主任与护士有共同点,与团队成员产生共鸣,就能提高亲和力。

(3)互补指数:有时候并不是因为相似而互相欣赏,而是因为不同而产生魅力,因此要注重彼此扬长补短。

(4)探求指数:探求指数是指保留一层神秘感,是一种"三日不见,刮目相看"的感觉。制造探求指数最好的方法就是学习力,所以护理部主任要不断学习,始终走在团队的前列。

(5)愉悦指数:护理部主任应该给护士更多的快乐,以提高团队愉悦指数。快乐有时候很简单,在医院过道上相遇,给一个微笑,给几句表扬,就会给她带来快乐。所以护理部主任对一线护士要少批评,而对直接下属如护理部其他成员、科护士长要严格要求。

（二）江山之固，在德不在险

松下幸之助认为，一个经营者，不需要是万能的，但却要是一位品格高尚的人，因为后者往往更能吸引人才。感召力的形成，最基本的要素是领导者的品格。江山之固，在德不在险。

1. 德与术的思辨

（1）有术无德，难成大器：有人言"有德有才是上品，有德无才是中品，无德无才是庸品，无德有才是毒品"。罂粟花表面娇艳动人，但却毒害了无数人。作为护理部主任，除具备护理专业知识、管理知识外，品德高尚更为重要。拿数字做比喻，品德好比"1"，各项能力好比"0"，如果没有前面的"1"，后面有再多的"0"也是枉然。如果一个护理部主任，有丰富的知识背景、临床经验，但却处处为自己着想，以权谋私，试想，有谁愿意追随？厚德方能载物，要想管理好护理团队，除了讲究天时、地利、人和，更重要的是领导者的品德。

（2）德厚术高，功到自成：高尚的品德可以产生巨大的向心力和责任感，一个护理部主任有高尚的品德，在管理工作中，做到谋道不谋食，忧道不忧食，以谋道和忧道为己任，而不是在私利、金钱上花心思，时时为护理团队的发展忧思，发挥自身的管理才能，必然可以带领团队在护理的天地里创出一番业绩。古人言"大医精诚"，精者，医术高明，诚者，医德高尚。可见，只有两者相互结合，德厚术高者，功到自然成。

2. 厚德如丝雨，润物细无声

（1）近朱者赤，近德者贤：古人言，近朱者赤，近墨者黑。孟母为儿三迁，不过是想让儿子有良好的读书氛围，让氛围去影响儿子的学习。护理部主任如果品德高尚，下属在与其长期接触过程中，一方面会自然被其吸引，另一方面也会以其贤德作为榜样，而提升自己的品德，达到更高境界，实现近德者贤。因此，护理部主任在管理护理队伍时，应特别注意自身的道德修养和伦理修炼，厚德如丝雨，润物细无声，将美好品德影响下属，使其实现自发地开展合作，承担起各自责任，实现组织的共同发展。

寓言与道理

泥土的芳香来自何方

有个人在散步的时候，无意间发现路旁有一堆泥土，竟然散发出芬芳的香味，他很喜欢这种香味，于是用一个袋子将这堆泥土装回家，放在角落里。一时之间，家中竟然充满了这种香气。

这人非常惊讶，不知道为什么会这样，禁不住问泥土："为什么你能散发出持久浓郁的香味，难道你是一种珍宝，或是一种稀有的香料？"

泥土说："都不是，我只是普通的泥土而已。"

这人更加奇怪了："如果是这样的话，你身上为什么散发出如此浓郁的香味呢？"泥土说："哦，是这样的，我曾在玫瑰园，和玫瑰相处过很长的一段时间。"

寓意：环境对人的影响是巨大的。高尚品格的领导者可以让下属也做到品德高尚。

（2）口服心服，心悦诚服：作为护理部主任，凭借职权使下属归服，属于服权，具有强制性，下属不得不服从，由此产生的为"口服"，内心是否服从则另当别论。在这种情况下，任务的完成必然没有口服心服的效果好。正所谓"以力服人者，非心服也，力不赡也；以德服人者，心中悦而诚服也，如七十子之服孔子也。"只有以德服人，下属才会真心实意为组织努力，实现组织效益的最大化。

（三）欲治其国者，必先修其身

"欲平天下者必先治其国，欲治国者必先齐其家，欲齐家者必先修其身，欲修身者必先正其心。"《礼记·大学》中的这一观点告诉我们，从天子到平民，都要把提高自身修养作为根本；一个人如道德修养败坏，就无从谈齐家治国。

1. 修身于心

（1）致其知：坚持学习是护理部主任修身大业的第一步。只有不断学习，才能提升自己的境界，把自己放到合适的高度，才能从不同的角度看问题，而不是局限在事物本身的属性上（详见本书第六讲）。

（2）诚其意：为人处世要做到意念真诚，不能自欺。"如恶恶臭，如好好色，此之谓自谦。"就是说要像厌恶腐臭的气味一样，要像喜爱美丽的女人一样，一切都发自内心。真诚的意念是可以表现在外表上的，容不得一点掩饰。护理部主任这个位置很特殊，就像曾子说的"十目所视，十手所指，其严乎"，大家的眼睛都在监督着，来不得半点虚假。所以作为护理部主任，要保持意念真诚，诚实待人，表里如一。

（3）正其心：孔子说："己欲立而立人，己欲达而达人。能近取譬，可谓仁之方也已。"当您自己想有所建树的时候,马上就想到要让他人也有所建树;当您自己想实现理想的时候,马上就想到要帮助他人也实现理想,做到推己及人。因此,作为护理部主任,需要正其心,端正自己的思想态度,帮助下属,惠及他人。比如在课题申报的时候,鼓励和推荐有想法的护士参与,并安排适当指导,帮助他们获得立项,或者是自己的课题,让有兴趣的护士参与其中,共同完成科研项目,做到"己欲立而立人,己欲达而达人"。

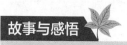

故事与感悟

推己及人

春秋时期有年冬天,齐国下大雪,连着三天三夜不停。齐景公披件狐腋皮袍,坐在厅堂欣赏雪景,觉得景致新奇,盼望再多下几天,景色会更漂亮。

晏子走近,若有所思地望着翩翩下降的白絮。

齐景公说:"下了三天雪,一点都不冷,倒是春暖的时候啦!"

晏子看齐景公皮袍裹得紧紧的,又在室内,就有意追问:"真的不冷吗?"齐景公点点头。

晏子知道齐景公没了解他的意思,就直爽地说:"我听闻古之贤君:自己吃饱了要去想想还有人饿着;自己穿暖了还有人冻着;自己安逸了还有人累着。可你怎么都不想想别人啊!"齐景公被晏子说得一句话也答不出来。

感悟:护理部主任在管理过程中也应做到推己及人,为他人着想。

2. 立德于品

(1) 生活中传递真、善、美:生活中的真、善、美行为可以引导人们传递道德正能量,很多时候,我们的心态不同,看到的世界也就不同。学会心存善念,传播善举,让下属感到温暖,对护理部主任而言非常重要。在日常生活中,辐射真、善、美,关爱下属,可以提高他们的工作满意度和幸福指数,同时让他们更好地用爱心、细心、耐心、同理心去照顾患者,关爱患者,帮助患者。

故事与感悟

蜡烛

有一位单身女子刚搬了家,她发现隔壁住了一户穷人家,一个寡妇与两个小孩。有天晚上,突然停电,那位女子自己点起了蜡烛。一会儿,忽然听到有人敲门。原来是邻居家的孩子,只见他紧张地问:"阿姨,请问你家有蜡烛吗?"

女子想:"他们家竟穷到连蜡烛都没有吗?千万别借他们,免得被他们依赖了!"于是,对孩子吼了一声说:"没有!"正当她准备关上门时,那个穷孩子笑着说:"我就知道你家一定没有!"说完,从怀里拿出两根蜡烛,说"妈妈和我怕你一个人住又没有蜡烛,所以我带两根来送你。"此刻,女子自责感动得热泪盈眶,将那孩子紧紧拥在怀里。

感悟:心念一转,世界可能从此不同。心存善念,传播善举,生活将充满温暖。

（2）工作中传播勤、俭、朴:勤奋做事,俭朴持家,为人朴素,不奢华,不骄躁,是中国人立身处世的信条。汗水浇开幸福花,勤俭铸就中国梦。护理部主任掌握着整个医院的护理行政管理权,涉及医院护理资源的一分一厘、一针一线,应做到不铺张不浪费,从自身做起,比如电子化信息手段的使用、无纸化办公、打印纸张的反复利用等,用细节影响下属,形成勤俭的氛围。此外,还应将有限的资源用到最需要处,落到实处,实现资源利用的最大化。当然,俭朴是美德,但若变成吝啬,也许会成为一种缺憾。

故事与感悟

勤俭小故事

有一个农民,一生勤俭持家,日子过得很富足。在他临终前,把写有"勤俭"两字的横匾交给两个儿子,告诫他们说:"你们要想一辈子不受饥挨饿,一定要按照这两个字去做。"后来,兄弟俩分家,老大分得"勤"字,老二分得"俭"字。

老大把"勤"字恭恭敬敬高悬家中,每天日出而作,日落而息,年年五谷丰登。但他的妻儿却大手大脚,浪费粮食,久而久之,家里没有一点余粮。老二把"俭"字当作"神谕"供放中堂,却把"勤"字忘到九霄云外。他疏于农事,又不肯勤耕细作,每年所收获的粮食不多。尽管一家几口节衣缩食、省吃俭用,毕竟也是难以持久。

这一年遇上大旱,老大、老二家中都早已是空空如也。他俩情急之下扯下字匾,将"勤""俭"二字踩碎在地。这时候,突然有张纸条从匾上掉落,兄弟俩拾起一看,上面写道:"只勤不俭,端个漏碗,总盛不满;只俭不勤,坐吃山空,挨饿受穷!"兄弟俩恍然大悟,"勤""俭"两字原来不能分家,相辅相成,缺一不可。吸取教训以后,他俩将"勤俭持家"四个字贴在自家门上,提醒自己,告诫妻室儿女,身体力行,此后日子过得一天比一天好。

感悟:厉行勤、俭、朴,方能五谷丰登,丰衣足食。

（四）践行仁义,做德才兼修的领导者

1. 讷于言而敏于行　护理部主任不仅要做思想的倡导者,更要做行动的巨人,从当下做起,不断学习新理论、新知识,提高自己的文化素养,端正自己的品格。此外,还需将德行融入实际行动中,做到表里如一,其感召力才能得到彰显,才能有更多的追随者,才能更好地实现组织目标。

故事与感悟

谁是最好的裁缝

在一条街上,三个裁缝开了三家裁缝店,每家都想招揽最多的客人。第一个裁缝挂出一块大牌子,上面写道"我是本省最好的裁缝"。

第二个裁缝一看,觉得我要比他更高一点啊,就做了块更大的牌子"我是全国最好的裁缝"。

第三个裁缝想了想,难道我还能写是全世界最好的裁缝吗? 想了半天,最后他做了一块很小的牌子挂出去,结果这条街上的客人都来到第三家,前两家裁缝店变得冷冷清清。

第三个裁缝写的是什么呢? 上面写道"我是这条街上最好的裁缝"。

感悟:只有把视线收回眼前,从当下做起,实事求是,才能得到人们的认可。

2. 勿以善小而不为　贤德的人,不但具有知善知恶的良知良能,而且不轻易忽视小善之德、小恶之害,能够真正断恶修善,令人心悦诚服。作为护理部主任,为人处世应多从善的角度出发,多为下属着想,为他们争取更多的机会,帮助下属成长;对于可能出现的"小恶",要及时自我发现,做到勿以善小而不为,勿以恶小而为之。

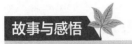

捡与不捡

有个人在海滩上散步，看见许多鱼被早潮冲上海滩，当潮水退去时，它们被留在海滩上。因为刚刚退潮，所以绝大部分的鱼都还活着。如果被正午毒辣的阳光照射到的话，它们很快就会死去。那人向前走了几步，捡起一条鱼，把它扔回了海里。

他就这样不停地捡啊捡啊，又一条条地把它们扔回海里。

有人正走在他的后面，不理解这个人天天这么做的理由，就追上问："你在干什么呢？海滩上有这么多鱼，你能够救几条？救不救几条鱼又有什么区别？谁会在乎呢？"

这个人没有回答，而是向前几步，捡起一条鱼，把它扔回水里，然后转过头来说："对这条鱼来说，它在乎啊，捡与不捡对它的区别很大。"

感悟：积小善终成大德，勿以善小而不为。

德行的修成并非一日之功，而是依靠不断地学习和修养，愿您德才兼修，做个德高望重的领导者，帮助下属、影响下属，让下属自觉自愿追随您。

二、有阳光，心里才不晦暗

有些人会有这样的感觉，当今社会，食物越来越多，可值得回味的却越来越少；交通工具越来越便捷，但亲朋间的联系却越来越少；财富越来越多，快乐却越来越少；房子越来越大，但心理却越来越压抑……到底是哪里出了问题？仔细想想，也许是心态出了偏差。从某种意义上来说，幸福是一种心态，而不是一种状态。生命需要阳光，心态需要阳光，护士更需要阳光。

（一）心态决定人生高度

为什么同样在这个世界上生活，有些人快快乐乐，有些人悲悲凄凄，他们的生活真的差很远吗？其实就像我们面前有半瓶酒，悲观主义者说，这么好的酒，怎么就剩半瓶了；乐观主义者说，这么好的酒还有半瓶呢。感受不同，源于心态不同。只有心中有阳光，生活才充满阳光。阳光心态是一种积极、宽容、感恩、乐观和自信的心智模式。

1. 随方就圆,心态决定出路

（1）视野来自高度：只有站在大山之巅,才会有一览众山小的壮阔。作为护理部主任,只有站在更高的高度,开阔自己的视野,才会知道原来纠结的事情或者担忧的事情是多么渺小,才能把眼光放长远,做出正确的决策。视野来自高度,而高度决定了一个人的境界。境界的或大或小,让自己看问题的角度也多种多样,不拘泥于小节,保持阳光心态。

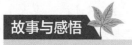

故事与感悟

秘方

宋国有这么一户人家,他们家有一种稀世秘方,就是不皲手的药。在寒冷的冬天,让人手脚沾了水以后不皲裂。所以他们家就世世代代以漂洗为生。有一天,一个路过的客人,偶然听到他们家有这个秘方,就以百金前来购买。全家人听了,非常开心,心想全家漂洗才赚这么少钱,百金买个方子,干吗不卖。

当时诸侯混战,吴越之地正处水乡,越国军队进攻吴国。这个路人拿了方子,直接奔赴吴国,游说吴王。吴王选在寒冬腊月,向越国发起水战。因有秘方,士兵可以手脚不冻,不皲裂,不生疮,最后获得胜利。吴王为了表示感谢,给该路人立地封侯,立致富贵,身价倍增。

感悟：高度决定视野,视野决定境界。一个人境界的大小,影响其在大是大非面前能否做出正确的抉择。

（2）心态决定出路：20 世纪 50 年代美国心理学家艾利斯创立了情绪ABC 理论,A 指诱发性事件,B 指对这一事件的看法、解释和评价,C 指特定情境下个体的情绪及行为的结果。该理论认为,人所体验到的情绪,不是由某一诱发事件本身引起的,而是由经历这一事件的个体对该事件的解释和评价引起的,如图 2-1：

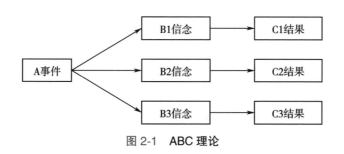

图 2-1　ABC 理论

因此,并非事件本身导致结果,而是人信念的不同导致不同的结果。你的心态决定你的出路。

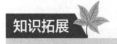 **知识拓展**

心态有多大力量

为了揭示心态的作用,有位教授找了9个人做试验。教授说,你们9个人听我指挥,走过这个曲曲弯弯的小桥,千万别掉下去,不过掉下去也没关系,底下就是一点水。9个人听后一个接一个很快都走过去了。

走过去后,教授打开了一盏黄灯,透过黄灯9个人看到,桥底下不仅仅是一点水,而且还有几条张着大嘴的鳄鱼。9个人吓了一跳,庆幸刚才没掉下去。教授问,现在你们谁敢走回来?没人敢走了。教授说,你们要用心理暗示,想象自己走在坚固的铁桥上,诱导了半天,终于有3个人站起来,愿意尝试一下。第一个人颤颤巍巍,走的时间多花了一倍;第二个人哆哆嗦嗦,走了一半再也坚持不住了,吓得趴在桥上;第三个人才走了3步就吓趴下了。

这时教授打开了所有的灯,大家这才发现,在桥和鳄鱼之间还有一层网,网是黄色的,在黄灯下看不清楚。这下大家都不怕了,说要知道有网我们早就过去了,几个人哗啦哗啦都走过来了。只有一个人不敢走,教授问他怎么回事?这个人说,我担心网不结实。

这个试验揭示的原理是心态影响能力。

2. 常怀善念,学会感恩

(1)赠人玫瑰,手有余香:只懂得收获的快乐,不是完整的快乐,其实在帮助他人的同时,因为付出,自己也会获得快乐。赠人玫瑰,手有余香,给困境中的人撑起一片绿荫,给黑暗中前行的人一分光明,为寒冷的人雪中送炭,他们便会感到温暖,而自己也在帮助他人的同时自我激励、自我提高,也感受了玫瑰的芬芳。作为护理部主任,应努力培养下属,帮助下属,在工作中、在生活里,给予他们以最温暖的怀抱。

(2)饮水思源,学会感恩:领导感召力的实现,其实是感召对象个体心理或群体社会心理的需求有望满足和不断得到满足的过程。人的需要引发人的动机,进而引发人的行为。一个人先有感恩的需要,进而感恩行为的产生就水到渠成。作为护理部主任,要了解下属的心理需要,针对其心理需要设定具体可以达到的目标,同时帮助他们实现,让他们的心理需要得到满足。此时,感恩行为出现,下属也受到感召。

(二)自信焕发无限光彩

1. 认识自我,肯定自我

(1)认识自我:老子说过"知人者智,自知者明"。然而自知却是很难的。我们有一双眼睛,不断地朝着外界事物看,却很少看自己,看自己的内心,去了解自己,认识自己。一个人如果想要自信,首先应对自我有所了解,认清自己的优势和劣势,明白自己可能的机遇与挑战。只有了解自己,才可能在自己熟悉或感兴趣的领域游刃有余,不断提升。

(2)肯定自我:年少时,我们对自我的认识来自他人的评价,如果别人说自己在哪方面好,便会真的认为自己这方面好,并且越发努力,似乎会越来越好。随着年龄的增长,对自我的认识在改变,开始学会认识自我角色,肯定自我角色。很多时候,在做事之前,肯定自我就等于成功了一半。因此,学会对自我的肯定,可以为未来增加许多可能性。作为护理部主任,应该肯定自我,可以站在这个职位上,说明自己是有能力的,并且可以最大限度地发挥自己的能力,做出一定成绩。时时刻刻提醒自己"能行",为自己增加信心。

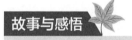

故事与感悟

自信的力量

有一个家里非常贫穷的小女孩,到了18岁还没穿戴过漂亮的衣服和首饰,她感到很自卑。18岁生日时妈妈给了她20元,让她给自己买一份礼物。她来到商店,看到许多漂亮的头花发饰。这时售货员对她说:"小姑娘,你的头发真漂亮!如果配上一朵淡绿色的头花,肯定美极了。"但她看到标价是16元时,就说:"我买不起,不试了。"可售货员已经把头花戴在她的头上。姑娘看到镜子里的自己,惊呆了,她觉得这一朵头花使她变得像天使一样美丽!她毫不迟疑地买下了。她无比陶醉、激动,转身就往外跑。这时,一个刚刚进门的老爷爷和她撞了一下。但她无暇顾及就匆匆离去。

她走在马路上,她感到今天所有的人都投给她惊讶的目光,仿佛人们都在说"这个漂亮的女孩,是谁家的啊?"女孩心花怒放!她想用剩下的钱再给自己买点东西。回到商店,刚才和她相撞的老爷爷微笑地对她说:"孩子,我想你会回来的,你刚才撞到我的时候,这个头花掉下来了,我一直在等着你。"小女孩恍然大悟。

　　感悟:美丽来自自我肯定,自信让人绽放光彩。

　　2. 有能力才会有自信

　　(1) 护理部主任应具备的基本能力:护理部主任除了应具备品德修养、学历、经历要求外,还应具备以下基本能力:

　　1) 组织能力:具有较强的理解判断力,能领会上级有关方针、政策、文件指令,对工作中的具体问题进行分析、综合,做出正确判断,又能从医院护理管理的整体出发,对方向性、全局性重大问题进行决策,对护理管理工作进行研究、开发、改革创新,并善于协调医院各部门及人员的关系。

　　2) 社交能力:作为护理部主任,其所处的位置特殊,人际交往特别重要,如何在千变万化、错综复杂的社会交往中,被他人接纳,受到欢迎和尊重,显得十分重要。

　　3) 表达能力:护理部主任的语言、文字表达能力非常重要,只有具备较强的表达能力才能将所需要表达的内容准确明白地呈现出来。同时,起草文件、报告等都需要较强的文字表达能力。

　　4) 身体素质:身体是工作的本钱,护理部主任工作繁忙,要承受各种压力,必须要有健康的体魄,才有工作的基础与动力。

　　(2) 护理部主任的核心竞争力:核心竞争力由资源、能力的整合、升华、认同和延展等漫长过程发展而成,是组织持续竞争的优势源泉和要超越竞争对手的内在能力。

　　护理部主任的核心竞争力包括:①感召力:是领导者通过不断完善自身而形成的一种内在独特魅力;②前瞻力:能够着眼未来、预测未来和把握未来的能力;③决断力:面对问题可以快速准确判断、选择、执行及修正决策方案的能力;④控制力:控制被领导者、领导情境和组织目标实现过程的能力;⑤影响力:包括权力影响力和非权力影响力。具备这些他人无法取代的核心竞争力,可以在竞争关系中脱颖而出。

(三) 塑造阳光心态,做阳光团队的领路人

　　护理部主任有无阳光心态十分重要。如果内心充满阳光,就能释放出光和热,融化护士心里的坚冰。生命有时就如一场雨,看似美丽,但更多时候得忍受寒冷和潮湿。当没有阳光时您自己便是阳光,没有快乐时您自己便是快

乐。如果您自己也是一块冰，就是化了还是零度，更谈不上带领阳光团队。

1. 学会调控情绪，保持快乐心情　个性情绪与生俱来。然而，恰当地控制情绪、表达情绪、调节情绪的能力却是通过后天学习得来的。情绪可以治病，情绪也可以致病；好的情绪可以使人走向成功，而不良的情绪却可能使人遭受失败。护理部主任在工作中，不如意事时有，所以必须提高调控情绪的能力。要么你去驾驭情绪，要么让情绪驾驭你。你的心态决定谁是坐骑，谁是骑士。

2. 学会缓解压力，提高抗挫能力　现实社会中的护士，常承担着各种压力。一方面，社会节奏的加快，工作的繁忙，使护士们更容易身心疲惫，产生职业疲溃感；另一方面，专业进展的加快也给护士们带来了危机感，使其不敢怠慢；另外，我们还要应对激烈的竞争、物质的诱惑、文化的冲突，以及一些医疗纠纷。护士们在身体状况出问题的同时，心理健康也受到影响，可能心理浮躁。在遭遇挫折时，很多护士感到担忧、焦躁、惶恐、不安、愤怒，部分年轻护士以离职作为应对方法。因此，如何给自己和护士们减压，是护理部主任维持自身健康快乐、带领阳光团队的重要前提。遇到挫折失败怎么办？遇到难题磨难怎么办？告诉护士们，要学会辩证地看待挫折和磨难，挫折是宝贵的财富，磨难是锻炼的机会，酸甜苦辣都是营养，生命其实是享受解决问题的过程。

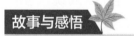

这是件好事

从前，有个非洲国家的国王非常信任自己手下一位充满智慧的大臣。这位大臣无论身边发生什么事情，他都会说："这是件好事。"

一天，国王在擦拭宝剑的时候，不小心将自己左手的小手指割断了。大臣闻讯，立刻赶来看望国王。见到国王正在包扎伤处，他像往常一样说道："这是件好事。"国王闻言勃然大怒，下令将这名大臣关进了大牢。

几个月后，国王外出狩猎，为了追逐一只羚羊，闯进了食人族的地盘。食人族将国王和随从全都抓了起来。那个部落有"从不吃身体部位不完整的人"的迷信，少了一根手指的国王免遭厄运，而那些跟随的大臣一个也没有活着回来。

回到王宫，国王想起了这位大臣说的话，连忙下令把这位大臣从大牢里释放出来，并诚恳地表示道歉："我把你关在牢里这么久，这是我做得最糟糕的一件事"。"不！"大臣回答说，"这是件好事！"

"我关了你这么久，怎么会是好事呢?"国王不解。"如果不是因为你把我关进大牢，我肯定跟你一起去狩猎了，那么成为他们部落美食的也有我了。"大臣笑道。

感悟:塞翁失马，焉知非福。不要为了一时看起来糟糕的事情而不快，积极乐观地对待每件事，就会变得洒脱、平和、快乐。

3. 学会正向激励，体贴关爱护士

(1) 安危冷暖放心上:马斯洛的需要层次理论认为，每个人都有五个方面的需求，生理、安全、自尊、爱与被爱到自我实现。作为护理部主任，很重要的一点是将护士的安危冷暖放在心上，急护士之所急，忧护士之所忧，尽量去帮助他们，关心他们，尽量使他们的需求得到满足，他们才有可能全心全意为患者服务。做护士的知心爱人，像阳光一般温暖他们。

(2) 一叶一枝总关情:护理部主任与下属的心灵融通，对于感召力的实现十分重要，要做到心灵融通，首先要站在护士的立场上思考问题，认真观察、研究、分析护士的心理状态和心理活动，进而采取一定的行动来发挥和实现感召。

因此，在管理过程中应做到:①注重精神鼓励:领导者应改变传统、严厉的工作方式，注意发现下属的长处，对护士的辛劳及时肯定，多加赞美，减少指责，激励护士发挥自身最大的工作热情与潜能，变被动工作为主动工作;②重视授权:授权是领导者对下属的鼓励与信任，知人善任，用人所长，可使护士充分发挥其聪明才智，大大提高其工作积极性和主动性，激发工作热情;③合理物质鼓励:奖金的分配应当与工作绩效挂钩，使奖金分配相对合理，应多采用正向激励。

三、有正气，掌权才能公正

在《孟子·公孙丑》中，孟子提到，浩然之气是养出来的，要以直养，而且直中要配上义与道。就是说想要在大是大非、各种诱惑面前依然显示出较高的境界和水准，平时做事就要合乎道义和公理，保持刚正不阿，为人正直。对于护理部主任而言，心中存有浩然之气，这样在做决策时才不会失之偏颇，对人对事才能做到公平公正。

（一）公正无私，一言而万民齐

1. 力量来自公正

（1）公正无私，信赖的基础：信任是通过德行自然产生的。"吏不畏吾严而畏吾廉，民不服吾能而服吾公，廉则吏不敢欺，公则民不敢慢，公生明，廉生威。"这是明代嘉靖年间无极县知县郭允礼《官箴》中的经典语句。意思是百姓不因为官吏的严厉而害怕，而是因为其廉洁；百姓不会因为官吏的能力而产生信服，而是因为其做事公正公平；因为廉洁，下属就不敢欺骗你，因为做事公平，百姓就会尊重你，不对你傲慢。同样，作为护理部主任，手握一定的权利，要做到下属心服口服，就一定要为人公正，处事公平，不能因为私利或者因为亲近关系等失之偏颇，只有公正无私，下属才能对你产生信赖，追随你，才可能做到一言而万民齐。

（2）心苟至公，人将大同：如果每个人都能够做到公平公正，那么社会将减少许多矛盾。护理部主任很重要的一点是将公平公正的浩然正气传递给每一个下属，让护士长在对下属进行绩效考核、年终考评、推优评先时尽可能做到公平公正，提高护士的满意度；让护士做到公平公正，不管面对什么职业、年龄、社会地位、经济状况的患者，做到一视同仁，平等对待，帮助患者获得健康。因此，传扬公平公正的精神，让每个人的心理都有一杆秤，那么医院护理环境就可以向理想、和谐的状态发展。

2. 公正营造和谐氛围

（1）和谐环境引人才：我们往往通过提供许多丰厚的条件来引进人才，然而，真正的人才需要的并不是"特权"及各种物质，而是一种能够将自身能力最大限度发挥出来的机制，可以为他们施展才华提供良好的平台和环境。而公平正是构筑起这一机制和环境的灵魂，只有在公平的环境下，人才才能够通过竞争脱颖而出，才能形成优胜劣汰的良性机制，促使人才积极进取，发挥潜能，作出贡献。随着我国护理教育事业的发展，本科、硕士、博士的不断培养，如何创建一个良好的环境，让他们人尽其才，才尽其用，公平公正是基础。

（2）公平正义促发展：目前大部分医院实行护理人员定岗定编、绩效管理，合理的岗位设置和绩效管理可以提高医院的运行效率，在一定程度上降低运行成本，提高医院的核心竞争力，同时也能为护士指明努力的方向，使他们从一开始就明确自己的奋斗目标，清楚地知道自己在团队战略实施过程中所扮演的角色，使管理者和护士都能全身心投入其中，以主人翁的姿态勤奋努力工作，形成良好的绩效文化环境。

而绩效管理的重要原则是公开、开放、客观、公正。一个良好的绩效考核体系只有建立在公开和开放的条件下，才能取得组织认同。同时，绩效管理只有在以事实为前提，运用统一考核标准，客观地对人员进行评价，避免主观臆断和个人感情色彩的影响，才可能真正做到公平公正，提高护理人员的公平感。因此，护理部主任应制定合理的绩效考核标准，公平公正地进行考核。

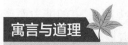

寓言与道理

分粥效应

美国政治哲学家约翰·罗尔斯(John Rawls)在《正义论》中讨论社会财富时，把财富比作一锅粥，一群人来分。罗尔斯列举了五种分粥的方法：

方法一：拟定一人负责分粥事宜。很快大家就发现这个人为自己分的粥最多，于是换了人，结果总是主持分粥的人碗里的粥最多最好。结论：权力可能导致腐败，绝对的权力容易产生绝对的腐败。

方法二：大家轮流主持分粥，每人一天。虽然看起来平等了，但是每个人在一周中只有一天吃得饱且有剩余，其余六天都饥饿难耐。结论：资源浪费。

方法三：大家选举一位品德尚属上乘的人分粥，开始还能基本公平，但不久他就开始为自己和溜须拍马的人多分。结论：毕竟是人不是神！

方法四：选举一个分粥委员会和一个监督委员会，形成监督机构和制约机制。公平基本做到了，可是由于监督委员会经常提出多种提案，分粥委员会又据理力争，等粥分完，早就凉了！结论：类似的情况政府机构比比皆是！

方法五：每人轮流值日分粥制度，同时规定分粥的人最后一个领粥。结果呢？每次大家碗里的粥都一样多，就像科学仪器量过的一样。

道理：制度要简单明了便于执行；一套好的机制一定是在实践中不断修订与创新的。

(二) 浩然正气，来自刚正不阿

1. 正直无私

(1) 心无私念，敢讲真话：如何培养自己的浩然正气，做到公平公正？很重要的一点是心无私念，敢讲真话。正所谓"君子喻于义，小人喻于利"，"君子怀德，小人怀土"，如果一个人整天惦记着自己的私利，算计着怎么利用各种政策，可以让自己衣食无忧，拘泥于小利，不顾各种约束，那么这样的人又如何做到公平公正呢？只有内心坦荡荡，一切从集体利益出发，做事处处为护士着想，才能做到无私，敢于讲真话。

（2）一视同仁，不偏不倚：人有亲疏之分，有光环效应，处事之时难免受到这些因素的影响。是否做到一视同仁，不偏不倚，对掌权者是个考验。护理部主任在医院范围内属于"公众人物"，其言行举止为护士广泛知晓和关注，对护理团队有着重要影响，如果因为一时的亲疏远近，处事不公，就会影响自己的公信力。

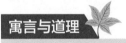
寓言与道理

智子疑邻

宋国一名富人，有一天大雨把他家墙淋塌了。他的儿子认为不修好，一定会有人来偷窃，邻家老人也认为会这样。第二天，富人家果然被偷窃了。结果，富人觉得他儿子很聪明，而怀疑邻家老人是窃贼。

寓意：感情上的亲疏远近在很大程度上影响着人们的判断，要想获得正确的认识，必须理智客观地分析研究事物，不带感情色彩。

2. 从善如流

（1）守身如莲，虚怀若谷：君子六德之恪律：守身如莲，香远益清，是为廉。像莲花一般清廉，香气和美名就可以传千里；同时也要虚心听取他人意见，接受他人，不以已有的成见为基础，才能够真正做到虚怀若谷，进而才能明辨是非。

（2）兼听则明，偏听则暗：对于护理部主任而言，很多事情由下级直接汇报，因此在做决策时，不能仅仅听取一方之词，要多方了解实情，再做决定，否则容易因偏听偏信做出错误决定。同时，听取多方意见，也有利于智慧激荡，综合考虑各种因素，设计出最佳方案。

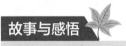
故事与感悟

兼听则明，偏听则暗

唐太宗问宰相魏征："我作为一国之君，怎样才能明辨是非，不受蒙蔽呢？"魏征回答说："作为国君，兼听则明，偏听则暗，只听一面之词就会糊里糊涂,常常会做出错误的判断。只有广泛听取意见,采纳正确的主张,您才能不受欺骗,下边的情况您也就了解得一清二楚了。"

从此,唐太宗很注意听取下面的说法谏言,鼓励大臣直言进谏。魏征去世后,唐太宗悲痛地说:"用铜做镜子,可以看出衣帽穿着是否整齐;用历史做镜子,可以明白各个朝代为什么兴起和没落;用人做镜子,可以清楚自己与别人的差距和得失。今天魏征不在了,我真是失掉了一面好镜子啊!"

感悟:只有做到兼听,才能了解实情,做决策时才能公平公正。

(三)养浩然正气,做公正无私的领头羊

1. 无私无畏防"不正" 所谓"不正"就是带有成见偏见,不能保持一种客观的、中立的、实事求是的态度。

《大学》列出了四种心不正的状态,分别是:"身有所忿懥,则不得其正",人在愤怒的情况下是不清醒的,难以把握事情的真相。"有所恐惧,则不得其正",当一个人畏首畏尾、有所恐惧的时候,会丧失基本的判断力,要光明磊落是很困难。"有所好乐,则不得其正",如果人有私心、有偏好,过分地沉溺于某种喜好之中,那么在处事的时候很难保持中正之心。"有所忧患,则不得其正",如果患得患失、瞻前顾后、忧心忡忡,当然不能做到心正。

《大学》认为,忿懥、恐惧、好乐、忧患是阻碍心正的四种不良态度。因此,摒弃鲁莽武断、畏首畏尾、喜恶行事、患得患失,潜心陶养自己的品格,才能做到公正。

2. 率先垂范众人服

(1)身先士卒作表率:医院内部可能会出现极个别人会通过不正当途径获得各种医疗资源并将其转为个人财产,尤其是敏感岗位工作,如器械药品的采购,容易出现贿赂的现象,严重影响白衣天使的形象。因此管理的公正性十分重要。护理部主任要身先士卒,从大局出发,不为小利所动,做到刚正不阿。

(2)以身作则显章法:如果犯了错误,应当勇于承认,并接受相应的处罚。章法的分量不容挑战,一个先进适用、公平公正、民主科学、奖惩分明的制度是做好内部管理的前提。当章法既定,要做的就是遵守章法,无论是谁,违背了章法都应受到相应的惩罚,这样才能提高全体护理人员的工作积极性。

3. 信任监督保公正

（1）信任当必要：被信任、信任他人，在公正无私处理事情上有很大的体现。处事公正无私，自然可以赢得他人信任，同时，因为信任他人，就可以有更多兼听的机会，不会因为他人谗言造成误会，做出错误决断。因此，想要做一名公正无私的领头羊，必须在日常生活中通过行动，让下属产生信任，同时也应信任他人。在管理过程中，对于优秀的下属，应尽可能采取参与式民主领导，与他们友善交往，相互信任，共同参与决策。

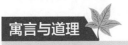

寓言与道理

冤死的牛

牛耕田回来，躺在栏里，疲惫不堪地喘着粗气，狗跑过来看它。"唉，老朋友，我实在太累了。"牛诉着苦，"明儿个我真想歇一天。"

狗告别牛后，在墙角遇到了猫。狗说："伙计，我刚才去看了牛，这位大哥实在太累了，它说它想歇一天。也难怪，主人给它的活儿太多太重了。"

猫转身对羊说："牛抱怨主人给它的活儿太多太重，它想歇一天，明天不干活儿了。"

羊对猪说："牛不准备给主人干活儿了，它想去别的主人家看看。也真是的，主人对牛一点儿也不心疼，让它干那么多又重又脏的活儿，还用鞭子粗暴地抽打它。"

晚饭前，主妇给猪喂食，猪向前一步，说："主妇，我向你反映一件事。牛的思想最近很有问题，你得好好教育它。它不愿再给主人干活儿了，它嫌主人给它的活儿太重太多太脏太累了。它还说它要离开主人，到别的主人那里去。"

得到猪的报告，主妇对主人说，"牛想背叛你，它想换一个主人。背叛是不可饶恕的，你准备怎么处置它？""对待背叛者，杀无赦！"主人咬牙切齿地说道。

可怜一头勤劳而实在的牛，就这样冤死了。

寓意：谣言很可怕，但如果主人对牛足够信任，有给牛辩驳的机会，它也不会枉死了。因此，信任在公平公正处事过程中非常重要。

（2）监督不可少：在秉公执政的过程中，自律有时会因糖衣炮弹的攻击而坍塌，因此监督发挥着重要作用。作为广大护士的领头羊，护理部主任首先应做到公开透明，要敢于把那些易于"生私"的环节拿到"阳光"下操作，以利于监督和参与管理。如对选聘护士、调岗、奖金分配等都应公开,让护士们参与监督,看清实情,进而有效约束领导行为,避免出现以权谋私的现象。不管对于监督者还是被监督者,都要学会用"三镜"看问题。"放大镜":看问题应该全面,不能只看局部,坚持公平公正原则,不能刻意抹黑;"显微镜":透过现象看本质,没有调查就没有发言权,不要太早做出定论;"望远镜":要将眼界放宽放远,不要被眼前利益所蒙蔽。

四、有大气,待人才会宽容

泰山不辞抔土,方能成其高;江河不择细流,方能成其大。是大气、宽容缔造了它们。大气是一种境界,海到天边天做岸,山登绝顶我为峰;大气是一种修养,名利争斗浮云过,我心自有明月在;大气是一种深度,内隐时让您从容立世,外显时令人敬重叹服;大气是一种人格魅力,大气者"将军额上能骑马,宰相肚里能撑船"的宽容和气度,能让刻薄者自惭形秽,能使犯错者找回信心。学会让自己变得大气,您是智者;学会让自己变得宽容,您是仁者。

(一) 海纳百川,有容乃大

什么是宽容? 宽,是宽大有气量;容,原谅容忍他人的不足。宽容,是一种非凡的气度、宽广的胸怀,是对人、对事的包容和接纳。

1. 退一步海阔天空,让三分心平气和

(1) 量小失众友,度大集群朋:俗语说,"量小失众友,度大集群朋"。做人有宽阔的胸襟、恢宏的度量,才能获得友谊,扩展人脉;也只有胸怀宽广之人,方可解人之难,让人乐于信任和亲近。而胸襟狭窄的人只会嫉人之才,妒人之能,讽人之缺,讥人之误,自然在他周围会产生一种无形的排斥力,使人对他避而远之。不管是否在护理部主任的岗位上,朋友对于每个人都非常重要。护理部主任若能拥有此番大气,自然群臣拥护,上下和乐,组织稳固。

(2) 以和为贵,忍一时风平浪静:以和为贵,是中国人为人处世的重要信条。对于一个团队,若彼此以和为贵,没有勾心斗角,团结友善,致力于专业事业发展,那么这个团队大有潜力;对于个人,以和为贵,一方面可以获得较好的人际关系,另一方面对自身健康也有好处,忧伤脾胃怒伤肝,以和为贵可以舒缓情绪,排解忧思。在 2008 年北京奥运会开幕式展示中国文化的表演中,其中"活字印刷"的不断变化,演绎的就是一个"和"字。"和"字不断地变化,向世界展示了中国汉字演化过程,同时也宣扬了中国的人文理念"以和为贵"。学会以和为贵，学会宽容忍让，往往忍一时风平浪静，退一步海阔天空。

（3）宽恕别人，救赎自己：有时候宽恕别人很难。我们常常有这样的经历，在遇到不开心的人或事时，很生气，然后一遍又一遍地和甲说、和乙说，试图从他人那里获得安慰。实际上这不过是自己放不下而已，在一遍遍的诉说过程中反而在一次次刺痛自己。不去宽恕他人，其实很多时候也是在自我惩罚。曾经，子贡问孔子，能否告诉他一个字，可以让他终身实践，而且永久受益。孔子回答，大概就是"恕"字吧，人一辈子能做到这一点就够了。学会宽恕，学会放下。很多时候，放下了，就会有另一番景象。护理部主任更是如此，每一天遇到要处理的事很多，难免有烦心的事情，适当处理，适时放下，尝试宽恕他人，心才能舒坦。

故事与感悟

放下

小和尚跟老和尚下山化缘，走到河边，见一个姑娘正愁没法过河。老和尚对姑娘说，我把你背过去吧。于是就把姑娘背过了河。

小和尚看得目瞪口呆，不敢问，又走了二十里路，实在忍不住了，就问老和尚说，师父啊，我们是出家人，你怎么能背那个姑娘过河呢？

老和尚淡淡地回答，你看我把她背过河就放下了，你怎么背了二十里地还没放下。

感悟：该放下时且放下。你宽容别人，其实是给自己留下一片海阔天空。

2. 知进知退，有得有弃

（1）大盈若缺，大智若愚：最大的声音反而听不见，最白的东西反而有污点，整天穿金带银的人不一定真有钱，柔弱的人不一定胆小，糊涂的人也不一定真傻。很多时候看人看物不能停留在表面，真正的高手，看起来往往是气定神闲。要学会养气，做到大智若愚，这是一种处世之道。

寓言与感悟

比武

一名武士到处找人比武，有一天，他遇到一个茶艺师，想跟他比武，不然就要杀了他。茶艺师很无奈，只好应战。应战时，茶艺师回想了一遍自己泡茶的过程,然后笑着看定对方说:"不着急。"他双手取下帽子,端端正正放在池塘边;又脱下外套,拎起领口袖口,一折一折叠好,压在帽子下面;然后从容不迫地拿出绑带,将袖口裤脚一一扎好;最后紧了紧腰带,整束停当。

整个过程,茶艺师一丝不苟,有条不紊,心中想着自己泡茶时的那份从容,而且还一直带着微笑看着对方。一个早早拔剑的人,被对方这样看着,自然心里越来越毛,越来越没底。

茶艺师最后一个动作,就是拔出剑来,双手举过头顶,棒喝一声,停在半空中。就在此时,武士扑通一声跪下说:"求你饶命,你是我这辈子见过的武艺最高强的武士。"

感悟:有一颗从容的心,才是真正的勇敢。

(2)难得糊涂,吃亏是福:吃点亏,并无大碍。被称为"清初三大家"之一的散文家魏禧曾说:"我不识何等为君子,但看每事肯吃亏的便是;我不识何等为小人,但看每事好便宜的便是。"由此得知,吃亏,绝不是一个人无能、无用、无知的表现,很大程度上是一个人的品行好否、行为善否的写照。鲍叔牙与管仲相交时的折节退让,蔺相如对廉颇的忍辱负重,张良为圯上老人拾履,用世俗的眼光来看,这些都是"吃亏"的,但青史却记住了他们,并且传为美谈。他们把吃亏当作一种责任,反映了他们的境界与气度。德不高者不甘吃亏,心不诚者不愿吃亏,品不正者不肯吃亏,行不端者不能吃亏。对事情斤斤计较、耿耿于怀,只会给别人带来伤害,给自己带来烦恼。何必双眼睁得那么大那么圆,学会做个聪明的"糊涂人",快乐的"糊涂人",自在的"糊涂人"。当然,作为护理部主任,要大事清楚,小事糊涂。在大是大非上,容不得一点糊涂,而且要清清楚楚,明明白白;而有些小事,学会授权,学会糊涂,这样才能一团和气。同时,要学会吃亏。从长远看,吃亏是福。

(二)静坐常思己过,闲谈莫论人非

1. 自省促成协作

(1)反躬自省,有则改之:见人善,则思齐,见人恶,即内省。反躬自省,是反向进步的一个很必要的过程。看到别人的优点,则思考自己能否也做到;看到别人的不足,便思考自己是否有这些缺点,进行自我反省。在工作过程中,应该每日学会反省。这一日,我是否有哪些做得不对的,有哪些可以做得更好的。只有这样，才能够不断进步。

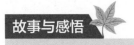故事与感悟

反躬自省

夏朝时，一个叛乱的诸侯有扈氏率兵入侵，夏禹派他的儿子伯启抵抗，结果伯启被打败了。他的部下很不服气，要求继续进攻，然而伯启说："不必了，我的兵比他多，地也比他大，却被他打败了，这一定是我的德行不如他，带兵方法不如他的缘故。从今天起，我一定要努力改正过来才是。"从此以后，伯启每天很早便起床工作，粗茶淡饭，照顾百姓，任用有才干的人，尊敬有品德的人。过了一年，有扈氏知道了，不但不敢再来侵犯，反而自动投降了。

感悟：遇到失败或挫折，假如能像伯启这样，虚心地检讨自己，马上改正有缺失的地方，那么最后的成功，一定是属于你的。

（2）内省不疚，不忧不惧："平时不做亏心事，夜半敲门心不惊。"如果在每天的自我反省过程中，可以做到不后悔、不愧疚，那还有什么可担忧的呢？不忧不惧，真的很难，因为做的任何一件事，都要经得起推敲，经得住考验。所以，护理部主任应该谨言慎行，说出的话，做出的决定，都要负责任，一定要经过深思熟虑，莫要让自己在事后后悔，真正做到内省不疚，不忧不惧。

2. 宽容促进融合

（1）闲谈莫论人非：我们不喜欢被人议论，但常常又陷入议论别人的境地里。背后说人可能会给说者和听者带来"愉悦"，不仅可以刺激大脑，还可以满足一些人渴望对他人秘密的窥探。然而世界上没有不透风的墙。他人向你倾诉告诉你秘密，那是一种信任。如果在闲谈时，将其作为谈资，那将极大地伤害彼此感情，得不偿失。同时，论他人之人必然是空虚之人，只有空虚至极，才将此作为吸引人的资本，实为悲哀。古人言"静坐常思己过，闲谈莫论人非"，就是想提醒我们，注意反省自己，莫议他人长短。护理这一行业，大多数为女性，受到社会性条件的限制，女性关心的范围相对较窄，因此，有更多可能在聊天时对他人说长道短。护理部主任要学会让自己远离是非之争，减少自己在这方面的好奇心，莫论他人长短。

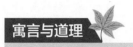
寓言与道理

没有自知之明的乌鸦

被狐狸哄骗后的乌鸦，把丢肉的教训忘了，一直沉浸在自我欣赏之中：我的羽毛多么漂亮！有谁能比得上我？

它得意扬扬地飞上了天，看到一头水牛在池塘里洗澡，便落在了水牛的背上。乌鸦瞅了瞅水牛，以嘲讽的口吻说："嘻嘻，你的皮又糙又黑，难看死了！"水牛不理它。

它飞呀飞，看到一头黑母猪正躺在猪圈里晒太阳，便落在了黑母猪的身上。猪圈里的屎尿味儿阵阵袭来，乌鸦赶紧捂上了鼻子，厌恶地说："你又黑又脏，臭死了！"饲养员正要给猪喂食，便对乌鸦说："乌鸦太太，你还是到池塘边照照自己的尊容吧！"

寓意：有一些人总好议论别人的短处，却看不到自己的缺点。我们便说他是"老鸹蹲在猪身上——只看到别人黑，却看不到自己黑"。

（2）君子和而不同：一个人对自己要求更严格一点，对别人就会厚道一点。厚道不是窝囊，而是可以包容和悲悯别人的过错，可以设身处地站在他人的立场上想问题。作为君子，孔子提倡的是和而不同，是指在不同声音、不同观点的前提下，听取他们意见，尊重他人，对他人的一种宽容，一种融合。

（三）爱人者人恒爱之，做宽厚的长者

1. 能近取譬，推己及人　"老吾老以及人之老，幼吾幼以及人之幼。"凡事可以推己及人，对待他人可以像对待自己的亲人一样。对待护士，护理部主任应像宽厚的长者、大姐，爱护下属，关心下属，让下属感受到亲人般的温暖。尤其在节假日，"每逢佳节倍思亲"，由于护士岗位的特殊性，许多护士不能与家人团圆，在此刻，应组织一些活动，或发放有象征意义的物品，让护士们感受到家人的温暖，缓解思乡情绪，更好地工作。因此，护理部主任在领导工作中，注意让自己形成高组织、高关心人的领导风格，提高护理人员的满意度。

2. 己所不欲，勿施于人　自己不想做的事，自己不想要的东西，就不要强加给别人。无论做什么事情，都应该替他人着想。"己所不欲，勿施于人"是儒家思想的精华，也是中华民族根深蒂固的信条，然而在现实中许多人却不能恪守这一信条，一切以个人利益为中心，只顾及自身感受，忽略他人感受。在碰到问题时，如果双方都不愿意为对方多考虑一些，那么问题永远都不能解决，甚至

朝着更坏的方向发展。因此,护理部主任要多用同理心进行换位思考。

五、有热情,遇事才能乐观

乐观者说,风是帆的伙伴,能把你送到胜利的彼岸;悲观者说,风是浪的帮凶,能把你埋葬在大海深处。有了阳光,万物生机勃勃;有了热情,就能积极乐观;热情是妥善处事的前提,热情可以激发无限勇气,热情可以成就不凡。

(一)热情是坚守职场的前提

1. 热情,全心投身事业

(1)新官上任,热情似火:当您刚上任时,热情如火一般点燃你的工作,虽然角色的适应还有点困难,虽然面对众多的压力,但是您依旧充满激情,您想去证明,想去改变,想得到大家的认可,因此您很努力地去应对,追求完美,每一天的工作都觉得很快乐,您觉得您在经营的是您的事业,所以每一天都充满了力量,散发出无限正能量。

(2)永葆热情,越战越勇:您是否因为每天日复一日的工作而丧失了热情呢? 当您仅仅把工作当成"工作"而不是事业去经营的话,很可能最初的新鲜感会迅速消失,缺乏最初工作时的喜悦之情,进而变得不快乐。那您是否想要改变这样的局面,找回最初的感动,重新点燃热情,重拾快乐,让自己变得乐观? 首先,热爱是基础,当您热爱这一行,您就会在工作中释放热情,热情的持续,会给您全力以赴的动力。您的心不会感觉疲乏,反而越发有生气、有干劲,越多的挑战反而给您无限的动力。其次,学会摆脱乏味的思维方式,学会给自己惊喜,告诉自己,自己的心是年轻的,想做的事情立刻去做,多说自我鼓励的话,学会发现工作中收获的美好,自然您就会获得快乐,您处事时也会乐观。再者,学会处理繁杂事务的策略,如时间管理、目标管理等,这样即使在压力重重的状态下您也能永葆热情,越战越勇。

故事与感悟

两个孩子

有一对性格迥异的孪生兄弟,一个乐观热情,而另一个悲观冷漠。一天,父亲买了许多色泽鲜艳的新玩具给悲观的孩子,又把乐观的孩子送进了一间堆满马粪的马圈里。

第二天清晨,父亲看到悲观的孩子面对一堆新玩具泣不成声,便问:"你哭什么? 为什么不玩那些新玩具呢?""玩了就会坏的。"孩子仍在哭泣。

父亲叹了一口气,走进马圈,却发现那个乐观的孩子正兴高采烈地在马粪堆里掏着什么。"告诉你,爸爸",那孩子得意扬扬地对父亲说:"我想马粪堆里说不定还藏着一匹小马呢!"

感悟:悲观的人先被自己打败,然后才被生活打败;乐观的人先战胜自己,然后才战胜生活。冷漠是一种毁灭,热情是一种拯救。

2. 热情,拉近人际距离

(1) 热情真诚,表里如一:对于护理部主任而言,人际沟通非常重要,而热情,可以拉近人际间的距离。要学会真诚对待他人,做到表里如一。在竞争的社会里,有些人常常表面看起来很和善,对待他人也客客气气,有时甚至热情如火,但是否真的表里如一,真诚对待,就要打问号了。人是有感觉的动物,时间也可以证明一切,你是否真正的热情,别人是可以感觉到的,如果只是虚情假意的表面热情,反而会对人际关系产生负面影响。

(2) 尊敬谦和,上下如一:作为护理部主任,上有分管院长、院长,下有护士长、所属护士,要做到对上以敬,对下以慈。很多时候,您代表的是护理团队,您要为团队争取利益,但是争取并不等于要针锋相对,如果恭敬可以解决问题,何不一团和气? 在工作中,要明确自己的定位,学会恭敬,也是对他人的尊重。对待下属,要学会谦虚,职位有其影响力,但是如果自恃清高,又如何让下属尊重与服从呢? 谦和是良方,您的谦和,可以拉近领导与下属的距离,让人感觉亲切,进而拓宽关系,有利于沟通的继续进行,有利于问题的圆满解决。

(二) 热情源于对事业的专注

1. 专注才能善始善成

(1) 心无杂念,一心一意:专注就是集中精力、专心致志,是一种精神、一种境界。一个人在为工作和事业奋斗的过程中,困难和挫折、孤独与寂寞在所难免。如何才能做到不受干扰、专注如一? 关键是保持淡泊和宁静。一般而言,对待一件事情,专注一时的人很多,而始终专注的人很少。其中的重要原因在于,一般人很难长期耐得住寂寞、经得起考验。任何一个成功者的背后,都有着坚持不懈的执着追求和艰苦劳动。诸葛亮说:淡泊以明志,宁静而致远。唯有保持淡泊和宁静，心无杂念，才能坚定信念和追求，做到专注和执着。

（2）关注事业，善作善成：专注是走向成功的一个重要因素。有些人常常经不住诱惑，好高骛远，见异思迁，对事业缺乏执着的精神。护理是一门技术，更是一门艺术，选择护理，并把护理作为事业来坚守其实是很难的。而如何将这门艺术发挥到极致？其动力源于对事业的热爱、专注及因此而产生的热情，让人们在如此长远的路上努力奋斗。

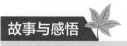
故事与感悟

麦当劳的创始人

麦当劳的创始人雷·克罗克（Ray Kroc）以非凡的经营才能，把麦当劳兄弟的小餐馆变成了世界快餐第一品牌，自己也成了美国乃至世界著名的企业家之一。据说，当年从麦当劳兄弟手中买下特许经营权的除了克罗克，还有一个荷兰人。两人走的是完全不同的经营之路：克罗克只开麦当劳店，而加工牛肉、养牛的钱任由别人去赚；荷兰人却不仅开麦当劳店，而且投资开办了牛肉加工厂，使加工牛肉的钱了流入自己的腰包，后来，他又办了一个养牛场。多年过去了，克罗克把麦当劳开遍了全世界，而那个荷兰人却窝在荷兰的一个农场里养着 200 多头牛。

感悟：人生要获得成功，就要明确目标，专心致志，顽强执着。

2. 热情激发勇气，勇气克难攻坚

（1）勇气增助力，怯懦添阻力：很多事情一些人之所以不去做，是因为他们认为不可能。然而，这些不可能其实常常是存在人们的主观想象中。如果有勇气去面对、去尝试，会发现成功近在咫尺。学会挑战内心的胆怯，鼓足勇气，及时抓住每个机会，在那一瞬间，把握住了，迈出步子了，你就可以通往成功，否则很可能因为犹豫不决而错失良机。当然，要有勇气，就要避免患得患失，要明确自己心中喜欢什么、想做什么。很多时候，常常会因为不明确自己心中所想，对选择的事物没有足够的热情，考虑太多，缺乏勇气，错失机会。

（2）君子有勇无义为乱，小人有勇无义为盗：热情激发勇气，勇气战胜逆境。然而，勇气还必须建立在正义之上，法理之间，有义当先的勇敢，才是真正的勇敢。护理部主任的职位在医院内也可谓是位高权重，如果他们的勇敢是没有义的勇敢，那么很可能会欺压下属、收受贿赂，出现更多的违法乱纪现象。所以，因为热情，您有非凡的勇气，但这勇气一定要建立在义之上，这样才可以真正对得起这份热情,为护理事业不断开拓出另一番新天地。

（3）气定神闲,泰而不骄:勇气的最高境界是气定神闲,泰而不骄。如果您心有大志,有真正的勇敢,那么您自然可以做到处事泰然自若,毫无骄矜之气。您在处理事务的过程中,很明确自己的目的,您便可以气定神闲地面对事务、面对他人,毫无畏惧,最终达到目标。

（三）让超凡的热情成就不平凡的事业

1. 明确方向,善始善终　管理学家彼得·德鲁克认为,有了目标才能确定每个人的工作。组织的使命和任务,必须转化为目标,如果没有目标,工作必然被忽视。

（1）没有方向的坚持无法成大事:坚持是美德,也是成功非常重要的因素。然而,没有方向的坚持,或者说错误方向的坚持,最终只能和成功失之交臂。在护理管理过程中,对于组织目标的实现,可以通过将总目标按护理组织的层次、等级分解,形成各层次、部门、个人的分目标,明确方向,实施具体化的管理行为,避免偏差。

（2）成大事不在量大而在于坚持:善始者实繁,克终者盖寡。能够决定开始的人很多,坚持到最后的人却很少。成大事者不在于你手握多少事,而在于你是否都能够坚守。世界上最容易的事是坚持,最难的也是坚持。如果你的决定是对的,请选择坚持。很多时候它的效果在一段时间内可能体现不出来,但长时间的积累就会发生质的改变。

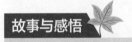
故事与感悟

坚持

古希腊哲学家苏格拉底在第一天上课时对学生们说:"今天我们只学一件最简单也是最容易做的事。每个人把胳膊尽量往前甩,然后再尽量往后甩。"说着,苏格拉底示范做了一遍:"从今天开始,每天做 300 下。大家能做到吗?"

学生们都笑了。这么简单的事,有谁做不到? 过了 1 个月,苏格拉底问学生们:"每天甩手 300 下,哪个同学坚持了?"有 90% 的同学骄傲地举起了手。

又过了 1 个月,苏格拉底又问,坚持下来的学生只有八成。

1 年过去了,苏格拉底再次问大家:"请告诉我,现在还有哪几位同学坚持甩手运动了？"这时，只有一个人举起了手。这个学生就是后来成为古希腊另一个哲学家的柏拉图。

感悟：善始者实繁，克终者盖寡，学会坚持，才能成功。

2. 保持热情，实现梦想　如果您确实对工作有些疲乏，请试着找回曾经的热情，回忆在这份工作中的各种美好与感动，重新激起热情，投身事业，快乐工作，坚守心中的护理梦想，成就不凡的事业。

3. 勇于担当，奋发有为　担当精神是领导者的优秀品质。要勇于担当重任、担当责任、担当压力、担当矛盾，不推诿、不敷衍、不回避，正视问题矛盾，积极研究解决，真抓实干，奋发有为，做发展的开路人、事业的开拓者。

守住人品，做德才兼备的领导者；塑造阳光心态，做阳光团队的领路人；养浩然正气，做公正无私的领头羊；心存大气，做宽厚的长者；凝聚热情，成就非凡事业。谨记本章的锦囊妙计，让您的人格魅力熠熠夺目，让更多的人受到感召，追随您，一起为护理事业做贡献。

读后思与行

📖 边读边悟

1. 江山之故，在德不在险。管理者的人品是管理的基石，学会践行仁义，做德才兼备的领导者。

2. 一个人的心态决定了他的高度，也决定了他的成败。塑造阳光心态，做一个乐观的、积极的、彰显正能量的领路人，带领出阳光团队。

3. 公正无私，一言而万民齐。想要下属响应你，平时为人处世就应公正无私，学会以直养浩然正气，做一个公正无私的领头羊。

4. 有大气，待人才会宽容，宽容促进和谐。心有大气，常思己过，莫论人非，作一名宽厚的长者。

5. 拥有热情，可以感染身边人，拉近彼此距离，促进人际关系，心生不懈勇气，成就不凡事业。

📖 边读边想

1. 为什么说品德与能力在管理过程中缺一不可？

2. 如何养浩然之气,让自己变得公正无私?

3. 如何让自己对待事业有热情?

📖 边读边练

1. 护士节快到了,如何在这个特殊的节日表达对护士们的关爱,体现"一枝一叶总关情"?

2. 对自己进行分析,认识自我。可用下面一些题目来测测您的感召力:

(1) 当护士长向您汇报工作时,您会:

A. 认真地听取汇报

B. 偶尔忍不住会批评护士长

C. 喜欢批评护士长以表现自己

(2) 向护士长宣布修订的护理管理规章制度时,您会:

A. 反复阐述,之后充分信任护士长

B. 点到为止,让护士长自行领会

C. 强制护士长接受,并严格监督

(3) 对护士长的不同意见,您总是:

A. 乐于接受正确意见

B. 比较喜欢听话的护士长

C. 自以为是

(4) 在帮助下属方面,您会:

A. 善于体察民情,有时会为特殊情况破例

B. 只关心护士们的工作,对其个人生活很少过问

C. 认为护士拿了工资,就该为医院工作,无须帮助他们

(5) 在团队协作中,您会:

A. 及时发现护士的问题所在,并帮其解决

B. 高兴时才会指点一二

C. 只关注结果

(6) 对于护士们的期望:

A. 您会时常关注并尽力满足护士的合理要求

B. 您更希望护士们了解您对他们的期望

C. 您不太愿意花时间了解护士的内心世界

(7) 当护士完成自己的工作任务后,您会:

A. 明白地给出评价,认可其成绩,或给其改正错误的机会

B. 将护士的成绩归功于自己领导有方

C. 不关心护士的工作成果，从不过问

（8）在对护士的信任方面：

A. 您常给护士鼓劲，让他们满怀信心地工作

B. 您更希望护士信任您

C. 您认为自己的能力比护士都强，很少信任他人

（9）下达工作指令时，您常说的一句话

A. "放手去做，有困难就提"

B. "要尽快完成，有事多汇报"

C. "任务完成不了别来见我"

（10）对医院护理组织愿景的描述：

A. 您善于勾勒出振奋人心的愿景

B. 您所描绘的愿景让护士有畏难情绪

C. 您只要求护士做好眼前的事，没有什么愿景

测评方法：

选 A 得 3 分，选 B 得 2 分，选 C 得 1 分，最后将分数相加。

测评结果：

24~30 分：您有较强的感召力，在感情上贴近下属，能为下属考虑、帮助下属成长；对下属的重视使你能获得下属的敬重。在医院护理组织系统里，您具有较好的权威性。

17~23 分：您具有一定的感召力，但喜欢以自我为中心，所以常常难以自制地表达自己，过多的自我表现反而削弱了您的领导魅力，导致感召力下降。

10~16 分：您的管理风格偏硬，缺乏人情味的管理很容易令您和下属之间产生矛盾和冲突，所以您有自我调整，以快速提升个人感召力。

📖 先读后考

说说事：为加快医院发展，切实加强护理干部队伍建设，建立和强化竞争机制，提高护理队伍的整体素质，促进医院整体水平的提升，某三甲医院准备进行护士长竞聘。当公告发布出去后，符合基本条件的护士纷纷报名，竞争十分激烈。护理部主任需推荐几名优秀的护士胜任护士长岗位，然而在报名到选聘期间，遇到一些事情如：不时有一些领导让护理部主任对某些护士特别照顾，也有一些护士想通过送礼等方式获得推荐等。

考考您：此次护士长的推荐，考验护理部主任感召力培养中的哪些要素？

参考答案：

1. 公正无私是首要前提。护理部主任不能因为领导嘱咐或亲疏关系而特别照顾某些人。对某些人的照顾就是对他人的不公平。公正无私是赢得他人信赖的基础。

2. 品德是管理的基石。糖衣炮弹的诱惑是否会影响护理部主任的选择，很大程度上也考验着护理部主任的品德。

（郑翠红）

让您由人才成为帅才：高瞻远瞩的领导力

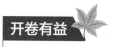

非帅才不能统千军于麾下

《史记》中载：一次，刘邦和韩信讨论各将领的能力，刘邦问他："像我这样的人，能够带多少兵？"韩信答："陛下能带十万兵。"刘邦又问："那么，你能带多少兵呢？"韩信自信地说："臣多多而益善耳。"刘邦笑道："既然你带兵的本领比我大，那为什么被我领导呢？"韩信说："陛下虽然不能多带兵，但善于驾驭将领，这就是我被你领导的原因。"人才，需要统帅，没有帅才，何以聚千军万马于麾下？

人有四种：帅才、将才、人才、庸才。帅才者，胸有韬略，统领三军；将才者，领兵出征，独当一面；人才者，创新卓越，可为楷模；庸才者，鼠目寸光，碌碌平庸。作为护理团队的领头人——护理部主任，面对千头万绪的工作，如果只是一个人才而不是帅才，就不能发现将才、用好人才，就会缺乏谋略，且难以高瞻远瞩，就容易把整个团队带成庸才。本讲将汇聚中、西方领导思想的精华，与您一起讨论，一个卓越的护理部主任是怎样由人才变成帅才，具备领导力的。

一、领导力，以弱胜强话帅才

"一头绵羊带领一群狮子，敌不过一头狮子带领的一群绵羊。"这，就是领导力。欧洲战神拿破仑的这句经典名言说明，兵熊熊一个，将熊熊一窝，一个组织的成败往往取决于组织的领导。领导者的前瞻力，决策力，能指引组织正确的目标和方向;领导者的协调力、凝聚力能把组织成员拧成一股绳。护理部主任是护理团队的领导,这是不争的事实,然而,担任领导不等于具备领导力,权力更不意味着领导力。

很久以来,领导力一直受到人们关注。当人们在思考领导力时,首先想到的通常是拥有强大权力的个人,他们操控着军队,掌管着公司,控制着政党,甚至直接管理着整个帝国。这些领导者如何建立起如此强大的军队、企业、各类组织和国家?为什么有些领导者拥有忠诚的下属,而其他领导者却没有?直到 20 世纪,研究人员才尝试着从科学角度来回答这些问题。

(一)何谓领导力

1. 领导力的定义　领导力(leadership)就是指在管辖的范围内充分利用人力和客观条件,以最小的成本办成所需的事,提高整个团体的办事效率。领导力是支撑领导行为的各种领导能力的总称,其着力点是领导过程,是为确保领导过程的顺利进行,领导目标的顺利实现服务的。领导力不等于领导者的能力,而是一种有效整合组织核心团队的组织力量。领导力的定义多种多样,见仁见智。简而言之,领导力就是领导者在领导活动中对他人产生影响的过程,影响他人做好未来他可能做不好的事情,使人们工作得更好的能力。

(1)领导力的层面:领导力分为两个层面:一是组织的领导力,即组织作为一个整体,对其他组织和个人的影响力。这个层面的领导力涉及组织的文化、战略及执行力等。二是个体领导力,对于护理系统来讲,就是各级护理管理者的领导力。

组织领导力的基础是个体的领导力,如何突破和提升领导力,如何由一个基层的护理管理者成为一个卓越的护理团队领导者,实现成功的角色转变,是护理部主任面临的挑战与关键点。

(2)领导与领导力的区别:领导是引导团队成员去实现目标的过程,而领导力是把握组织的使命及动员人们围绕这个使命奋斗的一种能力。领导力是一种影响力,它能使人们超出常规标准及常规质量去完成任务,并且乐意这么做。

(3)领导与管理的区别:领导 = 带领 + 指导。领导必须创新,管理必须规范化;领导基于价值观,管理基于事实;领导是做决策、监督执行,管理是提供方案,执行决策;领导是拉力,管理是推力和支持力。护理领导就是引导和影响护理人员或护理组织,在一定环境中实现护理组织目标的过程。在医院中,护理部主任、科护士长、护士长三者都是致力于实现这一过程的不同层级的护理领导者。

2. 领导力的内涵 在护理团队里，尽管人人都重要，但是最重要的还是领导者的作用，这个作用就是领导力。领导力的重点，首先是建立在科学前瞻基础上的决策力，定方向、定路线、定规则，然后带领大家去执行。决策确定了以后，可能意见不一致，就需要沟通协调、激励调动、凝聚团结；在这一过程中，还要授权、培训。这些力的叠加，就形成了领导力。在领导这个职能上，重要的是如何影响别人去为实现组织目标做事，并能够做好。对于能做好事情的人，我们需要授权；对于不愿意做的人，我们应该激励；对于不会做的人，我们应该培训。这样，无论管理者带领什么人，结果都是一样的，都能把事情做好。

3. 领导力的本质是影响力 领导力是一种特殊的人际影响力，领导者让下属心甘情愿追随的魅力就是影响力。影响力是整个领导过程的核心部分，是领导者传达想法、获得认同并激励下属支持和通过变革来执行这些想法的过程。美国前总统艾森豪威尔（Dwight David Eisenhower）说："领导力必须建立在领导影响下属的基础之上，领导力是让下属做你期望实现、他又高兴并愿意去做事情的一项艺术。"古今中外，从刘邦战胜项羽，建立汉朝，一统天下，到刘备桃园三结义；从古希腊历史学家色诺芬（Xenophon）服役时在士兵中的崇高威望，到法国士兵对拿破仑的绝对忠诚；从印度民族主义运动和国大党领袖圣雄甘地（Mohandas Karamchand Gandhi）非暴力主义的魅力到英国首相丘吉尔（Churchill）面对挑战的视野和勇气，优秀领导者的身上总是具有一种让追随者难以抗拒的影响力。组织中的每一个人都会去影响他人，也要接受他人的影响，因此每个员工都具有潜在的和现实的领导力。

故事与感悟

孔子两位弟子的领导力

鲁国的单父县缺少县长，国君请孔子推荐一个学生，孔子推荐了巫马期。他上任后十分勤奋，披星戴月、废寝忘食、兢兢业业工作了1年。结果单父县大治！巫马期却因为劳累过度病倒了。国君请孔子再荐一人。于是，孔子推荐了另一个学生宓子贱。子贱弹着琴、唱着小曲到了单父县，他到任后就在自己的官署后院建了一个琴台，终日鸣琴，身不下堂，日子过得轻轻松松。一年下来单父县依然大治。于是，巫马期找到了宓子贱，想交流一下工作心得。巫马期美慕地握着子贱的手说："你比我强，你有个好身体啊，前途无量！看来我要被自己的病耽误了。"子贱听后摇摇头说："我们的差别不在身体，而在于工作方法。你做工作靠的是自己的努力，可是事业那么大、事情那么多，个人力量毕竟有限，最终伤害自己的身体；而我用的方法是调动能人为自己做工作，事业越大可调动的人就越多，调动的能人越多事业就越大，于是工作越做越轻松。"

感悟：众人拾柴火焰高，领导者如果凡事都事必躬亲，必然事倍功半。

领导其实就是通过带领别人来完成既定的任务。有100件事情，主事的人都做了，那只能叫勤劳；有100件事情，主事的人自己一件也不做，其下属把所有的事情都做好了，而且还感谢他提供这样的锻炼机会，这就是领导力。

（二）领导力的重要性

1. 领导者是指挥家　不少护理部主任是在不完全具备领导能力的时候被赋予领导责任的，在成为领导者之前是从事技术工作的，来自不同的专科。但当她（他）走上护理部领导岗位后，原来的经验和能力就"退居二线"，成为非核心竞争能力。因为，她现在是一个"指挥家"。

当一个小提琴家成为指挥家后，因为对小提琴演奏情有独钟，有时会情不自禁离开指挥位置，坐到乐队中拉一曲优美的曲子；当一个优秀护士成为护士长之后，会习惯性地把许多时间用到参与具体的护理上；当一位优秀的护士长提拔到护理部主任岗位后，看到护士操作失利时，可能也会冲上去，替护士完成护理操作。此事偶尔为之也在情理之中，如时常发生，则实属不当，因为在这个时候，领导人已经离开了指挥的位置，成了一个演奏手。护理系统的失败和混乱，有时并不是护士造成的，也不是护士长造成的，而是由于护理部主任离开了指挥的位置，没有行使指挥的责任，从而搞乱了整场"演奏"。

2. 领导力是护理部主任的核心能力　专科护士做得好，不等于能做好护士长；护士长做得好，并不等于能把护理部主任做好，因为这是两种不同的能力，过去赖以生存的核心能力，现在已成为一种支持力和外围竞争力。护理管理者必须意识到，此时自己的核心能力是领导力。当一个人不具备这种新能力就被赋予新责任时，就像没有拿到驾驶证就开车上路的司机一样，是很危险的。

以企业管理为鉴：为什么中国的民营企业在蓬勃发展的过程中"死亡率"很高？原因就是一些没有持证上岗的人驾驶着企业这辆车，他不知道企业管理的性能，就已经在开车了，有时开得速度还很快，该踩刹车时却在踩油门，因此，企业猝死的情况屡屡发生。所以，作为领导人的护理部主任，必须让自己率先成长,当自己的领导力提升了的时候,才能率领整个护理团队前行。

（三）个人领导力的层次

国内著名的管理大师、领导力专家林正纳先生把个人的领导力划分为以下的五个层次(图3-1),这五个层次的进阶过程实际上是一个人的修炼提升过程。

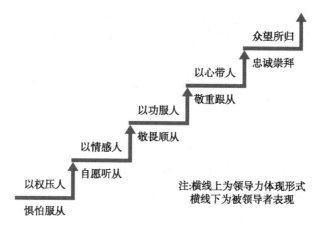

图3-1　个人领导力的五个层次示意图

1. 领导力的第一层次:职位带来的硬权力　"职位所带来的硬权力",是指领导者的权威来自其在组织内部的头衔和角色所赋予的硬权力。这个层次的领导力通常是由于指派而获得。尽管这个层次相对较低,但是并不意味着职位所带来的硬权力不重要。实际上,这个层次是护理部主任提升领导力所必须经历的。

硬权力主要包括两个方面,即奖励和惩罚。换言之,组织授予的头衔给了领导人调配各种资源的权力,实际上就是如何运用奖励和惩罚的权力。护理部主任在把握硬权力时要注意:

（1）应掌控奖励和惩罚权:如果护理部主任丧失了对奖励和惩罚权力的掌控,就会很容易失去相应的领导地位。

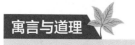

渔夫和蛇

一次,渔夫出海,偶然发现他的船边游动着一条蛇,嘴里还叼着一只青蛙。渔夫可怜那只青蛙,就俯下身来从蛇口救走了青蛙。但他又很可怜这条饥饿的蛇,想给那只蛇一点东西吃,可是他身边只有酒了,于是便滴了几滴在蛇的口中,蛇快乐地游走了。渔夫为自己的善举感到非常欣慰。

时过不久,渔夫突然觉得有东西在撞击他的船,他低头一看,几乎不敢相信自己的眼睛,他看见那条蛇又回来了,而且嘴里叼着两只青蛙——正等着渔夫给它酒的奖赏。

寓意:奖励得当,种瓜得瓜;奖励不当,种瓜得豆。奖励最犯忌的,莫过于奖励的初衷与奖励的结果背道而驰。

（2）对于奖惩的决定要严格执行:无论是奖励还是惩罚都应周密考虑、严格执行,否则,就会使得相应的制度流于形式,达不到效果,并且导致护理部主任失去威信。

2. 领导力的第二层次:认同许可　由职位所带来的硬权力存在局限性,许多时候要通过第二个层次的领导力——认同许可来发挥作用。"认同许可"是指被领导者自身允许领导者来对其进行管理,也就是一种人们在没有义务的时候仍然为领导者做事的状态。运用这个层次的领导力,需强调以下三个要点:

（1）宽容:正所谓"水至清则无鱼"。护理部主任对大事要严责,但更多的时候则需表现出大度和宽容。中国的古训"不聋不痴不为家翁"也正是这个道理。

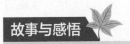
故事与感悟

楚庄王绝缨

春秋时期五霸之一,楚国的君主楚庄王有一次宴请群臣,酒过三巡后,一妃子起舞助兴。忽然,一阵大风将席上的灯火吹灭了,黑暗中一个醉酒的将军趁机调戏那个妃子。妃子勃然大怒,黑暗中将这个将军的帽缨摘下了来,并到楚庄王处告状,希望找出那人并砍头惩处。此时,楚庄王说:"是我让他们喝酒的,醉后失礼是人之常情。"随后命令群臣:"大家都把帽缨扯下来,一醉方休。"

事后不久,楚庄王在战争中身陷险境,有一个人拼死冲杀,挡住敌人将其救出险境,而这个人恰恰就是上一次调戏妃子的那位将军——唐狡。

感悟:领导者对下属的尊重、爱护、理解必将产生极大的激励效应。

（2）尊重：正所谓"希望别人怎么对自己，自己就应该怎么对别人"，下属对于领导者的忠诚实际上来源于领导者本身的人格魅力。只有尊重了别人，才能得到别人的尊重。

（3）爱护：护理部主任在纪律面前应该是"慈不掌兵"，在人性面前应该是"爱兵如子"。将心比心至关重要，领导者应该多在细节小事上体现出对下属的关心与爱护，这样才能使得团队形成凝聚力，实现共同成长。

3. 领导力的第三层次：产生成效　通过卓越的领导，使组织获得成功。通过比较可以发现，刘备的领导力处在第二个层次，他能够吸引别人为其效忠服务；而诸葛亮的领导力则达到了第三个层次，他能够引领下属赢得一个又一个胜利，因此下属对其充满了敬畏。

4. 领导力的第四层次：人才培养　领导者的领导力还体现在对周围领导人才的培养方面。例如，刘邦和项羽，后者只能够称得上是英雄，而前者则是名副其实的领导者。

5. 领导力的第五层次：众望所归　这个层次的领导者能够形成一套思想体系，并能得到下属完全的接受和配合。下属对这样的领导者会产生忠诚直至崇拜，甚至不惜以自己的生命来维护这种忠诚。但是，能够达到这个领导力层次的人却不多。

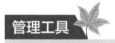 **管理工具**

领导力法则

1. 盖子法则：领导力决定一个人的成效水平

2. 影响力法则：衡量领导力的真正尺度是影响力

3. 过程法则：领导力来自日积月累，而非一日之功

4. 导航法则：谁都可以掌舵，唯有领导者才能设定航线

5. 增值法则：领导者为他人提升价值

6. 根基法则：信任乃是领导力的根基

7. 尊重法则：人们通常愿意追随比自己强的领导者

8. 直觉法则：领导者善用领导直觉评估每件事务

9. 吸引力法则：只能吸引和你相似的人，而无法吸引想要的人

10. 亲和力法则：领导者深知，得人之前必先得其心

11. 核心圈法则：一个领导者的潜力，由最接近他的人决定

12. 授权法则：有安全感的领导者才会授权于人

13. 镜像法则：看到别人怎么做，大家也会怎么做

14. 接纳法则：人们先接纳领导者，然后接纳他的愿景

15. 制胜法则：领导者为他的团队找出一条制胜之路

16. 动势法则：动势是领导者最好的朋友

17. 优先次序法则：领导者明白，忙碌不一定等于成效

18. “舍”“得”法则：领导者必须先“舍”后“得”

19. 时机法则：掌握时机与善用策略同样重要

20. 爆炸性倍增法则：培养追随者，得到相加的效果；培养领导者，得到倍增的效果

21. 传承法则：一个领导者的长久价值由其继承者决定

——摘自约翰·麦克斯韦尔编著《领导力 21 法则》

关于领导力的研究持续了百余年，仍有许多争议和错误的观念，要特别注意的是，切忌把领导力和领导地位混为一谈，也不能把领导力和权势等同起来。虽说领导者往往因权势而服众，但许多当权者并不具备很好的领导力。因此，有必要对领导力进行深入了解和剖析。

二、前瞻力，未雨绸缪看未来

谁都可以划桨，但唯有将才才能掌舵；谁都可以启航，但唯有帅才会设定航线。帅才，是那些看得比别人早、比别人远、比别人细的人。2003 年突如其来的“非典”，曾把我们打得措手不及；“非典”之后，我们有了更多的前瞻性。2020 年“新冠”疫情，让我们更加深切体会前瞻力的重要，各类应急预案齐备，使我们能从容地应对突发事件的应急救援。学会未雨绸缪，才能事半功倍，带领护理团队取得更大的成功。

作为护理部主任，谁都会有感到左右为难的时候，我们被纷繁复杂的世界搞晕了，在紧要时刻，缺少机智的决策与力挽狂澜的魄力，浑浑噩噩地踏上一条离目标越来越远的路，还以为这是离开窘境的准确选择。没有前瞻力就没有决策力，没有决策力就谈不上执行力。善前瞻，有预见，是护理部主任的重要能力，不仅反映了护理部主任的领导才能，也影响着护理团队工作质量的优劣。

（一）前瞻力

前瞻力是在充满不确定因素的环境中，领导者能够看清组织的发展方向和路径，有远见地规划团队的长远策略，正确预测未来，从而实现团队的目标。领导前瞻力就是预测思维，就是看别人看不到的地方，算别人算不清的账，其本质是一种着眼未来、预测未来和把握未来的能力。

领导和前瞻有什么关系？前瞻就是能预先看到前途趋向。如果没有前瞻，不叫领导。坐在舰艇指挥台上，只看见地平线上已经出现的明显的东西，那不能算领导；只有在桅杆顶刚刚露出时就能看出这是要发展成为大量的普遍的东西，并能掌握住它，这才叫领导。

故事与感悟

华为决策层的前瞻性

2020年5月15日，美国商务部发布禁令，禁止全球范围内一切使用美国技术的公司与华为有任何生意上的往来。在美国禁令发出的第二天凌晨，华为集团海思半导体有限公司的总裁何庭波发表了一封内部信，称华为集团决策层多年前已经论证过极限生存的可能性，并采取了有效的防范措施，以防止有一天，万一美国政府禁止华为从美国企业那里购买技术或配件时，所有美国的先进芯片和技术将不可获得。海思公司为华为的生存打造的"备胎"，一夜之间全部"转正"，有能力为华为的正常业务保驾护航。海思半导体公司成为华为立于不败之地而抢占的一个制高点。

感悟：要赢得成功，必须具有高瞻远瞩的前瞻力，而这有赖于丰厚信息的接收及科学的预测。

（二）护理部主任的前瞻力

1. 科学预测，放眼未来　中国有句名言"凡事预则立，不预则废"。其意是，事业的成功，基于科学的预见和计划。护理部主任遇事要思之于前，行之于后，精心筹划，周密组织，在思考问题时要引入时间变量，扩大思维的时间半径。时间半径分为三个阶段：经验、现实、未来。从时间的角度看，不仅要看到现在，还要回顾过去，放眼未来。一些护理部主任在考虑问题时会基于自己的经验，这叫作时间半径。这种思维局限在过去，如果思考时把半径再放大一些,把现实考虑进去,眼光就会更宽。如果再放大一点,把未来也考虑进去,这就变成了一个博弈性的决策,就会考虑到下一步环境会怎么变化,自己怎么进行回应。

故事与感悟

谁说它仅仅是一杯咖啡?

一杯咖啡值多少钱?如果赋予它一种文化,赋予它一种生活方式的意义,还能小瞧它的价值吗? 星巴克做到了。

1983 年,舒尔茨还是老星巴克的市场经理,一天早晨,他到一家浓缩咖啡吧小坐,店员的微笑和招呼让他感到非常亲切,咖啡师父一边磨咖啡豆,一边友善地与顾客聊天。他忽然感觉到从未有过的心灵震撼:咖啡是一种纽带,咖啡馆是人们情感交流和休憩聊天的绝好的"第三空间"! 他坚信,这种全新的咖啡文化必将成为休闲时代的潮流。1987 年 8 月 18 日,新的星巴克诞生了。现在,很多人已无法想象,如果没有星巴克这个重要场所,生活是不是和原来不一样了。

星巴克为什么会成功? 因为舒尔茨看到了未来生活的发展趋势:咖啡从功能性向感觉性转变,咖啡吧也将由提供咖啡的功能场所,转变为休闲娱乐场所。咖啡被赋予了一种生活的文化,代表着交流、平静。当一位母亲急匆匆地跑进星巴克给孩子换尿布的时候,你认为,星巴克还仅仅是一杯咖啡吗?

感悟:创新是发展的动力和源泉。管理过程中决不能因循守旧,要拓展思路,在管理的细微末节之处找到新的契机。

2. 拓宽视野,把握全局 对事物的发展有全面的了解,能够把握各个方面的内在联系,善于抓住主要矛盾和关键环节。在思考问题时要引入空间变量,扩大思维的空间半径,不局限于护理部门的利益,还应从医院整体利益以及健康服务业的利益出发。考虑问题时从护理部到医院,再从医院到医疗市场。如果一个护理部主任只关心护理组织内部的问题,她还是一个低层次的领导者。所谓高瞻远瞩,就要像鸟一样,飞出丛林,鸟瞰世界。三国时期著名战略家诸葛亮曾说:"不谋万世,不足谋一时;不谋全局,不足谋一域。"年轻的诸葛亮,身居隆中时就向刘备献出了著名的《隆中对》。诸葛亮如何能预见到三分天下的未来格局呢? 原来,诸葛亮身居隆中时,认真研读史籍,总结历代兴亡的经验教训,密切关注当时的时局和各集团实力的变化,他运用宏观战略思维,通过对当时错综复杂的政治、经济、军事形势进行分析,确立了"三分天下"的战略构想,《隆中对》就是借助这样的望远镜形成。

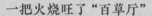

一把火烧旺了"百草厅"

电影《大宅门》中的家族企业"百草厅"老板白景琦,非常注重商家的信誉。白景琦的独生儿子白敬业担任百草厅配药房的"部门主管",他见利忘信,在制药过程中,偷工减料、以次充好,引发了企业高管向老板请辞。如果放这批药出厂,损失的是百草厅百年品牌的价值;如果销毁这批假药,百草厅将损失惨重,陷入债台高筑、岌岌可危的境地。当断不断,必受其乱,白景琦决定自曝家丑,他当即召集药行商会全体员工,在众目睽睽之下办了两件事:一是痛心疾首地严厉处置了药房主管白敬业;二是一把火当众销毁价值七万两银子的假药。业界从此无人不晓,白家老号——"百草厅"绝不卖假药!一把火,没有烧掉百草厅,反而让它更加枝繁叶茂了。

感悟:当断不断,必受其乱。一旦发现工作中的"毒瘤",必须有壮士断腕的决心,才能彻底消除后患。

3. 见微知著,善抓苗头　护理部主任要独具慧眼,善于发现和扶持新生事物,形成护理事业发展的有利态势;要做到思路清晰,头脑敏锐,能够见微知著,把可能发生的问题解决在萌芽状态。在进行细节管理时,可借鉴虫的视角,看清每一片树叶,从而做出正确的判断。护理系统重要的微观问题往往存在于关键流程的深处,不仅牵涉临床护理质量,也关系到患者的满意度。如果护理部主任能够确定并改进一些关键的微观决策,业绩常能大幅提升。

4. 把握分寸,留有余地　护理部主任应深知"过犹不及"的道理,能够瞻前顾后,把握适度,使工作处于主动位置,进则有路,退可回旋。"适度"是一种智慧,懂得留有余地,就会深谋远虑,从长计议。

经验与教训

过犹不及的教训

某医院护理部主任上任后非常重视护士培训,因为这是一家新成立的医院,护士们实在太年轻了。主任对护士不但进行内部培训,还送出去参加外部培训,医院补贴培训费。最后,发展为强制护士学习。进行调查时,护士不但学习积极性没有了,而且最讨厌的事就是培训。主任很不理解:"为什么护士不努力学习?当年我想学都没有地方学啊!"

其实,这里有主任对护士的培训需求预测偏差的问题,之所以出现这样的局面,就是培训太多太笼统,以致护士产生了抵制情绪。于是这位主任对培训政策进行了改革。一是对护士进行分层培训;二是减少了培训次数;三是改革了培训方式,采取线下线上相结合的方式;四是把培训与考核、绩效挂钩,护士考上更高的级别之后,基本工资、业绩和奖金都可以获得相应增长。经过改革,护士对于培训的态度和积极性有了大转变,变被动学习为主动学习,每次培训时,培训大厅都座无虚席。

这位主任的改革之所以成功,一是制造稀缺,将原来过多的、让护士无法消化的培训变成了一种稀缺资源;二是与绩效挂钩,因为好的学习也需要激励。

"行时找钱背时用"诠释了留有余地的生活哲理,"物极必反""水满则溢"等成语也告诉我们一个道理,处理问题时要留一点回旋的余地,掌握"留下一点空白"这个管理技巧。要知道车轮为什么能自如转动,就是因为车轮轴里的珠子没有塞得满满当当。所以做任何事情要量体裁衣,量力而行,留有余地,立于足下,才能更快成长。

故事与感悟

"崇文抑武"埋祸根

宋太宗以非正常的方式即位后,在以往收兵权的基础上,强化了抑制武将的决心和措施力度,进一步导致军队将领作用及地位的降低。此后历代宋朝皇帝又在以往的基础上有所退步,使"崇文抑武"的方略得到进一步贯彻,这在宋朝文武官员的权力地位格局中有明确反映。北宋和辽国经过25年战争后缔结了澶渊之盟,此后即使在最高军事机关的枢密院中,文官也逐渐占据主导地位。

宋朝重文轻武是因为宋朝之前,不论是五代十国还是晚唐,都有一个共同点,那就是武将犯上作乱。唐朝有藩镇割据,五代十国则是武夫治国,拥有兵权的武将造反当皇帝是家常便饭。正因为有这样的血淋淋的例子，所以宋朝以史为鉴，在制度上多方限制武将的权力，甚至不惜"重文轻武"，这种矫枉过正的做法为后来亡国埋下了祸根。

感悟："重文轻武"或"重武轻文"皆不可取。凡事皆有"度"，过了度，则适得其反。

（三）打造护理管理者的前瞻力

你能看多远，就能走多远。护理部主任是护理团队的决策者，必须比别人看得清，看得远，要有战略家的前瞻力。如果她每天陷入日常的事务中不能自拔，无暇顾及外部的变化，无法谋略专业的发展，那么这个团队发展必定受阻。

1. 树立全局观，避免片面性　胸中无全局，处事必离谱。看待事物，要有全面的观点，善于看到事物的本质和全部，既能看到有利条件，又能看到不利条件，而不是"一叶障目，不见森林"，仅凭一知半解或者看到事物的某一方面、某一侧面，就对全部进行预见、评价或指导，这样必然会出现错误。特别是一些新上任的护理部主任，如果不做深入细致的调查研究，不了解和掌握全面情况，就下车伊始、指手画脚、盲目预见、乱发议论，将对今后的工作产生不利的影响。

"当局者迷旁观者清。"人们都有这样的体会：别人的问题，往往看得清清楚楚；给别人出主意的时候，明明白白，而自己一遇到问题就"迷惘"了。这好比看下棋、看踢球，看的人指指点点，说得头头是道，但真正轮到自己上场，情况就不一定了。如果教练也进场踢球的话，这场球就乱了。所以，教练要站在场外看，而且在关键时刻支一招。人之所以高明，是因为旁观者清，所以凡事不要拘泥于具体小事，而应经常"站在场外"，这样就会把问题看得更明白。作为护理部主任应高瞻远瞩，对医院护理发展的各种影响因素有一个准确的预见，为护理团队制订明确、乐观、并得到大家认可的发展目标，同时激励引导护理人员朝这个目标去奋斗。

2. 树立发展观，避免静止性　事物在不断发展变化，护理管理也应随着不断变化的形势而发展。要走一步，看三步，把握发展机遇，找准战略定位。如果决定时考虑不周，没有预见到影响和后果，执行时问题一大堆，则可能导致挫败。制订并与护理人员分享美好的愿景极为重要，充分激发护理人员的参与感和积极性，让整个团队保持激昂的斗志和坚定的方向，这是走向成功的基础。2011年3月8日，国务院学位办颁布了新的学科目录设置，其中护理学从临床医学二级学科中分化出来,成为一级学科,与中医学、中药学、中西医结合、临床医学等一级学科平行,为护理学科的发展提供了更大的发展空间。如何引领好这支队伍,对护理部主任既是机遇也是挑战。

护理部主任要高瞻远瞩谋发展,要着眼于对未来护理发展的预测,制订周密的跟进性计划,管战略,管团队,管组织的机制,管团队"木桶"的短板。把握战略发展机遇,注重观念更新,及时做出准确的战略定位,寻找机遇,创造机遇,抓住机遇。在具体的护理管理实践中要重视各类护理应急预案、安全预案等的制订与更新;抓好机动护理人力资源库的建立,做好人员的培养与储备;从护理学科快速发展的高度,制订出本部门阶段性发展计划。

3. 树立联系观,避免孤立性　普遍联系的观点是唯物辩证法的一个基本观点。要学会用联系的观点看问题,既能看到事物的外在联系,又能看到内在联系,既能看到横向联系,又能看到纵向联系,否则,处理问题就可能失之偏颇。一个护士出了护理差错,既有个人主观上注意力不集中的问题,也有客观上护理系统有缺陷、制度不健全、培训不到位的问题。

寓言与道理

鸟小作用大

18世纪的普鲁士国王腓特烈大帝爱吃樱桃,1774年,他在果园中看到成群的麻雀在御花园里啄食他心爱的樱桃,又唧唧啾啾地叫个不停,十分恼怒,立即发布诏书,悬赏除灭麻雀,谁杀死一只麻雀可以得到6芬尼的奖金。一时间,举国上下,人人争相捕捉麻雀,很快麻雀就被捕杀殆尽,国王欢喜不已。

可是时隔不久,包括国王樱桃园在内的许多果园里,害虫泛滥成灾,许多果园为此面临毁灭。腓特烈大帝这才醒悟过来,下令保护麻雀,接着还被迫从外地引进麻雀,小心地加以保护和繁殖,才使虫害得以遏制。

寓意:事物是普遍联系的,就如同麻雀-虫子-樱桃之间存在必然联系一样。在分析事物时不能仅看表象,一定要举一反三、透过现象看本质。

在当今护理学科发展迅速,护理管理流程高效率、快节奏的形势下,护理管理者必须在管理实践中不断进行理念创新、知识更新,按照发展的思路,将所观、所闻、所思、所学的东西进行加工,去粗留精,不断丰富自身内涵。

三、决策力,有胆有识智者赢

战国时期,齐国将军田忌与齐威王赛马,双方的战马均分为上、中、下三等,且脚力都差不多,因齐威王每个等级的马都比田忌的马略强,田忌三场皆输。田忌便请孙膑为其谋略决策。孙膑对田忌说:"用您的下等马对付他们的上等马,拿您的上等马对付他们的中等马,拿您的中等马对付他们的下等马。"三场比赛完后,田忌以一负二胜的战绩赢得了比赛。还是原来的马,只是调整了一下出场顺序,便转败为胜。这就是决策。

选对方向远比做事重要,"做对的事情"远比"把事情做对"重要,思路清晰远比卖力苦干重要! 决策力是护理部主任的重要能力,一个错误决策很可能就将组织带入困境,举步维艰。在执行力之前,没有决策力,就谈不上执行力。护理部主任决策能力的高度,决定了医院护理发展的高度。

西方管理决策学派的创始人之一,美国管理学家赫伯特·西蒙(Harbert A.Simen)认为,决策是管理的核心。管理就是决策,管理的各层次,无论是高层、中层还是下层,都在进行决策。

(一) 决策力与决策过程

1. 决策力的组成 决策力是针对战略实施中的各种问题和突发事件而进行快速和有效决策的能力,主要体现为:①掌握和善于利用各种决策理论、决策方法和决策工具;②具备快速和准确评价决策收益的能力;③具备预见、评估、防范和化解风险的意识与能力;④具有实现目标所需要的必不可少的资源;⑤具备把握和利用最佳决策及其实施时机的能力。

2. 决策过程 在传统的思维中,决策被认为是从几个备选方案中选出一个最优的行动方案。实际上,决策包括从一开始的调查、分析、选择方案等整个系列活动。

(1) 搜集信息,找出制定决策的理由:即搜集护理组织所处环境中有关专业、技术、政策等各方面的信息以及组织内部的有关情况。通过收集信息,发现问题,并对问题的性质、发展趋势做出正确的评估,找出问题的关键。信息的收集应尽可能真实、全面,否则对以后的决策会产生误导,以致做出错误的决策。

(2) 拟订计划,找到可能的行动方案:在确定目标的基础上,依据所搜集到的信息,编制可能采取的行动方案。这时可能会有几个候选方案,决策的根本在于选择,备选方案的数量和质量对于决策的合理有很大的影响,因此要尽可能提出多种方案,避免漏掉好的方案。

故事与感悟

霍布森选择效应

1631 年,英国剑桥商人霍布森从事马匹生意。他对前来买马的人说,你们无论是买马还是租马,价格都便宜,而且可以随意选马。但他同时附加了一个条件:只允许挑选那些牵出圈门的马。霍布森的马圈很大,马匹很多,然而马圈只有一个小门,高头大马出不去,能出来的都是些瘦小的劣马。来买马的左挑右选,不是瘦的,就是赖的。大家挑来挑去,自以为完成了满意的选择,最后的结果可想而知——只是一个低级的决策结果。

后来,美国管理学家赫伯特·西蒙(Herbert A.Simon)把这种没有选择余地的所谓"选择",讥讽为"霍布森选择"(Hobson choice)。霍布森选择是一个小选择、是一个假选择,大同小异的选择就是假选择。

感悟:只有拟定出一定数量和质量的方案对比选择,决策才有可能做到合理。

(3) 选定计划,在诸方案中进行抉择:即从可供选用的方案中选定一个行动方案。这时要根据当时的情况和对未来的预测,从中选择最合适的方案。在选择方案时,首先要确定选择的标准,而且对各种方案保持清晰的评估,使决策保持一定的伸缩性和灵活性。

(4) 实施计划,保证决策的有效落实:计划选好了以后就要制订实施方案,方案的实施也是很重要的环节,也要制订一个合理的实施计划,这个计划要清晰且具体。对人、财、物、时间有一个合理、清晰的分配。在执行决策中,还要做好决策的宣传工作,使组织成员能够正确理解决策,同时制订出一种有利于实现决策的气氛。

(5) 评价计划,对已行决策进行评价:在决策执行过程中,对过去所做的抉择进行评价。通过评估和审查,把决策的具体的实行情况反馈给决策者。如果出现偏差,就及时纠正,保证决策能够顺利实施;有时需要修改决策本身,以使决策更加科学合理。通过对执行决策的评价,使上级了解本院护理系统的决策执行情况的问题,为以后做决策提供参考信息。

以上五个阶段相互关联,没有前两个阶段的正确判断,也就不可能做出正确的决策,而没有决策的执行,再好的决策也只是一纸空文。一般来说,决策是按上述程序进行的,但这并不等于一定是按部就班,比如,在拟订方案阶段,出现了新的问题,这就需要重新返回第一个阶段来收集信息。在护理管理中,有时没有足够的时间来收集信息,例如出现了突发事件,需要立刻解决,这时的决策就在很大程度上要依据护理部主任的经验和直觉来决定。

故事与感悟

怎样摘到最大的麦穗

苏格拉底的三个弟子有一次向他请教:如何才能成功?哲学家没有直接回答他们,而是要求弟子们去选摘一支最大最好的麦穗,条件是走麦田埂时只许前进,不许后退,每个人只有一次机会。

第一个弟子只走了几步就发现了一支又大又结实的麦穗,很高兴地摘下了。他继续往前走,又发现了许多更大更结实的麦穗,可是他已经没有机会了,只好无比遗憾地走完了全程。第二个弟子吸取第一个弟子的教训,每当他要摘时,总是提醒自己,后面可能还有更好的,结果,一直快到终点才发现自己两手空空。最后只好随便摘了一枝。第三个弟子将全程分成三部分,当他走过全程的1/3时,即分出大、中、小三类;走过第二个1/3时,验证分类是否正确;在最后的1/3里,他较早地选择了属于大类中的一支。尽管这支麦穗可能不是麦田里最大的,但绝对是令人满意的。

感悟:永远没有绝对的"最佳方案"。在决策时,有效的正确评估,能使我们选择适当的"最佳方案"。

(二) 护理部主任的决策工具

可用于决策的工具很多,如波特的五力分析法、波士顿矩阵、SWOT 分析法、KT 分析法(系统思考法)、竞争者分析法、宏观环境分析法(PEST)、价值链分析法、长期情景规划等。本章仅介绍对护理管理适用性较强的 SWOT 分析。

1. 运用 SWOT 分析模型,进行因素分析 SWOT 分析又称态势分析,就是将与研究对象密切相关的各种主要内部优势(strengths)、劣势(weakness)、外部的机会(opportunity)和威胁(threats)等因素通过调查列举出来,并依照矩阵形式排列,然后用系统分析的思想,把各种因素相互匹配起来加以分析,从中得出一系列相应的结论,而结论通常带有决策性。

护理部主任在进行决策前,先对护理决策的前提条件进行分析,运用各种调查研究方法,将与护理系统密切相关的各种主要内部优势因素、劣势因素及外部机会因素、威胁因素罗列出来,在调查分析这些因素时,不仅要考虑到医院的历史与现状,而且更要考虑医院的未来发展,着重于未来不同时期的分析。

例如,某医院护理部主任在决策是否拓展社区护理服务前,对本院的护理形势分析是:

优势:护理质量管理体系完善、对护士长以上管理人员培养力度大、护士队伍稳定性较好、专科护士队伍开始形成、护理经济管理与市内同行比处于领先地位等。

劣势:护士科研意识较薄弱、护理人员对社区护理服务意识不足、无开展社区护理的基础、重点学科建设无特色等。

机会:本地社区护理服务需求迅速增加,长期护理服务市场形成;护理经济学理论建立;护理教育规模及层次提升等。

威胁:医保制度改革后带来限制;人事制度改革对护理人员心理造成威胁;周边医院行业竞争的激烈等。

2. 构造 SWOT 矩阵,对护理组织内外环境进行分析　将调查得到的各种因素根据轻重缓急或影响程度等排序方式,构造 SWOT 矩阵。即把医院内部条件的优势(S)和劣势(W),外部环境的机会(O)与威胁(T)同列在矩阵表中加以对照(图 3-2),再从内外条件的相互联系中做出深入分析。在此过程中,将那些对医院护理发展有直接的、重要的、迫切的、久远的影响因素优先排列出来,而将那些间接的、次要的、少许的、不急的、短暂的影响因素排列在后面。

护理管理策略　内部因素　外部因素	优势 S 护理质量管理体系完善;护理经济管理处于领先水平;专科护士队伍开始形成……	劣势 W 护士对社区护理服务意识不足;无开展社区护理服务的基础;护士科研意识薄弱……
机会 O 社区护理服务需求迅速增加 护理经济理论建立……	制定 SO 对策 (发挥优势,利用机会) 建立社区护理服务网络;完善的护理经济管理体系……	制定 WO 对策 (利用机会,克服劣势) 提高护士对社区护理的认知;增加训练投入,培训社区健康促进护士、家庭保健护士……
威胁 T 医保制度改革后带来的限制 周边医院行业竞争激烈……	制定 ST 对策 (利用优势,减轻威胁) 建立就医顾客服务中心,实行"就医贵宾卡",培育"忠诚顾客"……	制定 WT 对策 (减少劣势,回避威胁) 建立激励机制,鼓励护士参与护理科研;鼓励护士参加社区护理……

图 3-2　SWOT 矩阵(某医院护理部制定)

3. 根据因素分析，制定护理管理对策　在完成环境因素分析和 SWOT 矩阵的构造后，便可制定出相应的护理管理决策。决策的基本思路是：发挥优势因素，克服劣势因素，利用机会因素，化解威胁因素；考虑过去，立足当前，着眼未来。运用系统分析的方法，将排列与考虑的各种环境因素相互匹配起来加以组合，得出一系列护理未来发展的可选择策略（见图 3-2 中"护理管理策略"栏）。

（1）优势 - 机会对策（SO）：即大大策略。重点考虑优势因素和机会因素，目的在于努力使这两种因素都趋于最大。这是一种发挥医院内部优势和利用医院外部机会的战略，是最理想的局面。例如：浙江某医院是一所由中国香港知名实业家捐资、浙江省人民政府配套的综合性研究型三级甲等医院，具有国内示范水准。科护士长以上多在美国接受过培训，熟悉护理业务及管理，优势明显。他们抓住医学模式转变、护理改革迫在眉睫的机会，创新了护理管理模式，建立了委员会管理体制，并逐步完善了具有自身特色的护理教育体系和临床保障系统，培训了一批全科护士、专科护士、家庭保健护士，收到良好的社会效益和经济效益。应该指出，SO 决策并不是可遇不可求的选择，关键是护理部主任要独具一双慧眼，能发现外部机会，并匹配自己的优势能力。否则，就有可能与机遇擦肩而过，抱着金饭碗讨饭吃。

（2）劣势 - 机会对策（WO）：即小大策略。重点考虑内部劣势与外部机会因素，目的是努力使劣势趋于最小，使机会趋于最大。WO 决策的目标是通过利用外部机会来弥补内部劣势。适用于这一战略的基本情况是：存在一些外部的良好机会，但医院护理系统内部有一些弱点妨碍着它利用这些外部机会。可采取在医院内发展相关领域，就可能利用外界存在的良机。如广东佛山市某区人民医院，作为区一级的医院并没有很强的科研实力，但他们通过调查发现本地区因肠癌等建立人工肛门（简称造口）的患者很多，且因普遍缺乏自我保健知识和造口护理知识，致使生活质量下降，于是他们以此作为护理研究的突破口，申请了省卫生厅科研基金，通过社区护理干预，有效地提高了造口患者的生活质量。

（3）优势 - 威胁对策（ST）：即大小策略。着重考虑优势因素和威胁因素，利用本单位的优势，回避或减轻外部威胁的影响，目的是努力使优势因素趋于最大，使威胁因素趋于最小。如驻新疆某部队医院，建有军区创伤中心，显微外科技术在当地有较高声望，创伤患者较多，但由于受地理位置和环境条件的限制，护理队伍不稳定，护理科研滞后，与医学专科中心发展不相适应。他们采取了一些稳定护理队伍的倾斜政策，并通过加强护理科研能力培养的系列做法，使护理队伍整体素质不断提高，获得了军队科技进步奖、军区新业务新技术奖。

（4）劣势 - 威胁对策（WT）：即小小策略。重点考虑内部劣势与外部威胁因素，目的是努力使这些因素都趋于最小。WT决策是一种旨在减少内部劣势的同时，回避外部环境威胁的防御性战略，是处在最困难的情况下摆脱困境采取的对策。如在护士短缺、护士队伍学历普遍偏低的乡镇医院，在开展优质护理服务工作中去抓重点专科建设是不现实的，应着重抓优质护理的内涵建设。

（三）打造护理部主任的决策力

1. 决策需要有胆有识　所谓胆识，是指胆量与见识。有胆无识，就会轻举妄动；有识无胆，难免坐失良机。有学者认为，基层领导首先要提升"智商"，中层领导要提升"情商"，而高层领导应重视提升"胆商"。领导者决策离不开胆识、魄力，提高胆商是提升领导力的关键之一。果断决策，需要有勇于担当的魄力。敢于拍板，不是把定方案当儿戏，不做论证就轻易决策。这是不负责任，是严重失职。在其位，就得谋其政。坐上护理部主任这把交椅，就得承担这份责任。孔子曰：仁者不忧，智者不惑，勇者不惧。护理部主任要敢于承担风险，要有胆略、气魄、意志、勇气，敢于担当。勇于面对压力，寻求动力；勇于面对逆境，寻求突破；勇于面对变化，寻求机会；勇于面对竞争，寻求领先；勇于面对风险，寻求效益；勇于承担责任，寻求成功。

故事与感悟

诸葛亮的胆识

三国时期，当刘备"三顾茅庐"时，年仅27岁的诸葛亮随即提出了以联吴抗曹为中心内容的"隆中对策"，显示了他的胆量与卓识；当曹操大军压境，为了联合孙权抗曹，他只身一人赴东吴，舌战群儒，表现出政治家的巨大胆识，并最终赢得了赤壁之战的胜利。刘备去世以后，诸葛亮受托辅政，为了完成统一大业，他亲自率军南征，遇到益州少数民族首领孟获的顽强抵抗。诸葛亮对孟获采取"攻心为上"的策略，七擒七纵，终于使之折服。孟获感动地对诸葛亮说："丞相天威，南人不复叛也。"诸葛亮若无过人的胆识，敢于对孟获采取上述决策，岂能使之就范？

感悟：决策力的高低取决于领导者的价值取向、信息量、经验、胆识、性格等多方面的因素。善于用人、集思广益、有胆有识，方能做出正确决策。

护理部主任决策时的胆识素质，亦即决策学上所谓决策者的大智与大勇。大智表现为有学有识，不但能把握事物的运动规律，而且善于运用这些规律去正确预见未来；大勇表现为临机果断、沉着冷静、遇事不慌，它源于决策者的大智。在为医院护理争取更大利益的同时，要注重规避医院护理风险，要避免盲目决策或遇事犹豫不决，贻误时机，更不能因为怕担责任而不敢决策。

2. 决策需要有将有卒　高未必贤，下未必愚。领导力不是领导者的专利，每一个员工身上都有领导力，这是"新领导力"的观点。在决策时要注重每个人的作用。护士就好比是运动员，冲锋陷阵，去拿锦标，而护理部主任充其量是一个教练员，而且教练员有时退得很远，只在需要帮助的时候去帮助，更多的时候是站在幕后，潜移默化地施加影响。过去常说"火车跑得快，全靠车头带"，现在看来这句话并不全面，火车已经连续几次提速，高铁、动车不仅火车头有马力，每节车厢也有动力，动力是分散的。火车跑得快，既靠车头带，也靠车厢带，靠自己带，每个人都有动力，都有活力，都有领导力。一个医院的护理搞得好，光靠护理部主任是不行的，要靠中层的护士长，要靠基层的每一位普通护士。

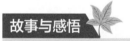

这位护理部主任的做法对吗？

一个护士长向护理部主任请示："我科新护士小黄和护师小李总是闹别扭，您说怎么办？"主任回答道："这样啊，那就是小黄不对啊。你要告诉小黄，要尊重老护士；还有小李也不对，要让她好好想一想怎么带年轻护士。"其实，这位主任说的都对。但是，在这种管理情境下，却犯了一个错误。

这个护士长的问题应由她提出办法来解决，该主任习惯性地替护士长做了决策。所以当这种领导人的部下不用动脑筋，有了困难就查护理部主任这本"大字典"就可以了。久而久之，势必导致下属的"低能"。

感悟：对下属不能只教具体做法，应予以管理方法的指导，才有利于下属快速成长。

3. 决策需要有智有谋　学习和掌握决策理论，在决策过程中，就能根据有关的原理、原则与方法，去研究问题，大胆作出决策。

（1）两步决策法避免"最优"决策：最优决策就是十全十美的决策，从理论上是错的，实践上也行不通。如果在决策时追求完美，就可能左右摇摆，迟疑不决。可用两步决策法来解决。第一次决策不理想，用第二步决策去弥补，分步决策、分几次决策，用多次决策代替一次决策，用次优就是九全九美、八全八美去代替最优决策。一代领袖邓小平，让沿海一部分人先富起来，再发展中西部，再振兴东北，分三步甚至四步走，几步合起来就能够达到决策的目的。"布里丹选择"是试图用一个决策解决所有问题，这做不到。用多次决策分开解决一个问题，就可以避免布里丹的"最优"选择。

寓言与道理

布里丹选择——饿死的驴子

丹麦作家布里丹曾写过一个故事，说有一个驴子肚子饿了，到野外去找吃的，发现左边的草颜色很好，绿油油的，但是数量少，吃不饱。它就跑到了右边，右边的草数量挺多的，可是都是干草，它又犹豫，结果又跑到另外一边。到了另外一边又觉得这味道不行，还不如刚才那一堆。后来发现味道行但品种不好，来回折腾、奔波、犹豫，花去时间、花去成本，最后饿死途中。

决策理论家西蒙认为这种现象类似于领导人的决策，由于犹豫不决耽误了很多时间，西蒙把它上升为一种普遍的概念，叫布里丹选择。

寓意：领导人如果在决策时犯"布里丹选择"的错误，追求理想完美，结果则可能一事无成。

（2）排序决策法避免"最乱"决策：要避免布里丹的"最乱选择"，可行的做法是排优先序，按照重要性、按照价值去排序。斯坦福大学培训经理人的课程里有一个例子，茫茫大海之上有一叶独木舟，独木舟上坐着一位经理，发现左边 5 米处自己年迈的母亲落水了，右边 5 米处自己的太太落水了，旁边 5 米处自己的孩子也落水了，这三个人距离一样远，感情血缘距离一样亲，可船很小只能救一个。1 000 份问卷结果：660 个答案救孩子，330 个救太太，只有 10 个人救母亲。为什么？一个美国经理说，我们要面向未来，未来要靠年轻人去创造建设，年轻人最有价值，只能救一个就救孩子。这时的决策就是在排序，在按照价值取向排序。排序需要冷静甚至冷酷，要理智地决定哪件事重要，先办哪一件。

（3）把握良机法避免"最慢"决策：世界在提速，且速度越来越快。今日的世界已经不是大鱼吃小鱼，而是快鱼吃慢鱼，在现实中往往有些天赐良机稍纵即逝，犹豫不决就可能丧失机遇。所以决策一定要及时、果断，当机立断，抓住机遇。护理部主任收集信息要快，加工信息要快，看准良机之后，就必须及时做出决策，只有这样才能够赢得时机，错过时机，再周密的决策也是徒劳无功的。

（4）差异决策法避免"最佳"决策：快鱼吃慢鱼，强调速度的重要性，就是说只有跑得比同行快才能赢。引申到医院，亦是如此。对于资源充裕的大医院来说，可以急起直追，但是中小医院往往做不到，大医院在前面跑，小医院再努力也追不上。所以对于中小医院来说，急起直追是最吃力、最不见效的决策。在市场竞争上，真正明智的战略是动态优势观，"聪明鱼吃笨蛋鱼"，要根据本单位的优势来制定差异化的决策。

四、协调力，驾驭全局筑和谐

很多时候，护理部主任会感觉很累，管人太累了，做事太累了……很烦恼，有时甚至不想干了。累和烦恼从何而来？源于压力。但是，有压力就一定烦恼吗？如果是，那么世界上最有成就的领导人早就被压得喘不过气来了。高明的领导者，善于组织协调、合理分工，能充分发挥团队成员的作用，自己并不烦恼也不累。因此，有人说"君逸臣劳则国兴，君劳臣逸则国衰"。由此可见，是压力大加上协调力不足，才产生烦恼。由此得出公式：烦恼＝压力÷协调力。作为护理部主任，公式中的"压力"客观存在，要想减轻烦恼，就必须提升自己的协调力。

单打独斗的时代已经过去，我们需要一个高效的团队来创造卓越的佳绩。一个人没有团队精神将难成大事；一个集体没有团队精神将成为一盘散沙；一个民族没有团队精神将难以强大。护理部主任作为护理队伍中承上启下的引领者，必须善于协调，善于倾听、善于沟通、善于接纳，博众家之长补己之短，使自己的团队不断迈向卓越。

寓言与道理

狮子与狼

一只狮子和一只狼同时发现一只小鹿，于是商量好共同去捕捉那只小鹿，它俩起初合作良好，当狼把小鹿扑倒时，狮子便上前一口把小鹿咬死，但这时狮子起了贪念，不想和狼平分这头小鹿，于是想把狼也咬死，但狼拼命抵抗，最终狼被咬死了，狮子也遍体鳞伤无法享受美味。

寓意：彼此的良好协作是成功的基本保证，单打独斗只能两败俱伤。

（一）协调力概述

1. 何谓协调力　协调是指领导者为实现组织目标,而运用各种措施和方法,使其所领导的组织同外部环境,以及组织中的各个部分和组成人员协同一致,相互配合,以便高效率地实现组织目标的行为。协调力,是化解矛盾的能力,是聚分力为合力的能力,是变消极因素为积极因素的能力,是充分调动人的积极性的能力。协调艺术是现代领导者实现有效领导的重要前提和保障。护理管理中的协调是护理部主任运用自己的权力、威信以及各种管理技巧,把护理系统中的各种资源、各种关系、各个层次、各个环节、各个因素整合起来,形成组织合力,使之相互配合、相互适应,实现护理组织目标,取得管理绩效。

2. 协调力的重要性　个人的力量总是有限的。护理团队的整体效应既取决于团队成员个体素质的高低,也取决于团队整体协调运转的程度。作为护理领导班子的核心、护理团队的一把手护理部主任在集体领导中发挥着多方面的作用,包括不可忽视的协调作用。护理管理活动涉及的人际关系非常复杂,有上下级关系、同事关系、部门之间关系、医护关系、护患关系等,因此,协调力是护理部主任必须具备的基本能力。

经验与教训

不解→了解→理解→迎刃而解

某医院,一位有着研究生学历、工作敬业、护理科研成果颇丰的年轻护士长,经过竞争上岗,当上了护理部主任。医院领导认为,凭她的工作热情和学术水平,一定能带出一个优秀护理团队,她也认为自己一定能把医院护理工作抓上去。

然而,事与愿违,虽然干得很辛苦,但许多护士还是不买她的"账",她觉得十分不解。苦恼之余的她在看了许多管理书后幡然醒悟,自己把工作做到极致可谓优秀,但这不是"领导"。我只是自己卖力干,没有真正融入这个大集体,没有了解何来理解?没有理解何来支持?此后她主动走进护士,与她们沟通交流,了解她们的所思所想,深入地了解与沟通增强了彼此的情感,随后在管理中她运用各种激励方式,特别注重公平与公正激励,许多管理难题迎刃而解,护理团队面貌焕然一新,护理质量迈上新台阶。

实践证明,团队能否做到关系顺畅、心情舒畅,在很大程度上取决于一把手的协调作用。护理部主任只有提高沟通协调艺术，才能充分发挥护理组织内各要素的作用，产生"系统放大"效应，提高护理组织的整体功能。

（二）护理部主任的协调工作

1. 科学合理分工，适当授权　分工合理化是彰显护理部主任统筹水平、增强凝聚力的重要前提。合理得当的分工，不仅有利于巩固团结，而且有利于强化核心领导、提升工作绩效。护理部主任应把护理部的职责、权限合理分解、划定，然后按照团队成员的工作能力、专业特长、性格特点等因素，进行分派、授权。按能派事，合理分工，并让下属明确自己的分工，避免因分工不清导致的矛盾。

故事与感悟

短四寸的裤子——分工不明的结果

小宏明天要参加升旗仪式，可是校服裤子长了两寸。吃晚饭的时候，趁奶奶、妈妈和嫂子都在场，小宏把裤子长两寸的事说了一下，饭桌上大家都没有反应。饭后大家都去忙自己的事，这件事情就没有再被提起。妈妈睡得比较晚，临睡前想起儿子明天要穿的裤子还长两寸，于是就悄悄地把裤子剪短缝好放回原处。半夜里，狂风大作，把嫂子惊醒，猛然想小叔子裤子长两寸，自己辈分最小，怎么说也得自己去做了，于是披衣起床将裤子处理好才又安然入睡。老奶奶觉轻，每天一大早醒来给小孙子做早饭上学，趁水未开的时候也想起孙子的裤子长两寸，马上快刀斩乱麻。最后小宏只好穿着短四寸的裤子去参加升旗仪式了。

感悟：彼此的沟通协调极为重要，只有有效地沟通协调方能保证目标的一致性。

护理部主任必须坚持"有所为有所不为"，在合理分工基础上的运用授权艺术，让每一个下属真正有职有权，在其位能谋其政，放开手脚大胆工作。这是一把手平衡下属（尤其是副职）心理，维系和发展组织成员相互间关系和整体关系，调动和发挥整体效能的基础。

授权的另一功效是"让别人替自己操心"。一位护理部主任深有感触地说，办医院靠的是人才，在护理专业中，有许多人才是非常优秀的，所以护理部主任不要整天想自己怎么把事情都做好，而要琢磨如何把事情让最合适的人去干。

授权的关键是协调好权力和责任的统一。护理部主任在向下属授权时，既要界定好相关工作的权限范围，给下属足够的信息和支持，也要界定好它的责任范围，让被授权的下属能够在拥有权限的同时，可以独立负责和相互沟通，这样才不会出现管理上的混乱。比如某三甲医院，护理部主任把两位总护士长放到离医院较远的分院去独当一面，负责该院区的护理管理工作。两位总护士长在享受充分授权的同时，也接受着严峻的业绩考验。

2. 协调各方关系，驾驭全局　护理部主任应协调好各方关系，提高驾驭全局的能力，重点是处理好以下三个方面的关系。

（1）正确处理对上与对下的关系，做到既服从上级，又关照下级。对上负责是确保政令畅通的必需，而对下负责则是从实际出发的需要，两者不可偏颇。从根本上讲，对上负责与对下负责是一致的，但由于护理管理情境的复杂，涉及具体问题也会出现矛盾。比如开展优质护理示范工程时，上级要求由护士承担患者的生活照料性护理，但下面真正实施起来有许多困难和问题。因此，一要防止把上级精神简单化，不把时效性要求当成即刻性要求，不把区域性要求当成全局性要求；二要防止掌握实际情况简单化，不把个别情况当成普遍情况，不把少数消极观点当成群众普遍意见；三要防止落实工作简单化，少当"传话筒"，多想具体办法；少搞"一刀切"，多抓不同试点。总之要正确领会上级意图，创造性地开展工作。

（2）正确处理局部与全局的关系，做到既重视局部，又顾全大局。局部与全局，犹如器官之于人、部件之于机器、砖瓦之于楼房，两者应该是统一的、相互依存的关系。但是在实际管理活动中，有时会自觉不自觉地把局部与全局对立起来，或片面强调局部的重要性，或无条件服从大局，这样就容易使局部的发展游离于全局之外。作为护理部主任，要重视护理系统的局部利益，发挥局部效应；同时要有大局意识、责任意识，以自身的发展为全局作出贡献。

（3）正确处理民主与集中的关系，做到既防止主观，又富有主见。在实际工作中，护理部主任有时为了"民主"，正确的不敢坚持，错误的不敢反对，随波逐流地附和多数。这样，必然使"集中"降低质量，甚至造成决策失误。因此，管理者既不能独断专行，又要有主见，敢于坚持原则，以高度的责任感把握集体领导的决策过程。因此，一要把情况摸透，不随意决策；二要把工作做细，不轻率决策；三要把程序走全，不仓促决策。应该注意，在执行上级命令指示、硬性规定等问题上要做到令行禁止，绝不能"过分民主化"，如上级批示抽组医疗队奔赴灾区，不可以任何理由违令。

3. 巧妙处理矛盾，解决冲突　护理管理实践中发生意见分歧、争论、冲突是难免的。冲突可能影响团结，危害护理组织绩效，良好的协调能有效减少矛盾，化解冲突，提高管理效果。护理部主任在确定其协调策略时，主要考虑如下两个问题："在我说出我的论点时，我要保持多大的弹性，应不应该坚持原有的立场？""我要和那些持不同意见的人，维持什么程度的互动，建立什么样的人际关系？"这些考虑的不同组合，就形成了 9 种解决矛盾、化解冲突的策略（图 3-3）。

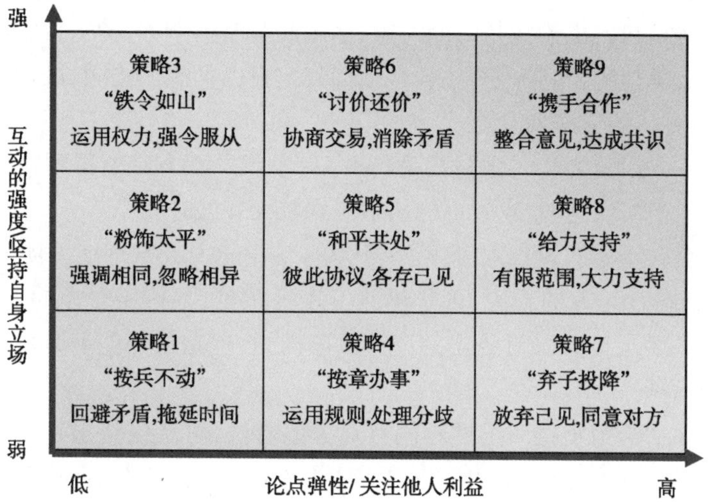

图 3-3　处理冲突的九种策略

策略 1. "按兵不动"：维持现状，不采取任何行动。这种策略只能暂时使用，不是一个最终的解决办法。当需要时间搜集更多资料、争取更多支持，或是暂时没有精力来处理这件事情时，可以考虑使用此策略。例如，某外科护士长是老资格护士长，但是她不注重知识更新，仅凭经验进行管理，科室护理管理问题颇多。护理部主任决定暂不采取措施，因为再过 3 个月，该护士长就要退休了，等她的继任上任后，再建议她如何提升工作质量。

策略 2. "粉饰太平"：通过强调共同点、淡化差异点的方式，来"推销"观点。当自己思路很清晰，但缺乏决策者支持时，或是没有时间、精力组织长时间讨论时，可以运用这个策略。例如，护理部主任有一个大刀阔斧的绩效津贴分配方案改革，因涉及共同利益，护士们意见分歧较大，考虑到队伍稳定问题，主任决定暂不全面推行改革计划，先推行已达成共识的部分举措。

策略 3. "铁令如山"：运用权力和影响力，使他人服从自己意见。当管理者对事情有绝对把握，别人的意见不太可能改变时；当任务重要非做不可时；

或是事情没有重要到需要讨论时可用此策略。如本地暴发疫情，需要紧急从几个科室抽调护士组建医疗队，此时则不管护士长是否同意，都必须服从。

策略4. "按章办事"：以客观的规定或准则（如抽签、测验等）作为处理不同意见的基础。当决定的过程比结果更重要时应采用此策略。例如，小林和小江都很优秀，提拔谁做新一任的护士长呢？大家意见不一。护理部采用了让护士民主投票选举的方式。

策略5. "和平共处"：在不违反原则的前提下，各执己见，各行其是。当争议双方都坚信自己的想法是对的时候，适用此策略。例如，护士长们对两种护士排班方法争执不下，护理部主任："你们先按自己的想法去做，试行3个月之后，再看哪种排班方法最合适。"

策略6. "讨价还价"：通过协商，使存有争议的双方都能得到自己所希望的。适用于当协议达成，双方都能从中得到较大好处时。

策略7. "弃子投降"：如果相信对方的专业能力或管理能力明显高于自己，即使不同意对方的看法，可是仍然不表示意见，并按照对方的意见去做。例如，"我不赞成院长最近提出的一个改革构想，但是估计他不会接受我的建议，还是不说吧。"

策略8. "给力支持"：虽然不同意对方的看法，可是仍然愿意在一定限度之内，支持并鼓励对方。适用于当对方能力不错但缺乏自信，而你又希望能帮助他时。例："如果是我，我不会以这种方法来管理患者陪护，既然你们花了这么多精力，我还是同意让你们做做看，1个月之后，看成效如何，再作决定吧。"

策略9. "携手合作"：当事情非常重要，所有参与者都值得信任，且有充裕时间可以互相沟通意见时，可通过充分坦诚地交换意见，将所有参与者的意见系统地整合在一起。

寓言与道理

鱼，渔，余

从前，有两只饥饿的猫得到了猫王的恩赐：一根鱼竿和一篓鲜活硕大的鱼。白猫要了一篓鱼，黑猫要了一根鱼竿，然后就分道扬镳了。白猫在原地用干柴搭起篝火煮起了鱼，转瞬间，狼吞虎咽连鱼带汤吃了个精光。不久，便饿死在空空的鱼篓旁。黑猫则提着鱼竿继续忍饥挨饿，一步一步艰难地向海边走去，可当他刚看到远处那片蔚蓝色的海洋，最后的一点力气也使完了。

同时有两只饥饿的猫,也得到了猫王恩赐的一根鱼竿和一篓鱼。但它们没有各奔东西,而是商定共同去找寻大海,它俩每次只煮一条鱼分着吃,经过了遥远的跋涉,终于来到了海边,开始了捕鱼为生的日子,每天都有富余的鱼,再也不用挨饿了。

寓意:合作才能生存,合作是发展的前提,通力合作才能共同走向成功。

(三)打造护理部主任的协调力

1. 大局为重,平等协商 时代不同了,过去那种"命令和控制"型的护理管理,很难在纷繁复杂的环境中生存。要坚持平等性原则,着眼大局,互利互让,多做换位思考,多考虑对方的实际情况和具体困难,做到相互沟通,相互理解,相互支持。

2. 求同存异,疏导平衡 护理部主任在做协调工作时,关键是求同存异,要客观全面地分析各方面的情况,找准各方都认可、事关全局的共同点,找准冲突的关键所在,采取恰当的方式,有的放矢地进行疏导融通,促使各方统一思想,达成共识。

3. 刚柔相济,情理兼顾 要适时有效地运用协商调解与指令制约这两种职能。在意见不一的复杂情况下,护理部主任要坚持原则,果断坚定;同时,要进行思想疏导,尽量协商调解,动之以情,晓之以理,明之以义,做到刚柔相济。这也是领导者权力影响力和非权力影响力综合作用的统一。

4. 言语委婉,巧用技巧 协调的成败及功效大小,往往取决于语言艺术的水平。以同理心沟通,要让协调对象畅所欲言,耐心倾听;可用适当自责技巧,以平衡协调对象的心理。

故事与感悟

和尚自责——认输未必输

山上有两座庙,甲庙的和尚经常吵架,互相敌视,生活痛苦;乙庙的和尚却一团和气,个个笑容满面,生活快乐。于是,甲庙的住持便好奇地前来请教乙庙的小和尚:"你们为什么能让庙里总是保持愉快的气氛呢?"小和尚回答:"因为我们经常做错事。"

甲庙住持正感疑惑时,忽见一名和尚匆匆由外归来,走进大厅时不慎滑了一跤,正在拖地的和尚立刻跑过去,扶起他说:"都是我的错,把地擦得太湿了!"站在大门口的和尚,也跟着进来懊恼地说:"都是我的错,没告诉你大厅正在擦地。"被扶起的和尚则愧疚自责地说:"不!不!是我的错,都怪我自己太不小心了!"前来请教的甲庙住持看了这一幕,心领神会,他已经知道答案了。

感悟:不善抱怨,善于"舍得"、善于"责己",方能得道多助,营造和谐。

护理部主任在对上协调时,要认同、尊重和服从上级,以争取获得更多的帮助和支持;对下协调时要亲和、耐心,注意运用表扬激励技巧,善于倾听下属的意见,多做正面启迪;在平行协调时注意语言温和,平等相处,语气婉转,民主而不独断,信任而不猜疑,补台而不拆台,用情感打动对方。

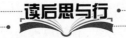

读后思与行

📖 边读边悟

1. 护理组织的成败往往取决于组织的高层领导——护理部主任。领导力是护理部主任的核心能力,领导力的本质是影响力。

2. 护理部主任要提升自己的领导力,首先要培养建立在科学基础上的前瞻力,要科学预测,放眼未来;拓宽视野,把握全局;见微知著,善抓苗头;把握分寸,留有余地。

3. 在充分预见的前提下,护理部主任要敢于决策,定方向、定路线、定规则,然后带领大家去执行;决策确定了以后,可能意见不一致,就需要沟通协调、激励调动、凝聚团结,这些力的叠加,就形成了领导力。

4. 护理部主任的前瞻力、决策力,能指引护理组织正确的目标和方向;其协调力、凝聚力则能把组织成员拧成一股绳,形成凝聚力、产生爆发力,凸显出团队优势。

📖 边读边想

1. 作为护理部主任,您如何提升护理管理领导力?

2. 总结过去的决策，思考你的决策是否做到了高瞻远瞩？

3. 当下属意见不一时，您如何协调您的团队？

4. 思考下列问题，测测自己的协调力：

（1）请讲一个您和其他部门因工作协调而发生冲突的经历。问题是怎样解决的？您在解决这个问题中起了什么作用？

（2）假设护理部有 7 个人，7 人中有 3 人相处不好，这种局面正在危及护理部的工作效率，您能想出什么方法解决这个问题？

（3）在解决矛盾方面有哪些经验？这些经验和技巧对您提高管理水平有什么作用？

（4）讲述一个这样的经历：您和院领导在解决某问题上有不同看法，您是怎样解决这一分歧的？

（5）用什么方法来维持您和下属护士的强有力关系？

（6）假如为了完成某项工作，您需要另一个部门提供十分重要的信息；但另一个部门认为，为护理部收集信息不是他们的任务。您该怎样解决这个问题？

（7）假设护士不喜欢某个变革，但是根据上级要求，这个变革还是要推出，您用什么方法说服护士？

（8）说说您工作中遇到的最常见的矛盾和冲突。您用什么方法来解决？

📖 边读边练

1. 请判断以下说法是否正确：

A. 作为一般护士，努力很重要；但当管理者，借力才是最重要的。（　　　）

B. "君子生非异也，善假于物也。"一个好的护理部主任，就像一个好的帆船手，在顺风和逆风中都可以行船。（　　　）

C. 当一个人从护理专家成为护理部主任之后，其核心能力从专业能力变成了用人能力。（　　　）

D. 如果离开了护理部主任，医院护理就不能正常运转，说明这位主任是一位成功的领导人。（　　　）

E. 没有正确的决策，执行力越好，犯的错误就越大、越严重。（　　　）

2. 医院经过层层筛选、竞聘答辩，一批年轻的优秀护士脱颖而出被提拔到护士长岗位，到岗 3 个月后考核，护理部李主任惊讶地发现：有几位曾经非常优秀的护士在担任护士长后却举步维艰，工作难以推进……。问题的症结在哪？李主任应该怎样做？

　　3. 某日,一位护士长来到护理部张主任办公室汇报工作,言谈中多次提到自己科里护士中有两个"刺头"很难管,科室护理质量受影响主要是她俩"作怪",并说:"如果能将她俩调整到其他科室,余下的护士都很听话,保证能把科室的护理工作抓出优秀业绩……"真的是那两位"刺头"护士影响了该科护理质量吗? 张主任会将那两位"刺头"护士调走吗?

📖 先读后考

　　说说事:某医院一位优秀护士长走上了护理部主任岗位,上任伊始,充满活力的她便大刀阔斧地进行改革,摒弃了许多她认为"陈旧"的管理方法,制定了许多新的规章制度,不断地对人员进行调整,不断地开会布置任务。每次会上她都不断发出指示,提出要求,她废寝忘食、事必躬亲,她每天总是忙碌不已、疲惫不堪,很难有笑容浮现,因她太累了。可是,她发现尽管自己很努力地大胆创新管理,但工作却推进缓慢,为此她感到非常困惑。应该说,这位主任在自己的岗位上尽心尽力了。但令人遗憾的是,她的部属们都不认可她,护士长们多数都不拥戴她,到年终测评时,许多人给她投票"不称职"。为此,她痛苦不已,她茫然了。她扪心自问:"我是怎么了? 我只想抓好工作、我没有私心,也没有得罪任何人,为什么大家不认可我?"

　　考考您:

　　1. 该主任的领导力强吗?

　　2. 她的领导方式出现了什么问题?

　　3. 她所领导的团队凝聚力为什么没有形成?

　　参考答案:

　　1. 该主任领导力欠缺　具体表现在:一是缺乏领导感召力:她一味地改革创新,却忽视了与团队成员的交流,没有达成共同愿景,因而不被拥戴;二是缺乏领导影响力:在领导威信尚未建立起来时,非权力因素的领导魅力对团队成员的影响很大,她却急于用权力因素去抓工作,反而适得其反;三是缺乏领导控制力:确立的团队价值观就要使所有成员接受这些价值观,制定规章制度等规范并通过法定力量保证组织成员遵守这些规范。如果团队成员没有相同的价值观,就会互为抵触,规范难以落实,领导意图就难以贯彻执行。

　　2. 该主任领导方式欠缺　现代管理理念提倡领导者在管理上"内方外圆"。方是原则、圆是通达。可上任伊始,她只想到"大刀阔斧"地大干一场,缺少亲和力,缺少与部属的沟通,缺少沟通必然缺乏对团队成员及实际工作的了解。了解产生理解,理解带来支持,正因如此,她没有得到下属的支持与拥戴。

3. 团队凝聚力没有形成的原因 ①误认为岗位就是权力，就能发号施令，忽视了人格魅力型非权力影响力的重要性；②对部属缺乏真诚沟通和彼此了解；③工作中"单打独斗"往前冲，忽视了引领部属共同迈进，枉有满腔热情却陷入不被理解的"孤立"境遇；④缺乏人本管理，没有激励效应。只关心工作是否推进，却忽视部属的感受和护士的成长；⑤不善于授权，工作中凡事事必躬亲，反而压抑了部属的积极性。

（史瑞芬）

第四讲

您须将"心动"付诸行动：获取绩效的执行力

开卷有益

听《"两弹一星"组歌》之"一声令下"

在中国人民解放军建军 95 周年之际，由酒泉卫星发射中心牵头创演的《"两弹一星"组歌》在线直播，迅速引起广泛关注。

20 世纪 50~60 年代，中国面对严峻的国际形势，以毛泽东同志为核心的第一代党中央领导集体，根据当时的国际形势，为了保卫国家安全、维护世界和平，果断地作出了独立自主研制"两弹一星"的战略决策。随着党中央一声令下，大批优秀的科技工作者，包括许多在国外已经有杰出成就的科学家，怀着对新中国的满腔热爱，响应党和国家的召唤，义无反顾地投身到这一神圣而伟大的事业中来。他们和参与"两弹一星"研制工作的广大干部、工人、解放军指战员一起，在当时国家经济、技术基础薄弱和工作条件十分艰苦的情况下，自力更生，发奋图强，依靠自己的力量，突破了核弹、导弹和人造卫星等尖端技术，取得了举世瞩目的辉煌成就。

"望苍天，云低浅；风起云涌，强敌伺环；看神州，大地暗；百废待兴，重整河山。毛主席一声令下铸星箭，造卫星，造火箭，还要原子弹保家园。苦咸水，沙拌饭；战风沙，斗严寒；大漠深处起烽烟，祖国强大心里甜，誓让那共和国挺起腰杆！"这就是在理想信念支撑下的强大执行力，这也是中国航天人无坚不摧、无往不胜的秘诀之一。

如今，时代不断赋予执行力以崭新的意义，医院、医护人员的执行力又因其行业的特殊性被赋予更加丰富的内涵。作为一名护理部主任，您曾因组织成员的执行力不佳而困扰过吗？本讲将阐述执行力的基本知识，与您一起分析执行力不佳的原因，以及如何提升组织的执行力。愿本讲所述的执行力理论，能够帮助您成为一个高效执行的人，并带出一个高效执行的团队。

一、重执行，打造核心竞争力

《把信送给加西亚》，一本风靡全球、流传百年的小说，一个情节简单如白纸的故事。故事说的是 1898 年，美西战争爆发，时任美国总统威廉·麦金莱（William McKinley）必须马上与反抗军的首领加西亚取得联络，尽快得到他的合作。加西亚在古巴的大山里——没有人知道他的确切位置。有人对总统说："如果有人能找到加西亚的话，那么这个人一定是罗文。"于是总统把年轻的罗文中尉找来，交给他一封写给加西亚的信。罗文接到任务，既不问加西亚到底在哪里，也没要求提供任何条件，经历千难万险，终于把信送给加西亚，出色地完成了总统交给的任务，为打败侵略者立下了卓越功勋。毫无疑问，震撼人们心灵的，不是罗文中尉的军事才能，而是他超强的执行力。

（一）何为执行力

1. 执行力的概念　执行力的研究，起源于公共管理领域，2002 年，美国学者拉里·博西迪（Larry Bossidy）和拉姆·查兰（Ram Charan）出版了执行力理论奠基性著作《执行：如何完成任务的学问》。该书从不同的角度给出了执行的定义，从原因追溯的角度，执行是目标与结果之间的桥梁，是企业领导层希望达到的目标和组织实现该目标实际能力之间的差距；从意义层面，执行不是简单的战术，而是一套通过提出问题、分析问题、采取行动的方式来实现目标的系统流程；从功能角度，执行是一门要求对企业现状、行业环境及员工心理有着综合理解并将战略与实际、人员与流程相结合，以实现预定目标的学问。

执行力理论提出之后，迅速成为学术界、企业界关注的焦点。不同行业的不同企业家和学者从不同角度对执行力给予了不同的解读和延伸。执行力的概念和内涵随着时代的发展不断丰富、不断发展。

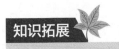 知识拓展

企业家、学者谈执行力

通用电气 GE 的前任 CEO 杰克·韦尔奇认为,执行力是一种专门的、独特的技能,它意味着一个人要知道怎样把决定付诸行动,并继续向前推进,最终完成目标,其中还要经历阻力、混乱或者意外的干扰;从文化层面,韦尔奇认为执行就是消灭妨碍执行的官僚文化。

美国战略管理学教授迈克尔·希特认为,执行是一种具有目标指向和结果导向的活动,执行力是执行的能力,而能力则是对资源的有效整合。

戴尔的创办人迈克尔·戴尔认为执行力就是在每一阶段、每一环节都力求完美,切实执行。

中国著名企业家、联想的创始人柳传志先生认为执行力就是任用会执行的人。

上海交通大学国际领导力研究所所长、培训大师余世维认为执行力就是保质保量完成自己的工作和任务的能力。

有学者提出了执行力公式:执行力 = 执行意愿 × (执行能力 + 执行策略)。与执行能力和执行策略相比,执行意愿时常会发挥更大的作用。

2. 执行力的分类　执行力分为个人执行力和组织执行力(或称为团队执行力)。个人执行力是指个人把管理者的命令和想法变成行动,通过行动达成结果,按时保质保量完成任务的能力。组织执行力是指组织在预定的时间内把战略决策转化为效益和成果的能力。组织执行力是一项系统工程。个人执行力是组织执行力的基础,但个人执行力的强弱并不能完全决定组织的执行力。组织执行力可以通过组织架构、组织文化、组织制度等影响个人执行力。

(二) 执行力是核心竞争力

美国 ABB 公司原董事长珀西·巴尼维克(Percy Bamevik)说,"一位经理人的成功,5% 在战略,95% 在执行。"中国台湾著名学者汤明哲指出,一家企业的成功,30% 靠策略,40% 靠执行力,30% 靠运气。大量的实践案例证明,很多组织都有很好的思路、周密的规划,甚至有一套全面的设计,但是唯一欠缺的是执行,无法踏踏实实地落实,因而导致了战略的失败。研究和实践均已表明,执行力作为组织的核心竞争力,决定着组织的成败。正如平安保险董事

长马明哲所说:"企业的核心竞争力就在于它的执行力,没有执行力就没有核心竞争力。关于核心竞争力,我们可以提两个问题,一是什么是核心竞争力;二是核心竞争力靠什么来保障,答案就是执行力。"医疗事业的特殊性决定了医院是一种特殊的组织机构,医院的执行力不仅决定着医院自身的兴衰成败,在公共卫生事件中,大型公立医院的执行力更在很大程度上影响着国家层面的战斗力。要提升竞争力和战斗力,就必须加强执行力的建设。同理,在护理管理实践中,护理组织系统的执行力就是医院的核心竞争力之一,它决定着护理服务的质量,影响着患者和社会的满意度,进而影响着医疗质量和医院机构的社会声誉。

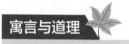

寓言与道理

谁去给猫挂铃铛

从前,有一只真抓实干的黑猫,它每天都能捉 10 多只老鼠,让老鼠们吃尽了苦头。于是,老鼠们召开研讨会共商对付黑猫的办法。有的建议加紧研制毒药,有的说干脆一齐扑上去把黑猫咬死。最后,还是老奸巨猾的鼠王提出了一个与众不同的想法:"老鼠杀猫是不可能的。如果不能杀死它,就应设法躲避它。咱们推选出一名勇士,偷偷在猫的脖子上挂个铃铛。这样一来,只要猫一动就会有响声,大家就可以提前躲起来。"老鼠们公认这是个很好的想法,高额奖金、颁发荣誉证书等办法一个又一个地提出来。但怎样执行呢? 讨论来讨论去,老鼠们也没有找到一个敢于执行这一决策的勇士。

寓意:再好的想法若不能执行,就是空想。管理者的决策再好,若无法执行,最终也无济于事。

(三) 不同的执行力

通过上述阐述,我们了解到执行力是执行并完成任务的能力和手段,而执行是把组织战略、领导决策、上级盼咐的任务付诸实践的过程,可见执行的结果取决于执行力。执行分三个层次:

最低层次:任务下达后,他们做了,但总完不成任务,而且还经常怨气冲天;或者最后勉强完成了任务,但却花了计划的几倍时间。这一层次的人缺少能力或积极的心态,影响了速度。

中间层次:任务下达后,他们做了,尽可能完成任务,但满足于"过得去就行了",敷衍了事,质量不高。这一层次的人缺少热情的态度,影响了质量。

最高层次:任务下达后,他们不做则已,要做就竭尽全力做到最好,按时完成任务,并且质量令人满意。正如神州数码的CEO郭为所言:"就是擦桌子,也要擦得比别人干净些。"这一层次的人具备了积极的心态、能力和策略,做事既有速度又有质量,任务完成得最好。他们是最好的执行者,在组织中往往获得领导的器重,自身得到较大的发展。而前两种人都是一般的执行者,在组织中难得到重用和提拔。可见执行需要积极的心态和与之匹配的能力和策略等要素。

故事与感悟

差别

A护士和B护士同时分入同一科室工作。一段时间后,A护士被排班独立护理病人,而B护士仍需在高年资护士指导下工作。B护士到护士长那里询问原因并要求独立值班。护士长听完她的抱怨后说"你们俩分别去巡视一下做完栓塞手术的3床患者。"B护士两分钟就巡视完回来向护士长汇报说,"患者血压90/60mmHg,心率112次/min,呼吸18次/min,患者腹股沟处敷料无渗血渗液,足背动脉搏动良好,未述不适。""患者术前基础血压多少?"护士长问。B护士赶快又跑到电脑上查看术前血压,然后回来告诉护士长说术前血压收缩压在130mmHg左右。"心率呢?"B护士再次跑到电脑上查看。"好吧",护士长对她说,"现在请你听听A护士怎么说。"A护士30min左右回来了,向护士长汇报说,"患者血压90/60mmHg,心率112次/min,呼吸18次/min,腹股沟处敷料无渗血渗液,足背动脉搏动良好,但是比术前弱。我查看患者术前血压在130/80mmHg左右,心率在70次/min左右,现在患者应用尼膜同静脉泵入,泵速为5ml/h;未进水、进食;术后1h尿量100ml。我立即通知了其主管医生,医生考虑血容量不足,遵医嘱降低尼膜同泵速并立即给予补液。我已给患者输入扩容药物,观察了20min,患者现在血压100/60mmHg,心率106次/min。"护士长转向B护士,说"现在你知道为什么A护士可以独立值班了吗?"

感悟:同样是执行巡视患者的指令,两人的差别在于执行过程中的主观能动性。A护士在执行力的过程中不仅发现问题还主动寻求解决问题的方法,把巡视病人的工作做到了极致,具有较高层次的执行力。

有位企业家曾这样问美国通用电气公司的前任总裁杰克·韦尔奇(Jack Welch)："我们大家知道的都一样，但为什么我们与你们的差距那么大？"他回答："你们知道了，但是我们做到了。"他一针见血地指出了"知道"与"做到"的区别。仅仅说到或知道是不够的，必须做到，而且要做到最好。

故事与感悟

打工皇帝唐骏的执行力

1997年，微软公司在日本东京的帝国饭店举行一个新产品全球首发仪式，唐骏作为主设计师，参与了接待比尔·盖茨(Bill Gates)的全过程。在首发式上，比尔·盖茨要做一个演讲。唐骏作为设计师，完全可以不管比尔·盖茨的演讲效果如何。但是唐骏的想法与众不同，他想的是如何让比尔·盖茨的演讲达到最佳效果。

为此，他研究了美国总统的演讲方式，包括他们上台之前是怎么走的，哪一种方式最好。之后，他画了一排脚印，只要比尔·盖茨沿着脚印就可以走到一个非常合适的位置，让观众感到更亲切，演讲效果更好。

不仅如此，在比尔·盖茨做演讲准备的时候，唐骏一直守在门口。想着，比尔·盖茨不懂日语，说不定有什么事情需要帮助。果然，过了一会儿，比尔·盖茨想去洗手间，但因为服务生不懂英语，他没法问清楚洗手间的位置。这时，唐骏立即走过去，用日语问清楚洗手间的位置，并为比尔·盖茨带路。同时，担心比尔·盖茨回来会迷路，就继续等候把他带回会场。

相信哪个领导都希望能有这样的员工。当然，这样的员工一定会有很大的发展。唐骏在微软从技术员到担任微软中国公司的总裁仅仅用了10年时间。由于他在微软中国公司开创了非常成功的业绩，因此获得了荣誉总裁的殊荣。

感悟：唐骏做事周全、细致，准备充分，其能力和执行力都达到了很高的水平，是管理者学习的榜样。

如果您希望有更多的机会和更大的发展，就要带领您的团队达到最高的执行境界。抱着"要做就要做到最好"的精神去做任何事情。只有具备"要做就要做到最好"的精神，才会想尽一切办法，调动所有潜能，把事情做到难以挑剔。

二、细思量,执行不力为哪般

有人说,这年头,主任、护士长都不好当。战略愿景一箩筐,执而不行算白忙,举旗呼喊无人应,独坐西风苦思量。管理者们在思考,目标管理怎么变成了"口号管理"? 为什么愈到基层,目标、制度愈不痛不痒?"组织末梢神经麻痹症"从何而来?

作为护理管理者,在护理管理中您是否遇到过这样的问题:以患者为中心的理念总有贯彻不到位的环节或时候;护理人员的服务态度总会成为患者投诉的原因……这些问题都表现出一个核心问题——执行力不佳。

(一) 困扰管理者的执行不力

研究发现,有些企业90%的战略和思想,仅仅停留在说和文本的层次,根本没有进入执行层次。目前困扰我国企业发展的原因不是技术、人才和战略,而是执行力的缺乏。

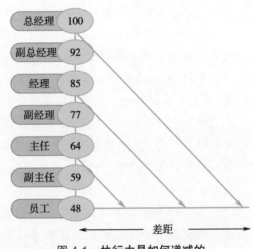

图 4-1　执行力是如何递减的

1. 执行力的递减　执行力是如何递减的? 有学者用图形象地绘出了执行力的递减过程(图4-1)。

执行力如何从100分降到48分的? 不要先问48分的员工,而应该问第一个不是100分的人,也就是第一个出现偏差的人。很多医院管理者喜欢追究底层的员工,都忘了第一个该检讨的是上层领导。应该追究高层管理者,因为高层管理者的执行力不到位,下层的执行力就会更不到位,差距是从上面开始的。

2. 不同层级人员的执行力问题　团队执行力首先是管理者的执行力,特别是最高管理者的执行力。执行力的逻辑传递顺序从最高、中层、基层管理者依次到普通护士。

(1) 高层管理者的执行力问题:高层管理者是执行系统的"大脑",其任务是执行医院发展战略,制定和执行护理发展战略,身先士卒带头干,同时要培养下属的执行力。目前高层管理者存在的主要问题是：①只决策不行动；②只授权不监督；③目标广泛，重点不明；④好高骛远，脱离实际；⑤忙于工作，轻视学习；⑥主观随意，用人不当；⑦固执己见，独断专行；⑧角色错位，越俎代庖；⑨急功近利，追求速效；⑩奖惩不公，激励乏力。

（2）中层管理者的执行力问题：中层管理者是执行系统的"脊梁"，要去协助"大脑"，执行命令到"四肢"，也就是基层员工，其主要任务是把医院的战略意图转化为行动策略。目前中层管理者存在的问题有：①只听命令，不善变通；②只派任务，不重核查；③只忙琐事，不重协调；④只重方案，不重实操；⑤只重任务，不重激励；⑥偏离重点，啥事都管；⑦角色错位，职责不清；⑧粗心大意，忽视细节；⑨追求完美，不讲速度；⑩依赖下属，缺乏行动。

（3）基层人员的执行力问题：基层人员是现场执行者，主要是执行具体任务。存在的主要问题有：①知识不够用——学而不多，用非所学；②理解不深刻——一知半解，不求甚解；③技能不熟练——似懂非懂，不懂装懂；④责任感不强——事不关己，高高挂起；⑤心态不正常——打工心态，随时跳槽；⑥习惯不够好——拖拖拉拉，对付工作；⑦意志不坚强——知难必退，遇挫就撤；⑧方法不恰当——路子不对，技巧欠缺；⑨沟通不到位——既不上报，也不交流；⑩情绪不稳定——大惊小怪，喜怒无常。

（二）护理管理中的执行不力

执行力差是当前许多医疗机构存在的普遍现象，也是护理管理中的常见问题。执行不力的表现如下：

1. 执行走样　有些护理部主任经常感到自己的好想法不能实现，例如：新的绩效考核方案开会说明了，一到下面就走样；即便按照护理部的指示去做，也还是不能达到预期结果；护士长即使签署了患者安全目标责任书，但还是会出问题；领导很无奈，下属很无辜。

2. 执行困难　决策提出后，一旦要实施，就会有无数聪明人纷纷提议：用那个方法肯定更好，这个地方还要修改一下，结果一改再改，变成了无人实施的决策。规章制度制定了很多，就是推行不下去，就算推行了也达不到预期效果。大家都认同的挂在墙上的目标、管理制度、口号或标语不能得以有效的贯彻执行。

3. 执行拖延　表面上看起来大家工作都很努力，但工作效率还是很低，例如一份科研标书布置下去 1 个月还没完成，而且没有主动反馈；护士们都在忙，但就是不出成绩。此时大部分护理部主任会认为是护士的能力或态度问题,导致执行力差。

管理层认为基层素质差,苦口婆心还是做不出满意的结果;基层认为上层很官僚,根本不知道基层想要什么。其实,如果个别护士执行力差是能力的问题,整体执行力差就是管理的问题。执行力差是现象,管理不善才是本质;执行力强是现象,有提高下属执行力的机制才是本质。

(三) 执行不力的原因分析

执行是一个科学而又复杂的系统工程,需要组织上下共同努力。组织中的多种因素都可能导致执行力不佳。

1. 决策因素 决策不清晰,使下属不知道该干什么,致使执行力不足。

决策因素是导致团队缺乏执行力的首要因素。目标确定的错误会让执行变得无所适从。有的医院没有明确的切实可行的战略发展规划,没有清晰的护理管理目标,护士得不到明确指令;也有的医院护理管理改革的举措不符合临床实际,护士无法落实;还有一些医院政策经常变,策略反复改,再加上信息沟通不畅,使护士们很茫然。这就很可能使护士的工作重点与医院脱节,医院的重要工作不能执行或完成。如果医院的战略规划方法不够科学,甚至会制约医院的健康快速发展。

经验与教训

这家医院为何错失良机

一家专科医院经过多年的积累,利用贷款和积蓄买下了一栋大楼(资本战略)。医院规模扩大后,患者却没有明显增加。这时该院院长面临两种抉择:一是在追加投入150万建立制剂室,因为对于一个中医专科医院,有了自己的制剂相当于有了挣钱的机器(经营战略),从长远考虑,对医院发展具有重要的意义。二是把这部分钱投入到广告宣传中(效益投资),以争取最短时间内增加病源。最终院长还是选择了把仅有的这部分资金投入建造制剂室,医院只能大幅度压缩广告经费。从建制剂室到生产出制剂药品,中间经过了两年最困难的时期。然而两年以后,院长突然发现:医疗广告效果和两年前已经大不相同,广告价格也普遍增加了近50%左右(市场环境发生变化),而这时候医院的患者也达到了最低点。医院错失了发展的良机,致使经营再次陷入了最低谷。

这家医院给我们的教训是,医院的战略制定之前,专门人员要进行

SWOT 分析,充分认识医院当时所处的优势和劣势,机遇和威胁,综合分析,集体讨论,才能做出科学决策。该医院没有把握当时的机遇,做出了错误的决策,导致了后续在该决策下执行的过程中经营不力的结局。可见,领导者的科学决策多么重要!关键决策决定组织的成败。

2. 培训因素　包括专业素质、心理素质等在内的基层执行者与管理者的个人素质能力是影响团队执行力的重要因素。专业素质不足,则空有热血也没有能力将工作按要求去执行;心理素质欠缺,则即便有足够的专业素质,也可能在关键环节无法发挥其专业素质能力,从而导致执行力不足。由此可见,对团队而言,培训是提升基层护士及管理者个人素质进而提高工作人员执行力的重要方法。培训不足,造成执行不力。培训不充分,在很大程度上会导致人员个人素质能力不足,致使执行力不足。

（1）护士培训不足:传统培训的缺陷是知识与技能培训单一化;传统组织的局限是未重视个人学习的组织化。成功的企业往往很注重培训,除了严格的岗前培训外,以后每年都有规定时长（如 40h/ 每年）的岗位能力提升培训。国内多数医院也有相关的培训制度,但部分医院要么因为人手紧,没有培训直接上岗,要么是培训没有针对性和实操性。如有的医院对新入职护士做励志培训和拓展训练,大家热血沸腾,但怎么当个好护士还是不知道;有的医院给低层级护士做一些专业趋势、宏观战略的培训,但是没有给护士提供专业发展的平台。很多医院在执行过程中之所以不能执行到位,就是因为很多护士,特别是在关键岗位上的护士长不能充分理解执行的众多要素。

（2）管理者培训不足:这里还有一个深层次原因,就是中高层管理者自身能力不足,自己不知道怎么干,就没法对下面的人说清楚,护理部主任说不明白,护士长也说不明白,真正执行的最基层的护士就干不明白。正是由于医院缺乏系统的执行培训,才导致了个人执行力与组织执行力无法接轨。

3. 制度因素　制度不配套,使下属不知道干好了有什么好处,致使执行力不足。

（1）缺乏有效的激励制度:有的医院缺乏有效的执行评估体系,或是评估体系缺乏合理性,形同虚设,影响了下属的执行力。古代作战时,如果一座城池久攻不下,攻城的将军会下一道命令:城破后最先冲进城的士兵可以赏银若干。重赏之下必有勇夫,士气大振,一天城破。国内医院多数也有对护士的激励措施,但是在制定激励政策时却容易犯一个错误,就是把政策制定得太过复杂,使护士很难算出来下个月自己花多少精力、达到什么结果、能拿多少奖励,这样就使激励政策的作用大打折扣。当看不到眼前的好处时自然就没有太大的兴致去做。

(2)缺乏合理的管理制度:一些医院的管理制度在制定和执行的过程中缺乏严谨性、针对性和实用性,本身就不合理,结果导致制度失去权威性和约束性。每制定一个不合理的制度,就是给执行者戴上一个枷锁,约束他们的行为,这只能增加他们的逆反心理,做事敷衍草率,使规章制度流于形式。例如一些科室规定早上7点半上班,迟到一次就重罚。这看似很有约束力,但执行效果不佳。分析原因,一方面,有的护士感觉自己被束缚得过严,心理不平衡;另一方面,交通的不确定性因素很大,可能由于堵车,即使很早出门,结果还是迟到了,护士长不忍心责罚护士。所以该项制度本身就欠合理,缺乏人性化,因此,执行难度大。不妨这样规定:迟到10min且在1个月内不超过3次则不算迟到,第4次就重罚。这样既可以很好地执行制度,护士也容易接受。

4. 管理因素 管理跟不上,使下属干好干坏一个样,致使执行力不足。

(1)缺乏科学的考核指标:对执行结果的考核指标不科学,也是国内医院管理中常犯的错误。表现在定性指标太多,诸如团队精神、创新能力、忠诚度等五花八门,这些指标的考核分带有太多的人为因素,而实际工作中又偏偏有一个现象,就是"业务能力强的人往往不太听话,干活少的人往往人缘比较好",这会造成干活少的人照样能够获得较高的综合评分,个人利益不受影响。如果医院的执行评估体系不够合理,没有被护士很好理解或与护士的实际工效不相符,评估体系就无法发挥应有的效用。

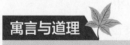

寓言与道理

驴的执行力好吗?

老虎下山视察,看到其他动物都在玩,而只有驴在拉磨。老虎顿时赞不绝口:"有这样勤奋的员工,是我们动物王国的幸事!"秘书狐狸对老虎说:"驴很勤奋没错,但是,磨上已经没有东西了,他还在拉磨,这不是制造假象吗?"老虎一看,果真如此,不禁摇头叹息。

年终大会上,驴没被评上"劳模"。驴委屈地向秘书狐狸申诉:"为什么我最勤劳、最辛苦,却年年评不上先进?"狐狸笑着说:"是啊,你拉磨的本领无人能及,可是,我们已经改用机器拉磨了。"

驴子的勤劳毋庸置疑,但它没有功劳,只有苦劳,虽然让人不便指责,却让人叹息。在职场，忙碌与否并不重要，关键是看你把工作做好了没有。

寓意：与其劳而无功地超负荷工作，不如抽时间静下来思考如何提高效率和效率。

（2）缺乏及时的跟进监督：在护理管理实践中，常常存在任务下达后缺乏跟踪监督，失察无力的情况。有的医院缺少配套的监督机制，或没有检查，或检查前紧后松，不了了之，或管理者不主动深入基层了解情况，只是听汇报，看材料。高层不重视，基层往往流于形式，忙于应付，制度或规定就难以得到有效执行。例如，护理部出台高年资护士每年写论文的规定，如果没有配套的督导考核措施，这项制度就难以贯彻落实。因此，督导考核是提升执行力的有效措施之一。不能"只要结果，不看过程"。信任固然好，监控更重要。

（3）缺乏切实的纠错责罚：在临床护理工作中，要有严格的惩罚措施，并执行到位，处罚不当或没有处罚也会影响执行力。有的护理部主任、护士长碍于情面，不想得罪人，能放一马就放一马；你好我好大家好。当罚而不罚破坏了游戏规则，"榜样的力量是无穷的"，坏榜样的危害也不可低估。

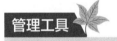 **管理工具**

护理工作中的"火炉法则"

所谓"火炉法则"，就是把"火炉"烧红，放在那里，本身不会主动烫人（警示性）；但只要有人敢于触摸，必烫无疑（必然性）；人人平等，谁摸烫谁（平等性）；而且立即处罚（及时性），没有"下不为例"。

在护理质量管理中，D护士经常在同一个问题上屡错屡犯。如在临时药物执行单上签字的问题，每次给患者用完药后都仅进行操作层面上的核对确认，未在执行单上进行签字确认，这为发生护理不良事件和纠纷造成隐患。护士长给予纠正并进行培训，但其犯错概率并没有减少。这给团队其他成员树立了"坏榜样"，给团队氛围带来了不好的影响。

之后，护士长明确要求，如果再出现类似情况，不管是谁、不管在什么情况下，都将给予相应的惩罚措施。

后来再次发现D护士未签字，护士长亲自通知其返回科室完成签字做好工作，并要求其写出整改措施，在交接班上给予全科通报批评并扣除部分当月绩效奖金。

至此全科护士在执行单上严格签字，未再出现漏签的现象。

医院的管理者决定着医院的执行力,护理部主任决定着整个护理团队的执行力,病区护士长的责罚严明决定着病区所有护士的执行力。因此,护理管理者提升团队执行力的要诀之一,就是要对落实情况常抓不懈,避免虎头蛇尾。

5. 流程因素　流程太烦琐,使下属干起来不顺畅,致使执行力不足。

如果士兵在前线打仗,后勤给养供应不上,通信中断,请求支援但是指挥部没有反应,负伤了得不到快速的救护,那士兵的执行力显然会大受影响。医院亦然,如科室要派几名护士去参加一个专项培训,护士长口头请示不行,要打报告给总护士长批,总护士长批完护理部主任批,主任批完副院长批,副院长批完院长批,结果院长出差耽误了几天,最后报告终于批下来了,但培训班已经结束了。基层护士经过几次这样的"折腾",热情被消耗,慢慢地就变得不主动做事了。其实,行政管理就是服务。护理部作为护理组织系统的行政管理部门,管理者要率先树立服务意识,以服务临床一线为中心,遇到问题,积极主动,及时处理,克服拖拉推诿或官僚作风,一定可以树立高效工作之风尚。

6. 体制因素　体制不健全,使下属执行时责任不清,致使执行力不足。

体制不健全是缺乏执行力的又一个重要因素。就像三个和尚没水吃的故事一样,体制结构不明确、不合理,"没水吃"将是无法避免的结果。一个和尚打水时,组织结构是直线职能制,既简单又高效;两个和尚抬水,你离不开我,我也离不开你,分工明确;三个和尚之所以喝不到水,是因为组织成员总认为别人不会尽力,从而导致互相推诿,执行力低,当然喝不到水。群体承担责任时,不仅要明确每个员工的角色定位,确保事事有人做,人人有事做,还要将工作细分,提出衡量个人努力程度的指标,以使考核更量化、更科学。三个和尚的故事反映了合理的执行组织体系的重要性,医院护理系统要想成为一个有执行力组织体系,就要具备合理的责权分配和明确的责任机制。如果工作任务职责分解越清晰,执行越容易。

7. 信息因素　信息不通畅,使下属执行时感到盲目,致使执行力不足。

在执行过程中,很多问题是因为信息不对称而产生的。例如在护士岗位管理的实施中,护理部主任知道很多信息,但她并没有把这些信息告诉下属,只是告知护士长,"这是上级要求的,你们赶紧按我的布置去做",但护士长却不知道为什么这样做,影响了执行。此时,主任就觉得护士长"悟性怎么这么差"。有时,情况正好相反,下属知道很多执行信息,而护理部主任却知道不多,此时,下属会觉得"主任怎么什么都不知道"。信息上下流动出现堵塞,也是执行失败的一个重要因素。

8. 文化因素　文化不认同,使下属执行时缺少凝聚力,致使执行力不足。

贯彻执行力不仅要靠方法,也要靠氛围,医院文化就是一种氛围,是一种共有的价值观,它力图通过影响执行者的意识进而改变他的心态,最终让执行者自觉改变行为。虽然有些医院已经注重医院文化建设,例如通过医院愿景、宗旨和战略规划等创造文化氛围,但是在日常医疗护理活动中,还是常常遇到贯彻落实难的问题,表现为医院员工对医院服务文化不一定完全认同,进而影响凝聚力和执行力。

现代企业是一种利益文化,讲究"以理服人",理在前,情在后;而面子文化则讲究"以情感人",情在前,理在后,人情化管理会纵容执行不力。现代企业管理讲究"大道有术"——量化管理;而含糊文化则讲究"大道无形",缺乏量化管理传统,使执行模糊不清。现代企业制度讲究的是"用人要疑,疑人可用",制度第一,能人第二;而人治社会有时则讲究"用人不疑,疑人不用";能人第一,制度第二,使执行力大打折扣。部分传统文化中的负面成分也会影响到护理团队的执行力。护理部主任要紧跟时代潮流,更新管理文化,提倡"不讲借口,只看结果"的医院文化,会大大提高团队的执行力。通过营造医院文化,建立一个能够和谐沟通、配合协作的工作氛围,以最大限度凝聚人心,统一协调护理人员的行为,朝共同的目标迈进。

三、抓落实,提升团队执行力

俗话说,苗栽不实则亡,树植不实则枯。北京同仁堂的门店也挂着这样一副对联:"炮制虽繁必不敢省人工,品味虽贵必不敢减物力。""必不敢",是因为结果的尽善尽美离不开过程的尽心尽力,抓落实岂敢少心力。

隔行不隔理。今天在工作上落而不实、抓而不紧,又怎能希冀明天苗会苗壮、树能参天呢?"一分部署,九分落实。"这能力那能力,不抓落实就是没能力;这也忙那也忙,见不到成效是瞎忙。

很多时候我们并不缺少好的蓝图、好的政策、好的计划,但执行起来却大打折扣、劳而无功,甚至事与愿违,一个重要原因就是不重视、不善于或不愿意抓落实。落实就是执行力,提升执行力重在抓落实。毫无疑问,"落实不力"是当今各类组织"执行不力"的主要原因。打造执行力,既没有"武穆遗书",也不需"葵花宝典",用下述方法,抓落实是矣。

团队执行力不是团队成员执行力的简单相加,而需要通过一套系统化的流程去实现,包括找准执行目标、打造执行团队、建立配套制度、持续及时跟进、领导率先垂范、强化责任意识、心动立即行动、操作流程合理、奖罚严明及时、创建执行文化等多方面内容。

(一) 执行力的始基——明确努力方向,找准目标

美国个人成长权威人士博恩·崔西(Brian Tracy)说:"要达成伟大的成就,最重要的秘诀在于确定你的目标,然后开始干,采取行动,朝着目标前进。"一个人最强大的力量之源,是来自由内向外自动传递出的活力,是自我控制、自我激励的动力系统。在组织管理中,提高执行力的关键是把员工内在的"动力系统"调动出来,并朝着统一的目标前进。这样才能打造出一个有活力、能够不断创新、自动解决问题的执行力系统。

故事与感悟

猎人的目标

父亲带着三个儿子到草原上猎杀野兔。在到达目的地,一切准备得当,开始行动之前,父亲向三个儿子提出了一个问题:"你看到了什么呢?"

老大回答道:"我看到了我们手里的猎枪、在草原上奔跑的野兔,还有一望无际的草原。"父亲摇摇头说:"不对。"老二的回答是:"我看到了爸爸、大哥、弟弟、猎枪、野兔,还有茫茫无际的草原。"父亲又摇摇头说:"不对。"而老三的回答只有一句话:"我只看到了野兔。"这时父亲才说:"你答对了。"有了明确的目标,才会为行动指出正确的方向,才会在实现目标的道路上少走弯路。

感悟:执行力需要一个明确目标,漫无目标或目标过多,都会阻碍前进。

1. 树立明确目标,确定执行方向　工作时间长了,容易陷入日常事务之中,忽略或忘记目标对工作的重要性。目标作为工作的力量之源,是绩效激励的标准参考,在提高执行力中发挥着基础性的作用。目标明确就是要落实各项护理质量指标。

只有当目标明确后,执行力才有了前进的方向,不同的职能部门、不同岗位的护理人员在工作中才能形成一种合力,从而更好地发挥组织团队的力量,表现出知识与技能的聚合作用,从而更好地促进目标的完成。

哈佛大学在一群智力、年龄、学历、环境等客观条件都差不多的年轻人中进行了一项关于人生目标对人生影响的跟踪调查。结果发现(表4-1),3%的

人有清晰而长远的目标；10% 的人有清晰但比较短期的目标；60% 的人目标模糊；27% 的人根本没有目标。25 年后再次对这群学生跟踪调查。结果发现，3% 的人 25 年间他们朝着一个方向不懈努力，这些人几乎都成为社会各界的成功人士；10% 的人短期目标不断实现，成为各个领域中的专业人士，大都生活在社会的中上层；60% 的人安稳地生活与工作，但都没有什么特别成绩，几乎都生活在社会的中下层；剩下 27% 的人生活没有目标，过得很不如意，并且常常抱怨他人和社会。

表 4-1　哈佛大学关于人生目标对人生影响的跟踪调查

所占比例	毕业时的人生目标状态	25 年后成就状态
27%	没有目标	社会最底层
60%	目标模糊	社会中下层
10%	有清晰但比较短期的目标	社会中上层
3%	有清晰且长期的目标	顶尖成功人士

由此可见，目标对人生成就影响很大，有目标的人终究能成就一番事业。相反，没有目标的人就没有成功可言。正如美国潜能大师伯恩·崔西所说："成功就等于目标，其他的一切都是这句话的注解。"在组织管理中，目标同样可以发挥重大作用。

2. 有效确立目标，减少执行盲目

（1）运用目标管理，正确提出目标：1954 年美国现代管理之父彼得·德鲁克（Peter F.Drucker）在《管理的实践》（*The Practiceof Management*）中提出了目标管理。目标管理是由组织中的管理者和被管理者共同参与目标制订，在工作中由员工实行自我控制并努力完成工作目标的管理方法。其特点是员工参与管理，以自我管理为中心，强调自我评价，注重成果管理。目标管理法自提出以来风靡世界，至今仍然被许多管理者采用。但是，把目标管理应用于护理管理实践时，护理部主任注意结合实际情况，制订切实可行、层次清晰的目标，切忌确定多、大、空、杂的目标，因为这样的目标无法实现。

（2）科学分解目标，力保有序执行：目标管理包括制订目标体系、组织实施和检查评价三个阶段和五个步骤。五个步骤依次为：①建立完整的目标体系；②授权、签订协议；③管理者进行过程管理；④管理者定期检查；⑤管理者对目标完成情况进行评价、奖惩；会同被管理者进行分析总结。在确定了清晰的目标之后,还要将其简化、分解,让每个人都能对该目标很好地理解、评估和执行,并最终使这些想法成为组织的共识(表4-2)。

表4-2 分解关键目标的步骤

	步骤	简述
1	确定关键目标	选定关键的目标来执行,确保目标的集中性
2	选择优先任务	按照促成结果的重要性来选择优先要做好的事项
3	进行核心规划	为优先工作任务做好关键规划
4	识别主要因素	根据核心规划来确定主要因素
5	传递执行信息	简单、扼要并系统地把执行信息传达出去
6	拟定执行路线	要对执行事项做到心中有数
7	强调现实措施	制订好现实措施
8	进入评估程序	开始绩效评估

如果没有合理分解目标和任务,没有落实到具体的人,就很难做到完美执行。因此,管理者应把工作目标和任务合理分解,确保事事有人做,人人有事做。

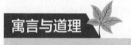
寓言与道理

小闹钟与老闹钟

一只新组装好的小闹钟放在了两只老闹钟的中间。两只老闹钟"嘀嗒嘀嗒"一分一秒地走着。其中一只对小闹钟说:"来吧,你也应该工作了。可是我有点担心,你走完3 200万次之后,恐怕便吃不消了。"

"天哪! 3 200万次!"小闹钟吃惊不已。"要我做这么大的事,我办不到! 办不到!"另一只闹钟说:"别听它胡说。不用害怕,你只要每秒'嘀嗒'摆一下就行了。"

"天下哪有这么简单的事。"小闹钟将信将疑。"如果这样,我就试试吧。"小闹钟很轻松的每秒摆一下,不知不觉中,一年过去了,它摆了3 200万次。

寓意:工作或学习目标的达成是每天点滴努力累积的结果,要学会把目标分解小目标,持之以恒地付出行动,逐步实现。

（3）注意实施要点，确保有效执行

1）制订目标应具体明确：具体明确的目标是管理的核心。组织目标的制订自上而下，逐步分解为部门目标、个人目标。各级目标要层次清晰，而且高度统一，最后形成目标体系。具体明确的目标便于理解、记忆和考评。规定明确的时间，目标分解时，使下属明确组织目标完成的时间期限，确保管理有序进行，达成目标。

2）让下属参与决策：制订目标时，应充分征求下属的意见，积极鼓励下属参与决策，让下属有一种主人翁的责任感和使命感。这样做，一方面为推进工作打好基础；另一方面，也能提高团队的凝聚力。

3）分配资源合理：有效利用资源，促使管理人员为获得资源而展开竞争。资源分配的方法：①上级提出分配原则；②下级各部门依原则制订各自活动计划；③论证目标和计划的必要性、可行性；④在成本-效益分析的基础上，为实现总目标使成本最小化。

4）充分授权：权限必须明确、实在；责、权、利对等；上、下级责任明确；权限必须在目标确定阶段授予；权限尽可能下放到底层；上级保留处理例外事件权限。

5）绩效反馈与兑现奖罚协议：在目标管理过程中，管理者要进行阶段性检查，最终的绩效考评和反馈。最终环节也是非常重要的环节，根据目标管理的协议，兑现奖罚措施。

3.　人人心存目标，执行才有动力　目标管理可采用下列具体的操作方法：

（1）目标数字上墙：人都爱面子，只要张贴公示，就会形成一定的压力。一般而言，压力会转化为工作动力。张贴公示同样可以起到物质奖励的激励作用或处罚约束作用。

（2）制订分组竞争目标：实施之前制定合理的比赛规则，展开科室之间、小组之间或团队之间的竞赛，可以充分调动团队成员的潜力，取得 1+1>2 的效果。最终成果，团队既充满活力，又可收获丰硕成果。

（3）阶段性目标与绩效奖励相结合：对一个时间长的项目或目标，可以分解为几个阶段性的目标，每达到一个阶段性目标，就要给予表彰、庆祝或奖励。阶段性奖励考评如同加油站或充电器，员工需要不断地肯定和鼓励。一个一个阶段的目标最终可以达成整体目标。

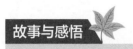

故事与感悟

把大目标分解成小目标

山田本一是日本著名的马拉松运动员,他曾在 1984 年和 1987 年的国际马拉松比赛中,两次夺得世界冠军。记者问他凭什么取得如此惊人的成绩,山田本一总是回答:"凭智慧战胜对手!"

面对山田本一的回答,许多人觉得他是在故弄玄虚。10 年之后,这个谜底被揭开了。山田本一在自传中这样写道:"每次比赛之前,我都要乘车把比赛的路线仔细地看一遍,并把沿途比较醒目的标志画下来:比如第一标志是银行,第二标志是一个古怪的大树,第三标志是一座高楼……这样一直画到赛程的结束。比赛开始后,我就以百米的速度奋力地向第一个目标冲去,到达第一个目标后,我又以同样的速度向第二个目标冲去。40 多公里的赛程,被我分解成几个小目标,跑起来就轻松多了。如果一开始就把目标定在终点线的旗帜上,当我跑到十几公里的时候就会疲惫不堪了,因为我被前面那段遥远的路吓倒了。"

感悟:把目标分解细化,更容易执行和实现。

(二)执行力的根本——打造高效执行团队,有效培训

具有高效执行力的人是提高团队执行力的关键。提高团队执行力就要建立人才甄选体系、人员培养体系和人员任用体系。人员流程是执行的第一核心要素,比战略流程和操作流程更为重要。联想集团的创始人柳传志所说:"所谓的执行力,就是选拔合适的人,让他在合适的岗位上工作。"这充分说明了人员在执行力系统中的重要性。护理管理要求"用正确的人,做正确的事,把事做正确"。

1. 选聘高效执行型人才 护理管理者在招聘、选择护理人员时,应选用具备高效执行能力或执行潜力的人。执行力是基层护士的首要能力。一线护士夸夸其谈是没用的,重要的是把事情做到位,所以执行力、动手能力一定要好。个别单位存在执行力和思辨力弄反的现象,领导在干实事,员工在发议论。这样一来,员工该去当领导,领导该去当员工。

高效执行型人才的特点是:积极主动,诚实负责,工作细致,善于思考,勤于学习,易于相处,成功欲强。无论是企业还是医院都是一个大系统,需要所有人共同的努力。如果这个链条中有不合适、不配合工作的人,就会影响工作

的执行,还会影响其他人。

2. 建立有效的培训体系　护理部主任在医院属于中层管理者,但在护理组织系统中又是高层管理者。护理部主任既是医院战略的制定者和执行者,又是全院护理工作的战略制定者和执行者。因此,护理部主任不仅要提高自身的执行力,而且要注意培养下属的执行力,提高组织的执行力。如果医院需要强大的执行力,就要对自己的护士进行系统的执行力培训。对现有各护理岗位的工作情况进行分析,有针对性地对护理人员进行相关技能培训,包括专业技能和通用技能等,从而增加他们的执行能力。教育护士做最好的执行者:接受任务不推诿、执行任务不走样、完成任务不拖拉、遇到困难不放弃。用四大方式提高护士的执行水平:①搞不准的事问好再做;②第一次做的事想好再做;③再次做的事,固化优化后再做;④多方面要求的事,沟通协调好再做。

3. 人员任用人岗匹配　护理管理者应对岗位能力与个人能力不匹配的人员进行调整,既要减少大材小用造成的人力资源的浪费,也要防止高岗低能引起的团队执行力的下降。有技巧地、及时地纠正用人的错误是强化组织执行文化的一个重要手段(详见本书第八讲"人本管理能力")。

（三）执行力的基础——建立相关制度,配套运行

1. 建立配套的相关制度　有了明确的目标,还必须有配套的、可操作的制度做保障才能实现。例如,近年来开展的优质护理服务工程,必须有配套增设护理人员岗位编制的政策和护理服务项目的收费标准等才能调动护理人员的积极性,持续维护该项目的生命力。否则,护理管理者和护士的积极性就会受影响,该项目难以持久开展下去。因此,在管理过程中,不断出台合理严谨的管理制度和政策极为重要。

经验与教训

护理管理智能化建设中的执行力

智能化建设是现代医院管理中提升医疗质量和医疗效率的重要方法。近几年,不少医院在护理、查房等医疗工作中引入了医疗 PDA(Personal Digital Assistant),即医疗 RFID 电子扫描枪,以实现医疗工作中人与物的识别关联及相关数据收集。

几年过去了,某三甲医院基线调研发现 PDA 虽然智能化方向先进,

但其在实践操作层面的执行率并不高。进一步深入调研发现，PDA 扫描试点阶段虽然对操作方法、流程进行了培训，但在后续全面铺开执行的过程中各个临床科室并未建立系统性、同质化的配套规范和制度，没有切实将 PDA 扫描这一流程及其配套制度嵌入护理团队已经相对成熟完善的临床制度规范中。没有健全完善的制度，便无法进行规范有效的管理。久而久之，"工作太忙、不知道有些操作应该扫描、网络信号不佳、条码扫描困难……"各种各样的原因都成了执行不力的理由。

此事充分说明：制度是执行力的先决条件，有了明确的目标还要有配套的健全完善的制度才有执行落实的可能。同时制度必须具有良好的可及性和可操作性，既要有规定性又要有程序性，才能使执行者知道何人、何地、如何执行，项目才能长久有效地开展下去。

2. 健全合理的考评指标　考核指标不合理的现象并非鲜见，为减少人为因素的干扰，考核指标尽量是定量的或半定量，并且去除难以评价对错的指标。比如不设忠诚度、团队意识、创新能力、主动性等指标。有的医院设有患者投诉一项，这项指标就很难评价对错，因为并非患者的投诉都有理，如果对护士考核这个指标，只会加重护士的心理不平衡。

3. 建立协调的相互关系　召集负责具体执行的相关部门人员进行公开的交流和讨论，明确执行中各部门之间的责任、关系和如何协调合作。如：①谁负责这项任务？②什么时候完成？③通过什么方式来完成？④需要什么资源？⑤谁来检查任务完成的结果？⑥检查中出现的问题谁来负责处理？⑦如何处理？⑧问题存在的原因是什么？⑨谁来分析？⑩这一次任务进度讨论什么时候完成？

（四）执行力的保证——持续及时跟进，适时反馈

仅仅出台了制度还不够，还需要持之以恒地抓落实。也就是要"把事情做正确"，主要包括三个方面：公开讨论建立协调关系；制订实施计划，跟进计划并实施；持续跟进随机应变。

1. 健全跟踪机制　管理者没有持续跟踪追究是组织缺乏执行力的一个主要原因。所以管理者必须建立一种持续跟踪机制，确保及时准确了解任务完成情况和进程。只布置工作，不注重跟踪，是执行的大忌。因为"人们不会做你希望的事，只会做你检查的事"。

IBM 公司前总裁郭士纳曾说过："强有力的核查是推进组织执行力的锐利武器，如果你强调什么，你就检查核实什么，你不检查核实就等于不重视。没有人会在意不经强调和检查核实的事物，这就自然造成了该事物的可有可无性。既然如此，谁还会花费更多精力去做呢？防止这一现象的唯一办法就是核查。"这句话告诉我们：组织的管理者要提高组织整体的执行力，就必须注重执行效果的检查核实，要建立详细的跟进措施以确保每个人都能完成自己的任务。在任务执行过程中，各层级的护理管理者都要根据计划持续跟进，检查执行的速度、力度和有无偏差，发现问题及时改进，直至目标实现。在任务的布置和计划的跟进过程中，管理者应与执行人进行经常性、开放、真诚的讨论和积极有效的指导，正确评估他们的业绩，并与奖励挂钩。

2. 及时检查督导　管理者只有离开办公室，实行走动管理，深入任务或项目中，甚至参与具体的工作过程，才能提出具有指导和建议性的意见。一个优秀的护理部主任，应是一个高度关注执行过程、切实指导执行方法的"指导者"。一味地抱怨下属执行力太差，只能说明自己对执行的指导力太差。护理部主任要亲自深入临床一线，了解科室的真实情况和护士心理，而不是听汇报、看资料，因为无论汇报还是资料，都是经收集人筛选过的，不一定是实际状况。深入实际，管理者才能从整体上全面、深入、综合了解自己的组织或团队，指出一些针对性的问题，解决执行中存在的问题。在检查中，尤其要注意容易被下属忽略的细节问题。

通用电气前任总裁杰克·韦尔奇（Jack Welch）说："所谓的执行力，就是实务运作的细节。"关注细节是每一个护理人员或医务人员的责任，也是每一个与组织利益相关的人必须做到的。人命关天，护理过程中的每件小事都是大事，把每一件小事做到位，就会赢得患者的满意、忠诚甚至感动，也就会赢得该医院的社会美誉和市场竞争力。

3. 设立反馈机制　反馈对提高执行力的效果不可小视。检查督导是一堵"防火墙"，检查核实的过程既是揭露问题的过程，也是修正错误的过程。对于检查核实中披露出来的问题，能当场纠正的决不留待日后去处理；如果是复杂问题并且不能当场解决的，应立即汇报有关部门抓紧处理；对重要环节的失误或失控，要追究原因和责任。加大核查力，实际上就是推进了执行力，提高了组织和护士的执行力。把检查督导情况及时反馈给各护理单元，也是一种无形的鞭策。当结果被反馈时，改善就会发生。

另外，在执行过程中，护士会碰到各种各样的问题，或者发现更好的解决方案。对这些信息，要建立一个反馈的渠道进行收集。对收集到的问题，提出解决办法,及时处理;对护士提出的好的建议,要积极采纳。

(五)执行力的前提——领导以身作则,率先垂范

1. 打铁还需自身硬　任何一个单位要想强化执行力,管理者必须率先垂范。要求下属做到的,自己首先做到,要求下属不做的,自己坚决不做。古人云"治人者必先自治,责人者必先自责,成人者必先自成。"说的就是这个意思。假如护理部主任言行不一,怎么要求护士长言行一致? 假如护士长对患者冷漠,不关心,怎么带领护士去耐心照护患者? 因此,身为护理管理者,必须以身作则,为下属做出榜样。例如,护理部要求高年资的护理人员每年发表论文,首先应率先垂范,自己积极发表高质量的论文,另出台依据发表论文的层次给予不同奖励的制度,从而能保证目标的有效执行。

2. 其身正,不令而行　执行力要从管理者开始,以身作则和率先垂范会带给员工最大的榜样作用。海尔集团总裁张瑞敏说:"领导不以身作则,他不带头执行,下面也不会有好的执行。"团队执行力很大程度上取决于高层管理者或部门主管,当一个组织或一个部门执行力不到位,首先检查该组织或部门高层管理者的执行力如何。一个组织成功与否,高层管理者占 70% 的作用,管理者需要一手抓战略,一手抓执行,两手都要硬。组织的高层管理者,在工作中表现出的远见和技能、品质和价值观对组织的业绩至关重要。医院的护理管理者,护理部主任应身先士卒,从而有效地激励和团结护理队伍,共同实现既定的目标。护士只有尊重您的魅力,才更加尊重您的权力,有魅力才有权力,有权力才有执行力。

(六)执行力的源泉——责任重于泰山,勇于担当

责任心决定了执行力,责任胜于能力,责任是能力的载体,负责任是成熟的标志。《把信送给加西亚》中的罗文,能够不怕吃苦、不怕牺牲、不提要求、不讲条件,历经千难万险地完成任务,源于他高度的责任心、强烈的使命感。以至于许多团队、各个行业都很推崇这本书,呼唤"罗文"精神。

负责任的人对自己的言行负责,能够主宰自己的行为。在责任和借口之间,选择责任还是借口体现了一个人的工作态度,影响了一个人的执行力。责任意识能让人更加卓越,责任感意味着对自己工作行为和后果负责。有强烈责任心的人,能够说到做到,在工作中遇到问题不会打退堂鼓,不会推诿、扯皮,而是坚韧不拔、克服困难、一丝不苟,直到圆满完成任务。

对组织而言,如果每一个员工都能认真负责,兢兢业业,那么这将是一个

高效的、能够战胜任何困难的团队。对个人而言,假如您承担了护理部主任的工作,您就承担了相应的责任,没有任何借口或理由可以懈怠,只有敬业,别无选择。

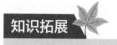

莫拉蒂海滩试验

试验者在莫拉蒂海滩上放一个毯子,一个游客走过来,把收音机放在毯子上,然后就去游泳了。旁边人都知道这是一个游客的收音机,这时一个小偷走过来把游客的收音机拿走,看看周围的人有什么反应。这个试验在多个国家进行,20次试验,结果都没有人去管。只有一次,这个小偷走过的时候听到旁边人说:"哎,这个收音机也不是他的,他怎么给人家拿走了呢?"

这个试验结束后,又做了另一个试验,试验的情境只发生了一个变化,即下海之前,收音机的主人拜托大家帮看一下收音机,这种拜托并没有具体针对某人,被拜托的人也没有具体的承诺,只是点点头。同样20次,但是试验下来,19次都有人出来阻止,只有一次出现了意外,小偷被两个游泳的人抓住,然后暴打一顿。

莫拉蒂海滩试验证明,当任务、责任被承诺时,执行力将会倍增,完成的可能性会提高20倍之多。

护理部主任要知道这样一个管理知识,"人们不是没有责任,人们只会对清晰地指向他的责任负责。"莫拉蒂海滩试验证明了这一点。因此,要带领一个有执行力的团队,除了自己要有很强的责任心外,还要让下属明确自己的责任。责任是执行力的灵魂,责任感会形成战斗力,凝聚成执行力。

（七）执行力的体现——心动马上行动,雷厉风行

做任何事情都立即执行,这体现的是一种完美的执行态度。有理想有目标的人很多,但许多人习惯于做事往后拖延一步,总想在行动之前先要享受一下安逸,但是在休息之后又想继续休息,结果就是执行不力。比尔·盖茨说"如果我要完成一件事情,我得立即动手去做,空谈无济于事!"护理部主任在行动之前要给行动定下合理的期限,有一个时间约束,时刻提醒自己和团队:必须马上行动,否则在约定时间期限内完不成行动计划。

当你养成"现在就动手做"的工作习惯时,你就掌握了提升执行力的要

素。马上去做(just do it),亲自去做(do it yourself)是现代成功人士的做事理念。要提高执行力,就必须强化"立即行动、马上就办"的工作作风,坚决克服工作懒散、办事拖拉的恶习。很多组织之所以能取得今天的成就,不是事先规划出来的,而是在行动中一步一步经过不断调整和实践出来的。

(八) 执行力的工具——操作流程合理,方法可行

操作流程的核心是"把事情做正确"。岳飞靠发明钩镰枪,教给士兵钩马腿的方法而大破金兀术的拐子马,如果没有这个可行的方法,岳家军再勇猛也未必能取胜。执行层的任务既然是执行,管理者就应该假设他们执行的方法不够,从而给其提供具体的操作方法,提高执行效率。对于执行层来说,传授工具和方法比单纯传递理论更实用,解决问题更多是靠方法而非口号。分析问题需要管理者"用脑",解决问题需要执行层"给力"。

在一些医院里,护理管理理念上没有问题,而是在执行中表现出不合理。比如在开展优质护理服务的过程中,管理者不断强调要给病人优质的服务,把时间还给病人。但很多医院在护理人力资源不足的情况下,护士还承担着运送病人物品、货物清点上架等诸多非护理范畴的工作,这如何能使优质护理的要求落到实处? 进行流程改造,使护士从非护理范畴的工作中解脱出来,才是落实优质护理的实用方法。为了真正做到还时间于病人,"物流小车"这一运送方式应运而生。在医院各个楼宇内部嵌入物流小车,需运送的物品由物流小车通过物流轨道自动运送,很快提高了运送效率,减少了护理人员在运送物品上耗费的时间。

(九) 执行力的抓手——奖罚严明及时,激励到位

奖罚制度是推动执行的基本手段。韩非子曰:天下治者,赏罚而已。管理者应做到客观公正、赏罚分明,必须让员工懂得:对每个人的奖励或处罚都与工作业绩挂钩,干好干坏不一样,并把这一精神传达到整个组织系统,为全体员工全力以赴做好各项工作注入物质和精神动力。所谓激励到位有两层意思:一是力度到位,激励力度要做到对护士有吸引力、对医院有承受力;二是兑现到位,就是承诺的奖励一定要算数,如果因医院原因造成中途政策变化,不能影响对护士的奖励。奖要及时,罚不过夜。放大榜样,使其成为集体的荣誉记忆;放大痛苦,使其成为集体的耻辱记忆。

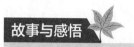

故事与感悟

如何让全体员工在工作场合不吸烟

康佳是我国著名的彩电生产企业,其内部有一条规定:不准在工作场合吸烟。这条规定看似简单,执行起来却有很大难度。某车间副主任20多岁,既有学历又有技术,积极肯干,表现优秀。但他有一个喜欢吸烟的习惯。为了执行工作场合不准吸烟的规定,小伙子只能在午饭时或者下班后猛吸几口,以解烟瘾之苦。一个偶然的机会,他发现车间的楼梯拐口处可以作为吸烟的好去处,他个人认为这个地方不能算工作场合。

有一次,他又像往常一样在这个地方点着了烟,却刚好被公司的副总经理迎面撞上。副总经理当时没说什么,但是很快从人力资源部发出了三条通告:第一,免除他车间副主任的职务;第二,罚款;第三,全厂公示。公告张贴之后,在整个车间引起了巨大的反响,部分员工认为公司的管理方式太过强硬,采取的惩罚动作过大。但是,在这件事之后,康佳没有人再在工作场合吸烟了。

感悟:"杀鸡给猴看"的管理方法虽然严厉、不近人情,但维护了制度的严肃性和权威性。对于违反制度者,必须让其付出沉重的代价,否则制度就很难贯彻落实。

(十)执行力的摇篮——构建执行文化,全员同心

执行文化,就是把执行作为行为的最高准则和终极目标的文化。所有有利于执行的因素都予以充分而科学的利用,所有不利于执行的因素都立即排除,以一种强大的价值理念,引导每一位员工全心全意地投入到自己的工作中,并从骨子里改变自己的行为。贯彻执行力不仅要靠方法,也要靠氛围。组织文化就是一种氛围,通过影响执行者的意识进而改变他的心态,最终让执行者自觉改变行为。因此,医院构建组织文化是提高执行力的重要方面。医院的执行文化就是把"执行"作为最高准则和终极目标的文化。充分而科学地利用所有有利于执行的因素,排除所有不利于执行的因素,促使员工把执行变成一种自觉的行为。执行的关键在于透过医院文化影响员工的行为,并形成自己的习惯和行为认同。拥有浓厚执行文化的医院,员工一定会用心去做事,讲究速度、质量、细节和纪律,注重承诺、责任心,关注现实,强调结果。作为护理部主任,应充分认识到护理组织系统执行文化的重要性,大力加强执行文化

的建设;培养各级护理管理者和护理人员养成良好的工作心态和执行文化,以确保医院各个护理服务环节的员工都能够高效执行,目标行动一致,从而提供高质量的护理服务。

构建团队执行力的核心要素包括以下七个方面:一是领导,领导的执行力对组织的业绩影响最大,关键是要提升领导的执行力;二是文化,执行文化与执行心态是执行的内在驱动力;三是人员,执行型人才与执行能力建设是执行的根本;四是流程效率,执行核心流程的系统整合与管理是执行成功的关键;五是机制与制度,机制是执行的驱动力,制度是执行的保障;六是精细化管理,精细化管理是提高执行力的有效途径;七是绩效监控与评价,绩效监控评价是提高执行力的有效手段。

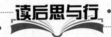

读后思与行

📖 边读边悟

1. 执行力作为组织的核心竞争力,决定着组织的成败。在护理领域,护理组织的执行力不仅决定着护理服务的质量、患者和社会的满意度,而且很大程度上也影响着医疗的质量和声誉。

2. 执行不力有多种表现,不同层面的护理人员执行不力有不同的表现。

3. 组织中的多种因素都可能导致执行力不佳。包括决策因素、培训因素、制度因素、管理因素、流程因素、体制因素、信息因素、文化因素等。

4. 组织的执行力不等于组织成员执行力的简单相加。打造执行力是一套系统化的流程,护理团队执行力的提高包括找准执行目标、打造执行团队、建立配套制度、持续及时跟进、领导率先垂范、强化责任意识、心动立即行动、操作流程合理、奖罚严明及时、创建执行文化等多方面内容。

5. 从管理角度讲,执行力是关注结果;从领导角度讲,执行力是一种表率;从制度角度讲,执行力是一种力量;从护士角度讲,执行力是一种责任;从组织角度讲,执行力是一种文化。

📖 边读边想

1. 影响团队执行力和个人执行力的因素有哪些?

2. 本章的故事或管理工具,哪一个内容给您印象最深刻或对我最有用?给您什么启发?

3. 您所在的护理组织系统,存在哪些执行力低下的现象? 应该如何消除这些现象?

📖 边读边练

1. 您所在的医院院长非常重视科研工作。要求护理组织系统每年发表论文 50 篇,市级以上的科研课题立项 10 个。您作为护理部主任,如何完成这项工作任务?

2. 医院普遍实行中层管理干部轮岗制,您已经担任护理部主任两届期满,院长把您调整到医院感染管理办公室担任主任。上任后,您发现医院感染管理办公室的工作基础薄弱,很多制度没有落实,相关人员工作积极性不高、医疗科室不配合等很多问题。这时您将如何开展工作?

📖 先读后考

说说事:

某医院护理部主任去科室检查工作时,看到年轻的王护士给李患者更换液体的情景:王护士听到李患者按了呼叫器就直接去了病房,李患者告诉她液体滴完了。王护士把液体调慢后去配药室,发现还有一袋果糖注射液没有滴注,于是就拿着这瓶果糖给李患者换液体。李患者又问还有没有其他的液体呢? 王护士又回到护士站用 PDA 证实了还有两袋没输完,回来给李患者交代。这时她发现该病房的另一位患者也需要更换液体了,紧接着又回到配药室拿液体。一会儿工夫,王护士来回跑了四趟。

考考您:

1. 王护士的执行力如何? 根源在哪里?

2. 如果您是这位护理部主任,看到这样的情况,您会怎么做呢?

参考答案:

1. 王护士的执行力欠佳。王护士虽然最终完成了更换液体的工作,但由于没有遵守规范的操作流程,而消耗了过多时间和体力,导致执行效率低下。正确操作流程是,接听患者的呼叫器,询问清楚患者的需求。得知更换液体的要求后,先通过 PDA 核对液体输入情况和相关记录,了解剩余液体情况;进入病房更换液体时,主动告知液体剩余情况,同时观察其他患者的输液情况。一个高效率的护士,两趟可以解决上述问题。

2. 身为一名护理部主任,看到临床一线护士因操作不规范导致执行效率低下的情况,应该运用系统方法与科室护士长共同分析:年轻护士普遍存在执行效率低下的问题吗?

　　如果是,那么进而分析,导致执行效率低下的原因是什么? 是个人原因还是组织原因? 从组织层面分析:科室缺乏护理操作流程吗? 护士长是否进行了相关培训? 从护士个人层面分析:该护士本身专业知识和技能如何? 是否接受护理操作流程的培训? 是否能够胜任科室的其他护理工作?

　　找出导致护士执行效率低下的主要原因、关键问题和环节。高层管理者要从关键问题和环节入手系统解决问题。如果缺乏护理操作流程,护理部主任应带领全体护士长,建立健全临床护理的各项操作流程。

　　其次,分层次组织全院或各科室学习护理操作流程;最后抓落实,监督执行并总结反馈执行情况。可以用品管圈或 PDCA 管理模式改进工作质量或解决问题。高层管理者的工作重点不在于直接纠正王护士的问题,或找该科室的护士长反映这个护士的问题;而在于举一反三,以点带面地发现系统内部普遍存在、反复发生的问题,然后运用系统的观点和方从根本上解决这些问题。

(刘春兰)

让您革故鼎新领风潮：不断超越的创新力

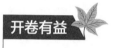

从"方舱奇迹"说起

当新型冠状病毒肺炎在全国蔓延时，党中央果断做出建设方舱医院的决定，迅速投入人力物力，因地制宜利用体育馆、会展中心，十多天建成16家方舱医院，开放1.3万张床位，调动94家医疗队8 000多名医护精英，收治1.2万余名患者，35天，使全部病患得到及时救治，做到了患者零病亡、零回头、医护零感染，这就是中国速度！中国奇迹！

集中患者、集中专家、集中资源、集中救治，做到应收尽收，应治尽治，迅速逆转疫情，有效抑制疫情蔓延，大规模方舱医院是疫情防控中的创新之举，为世界各国防治新冠肺炎贡献了中国智慧和经验以及强大的技术支撑。国际权威医学期刊《柳叶刀》在线发表中国方舱医院为主题的文章，建议其他国家或地区可将此理念作为应对疫情的重要医疗卫生政策。

创新是一个民族进步的灵魂，是一个国家兴旺发达的不竭动力，"方舱奇迹"再次证实了这一点。自古就有"穷则变，变则通，通则久"之说，作为一名护理部主任，面对医院生存和发展内外环境变化中遇到的困难，您是否曾为攻坚克难而冥思苦想？您是否希望运用改革创新为医院创造奇迹？

本讲将阐述影响创新的几种思维定式，与您一起分享培养创新思维、技能的方法和管理创新的经验。愿本讲所述之创新理念，能激发您的灵感，打开您的思路，让您的创新力为患者、为护士带来无限美好，让医院因您的管理创新而精彩。

一、敢质疑,独辟蹊径求发展

为什么苹果会往地上落而不是向上飞? 没有人问"这是为什么?"而牛顿恰是对这个司空见惯的现象提出疑问,才发现了"万有引力"定律;地球是宇宙的中心吗? 哥白尼对长期以来被世人公认的"地心说"提出疑问,从而创立了"日心说"。可见,刨根问底、敢于质疑是打开创新之门的关键。

(一) 何谓创新

创新(innovation)一词在我国出现很早,如《魏书》中有"革弊创新",《周书》中有"创新改旧",我国最早的百科辞典《广雅》中,也提到"创,始也。"而英语中 innovation(创新)起源于拉丁语,是"生长"的意思,原有三层含义,一是创造新的东西;二是更新;三是改变。

美籍奥地利经济学家约瑟夫·熊彼得(Joseph A. Schumpeter)于 1912 年出版的《经济发展理论》一书中首次使用了"创新"一词,他认为,"创新"就是通过对生产要素和生产条件的重新组合,使企业获取潜在的利润。我们可以把创新理解为:"创新是指人为了一定的目的,遵循事物发展的规律,对事物的整体或其中的某些部分进行变革,从而使其得以更新与发展的活动。"

(二) 创新的始动

1. 创新始于质疑　古人云:"学贵有疑,小疑则小进,大疑则大进。疑者,觉悟之基也,一番觉悟一番长进。"纵观古今中外,不胜枚举的事例告诉我们,能质疑,就会产生新思想,产生行动的源泉。如举世闻名的美国物理学家、发明家爱迪生(Thomas Alva Edison)一生有 2 000 多种发明和 1 328 项专利,当有人问爱迪生为什么会有那么多发明时,他回答说:"我没有什么特别的才能,只不过喜欢刨根问底罢了。"

俗话说:"真理诞生于一百个问号之后。"有疑问,才能引起思考,才可能引发创新的欲望。但质疑并非是怀疑一切,而是要"求真求变"。"求真"就是对已有的观点和成果大胆提出疑问,用科学严谨的方法查明事实真相,看看是否真有道理,是否符合实际情况,是否揭示事物的客观规律;而"求变"是在"求真"的基础上提出新理论、新方法,寻求解决问题的新途径。例如,海尔集团首席执行官张瑞敏要求海尔的科研人员要遵循"肯定 - 否定 - 否定之否定"的原理,赶在别人否定自己之前先否定自己,在这种自我质疑、否定的基础上,海尔平均每天开发 1.7 个新产品，每天申报 2.7 项新专利。因此，海尔集团成为中国到目前为止发展速度最快、质量最高的家电企业。总结海尔成功的关键就是独到的、差异化的、快速的自主创新。

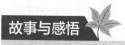

故事与感悟

从"钻木取火"到打火机

　　远古时代我们的祖先过着"茹毛饮血"的生活，受着寒冷黑暗疾病的困扰。一场森林大火过后，他们发现火不仅可以取暖，还可以吓跑野兽，被火烧过的兽肉更是珍馐美味，于是，人们开始想方设法寻找火种。后来，燧人氏发现了"钻木取火"。

　　在使用过程中，人们发现，"钻木取火"费时费力不方便，于是发明了火柴。第一次世界大战期间，士兵们用粗大的火柴去点香烟，闪闪的火苗往往成为敌方狙击手的目标，士兵们常常在吸第一口烟时咽下最后一口气。阿尔费雷德·登喜路（Alfred Dunhill）从报上得知这一信息后，很快发明了一种防风、防潮、利于隐蔽的打火机。

　　感悟：为了满足生存和发展的需要，人们往往会想方设法改变一切。

　　2. 创新源于需要　需要是创新的源泉，为了满足生存和发展的需要，人们会想方设法改变一切。古往今来，人类在不断地创造、更新、改变中受益。

　　患者与护士的需要也在激励护理工作者进行不断创新。近年来，护理产品、技术、组织、市场等方面的创新层出不穷，如护士们在可调节耳线上加小棉垫和薰衣草精油制成的"薰衣草耳塞"，解决了"阻塞性呼吸暂停综合征"患者失眠的烦恼；利用简易保温装置产生的热气温暖患者躯体，解决了手术患者容易发生的亚低温状况；在骨科病号服衣袖、裤腿上增加的一排纽扣，解决了患者换药、更衣的困难；胶囊胃镜的发明，减轻了患者插胃镜的痛苦；医患计算机交流装置，解决了气管插管患者与医护人员的沟通障碍；安瓿助折器解决了护士被玻璃安瓿划伤手的常见问题；可调节高度的"可携式输液搁手架"解决了急诊室护士每天输液时的数百次弯腰造成的困扰；移动护士工作站的出现不仅保证了患者的安全，也提高了护士的工作效率；护理延续服务中心、家庭护理中心的建立，开拓了护理服务的新市场。面对新型冠状病毒的汹涌疫情，在医疗物品供应紧张的情况下，为了缓解一线的物品供求压力，保障医务人员的工作安全，一些医院组织护理人员自己动手制作防护面罩，解决了防护面罩紧缺的燃眉之急。可见创新并非想象的困难，创新的动力源于患者和护士的需要，源于对护理工作的热爱。如能细心观察，不忽略身边的小问题，勤于思考、善于总结，护士可以成为发明家，您也可以带出一支创新的护理团队。

3. 创新需要勇气　在科研道路上，科学家们都曾遇到重重困难，他们在资料缺乏、条件不具备的情况下，在别人并不看好的质疑声中，敢于迎难而上，坚忍不拔、锲而不舍，一步一个脚印，坚持走自己的路，既尊重科学规律，知己知彼，借鉴并尊重前人创造的经验成果，又勇于挑战权威，突破自我，从而赢得创新目标的实现。

故事与感悟

呦呦有蒿，一鸣惊人

2015 年，中国药学家屠呦呦因在创新型抗疟疾药物领域做出的杰出贡献，荣获诺贝尔生理学或医学奖，成为历史上获此殊荣的第一位中国人。

1969 年，疟疾防治药物研究项目秘密启动，年轻的屠呦呦担任药物筛选课题组组长。她从系统收集整理历代医籍、本草、民间方药入手，在收集 2 000 余方药基础上，以中医研究院革委会业务组名义编写了 640 种药物为主的《疟疾单秘验方集》。经历了 190 多次的失败，1972 年，屠呦呦小组成功提取到青蒿素。为了让青蒿乙醚中性提取物尽快用于临床，屠呦呦和其他两名组员自告奋勇进行了人体试服。2000 年以来，世界卫生组织把青蒿素类药物作为首选抗疟药物，在全球推广，据不完全统计，至今救治了二十多亿人，挽救了数百万人的生命，为中医药科技创新和人类健康事业作出巨大贡献。

感悟：从青年到暮年，屠呦呦 60 多年致力于青蒿素研究实践，带领团队攻坚克难，她的一鸣惊人离不开锐意创新的勇气、敢为人先的锐气，离不开"咬定青山不放松"的定力，离不开"板凳坐得十年冷"的坚持。

（三）创新力

1. 何为创新力　创新力即创新能力，是指人在顺利完成以原有的知识、经验为基础的创建新事物的活动过程中表现出来的潜在的心理品质，是敢想、善思、巧为、不断超越自我的能力。

对于创新能力的最好诠释，可以用郭沫若先生的一句话："既要异想天开，又要脚踏实地"。创新力包括创新意识、创新思维和创新技能三部分，由质疑而形成的创新思维是核心，而运用创新思维创造性地解决问题、产生价值则是创新活动的关键。

（1）创新意识：德国物理学家爱因斯坦（Albert Einstein）曾说："若无某种大胆放肆的猜想，一般是不可能有知识的进展的。"所谓创新意识，简单说就是一种"大胆放肆的猜想"，是人们对客观世界的事物和现象持有的一种推崇创新、追求创新、以创新为荣的观念和意识。创新意识强的人大都好奇心强、敢想、善疑，对已形成的思想、观点、想法及事物保持着总想有所发现、有所改进的思维警觉。面对纷繁复杂的护理工作，您如果常常在想"怎样才能做得与众不同""怎样才能做得更好"，说明您已经具备创新意识了。

护理学已成为一级学科，但与医学领域的其他学科相比，发展相对缓慢，作为护理管理者，更需要锐意进取、开拓创新，培养护理群体的创新能力，促进护理事业的发展。

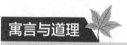

寓言与道理

为什么乌龟又赢了

小白兔输给乌龟后很不服气，总想找机会一洗前耻，于是第二次比赛开始了。听到枪声，兔子一下子蹿了出去，这次它没有轻敌，一口气就跑到了终点。快到终点的时候兔子回头，想看看乌龟爬到哪儿了。可就在兔子回头的一刹那，乌龟已经过了终点线。兔子惊奇地喊："小乌龟，你怎么又超过我了？！"乌龟笑笑说："从一开始我就咬住了你的尾巴，是你回头时把我甩过来的。"小兔子气坏了："乌龟，这次不算，我们要重新比。"乌龟慢悠悠地说："比就比，再比你也不一定赢。"接下来的一次次比赛，乌龟总能想出新办法出奇制胜，而兔子一次次努力地奔跑，但至今为止还是乌龟赢。

寓意：乌龟不拘一格，敢想、善思、巧为，不断提升自己的创新力，一次次创造奇迹。创新就是不断超越自我、突破极限的过程。

（2）创新思维：法国哲学家柏格森（Henri Bergson）认为"对新的对象必须创出全新的概念"。创新思维就是一种以新颖独特的方法解决问题的思维过程，也是质疑产生的结果。它要求我们能突破常规思维的界限，以超常规甚至反常规的方法、视角去思考问题，提出与众不同的解决方案，从而产生新颖、独特、有价值的思维成果。创新思维是人的创新能力形成的核心与关键，护理工作实践中，具有创新思维的护理管理者往往可以想别人所未想、见别人所未见、做别人所未做的事，敢于突破原有的框架，或是从多种原有规范的交叉处着手,或反向思考问题,从而取得创造性、突破性的成就。

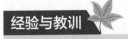

经验与教训

颠覆传统管理模式的外科综合病房

　　2005 年 3 月 7 日,华西医院历史上第一个由护士长和专科经营助理管理的外科综合病房开始收治患者。科室没有医疗主任和医师,实行"医师跟着患者走"的管理模式,护士长的管理直接受护理部和医务部的监管,专科经营助理负责科室的经营管理,减少了管理层次,提高了管理效能。病区床位数不固定,主要收治海扶刀、伽马刀和肝移植等患者,医疗质量和医事管理由相应专科负责,护理人员负责与各专科及相关医师沟通、协调、配合、完成患者的临床护理。由于收治的患者来自不同科室,对护理服务提出了新的要求,要求护士从专科护士转变成为全科护士。这种模式在一定程度上缓解了各相关科室如普外科、脑外科入院难的问题,大大提高了床位使用率,消除了同一系统疾病内、外科医师们各自为政的限制,使患者得到了真正的实惠。

　　(3) 创新技能:诺贝尔物理学奖获得者、美籍华裔物理学家李政道曾说:"能正确地提出问题就是迈出了创新的第一步。"创新技能就是创新人才在不断地"质疑 - 发现 - 发明 - 应用"过程中正确处理个人与社会之间关系的方式、方法,它是智力技巧、情感技巧和行为技巧的综合。这里的创新技能,除了一定的操作能力、完成能力外,更重要的是学习应用新知识新技术的能力、发现问题的能力、借得他人优势的借力能力以及观察能力、抓机遇的能力、获取信息的能力等。创新技能同样是创新能力构成的核心要素,创新人才只有具备一定的创新技能并正确运用于社会实践,才能促使创新价值得以实现。

　　2. 创新力的影响因素　人的创新能力是与生俱来的,但创新能力的高低却各有不同,主要受以下三种因素的影响:

　　(1) 遗传因素:遗传因素是形成人类创新能力的生理基础和必要的物质前提,它潜在决定着个体创新能力未来发展的类型。例如,科学家们对爱因斯坦(Albert Einstein)的大脑进行研究,发现他大脑左右半球的顶下叶区域异常发达,比普通人的平均厚度多出 1cm,宽度超过普通人 15% 左右,另外,爱因斯坦缺少常人大脑中的一种皱沟,很可能会导致位于大脑顶下叶区的神经元彼此间更容易建立起联系,研究人员推测这是爱因斯坦思维活跃、在空间和数学思维方面具有特殊天赋的可能因素之一。

（2）环境因素：环境是人的创新能力形成和提高的重要条件，虽然每个人的创新能力不尽相同，但创新能力可以通过后天的学习、培养而提高。环境优劣影响着个体创新能力发展的速度和水平。例如，中华护理学会高度重视护理创新，近年来，每年均组织护理研究课程申报和科技奖评选，为全国护士搭建了护理创新的展示和交流平台。一些医院护理部成立了护理创新管理小组，设立护理创新基金，建立奖励机制和定期培训、汇报制度，对具有实用价值的创新成果进行推广，使护士的创新能力有了发展的空间和提升的动力。广东省护理学会九年来连续举办了九届"护理用具创新大赛"，已有数百个项目获得新产品专利。大赛不仅给护理工作者搭建了一个交流学习的平台，而且激发了护士们层出不穷的创新灵感。正是管理者们对护士创新能力的重视和培养，在国家知识产权局登记的专利呈逐年上升趋势，据不完全统计，至 2020 年，护理发明专利有 16 216 项，实用新型专利 34 740 项，部分专利已实现产品转化，用于护理实践中。

（3）实践因素：实践是创新能力形成的唯一途径，也是检验创新能力水平和创新活动成果的尺度标准。创新不是纸上谈兵，更不是闭门造车，只有基于实践的创新才算得上创新，没有实践基础的创新多是"废品"。因此，只有勇于实践的人，才容易产生解决问题的创新思维。

美国当代杰出的组织理论、领导理论大师沃伦·本尼斯（Warren G. Bennis）认为领导者和管理者的区别在于：管理者维持，领导者发展；管理者模仿，领导者创造；管理者执行，领导者创新。作为医院护理团队"一家之主"的护理部主任，如果您能像牛顿一样对工作中习以为常的事情善于质疑，像哥白尼一样不迷信权威、不迷信经典，敢于质疑，更新观念，拓展思路，勇于实践，注重护理人员创新力的培养，您将成为带领团队走向卓越的优秀领导者。

二、除定式，破茧化蝶展翅飞

英国社会学家罗素（Bertrand Russell）到我国讲学，在演讲开始之前，罗素给大家出了一道算术题，2+2=？在座的都是政界、学界名人以及青年知识分子，没有一个人敢直接回答，大家认为大哲学家、大思想家、大数学家、大社会学家绝对不会出 2+2=4 这个小学生都会做的数学题，里面一定暗藏玄机。罗素见没有人回答，就说：2+2=4，就这么简单。如果思维被已有的观念束缚，就连最简单的算术题都会束手无策，更何况创新呢！

从心理学的角度来说，"定式"是人在同类社会活动中产生的一种固定的思维倾向或心理趋向,并能影响或决定后继活动的发展趋势。思维定式是多年积累的知识、经验、习惯固化而成的一种认知模式,对以后的分析、判断产生主导性的影响,使思维方法摆脱不了已有模式。简而言之,"定式"是旧事物对新事物产生的一种影响力。因此,要创新,先要突破思维定式,让思维自由飞翔。创新需要突破哪些思维定式呢?

(一)突破权威定式

权威定式就是处理一切问题时都必须以权威作为判断是非唯一标准的思维习惯,是思维惰性的表现,是对权威的迷信、崇拜与夸大。

思维中的权威定式从何而来? 权威定式首先来自我们所接受的"教育权威"。在成长过程中我们要听父母、老师、领导的话,要按照"标准答案"完成考试和学业,使"独立思考、勇于创新"的意识越来越少,逐渐习惯以权威的是非为是非,对权威的言论不加思考地盲信盲从;另一方面,"闻道有先后,术业有专攻",由于社会分工的不同和知识技能的差异,一个人对于自己不熟悉的领域,会习惯性地尊崇权威的观点。

权威有着使人信从的力量和威望,在护理工作中是不可缺少的,引用权威的观点、做法,可以提高解决问题的效率和信心,有利于护理工作的稳定发展。但权威的观点并非都是真理。例如,"不同重量的物体,从高处下降的速度与重量成正比",两千年来从未有人怀疑过亚里士多德这个定律的正确性,而伽利略(Galileo Galilei)用"比萨斜塔铁球实验"证明这是错误的。世界上没有一个至高无上的定论,要勇于提出疑问,不要因为是权威而放弃。

从创新思维的角度来说,权威定式容易成为思维的束缚,阻碍人们的创新思维。因此,作为护理管理者,不能盲目迷信权威,要敢于质疑;对发现的问题要善于思考,勇于学习和实践,这样在稳定发展中才能有所突破。

(二)突破书本定式

所谓书本定式就是在思考问题时不顾实际情况,不加思考地盲目运用书本知识,一切从书本出发,以书本为纲的思维模式。

"知识就是力量",书本知识对人类所起的积极作用是不言而喻的,知识是潜在的力量,要能够正确、有效地应用它才能成为现实的力量。许多书本知识都有时效性,如果看问题做事情习惯于照搬书本知识而不去关注和研究现实,受到书本知识的束缚,不仅不能给人以力量,反而会抹杀我们的创新能力。

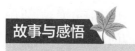

故事与感悟

不许查书的研究

20世纪50年代初，美国某军事科研部门在研制一种高频放大管，一查资料，采用玻璃管高频放大的极限频率是25个计算单位，研究人员被这个问题难住了，研制工作迟迟没有进展。主管部门撤换了研究人员，由发明家贝利负责研制任务，同时下达了一个奇怪的命令：不许查阅有关书籍。贝利小组日夜奋战，终于制成了一种高达1 000个计算单位的高频放大管。完成任务后，科研人员查阅了有关书籍后大吃一惊，"25"与"1 000"两者的差距有多大啊！

感悟：为什么主管部门会下达"不许查阅有关书籍"的命令？正如古人所说："尽信书不如无书！"

书本知识本身并非全是真理，并非全都可靠，即使是反映客观事实和客观规律的科学知识，也要正确、有效地加以理解和应用，才能发挥知识的力量。知识与创新能力存在着对立统一的关系，知识是创新的基础，知识越多，对创新能力的提高越有利，但知识增多并不等于创新能力就会相应提高，两者并不是必然同步发展，所以夸大书本知识的作用会妨碍创新能力的发展。

正如荣获1979年诺贝尔物理学奖的美国物理学家温伯格（Steven Weinberg）所说："不要安于书本给你的答案，要去尝试发现有什么与书本上不同的东西。"在研究和解决问题的过程中，应对有关的书本知识，特别是对起关键性作用的书本知识严格检验，最终须以实践作为检验的唯一标准。这也正是突破书本定式，大胆创新的方法。

（三）突破经验定式

经验思维是人们运用生活的亲身感受、实践的直接知识乃至传统的习惯观念等进行的思维活动。经验是通过实践活动取得和积累的，有助于人们在后来的实践活动中更好地认识事物、处理问题。

在处理常规事物时经验是宝贵的，可以提高办事效率，少走弯路。从某种意义上说，具有经验定式并不是坏事，经验思维能加快情况判断和行为方式选择的速度，从而有效地提高选择最佳决策方案的能力，缩短从认识到实践这一转化的过程，提高工作效率，在特定时期有利于组织的稳定，如临床护理路径管理以及示范病房的推广都发挥了经验思维的优势。

　　然而经验只是人在实践活动中取得的感性认识的初步概括和总结,由于条件所限,经验不可避免地具有只适合于某些场合和时间的局限性,可能会成为创新思维的羁绊。当人们不自觉地用某种习惯了的思维方式去思考解决问题,固执已有的经验、墨守成规时,就会产生对变革的抵制,拒绝创新,妨碍进步。遇到常规方法解决不了的问题时,就要跳开以往经验和习惯的束缚,突破思维的局限,才会达到"山重水复疑无路,柳暗花明又一村"的境界。

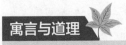

寓言与道理

猴子与草帽

　　有个卖草帽的老人,挑了一挑草帽去赶集。途经一座山,歇脚之时,挑的草帽被山上的猴子抢光了,老人左追右赶,也没有捡回一顶草帽,一气之下,把自己头上的草帽扔在地上。谁知,树上的猴子跟着也把草帽都扔了下来。老人高兴得赶紧捡起草帽继续赶集。老人把这件事讲给他的儿子,儿子讲给孙子,代代相传,每次遇到草帽被猴子抢,都用同样的办法捡回了草帽。

　　有一天,老人的后代又到集市上去卖草帽,走到山脚下,草帽又被猴子抢光了,老人的后人笑了笑,从自己头上摘下草帽,撂在地上。但这次他没有看到猴子像以往那样把草帽撂下来,老人的后人不解地抬起头,看着树上头戴草帽洋洋得意的猴子直纳闷。这时,一个猴子开口说话了,"就你有爷爷? 难道我们就没有爷爷?"

　　寓意:经验是把双刃剑,用得好是财富,用不好是桎梏。

　　如何突破经验定式呢?

　　首先要具体问题具体分析。任何经验总是在一定的时空范围中产生的,而往往也只适应于一定的时空范围和对象。习近平主席在 2013 年博鳌亚洲论坛开幕式上的演讲中谈到:世间万物,变动不居。"明者因时而变,知者随事而制"(汉代桓宽《盐铁论》),这是一种创新发展的智慧。

　　其次,对偶然性问题应多加考虑。个人的经验在内容上仅仅抓住了常见的东西,而忽略了少见的、偶然的东西。但是在每一个具体的现实环境中,总会有大量的偶然性事件发生,如果我们仍然用以往的经验来处理,则不可避免地要产生偏差和失误。

(四)突破从众定式

　　从众是指个体在社会群体的无形压力下,不知不觉或不由自主地与多数人保持一致行为的社会心理现象，通俗地说就是"人云亦云""墙头草随风倒""随大流"。从众定式指个人受到外界人群行为的影响，在自己的知觉、判断、认识上表现出符合于公众舆论或多数人的行为方式。美国社会心理学家阿希（Solomon Asch）曾进行过从众心理实验，发现测试人群中仅有 1/4~1/3 的被试者保持了独立性，没有从众行为。可见，从众是一种普遍的心理现象。

管理学里经常用"羊群效应"来描述从众心理。羊群是一种很散乱的组织，平时吃着自己周围的草在原地打转，一旦头羊往哪边走，其他的羊也会不假思索地跟着，不管前面是狼还是草。

故事与感悟

羊群效应

石油大亨查理到天堂去参加会议，一进会议室发现已经座无虚席，没有地方落座，于是他灵机一动，喊了一声："地狱里发现石油了！"这一喊不要紧，天堂里的石油大亨们纷纷向地狱跑去，很快，天堂里就只剩下查理了。查理心想，大家都跑了过去，莫非地狱里真的发现石油了？于是，他也急匆匆地向地狱跑去。

感悟："羊群效应"有时会影响管理者决策的正确性。请思考，在护理管理工作中有没有"羊群效应"？如何发挥它的积极作用呢？

"羊群效应"并非一无是处，要具体问题具体分析。积极的从众效应可以产生示范学习和聚集协同作用，有利于建立良好的社会氛围，并使个体达到心理平衡。比如，新分来的护士在一个不计较个人得失、勤于学习、乐于奉献的科室，潜移默化地受到影响，也会学着不计得失、乐于奉献，这就是从众效应积极作用的体现，护理部主任可以有意识地利用这一效应进行护理人力资源培训和医院文化建设。

无论生活在哪个时代，最早提出新观念、发现新事物的总是极少数人，而对于这极少数人的新观念和新发现，当时的绝大多数人都是不赞同甚至激烈反对的。因为大多数人都生活在相对固定化的模式里，他们很难摆脱早已习惯的思维框架，对于新事物新观念总有一种天生的抗拒心理。因此，要突破从众定式，必须在日常工作中，培养自己独立思考的能力，在处理和决断事情时，不能盲目地从众，要敢于坚持主见。

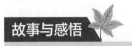

故事与感悟

定额生产的秘密

美国霍桑工厂的工人们对自己每天的工作量都有一个标准，完成这些工作量后，就会明显的松弛下来。因为任何人超额完成都可能使管理人员提高定额，所以，没有任何人去打破日常标准。这样，一个人干得太多，就等于冒犯了众人；但干得太少，又有"磨洋工"的嫌疑。因此，任何人干得太多或者太少都会被提醒，而任何一个人冒犯了众人，都有可能被抛弃。为了免遭抛弃，人们就不会去"冒天下之大不韪"，而只会采取"随大流"的做法。

感悟：作为护理管理者，如果能使"争先创优"成为医院的主流文化，"随大流"何尝不是一件好事。

"兵无常势，水无常形。"事物都在不断变化发展，消极的思维定式是束缚创造思维的枷锁。但凡事都有正反两个方面，我们应该客观看待思维定式在护理管理中的作用。在情境不变的条件下，思维定式能够使人应用已掌握的方法迅速解决问题；而在情境发生变化时，如果我们还墨守成规，则无益于创新与发展。

三、巧思维，管理创新有源泉

三个和尚没水吃的情况发生后，总寺的方丈大人派了三个主持去替换三个庙的领导。第一个庙的主持搞了"体制创新"，把上山的路分成三段，每人负责挑一段路，空桶回来再接着挑，这样大家都不累，水很快就挑满了；第二个庙的主持提出了"机制创新"，制定了新的庙规，谁挑的水多，晚上吃饭时多加一道菜；谁挑的水少，晚上吃饭时就没有菜，结果大家都争先恐后去挑水；第三个庙的主持发明了"技术创新"，把山上的竹子砍下来连在一起，然后买了一个辘轳，把水汲上山，三个人轮流换班，一会儿水就灌满了。通过体制创新、机制创新、技术创新，三个主持用不同的办法达到共同的目的。这就是管理创新。

爱因斯坦曾说："人是靠大脑解决一切问题的。"人的创新思维活动是创新实践活动的"基石"，没有思维的创新，就没有实践的创新。护理部主任要提高护理团队的创新力，首先要培养自己的创新思维。

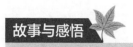
故事与感悟

贷款 1 美元

　　有个犹太商人到一家银行要求贷款 1 美元。银行的工作人员感到很奇怪，贷款 1 美元能干什么呢？工作人员告诉来人，贷款 1 美元也需抵押。来者将房产证、有价证券等拿到银行作抵押，办完了贷款手续。银行工作人员凭直觉觉得这件事并不是贷 1 美元那么简单，但又想不明白是为什么。贷款到期，商人来还贷，银行工作人员忍不住问那位先生原因。那位先生告诉他，他出去度假，房产证之类的东西放家里不安全，租银行的保险柜租金很贵，他用贷 1 美元的办法，等于花 6 美分（年息为 6%）将贵重物品交银行保管，既安全又省钱。

　　感悟：奇思妙想出效益。

（一）逆向思维

　　逆向思维也叫反向思维、倒转思维、反面突破思维，是对司空见惯的似乎已成定论的事物或观点运用反常规、反方向或反传统、反程序性的方式解决问题的思维方式。例如，疫苗就是运用逆向思维解决问题的例证。孙思邈的《千金方》中记载了治小儿疣目方："以针及小刀子决目四面，令似血出，取患疮人疮中汁黄脓傅之。"由孙思邈的生平推断，人痘接种起源于唐初。宋朝人把天花病人皮肤上干结的痘痂收集起来，磨成粉末，取一点吹入天花病患者的鼻腔。后来这种天花免疫技术经波斯、土耳其传入欧洲。直到 1798 年英国医生琴纳用同样的原理研制出了更安全的牛痘，为人类根治天花做出了决定性的贡献。香港理工大学护理学院教授研发的无创血糖测量仪利用近红外线技术测量人体血糖水平，患者不需要抽血或者"扎手指"，可避免伤口感染，减少医疗垃圾。当我们面临的问题难以解决时，有意识地倒转过来思考，会使人突破旧经验、旧方法的束缚，产生新观念、新方法，使难题得以解决。

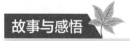
故事与感悟

让观众自觉摘帽子

　　印度有一家电影院，常有戴帽子的妇女去看电影。帽子挡住了后面观众的视线，大家请电影院经理发个场内禁止戴帽子的通告。经理摇摇头说:"这不太妥当,只有允许她们戴帽子才行。"大家听了,不知何意。第二天,影片放映之前,经理在银幕上映出了一则通告:"本院为了照顾年老体弱的女客,允许她们照常戴帽子,在放映电影时不必摘下。"通告一出,所有女客都摘下了帽子。

感悟:有时反其道而行是顺利解决难题的又一条捷径。

(二)联想思维

鲁班被长着细齿的草划破手指,联想到带齿的铁条可以锯树,发明了锯子;护士被蚊子叮了,联想到像蚊子嘴一样又细又准的针,发明了可视静脉穿刺针。人在思维过程中将一事物与另一事物联系起来,从中受到启发,进而产生解决问题的办法,这就是联想思维。联想思维是由此及彼的思维方式。联想是创造的根源,不会联想的人永远造不出新的东西。

故事与感悟

来自洗手间的发明

"克霉桂"是肉桂的一种提取物,可以用来防止物体发霉。中国香港一名叫袁旭文的学生在洗手间里发现许多地方已发霉,就想找到一种能够预防发霉的物质。经过和同学梁羽翅仔细研究,他们了解到有些植物有抑制真菌生长的作用,特别是蒜头、姜还有肉桂。经过研究比较,发现肉桂的防霉功能最强。在老师的指导下,借助一些高端仪器,提取出"克霉桂",在中国香港中学生科学比赛中获得冠军。

感悟:联想甚至可以使看上去毫不相干的事物之间发生联系,产生无穷无尽的创意。

联想思维有着广泛的基础,有时两种事物之间看似没有任何联系,但人们只要展开丰富的联想,就可以发现两者之间的某种特殊的联系,从而带来创新成果。联想思维方法主要包括:相似联想、相关联想、对比联想、接近联想、类比联想、连锁联想、自由联想(表5-1)。

(三)超前思维

超前思维就是立足现实,超越现实,根据客观事物的发展规律,通过把握其发展趋势而在客观事物尚未出现时产生的一种前瞻性意识。

表 5-1　联想思维方法

类型	特征	举例
相似联想	联想物和触发物性质或形式相似	牙刷→口腔护理牙刷
相关联想	联想物和触发物之间存在一种或多种相同而又极为明显的属性	蜻蜓→直升机
对比联想	联想物和触发物之间具有相反性质	发热→冷敷
因果联想	触发物和联想物之间存在一定因果关系	医院效益◄──►人才队伍
接近联想	联想物和触发物空间和时间特性接近	医院→患者
类比联想	通过对一种事物与另一种(类)事物对比	传送带→滚筒式医疗护理床
连锁联想	由一点出发,环环相扣,产生一连串的联想	糖尿病→胰岛素→注射→疼痛→无痛注射针
自由联想	跨越阶段、时空、事物性质的联想	卫星上做广告

　　世界上没有过时的科技,只有落后的思维。护理部主任该如何培养自己的超前思维呢? 乔布斯被公认为最具超前思维的商业领袖,我们不妨借鉴他的"培养超前思维七法则"。

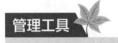

管理工具

乔布斯培养超前思维的七个法则

　　法则一:"做自己喜欢的事情"——人有激情就能让世界变得更美好,只有怀着推动社会前进的热情,才能拥有创新和独树一帜的理念。

　　法则二:"给这个世界留下印记"——吸引志同道合的人,帮助他们一同将想法转化成改变世界的创新产品。

　　法则三:"跨界创新"——创造力是桥梁,是纽带。人生经历越丰富,越能理解人的各种体验,这是创新灵感的源泉。

　　法则四:"兜售梦想,而非产品"——把苹果产品的购买者看作是一些怀抱梦想、希望和雄心壮志的人,而不是单纯的"消费者",苹果的产品旨在帮助消费者实现梦想。

　　法则五:"少即是多"——复杂的极致即简约。无论从 iPod 或 iPhone 的设计、苹果产品的包装还是苹果公司网站的设计上看,创新意味着删繁就简、突出精要。

　　法则六:"提供超酷体验"——将苹果零售店变为顾客服务的业界标

杆。苹果零售店依靠一个个小小的创新思维维系了与顾客间深入长久的情感纽带,成为全球最佳零售商。

　　法则七:"学会讲故事"——你也许拥有世界上最超前的技术,可如果不能让大家为之兴奋,再超前也没有用。苹果公司就把每一次的产品发布会都变为一场艺术的盛宴,从而吸引大量消费者的关注。

　　有效的护理管理必须运用超前思维,例如患者安全管理,这是护理管理的重点和难点。上海同济大学附属第十人民医院的护士在护理部主任的有效组织下,运用超前思维的方法,把安全管理的重点放在"防患于未然",进行了患者安全管理屏障及实体防护屏障的设计研究,设计了一系列的预警及报警系列装置,如防患者跌倒警示钟、输液完毕自动报警装置、护士随身携带的患者呼叫感应器等,实施安全管理屏障后,护理工作不良事件及护理纠纷的发生率明显下降。

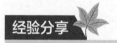

防患者跌倒警示钟

　　为有效预防患者跌倒,上海市第十人民医院护理人员自主研发了"防患者跌倒警示钟"(图 5-1)。警示钟包括钟面及指针,针面与指针经轴销转动连接,钟面边缘设有数字,对应为活动能力评价的分值。钟面以轴销为中心分为绿、黄、红三种色带,不同颜色扇区分别对应可自由活动、谨慎活动及绝对卧床三种活动能力评价的分值区。护士将每日新入院的患者按照患者的活动能力评分,然后将防患者跌倒警

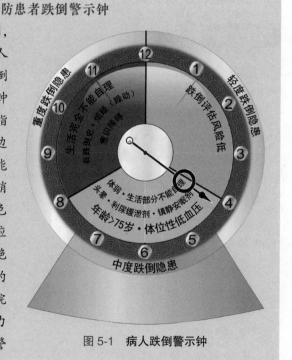

图 5-1　病人跌倒警示钟

示钟的指针拨到对应的分值，摆放在患者的床头柜上，通过钟面鲜明的色彩及文字标识，可对患者及家属起到警示作用，有效防止患者意外跌倒。

（四）发散思维

俗话说，"条条大路通罗马"。发散思维又称辐射思维、扩散思维、立体思维或多向思维，最早提出发散思维概念的是现代创造性研究的倡导者、美国著名心理学家吉尔福特（J. P. Guilford）。他在《人类智力的本质》一书中提出：发散思维"是从给定的信息中产生信息，其着重点是从同一来源中产生各种各样的为数众多的输出"。英国电影艺术大师卓别林（Charles Chaplin）在对艺术创作的描述时说："对于一个艺术家来说，如果能够打破常规，完全自由进行创作，其成绩往往是惊人的。"同样，对于护理工作的改善，如果能打破护理常规的局限性，充分运用发散思维，就会取得意想不到的效果。

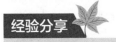 经验分享

C+D：宝洁的研发新模式

拥有510亿美元的宝洁公司如何能实现销售额的年年增长呢？宝洁公司在全球4大洲9个国家20多个研发中心拥有7 200名研发人员，但公司产品的开发没有停留在内部研发上，面对日趋成熟的传统市场，宝洁（P & G）公司打开思路，提出了"Connect & Develop"模式，简称C+D，顾名思义就是联系与发展。所谓的"C+D模式"是根据宝洁公司的内部需求，"联系"世界各地的大学、科研机构、供应商、中小型企业甚至消费者、竞争对手，与他们合作，发现他们有什么新点子、新实验、新专利、新设计、新技术、新手段，甚至新的商业模式、营销模式、消费者调研方法，然后"发展"它们，让它们产生商业价值。在这种新模式的推动下，宝洁新产品的成功率上升到90%。

发散思维就是从一个思考对象出发，沿着各种不同的方向去思考，重组眼前和记忆系统中的信息，大胆向四面八方辐射，扩散出两个或更多可能解决问题的方案。有人形象地描述发散思维像夜空怒放的礼花。不少心理学家认为，发散思维是创新思维最主要的特点，是测定创新力的主要指标之一。发散思维方法见表5-2。

表 5-2　发散思维方法（以口罩为例）

类型	特征	举例
材料发散	以材料为发散点，设想它们的多种可能性	衣服的材料：树叶、兽皮、棉、麻、丝、人造纤维、纸质……
功能发散	以某种功能为发散点，设想获取该功能的各种可能性	设想吸收的功能： 具有吸水功能的：动物、植物、土壤、海绵、吸管、泡沫、衣服…… 具有吸光功能的：植物、动物、美丽的事物（吸收目光）、水…… 具有其他吸收功能：如吸尘、吸热、吸气、吸音等
结构发散	以某种结构为发散点，设想出利用该结构的各种可能性	联合国儿童公约就是文字结构的发散："一切为了孩子！为了孩子的一切！为了一切孩子！"
形态发散	以事物的形态为发散点，设想出利用某种形态的各种可能性	杯子的形状：圆柱形、长方形、正方形、弯月形、马蹄形、牛角形、人体形、不规则形……
方法发散	以某种方法为发散点，设想出利用方法的各种可能性	减肥方法：食物减肥法、喝茶减肥法、运动减肥法、手术减肥法、按摩减肥法、针灸减肥法、音乐减肥法、药物减肥法、沐浴减肥法、气功减肥法……
因果发散	以事物发展的因或果为发散点，设想出由因及果或由果及因的各种可能性	设想医院没有患者，或患者没有医院会怎样？

（五）灵感思维

"众里寻他千百度，蓦然回首，那人却在灯火阑珊处。"诗中的情景是否也在您的生活工作中出现过？对一个问题一筹莫展，百思不得其解，暂时放在一边时，却在吃饭、睡觉或做其他事情的时候，脑中忽然有一个"念头"闪过，于是就有了良策，这"一闪念"就是灵感。灵感思维也称作顿悟，就是长期思考的问题受到某些事物的启发，忽然得到解决的心理过程。灵感思维活动本质上就是一种潜意识与意识之间相互作用、相互贯通的认识过程。

灵感不是神秘莫测的，也不是心血来潮，而是人在思维过程中带有突发性的思维形式长期积累、艰苦探索的一种必然性和偶然性的统一。

灵感的产生并非睡一觉就会出现，而需要积累一定的知识，对一个问题长时间集中思考之后，放松思维顿悟；有时需要外部信息的刺激，甚至是在某种紧急情况的逼迫下，急中生智。不管在什么样的情况下产生的灵感，有一点是相同的,那就是灵感稍纵即逝,想到时就应该及时记下来。灵感思维的主要方法可以用十句话概括(图 5-2)。

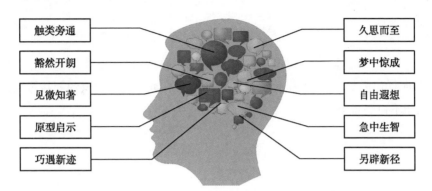

图 5-2　灵感思维方法

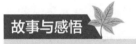

专利天使

全国护理行业有一位创新的佼佼者,拥有 19 项国家专利,创造了国内医疗行业专利之最,被誉为"专利天使",她就是冀中能源峰峰集团总医院普外三科护士长、副主任护师葛志红。2005 年,葛志红想设计一种降低眼科患者交叉感染风险的多功能眼科治疗盘,图纸一张张画好又揉碎,她冥思苦想,走着、坐着、躺着,眼睛里漂浮的全是眼科治疗盘。一天,她在超市看到一个储物盒,心里一亮,这不就是苦苦思索的模型吗? 赶紧买回家加工、制作、改形,就这样,她的第一个设计——《密闭式眼科专用治疗盘》诞生了。这个治疗盘可避光、冷藏、加锁,为滴眼液提供了更加无菌的密闭式空间。从此在繁忙的工作之余,只要她发现医用装置存在缺陷,便会萌生把"不顺手"的东西改造一下的念头。她设计的《安装输液架、手杖式助行、增设平躺功能的轮椅》,轮椅上安有输液架,拆下来也能当手杖,患者病情紧急时,轮椅又变成了应急状态下的平车,获得了国家"实用新型"专利。有的患者不遵医嘱,自行调节输液滴速,影响了输液效果和用药安全,葛志红设计了《外控精准闭锁式输液调节装置》,它不仅可以精确地调节输液滴速,还增加了闭锁设计,消毒后可以重复使用。

感悟："专利天使"的创作灵感，来源于患者，服务于患者。在平凡的工作中加入爱的味道，脑海里闪烁着光芒的灵感，就可以变成点亮现实世界的火炬。

除了逆向思维、联想思维、超前思维、发散思维、灵感思维外，创新思维还有多种表现形式，只要您有意识地培养自己和下属的创新意识和创新思维，管理创新不再是难题。

四、拓视角，点石成金有技法

美国20世纪斥巨资建造的金门大桥，当年就发生了意想不到的堵车现象。当局悬赏1 000万美元寻找解决方案，甚至准备建第二座金门大桥。一位加拿大年轻人提出建议：把大桥中间的隔离栏变成活动的，上午左移一条车道，下午右移一条车道，堵塞的问题竟迎刃而解，节省了再建金门二桥上亿元的费用。

患者看病难、护士工作超负荷等类似问题一直困扰着各大医院，我们能不能像解决金门大桥拥堵问题一样，拓宽视角寻找解决的方案呢？

（一）智力激励法

1. 何谓智力激励法　智力激励法又称头脑风暴法，是美国创造工程学家、创新技法和创新过程之父阿历克斯·奥斯本（Alex Osborne）在1941年出版的《思考的方法》中首次提出的创新技法。智力激励法是指以小组讨论会的形式，让大家畅所欲言，群策群力，相互启发，相互激励，产生思维共振，引出更多新创意的创新方法。这是一种集体开发创新思维的方法，可分为直接头脑风暴法和质疑头脑风暴法，前者是在群体决策基础上尽可能激发创造性，产生尽可能多的设想，后者则是对前者提出的设想、方案逐一质疑，探索其现实可行性的方法。这种方法用于问题比较单纯，目标较明确的决策，目的在于创造一种自由奔放的思考环境，诱发创新思维的共振和连锁反应，产生更多的创新思维，讨论1h能产生数十个乃至几百个新设想。

2. 智力激励法的基本做法　奥斯本认为，社会压力对人们自由表达见解具有抑制作用，为了克服这种现象，提出了这种新型会议形式，参加会议的人数10人左右，时间限制在20~60min。

（1）会前准备：会前落实主持人、参与人和主题。主持人要熟悉并掌握该技法的要点和操作要素，摸清主题现状和发展趋势；参与者要有一定的训练基础，懂得该会议提倡的原则和方法；会议主题提前通报给与会人员，让与会者有一定准备；会前可进行柔化训练，即对缺乏创新锻炼者进行打破常规思考，转变思维角度的训练活动，以减少思维惯性，从单调的紧张工作环境中解放出来，以饱满的创造热情投入激励设想活动。

（2）会议原则：与会人员要遵循"自由思考、以量求质、延迟评判、结合改善"的原则。"自由思考、以量求质"即要求与会者不必顾虑自己的想法或说法"是不是太荒唐、太小儿科、太可笑"，尽可能解放思想，自由发表自己的见解，鼓励独立思考，广开思路，提出的改进设想越多越好，越新越好，以大量的设想来保证质量较高的设想存在。"延迟评判"即在会上不用"这个主意不错""这个想法行不通"之类的"捧杀句"或"扼杀句"评判别人的设想。至于对设想的评判，留在会后组织专人讨论；参加会议的人员不分上下级，平等相待，不允许以集体意见来阻碍个人的创造性设想，不许私下交谈，集中注意力针对目标发言；不干扰别人的思维活动，任何人不做判断性结论。"结合改善"即鼓励与会者积极进行智力互补，允许补充和发表相同的意见，使某种意见更具说服力，也允许相互之间的见解矛盾；在小组讨论会上，任何一个人提出的新创意对其他人的想象力都会带来信息刺激和震荡，填补知识空隙，相互诱发激励。这种气氛以激发大家寻求新颖独特甚至违反常规的新设想的强烈兴趣，促使大家最大限度地发挥创造力，开拓新思路。

故事与感悟

等电梯的苦恼

有一家酒店客户投诉等电梯时间太长，大家认为只有安装新电梯才能解决这一问题，但酒店已经实在没有地方再安装新电梯了。面对这个"不可能"解决的难题，总经理召集相关部门主管，用智力激励法讨论研究解决方案，只用1h就获得了31条有价值的改进方案。如提高电梯运行速度，在电梯间摆放沙发、鲜花、糖果，电梯间墙上挂有故事情节的装饰画，安装液晶电视播放娱乐节目等，其中一项简单、低成本的建议被采纳试用：在每个电梯出入口安装一面大镜子。试用时奇迹出现了：投诉明显减少。原来顾客在等待时会焦躁不安，现在有了镜子，就可以照照镜子，整理一下发型、服装，注意力转移，忽略了等待的时间。

感悟：患者也同样有"等电梯""等就诊""等交费"等诸多等待的焦虑，集思广益，就可以想出解决的办法。

实践证明，智力激励会议所产生的设想比一般会议要多 70% 左右，其中不乏创意的良策。第二次世界大战期间，英军组织了由理论物理学家、天体物理学家、数学家、生理学家、测量技师等 11 人组成的智囊团，为首的是物理学家勃兰特，因而被人称为"勃兰特杂技团"，他们各自发挥特长、知识互用、通力合作，相互启发，很快研制出新型雷达防空系统，使英国的防空系统在战争中发挥了巨大作用。

在谷歌、摩托罗拉等企业，在休息区、娱乐室、走廊都有可以随手涂画的写字板，还有为员工准备的"创造区"，里边有很多工具。任何员工有奇思妙想，都可以在这个区里试验。在创造区里，员工们可以按自己的想法去实施，去修改，如果在某一个方面出现停滞，他会把他做的半成品放在那儿，然后贴上条，把问题写在上面，以便其他人参与研究。

美国学者哈里特·朱克曼（Harriet Zuckerman）做过一个统计，从 1901 年以来共有 300 余名科学家获得诺贝尔奖，其中有多达 2/3 是与别人合作进行研究的。这一统计表明，集体研究已成为创新的主要方式，知识互用、智力互补，才有可能取得更大的成就。

3. 护理管理创新中智力激励法的应用　智力激励法是一种集思广益的方法，正如俗话所说的"三个臭皮匠，顶个诸葛亮"。一个人的精力、能力是有限的，护理部主任在管理过程中遇到的诸多难题，采用智力激励法去解决，可以起到事半功倍的效果。目前智力激励法已经广泛用于解决护理安全与风险管理、护理质量管理、医院护理工作发展规划的制定等各类问题。实施方法如下：

（1）准备阶段：建立讨论制度，确定主题、参会人员、时间、地点，布置会场。一些医院护理部建立了护理安全讨论制度，每季度 1 次，由护理部主任或副主任主持，固定一名助理员记录，每次选取 5~6 名护士长和 2~3 名护理骨干参加。定期邀请分管院长、感染管理科、医务科、药剂科、总务科、财务科、人事科等相关职能科室成员参加。护理部将全院近期存在的需要解决的共性问题、热点问题、疑难问题等作为会议商讨议题，并提前 3d 通知与会人员，让与会人员做好充分准备，以便查找相关因素，对问题形成的原因进行分析及对策探讨。布置会议现场时把座位排成圆形比教室式的环境更为有利。

（2）畅谈阶段：主持人宣布开会后，说明会议的规则，进行 5min 左右的思维热身，如说说笑话、猜个谜语、听一段音乐等，营造民主、自由、轻松的氛围，然后宣布讨论主题，如近期发生的护理差错缺陷以及护理安全讨论重点，鼓励每位与会人员畅所欲言，结合自身工作实际，结合临床，尽可能多地提出观点。主持人控制好时间，力争在有限的时间内获得尽可能多的创意性设想。助理员负责记录讨论要点，会中不对任何个人的观点提出评论性批判。

（3）筛选阶段：如针对临床药物治疗出现的护理缺陷，通过头脑风暴，与会人员在护患配合、医护协作、科室间相互协作、患者心理反应、护士职业素质及心理素质、抢救仪器、药物和物品的备用情况、护理记录的书写、病区管理等各个层次、各个方面提出改进措施。为了能够全面客观地评判大家所提出的新建议，主持人要对发言记录进行归纳、整理，找出富有创意的见解和具有启发性的表述，再由与会者对各种设想及意见进行集体论证或专家论证，最后确定 1~3 个最佳的解决方案或整改措施。

（二）综摄法

1. **何谓综摄法** 综摄法是由美国麻省理工学院教授 W. J. Gordon 于 1944 年提出的一种创新技法，又称类比思考法、类比创新法、比拟法、分合法、集思法、群辩法、强行结合法、科学创造法。综摄法是利用外部事物启发思考、开发创造潜力的方法。它以已知的东西为媒介，把毫不相关的信息要素结合起来吸取各种要素的精华，取长补短，综合在一起创造出新产品、新理论或新方法。

2. **综摄法的基本做法** 综摄法适用于不同行业以及不同专业职能的研究人员以及各行业，主要以会议讨论的方式，按两条原则运用三种类比方法发明新产品或寻找解决问题的方案。综摄法有两个基本原则：

（1）异质同化：即"变陌生为熟悉（异中求同）"，就是把陌生事物与以前熟悉了解的事物进行比较，借此把陌生的事物转换成熟悉的事物，然后再去思考用什么方法才能解决这一问题，如计算机领域的术语"病毒""黑客"等都是利用人们较熟悉的语言来描述计算机专业的事物或现象，其实质就是"异质同化"。人们运用"异质同化"，根据计算机无线终端的原理，设计了移动护士工作站。

（2）同质异化：即"变熟悉为陌生（同中求异）"，就是对某些早已熟悉的事物，根据人们的需要，从新的角度或运用新知识进行观察和研究，以摆脱陈旧、固定看法的桎梏，产生出新的创造构想。比如人们都很熟悉热水瓶，将它改成茶杯大小，就成了保温杯。

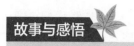

化腐朽为神奇

皮鞋破旧了,我们都会扔掉。而法国一位年轻的企业家多明尼奎·博登纳夫偶然发现破旧皮鞋有几分像布满皱纹的人脸,于是灵机一动,将其改头换面,变成了一件件人像艺术品。后来博登纳夫在巴黎开设了皮鞋人像艺术馆,引起了轰动,原本惨淡的生意也兴隆起来(图5-3)。面对不起眼的东西,换一个角度,多一些创意,便能点石成金,化无用为有用。环保专家刘章西说:"垃圾是放错了地方的宝贵资源,如果城市垃圾经过处理,全国每年可创造2 500亿元以上人民币的价值"。

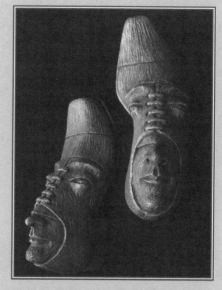

图5-3　化腐朽为神奇

感悟:运用综摄法在护理工作中也能发现被我们熟视无睹的"废物",发现它们的利用价值,化腐朽为神奇。

综摄法是通过类比识别事物之间的异同,从而捕捉富有启发性的新思路,产生有用可行的创造性设想,并得出解决问题的方案。常用的方法有拟人类比、直接类比及象征类比(表5-3)。

表5-3　综摄法的类比方法

类型	含义	举例
拟人类比	将创造的对象加以"拟人化"	模拟人手设计的机械手广泛用于各行各业
直接类比	从自然界或者已有的成果中找寻与创造对象相类似的东西	医用洗头车是在与洗衣机、洗头盆、电吹风直接类比的基础上研制的
象征类比	用具体事物来表示某种抽象概念或思想感情	医院文化建设中院徽的设计

　　综摄法虽诞生于美国，但早在 1921 年我国著名学者梁启超在《中国历史研究法》一文中写到："天下古今，从无同铸一型的史迹，读史者与同中观异，异中观同，则往往得新理解焉。"这里讲的"同中观异，异中观同"正是综摄法的精髓。综摄法可以帮助人们发挥潜在的创造力，打开未知世界的窗口。

　　3. 护理管理创新中综摄法的应用　综摄法的最大用处在于利用其他现有的产品或方法取长补短，设计新产品、新方法，制定改革策略。在护理管理改革中，护理部主任会遇到许多难题，此时可以尝试运用综摄法来思考某些难题的解决。具体方法与步骤如下：

　　（1）问题提出：目前在护理管理中，护士按身份管理，同工不同酬；职称按年限晋升，缺职业发展；奖金按科室分配，多劳不多得；工作按功能分工，缺乏价值感；绩效用形式化考核，缺乏客观性。这些问题影响了临床护士的积极性，阻碍了护理专业的发展。在这种情况下，各医院启动了护士岗位管理。在护士岗位管理中，护士如何分层是一个核心问题，解决了这个问题才能解决分层培训、分层使用、分层考核及获取绩效薪酬等疑难问题。

　　（2）异质同化：许多护理部主任对护士如何分层这个陌生的问题感到困惑，此时先采用"变陌生为熟悉"的方法来思考，看机关公务员、企业公司员工如何分层工作、分层培训考核的；看本院医师们如何分层的。通过直接类比，启发对护士分层这一难题的理解，"各行各业的人都能分层，护士也能科学分层"。

　　（3）同质异化：直接类比之后，需要"变熟悉为陌生"。在这个阶段，提出一个本院护士分层的设想，此时不要直接做出结论与方案，以免落入现有的护士等级套路。在这个阶段，对问题的理解已从旧的僵化形式中解放出来。

　　（4）方案认可：把陌生化过程中受到的启发和类比的成果与原问题结合起来，形成本院护士分层管理的独创性构想，团队成员对构想加以补充和完善，继而将设想付诸实践。

（三）检核表法

　　1. 何谓检核表法　检核表法，也称对照表法、分项检查法。就是用一张一览表对需要解决的问题逐项核对，从各个角度诱发多种创意设想，以促进创造发明、革新或解决工作中问题的创新技法的产生。检核表法几乎适用于任何类型的创造活动，因此又被称为"创造方法之母"。利用检核表法，可以产生大量的原始思路和原始创意。

　　2. 检核表法的基本做法　检核表法运用发散思维，把迁移法、引入法、改变法、添加法、替代法、缩减法、扩大法、组合法和颠倒法融于其中,它启发人们缜密、多角度地思考和解决问题,不把视线凝聚在某一点或某一方向上。其基本做法是:选定一个要改进的产品或方案——从各个角度提出一系列的问题——产生大量的解决方案设想——进行筛选和完善。常用的方法有奥斯本检核表法、和田十二法。

　　奥斯本的检核表法(表5-4)是奥斯本继"智力激励法"之后在1941年出版的世界上第一部创新学专著《创造性想象》中提出的,是在研究和总结大量近、现代科学发现、发明、创造事例的基础上归纳出来的,以直观的方式激发思维活动,其关键词是"改进",通过变化来改进。其优点是使思考问题的角度具体化了,但它是改进型的创意产生方法,你必须先选定一个有待改进的对象,然后在此基础上设法加以改进。虽然它不是原创型的,但有时候也能产生原创型的创意。比如,把一个产品的原理引入另一个领域,就可能产生原创型的创意。

表 5-4　奥斯本检核表法

检核项目	具体内容
能否他用	有无新的用途? 是否有新的使用方法? 可否改变现有的使用方法?
能否借用	有无类似的东西? 利用类比能否产生新观念? 过去有无类似的问题? 可否模仿? 能否超过?
能否增加	可否附加些什么? 可否增加使用时间? 可否提高性能? 可否增加新成分? 可否加倍? 可否放大? 可否夸大?
能否缩小	可否缩短? 可否变窄? 可否去掉? 可否减轻?
能否改变	可否改变功能? 可否改变颜色? 可否改变形状? 可否改变运动? 是否还有其他改变的可能性?
能否代替	用什么代替? 还有什么别的材料? 还有什么别的过程?
能否变换	可否变换模式? 可否变换布置顺序? 可否变换操作工序? 可否变换因果关系? 可否变换工作规范?
能否颠倒	可否上下颠倒? 可否颠倒位置? 可否颠倒作用?
能否重组	可否尝试配合? 可否尝试协调? 可否尝试配套? 可否把目的组合? 可否把特性组合? 可否把观念组合?

　　检查单法给人们一种启示,考虑问题要从多种角度出发,不要把视线固着在个别问题上。国外不少企业已将检查单法应用于管理领域,这种思考问题

的方法,对于护理部主任来说,也是富有启发意义的。

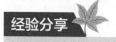

手电筒的改进

康拉德·休伯特(Conrad Hubert)把电池和灯泡放在一根管子里发明了第一个手电筒,至今已经100多年,手电筒不但没有被淘汰,反而种类繁多,如从最初的铁手电筒到现在的塑料手电筒、LED手电筒、环保手电筒、手摇手电筒、电蚊拍手电筒、钥匙扣手电筒等,大小、形状、材质、功能等不断推陈出新,检核表法起了很大作用。用检核表法改进手电筒的方法如下:

1. 能否他用——其他用途:信号灯、装饰灯。

2. 能否借用——模仿萤火虫:LED萤火虫USB直充小手电。

3. 能否改变——改灯罩、改小电珠和用彩色电珠。

4. 能否增加——延长使用寿命:使用节电、降压开关;增加功能:加大反光罩,增加灯泡亮度。

5. 能否缩小——缩小体积:1号电池→2号电池→5号电池→7号电池→8号电池→纽扣电池。

6. 能否替代——代用:用发光二极管代替小电珠。

7. 能否变换——换型号:两节电池直排、横排、改变式样。

8. 能否颠倒——反过来想:不用干电池的手电筒,用手动发电。

9. 能否组合——与其他组合:带手电收音机、带手电的钟。

和田十二法,又叫和田创新法则。是我国学者许立言、张福奎在奥斯本检核表基础上,加以创造而提出的一种创新技法。这些技法更加通俗易懂,简便易行,便于推广(表5-5)。

表5-5　和田十二法

检核方法	具体内容
加一加	加高、加厚、加多、组合等
减一减	减轻、减少、省略等
扩一扩	放大、扩大、提高功效等
变一变	变形状、颜色、气味、音响、次序等

续表

检核方法	具体内容
缩一缩	压缩、缩小、微型化
联一联	原因和结果有何联系,把某些东西联系起来
改一改	改缺点、改不便、改不足之处
学一学	模仿形状、结构、方法,学习先进
代一代	用别的材料代替,用别的方法代替
搬一搬	移作他用
反一反	能否颠倒一下
定一定	定个界限、标准,能提高工效效率

无论哪种检核方法,在使用时都要注意以下几个问题:①要联系实际逐条进行检核,避免有遗漏;②进行多次核查,或许会更准确地选择出所需创新、发明的方面,效果会更好;③在检核每项内容时,要尽可能地发挥自己的想象力和联想力,产生更多创造性的设想;④进行检核思考时,可以将每大类问题作为一种单独的创新方法来运用。检核方式可根据需要而定,既可以 1 人检核,也可以 3~8 人共同检核。

3. 护理管理创新中检核表法的应用 护理部主任可借鉴先进企业制订的用于研发新产品的检查单法,进行护理管理改革的思考及对护士的创新力训练:

(1)能否增加服务项目——能否拓展更多的护理服务项目,如产后美体室、老年聊天吧等。

(2)能否增加服务效能——能否使各项创新的护理服务更加持久。

(3)能否降低各类成本——能否优化护理流程,能否换用更便宜的材料,能否更有效地利用时间。

(4)能否提高品牌魅力——能否使本院的护理有更大的影响力,有更好的效益。

如果护理部主任能根据本院存在的情况、特点和问题,制订出相应的检查单,让广大护士都开动脑筋,提设想,献计策,群策群力,必定可以取得显著成效。

(四)信息交合法

1. 何谓信息交合法 信息交合法是一种在信息交合中进行创新的思维

技巧，是华夏研究院思维技能研究所所长许国泰先生于 1983 年首创的，又称为"要素标的发明法""信息反应场法"，即把物体的总体信息分解成若干个要素，然后把这种物体与人类各种实践活动相关的用途进行要素分解，把两种信息要素用坐标法连成信息标 X 轴与 Y 轴，两轴垂直相交，构成"信息反应场"，每个轴上各点的信息可以依次与另一轴上的信息交合，从而产生新的信息。

知识拓展

信息交合法——曲别针有多少种用途？

给您 5min，请您说出曲别针有多少用途？10 种？20 种？

1983 年 7 月，中国创造学第一届学术讨论会在南宁召开。被邀请来演讲的日本创造力研究专家村上幸雄用准备好的幻灯展示了曲别针的 300 种用途。而时任华夏研究院思维技能研究所所长的许国泰先生当场向与会者演示了曲别针的上万种用途。

他们是怎么做到的呢？村上先生是从钩、挂、别、连四个功能出发，思维向四面八方辐射。许先生把曲别针的总体信息分成重量、体积、长度、截面、弹性、直线、银白色等 10 多个要素，再把这些要素，用一根标线联系起来，形成一个信息标，然后，把与人类实践活动有关的要素联系起来，最后形成信息反应场。他将信息反应场的坐标不停地组合交切，这时，一枚普通的曲别针变幻出无穷的用途。通过坐标推出一系列曲别针在数学中的用途，如把曲别针分别做成 0、1、2、3……,9，再做成 +、-、×、÷，用来进行四则运算；在音乐上可以用来创作曲谱；可以做成英文、俄文、希腊文等外文字母；可以和硫酸反应生成氢气；可做指南针；串起来可导电；曲别针是由铁元素构成的，铁与铜化合是青铜、与不同比例的几十种金属元素分别化合，则能生成成千上万种化合物……

许国泰先生把这种方法命名为"信息交合法"。

2. 信息交合法的基本做法 作为一种科学实用的创新技能，信息交合法要遵循三条原则：①整体分解：先把对象及其相关条件整体加以分解，按序列得出要素。②信息交合：各轴的每个要素逐一与另一轴的各个标的相交合。③结晶筛选：通过对方案的筛选，找出更好的方案。如果研究的是新产品开发问题，那么，在筛选时应注意新产品的实用性、经济性、易生产性、市场可接受性等。使用时要按照"定中心—划标线—注标点—相结合"四个步骤进行，其中"相结合"是信息交合的难点,因为不是每个信息都可以交合的,因此交合有一定前提。

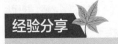

经验分享

创意手表的开发

随着手机的普及,手表看时间的功能已可以被手机取代,但手表并没有退出生活舞台,而是"变身"为 MP4、手镯、计步器甚至手机等多姿多彩的品种,来装点我们的生活。这要归功于信息交合法在创意手表开发中的应用(图 5-4),以"表"为中心,以年龄、性别、形状、色彩、材质、类型、附加功能等为标线(图 5-5),各标线上的信息相互交合,设计出盘面有动画图案的、带有儿童歌曲的儿童表;反映爱情主题图案、具有保值性的高档情侣表;适合潜水、游泳用的防水运动表;测血压、血糖的腕表、测心率的戒指手表等。

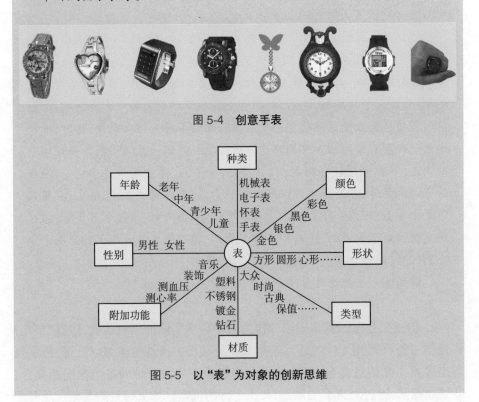

图 5-4　创意手表

图 5-5　以"表"为对象的创新思维

3. 护理管理创新中信息交合法的应用　信息交合法主要用于企业新产品的开发、计划的拟定、企业营销策划、员工创新思维训练等方面,目前在护理管理中的应用实例未见报道。您可以借鉴企业的成功经验，首先把这种方法用于护士创新思维的培训和护理科研课题的开发。

（1）定中心：即确定研究中心。作为护理部主任，您可以把您最关心的问题作为研究中心，比如"患者的满意度"和"护士的稳定性"。

（2）设标线：根据"中心"的需要，确定画多少条坐标线，如以"护士的稳定性"为中心，可以画出年龄、学历、工龄、科室、婚姻状况、满意度、绩效管理、健康状况、职业防护、培训等多条坐标线。您可以让护士尽可能多地提出关心的问题，然后从中筛选出 3~5 个最关心的问题作为坐标线，也可以把"热点问题"作为新的研究中心。

（3）注标点：即在坐标线上注明有关信息点，如在"培训"坐标线上标注：脱产、在职、网络、进修、轮转等，在"年龄"坐标线上标注：25 岁以下、26~30 岁、31~35 岁、36~40 岁、40 岁以上等。

（4）相交合：以一标线上的信息为母本，另一标线上的信息为父本，相交合后产生新信息。如以"脱产"为母本，与"年龄"坐标线上的各点相交，产生的新信息有"不同年龄段护士对脱产学习的需求有何不同？"您尝试一下，还能产生哪些新信息？

信息交合法是一种全方位的立体性思维，不同信息的交合可产生新信息，不同联系的交合可产生新联系，这种思维"射线"没有层面限制，具有极大的驰骋空间。不但使人们的思维更富有发散性，而且有助于人们在发明创造活动中不断强化逻辑思维能力，应用范围非常广。作为培养创新能力的方法，信息交合法更加系统、深刻和实用。

古人云：学习有法，而无定法。创新亦如此：创新有法，而无定法，贵在得法。社会的发展变化、医院的生存与发展都需要护理管理者不断提升自己和组织的创新能力。作为护理部主任，首先要树立"创新就是管理，创新就是财富"的管理理念，把现代市场营销观念引入护理管理工作，以患者的需求为导向，简化流程，降低成本，改善就医环境，建立长期利润观念，坚持社会效益与经济效益并重，走质量效益型发展的道路。

管理观念创新是管理创新的先导，管理观念随着内外环境的变化不断更新，才能突破思维的束缚，鼓舞护理团队的创新热情，激发护理人员的创新潜力，把各种创新思维和技能用于战略管理、组织机构建设、人力资源管理、护理技术设备改善、文化建设等方面，用不断超越的创新力推动护理事业的发展。

读后思与行

📖 边读边悟

1. 创新是为了一定目的,遵循事物发展规律,对事物整体或部分进行变革,使其得以更新与发展的活动。护理管理者的创新能力包括创新意识、创新思维和创新技能,运用创新思维创造性地解决问题、产生价值是创新活动的关键。

2. 要创新,首先要突破思维的束缚,影响创新的思维定式有权威定式、书本定式、经验定式、从众定式。

3. 人的创新思维活动是创新实践活动的"基石",护理管理者要提高创新力,首先要培养自己的创新思维,常用的创新思维有:逆向思维、联想思维、超前思维、灵感思维。

4. 护理管理者要在工作中有意识地使用智力激励法、综摄法、检核表法和信息交合法等创新技法,提升自己和组织的创新能力。

📖 边读边想

1. 在您的工作中出现过以上哪些思维定式? 在今后的工作中如何利用和突破这些思维定式?

2. 您认为本讲所述的创新思维各适用于护理工作的哪些情境?

3. 如何提升自己的创新能力? 如何培养护理团队的创新能力?

📖 边读边练

1. 请评判分析下列说法和做法:

(1) 创新能力是一种天分,有些人有,有些人没有。

(2) 灵感会突如其来,不可能事先估计策划。

(3) 创新思维一定是异想天开,标新立异才有用。

(4) 创新是高层管理人员的工作,不关我的事。

(5) 护理管理者要坚持"一切为了患者"的管理理念。

(6) 为了增加护士的专业知识,护理部每周六下午进行全院业务学习。

2. 创新思维训练:

(1) 运用发散思维,写出 "nurse" 10 种以上的含义。

（2）请用逆向思维尽可能多地说出下列问题积极的方面：①等级医院评审未达标；②护理人力资源不足；③腰背痛。

（3）以下列信息为出发点，运用多种联想思维方式写出联想链（不少于10步）：①空调——；②洗手液——；③棉签——。

先读后考

说说事：您一定听说过"变频空调"，但您听说过"变频工作制"吗？

深圳某综合医院把"变频空调"的原理引入医院管理工作中，提出了"综合医院门诊变频工作制管理模式"。他们对门诊患者就诊规律进行研究，发现门诊患者就诊变化规律较稳定，每年5~8月份是内科患者就诊的高峰季节，而1、2月份和11、12月份是低谷期；1周之中，星期一、星期二是内科患者就诊的高峰期，星期六则是五官科、皮肤科、口腔科、中医科门诊量较大；一天之中，刚上班时挂号患者多，交费者少，之后随着挂号的减少而交费的患者则逐渐增多。根据这种周而复始、"潮起潮落"的变化规律，医院对人员安排进行调整，高峰时期多安排人，低谷时则减少人员，将部分人员安排在双休日、节假日或夜间，还可利用错峰现象实现岗位的角色转换。如抽血和注射窗口、药房的配药和发药岗位的转岗，以提高工作效率。变频工作制管理就是在就医高峰时职工到齐、窗口开足为患者服务，在就医低谷期间则安排职工休假、进修或培训以及仪器设备保养更新等，始终有适度的人力、物力投入、保证各部门正常运转，节约成本，提高效益。

考考您：该院实施的变频工作制运用了哪些创新思维和创新技法？有何问题？是否有借鉴和改进之处？

参考答案：

该院主要运用了联想思维，由空调"变频工作原理"联想到门诊工作的"变频管理"，对门诊患者就诊规律进行调查分析后，运用检核表法对各时段的人力、物力进行检核，按照门诊患者就诊"错峰现象"，调整人力、物力投入，达到节约成本，提高效益的目的。

（翟惠敏）

第六讲

让您永远持续发展：高速成长的学习力

> ## 关于学习，孔子说……
>
> 子路追随孔子时间最长，因为莽撞，直而不屈，挨骂也最多。孔子对他说："仲由啊，你听说过六种品德和六种弊病吗？""没有。""你坐下，我对你说。爱好仁德而不爱好学习，它的弊病是受人愚弄；爱好智慧而不爱好学习，它的弊病是行为放纵；爱好诚信而不爱好学习，它的弊病是危害亲朋；爱好直率却不爱好学习，它的弊病是说话尖刻；爱好勇敢却不爱好学习，它的弊病是犯上作乱；爱好刚强却不爱好学习，它的弊病是狂妄自大。"（原文摘自《论语》："好仁不好学，其蔽也愚；好智不好学，其蔽也荡；好信不好学，其蔽也贼；好直不好学，其蔽也绞；好勇不好学，其蔽也乱；好刚不好学，其蔽也狂。"）这里，孔子强调一个人的品质要通过努力学习去完善，如果不加强学习，不善于运用，即使你有仁、智、信、直、勇、刚这些美德，也照样会出现大的弊病。孔子认为，学习应该放在首位，学习能弥补人的不足。
>
> 作为一名护理管理者，您对孔子的观点认同吗？您将这些信息和您的下属分享过吗？本讲将介绍学习力的概念，分析学习力的组成要素和影响因素，并奉送您提升学习动力、能力、毅力、创造力之锦囊妙计。愿本讲所述的提升学习力之技巧能进一步激发您的学习动力，拓展学习方法，提高学习效率，增强实践和创造力，从而助您打造持久的核心竞争力，在事业和人生道路上持续高速发展。

一、有学力,奋楫扬帆立潮头

这是一个知识爆炸的时代,一个知识更新速度不断加快的时代,按照知识折旧定律:如果一年不学习,拥有的知识就会折旧80%。一份研究资料显示:在知识更迭日益加快的今天,一个本科生走出校门两年内,一个硕士研究生毕业三年内,一个博士生毕业四年内,如不及时补充新知识,其所学的专业知识将基本老化。信息时代,单凭血气之勇,无法成功。护理管理者只有具备学得更快更多更好的学习力,才能保持不变的竞争优势,做到奋楫扬帆御风行,勇立潮头擎大旗。

(一)学习力概述

1. 学习力的含义　"学习力"的英文有指"learning capacity",但更贴切的是美国哈佛大学商学院教授科比(William C.Kirby)所提的"the power of learning"。学习力是学习型组织管理理论中的核心概念,最早在1965年由美国学者杰·福瑞斯特(Jay Forrester)提出。关于学习力的定义,目前尚无完全统一的认识,但多数学者认为学习力是"一个人或一个组织学习的动力、毅力和能力的综合体现,是把知识资源转化为知识资本的能力"。学习是学习力的前提和基础,没有学习,便没有了学习力。

2. 学习力的主体　学习力的主体可以是个人,也可以是组织。

(1)个人的学习力:是个人获取知识、使用知识和创造知识的能力。它不仅包含它的知识总量,即个人学习内容的宽广程度和开放程度;也包含它的知识质量,即学习者的综合素质、学习效率和学习品质;还包含它的学习流量,即学习的速度及吸纳和扩充知识的能力;更重要的是看它的知识增量,即学习成果的创新程度以及学习者把知识转化为价值的程度。个人的学习力既强调个体有吸纳、累积和扩充知识的能力,更强调个体去探索未知世界的创新能力。

(2)组织的学习力:是一个组织创新能力的集中体现。组织学习力中强调一个组织具有整体搭配的学习能力,倡导组织中成员间信息和知识的自由流动和高度共享,因此组织学习力既是组织中成员间相互沟通和交流思想的过程,也是组织成员寻求共识和统一行动的过程,借此以提高组织的战斗力和创造力。护理部主任不仅要培养自身的学习力,更要注重培养护理组织的学习力。

3. 学习力的组成要素　对于学习力的构成要素,较传统的观点认为,学习力包含学习动力、学习毅力和学习能力三要素。而现今更通识的观点则认为,学习力是由学习动力、毅力、能力、效率和转化力等因素组成的合力。

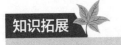

知识更新的速度

现代社会知识更新的速度日益加快,知识倍增的周期越来越短。据统计,人类知识总量翻番所需要的时间已从过去的 100 年、20 年、10 年缩短到目前的 3 年左右。有人预计,在未来 50 年后人类所拥有的知识总量中,现存知识只占其中的 1%。也就是说,在未来 50 年中,我们所用的知识绝大部分都是新知识。另有统计,过去一个人全部知识的 80% 依靠在校学习获得,余下 20% 依靠工作阶段的学习获得;而现在却完全相反,在学校学到的知识仅占个人全部知识的 20%,而 80% 的知识需要在漫长的人生中通过不断学习和实践来获得。

我们生存在信息爆炸的时代,知识的总量不断增加,知识的老化速度也会不断加快。从来没有一个时代像今天这样需要我们不断地、深入持久地、快速高效地学习。那种靠学校所学知识来应付一生的时代早已一去不复返了,终身学习的时代已经来临。

学习动力是指学习者学习的原动力,包括学习目标、兴趣爱好、动机等;学习毅力是指学习者学习的持久力,也即学习能否持之以恒;学习能力是指学习者开展学习的主客观条件的总和,包括注意力、观察力、记忆力、思维力、想象力、语言能力、数学能力、空间知觉能力等;学习效率是指学习的速度;学习转化力是指学习者对学习成果的转化能力,这种能力主要体现在知识应用、自我更新、创新思维和创造力等方面。

(二)学习力的作用

1. 学习力决定生存力 护理部主任应当明白,在当今世界,任何人要想在这纷繁复杂的社会中立足,需要有足够的立足之本——知识、技能、经验等,而学习则是帮助一个人积攒生存之本的最佳途径。随着社会的进步和知识更新速度的加快,护理部主任只有不断学习方能提高自己的生存力。正如美国前总统克林顿(William Jefferson Clinton)所言:"在知识经济时代,谁不善于学习谁就没有未来。"

曾经有管理学者提出了"树根理论",认为如果将人或组织看作一棵树,学习力就是树的根,也就是人或组织的生命之根。树木枝繁叶茂、硕果累累全仗其发达的根系。根系一旦萎缩、腐烂,大树终将凋零、枯萎。人若无持久的学习力,终将因缺乏新知识的"滋润"而枯萎。组织若无持久的学习力,再辉煌的企业也将成为明日黄花。

不断学习可增进学识,增长见识,积累自己的智能资本,开发自身的潜能,实现自我蜕变。正如古人所云:"腹有诗书气自华。"学习力可以提升自己的整体素质,强化自身的生存之本,成就护理事业的辉煌,实现个人的生命价值。

故事与感悟

真正的学习,是培养自己在没有"路牌"的地方也可以走路的能力

著名美籍中国物理学家李政道教授曾于1984年5月2日访问了中国科技大学,在其与少年班的同学座谈。当时李教授问:"你们谁是上海来的学生?"

"我是。"一个少年大学生答。"你对上海的马路熟悉吗?"

"差不多都熟悉。""那好。我再找一个从来没去过上海的同学。"李教授一边说,一边指着另外一个少年大学生;"好,比如你,没去过上海。现在我给你一张上海地图,告诉你,明天考试的内容是画上海地图,要求标出全部主要街道的名称。"然后,李教授又回头对那位上海同学说;"不过,并不告诉你。第二天,叫你们俩来画地图。大家说,他们俩,哪一个地图画得好一些?"

同学们不约而同地指着那位没去过上海的同学,齐声说;"当然是他画得好一些。"

"大家说得对!"李教授很兴奋地说;"他虽然没去过上海,但是他可以连街道名称都标得准确无误。不过,再过一天,如果把他们俩都带到上海市中心,并且假定上海市所有的路牌都拿掉了。你们说,他们俩哪一个能从上海市中心走出来?"同学们都笑了,答案是显然的。

感悟:真正的学习是培养自己在没有"路牌"的地方也可以走路的能力。这才是学习最本质的东西。

2. 学习力决定竞争力　当今世界充满竞争,如何在竞争中立于不败之地是每个人、每个组织都需要面对和思考的问题。学习力的最高境界是创新思维和创造力。无数的管理实践证明,创新思维和创造力是个人和组织发展进步的灵魂。

据统计,我国注册的中小企业大约有4 500万家,平均寿命只有3.5年;而

美国与日本的中小企业的平均寿命分别为8.2年、12.5年；在百年老店方面，中国的企业数量更是落后于发达国家。专家们在分析国外企业的长寿秘诀时发现最重要的一条就是这些企业重视学习、重视创新。

竞争力源于创造力，创造力源于学习力。因此，更强的学习力意味着个体或组织能更快更好地适应环境，应付对手，也就意味着他在竞争中拥有更多的胜算。如果一个人或一个组织在这样一个竞争日益激烈的环境中放弃学习，放弃进步，竞争力就会慢慢地消退，就会很快被竞争对手超越甚至被淘汰。

美国一位职业专家曾指出，现在的职业半衰期越来越短，现有的高薪者若不学习，不出5年就有可能被淘汰。当10个人中只有1人拥有电脑考级证书时，你的优势是明显的；而当10个人中9人都拥有同一证书时，你的优势便不复存在。因此，唯有不断学习，你才可能不给对手以超越的机会，你才有可能赶超更加强劲的对手。

二、有动力，不用扬鞭自奋蹄

人们都说，兴趣是最好的老师，目标是成功的动力。进化论的奠基人达尔文（Darwin）出生在英国一个富裕家庭，他的祖父和父亲都是名医。他中学毕业后，家人送他到爱丁堡大学学习医学，希望他能子承父业。不过达尔文因对医学实在没有兴趣而不得不中断学业，后转入剑桥大学学习神学，令家人相当失望。不过达尔文对大自然却有着浓厚的兴趣。小时候他就特别喜欢收集各种昆虫和植物，他的房间常常被这些昆虫和植物堆得连站的地方都没有。在学校学习期间由于兴趣使然，他花了大量的时间阅读各种生物学书籍，同时继续收集各种动植物并把它们制成标本。大学毕业后，怀着对生物学的强烈兴趣，达尔文毅然登上了"贝格尔"号船开始了他举世闻名的环球考察，并最终出版了他的巨著《物种起源》。可以说兴趣和坚持是达尔文成功的关键。

（一）培养学习兴趣

1. 兴趣的概念　兴趣是指个体力求认识某种事物或爱好某种活动的心理倾向，它表现为专心致志地对待某种事物或爱好某种活动。古代圣者孔子曾说过"知之者不如好之者，好之者不如乐之者。"兴趣可以使个体产生强烈的倾向性和求知欲，它能激发个体的激情和动力，从而去从事某项活动或解开某个奥秘，并乐此不倦。

2. 兴趣的特征和作用　一些专家认为，兴趣在学习力中具有最充沛、最快乐、最轻松、最美好、最活泼的品质和特征。只有对某种事物、活动产生了强烈的兴趣，才会有强大的求知欲。这种求知欲会带你不断地去学习知识、探索未知、寻找奥秘，因此兴趣是学习的起点和基础，是个体走向成功的基本要素和品质。在兴趣的引导下，个体可以精神振奋、思维活跃、目标专一、不知疲倦、执着追求。哈佛大学教授曾经对学生进行了研究并发现：如果一个学生对他所学的科目感兴趣，那么他的学习积极性就很高，能发挥他全部力量的70%~80%；反之，积极性就很低，只能发挥他全部力量的20%~30%。正如英国教育家斯宾塞（Herbert Spencer）所说："如果兴趣和热情一开始就得到顺利发展的话，大多数人都会成为英才或天才。"

故事与感悟

鲁迅辣椒驱寒坚持读书

鲁迅先生从小认真学习。少年时，在江南水师学堂读书，第一学期成绩优异，学校奖给他一枚金质奖章。他立即拿到南京鼓楼街头卖掉，然后买了几本书，又买了一串红辣椒。每当晚上寒冷时，夜读难耐，他便摘下一颗辣椒，放在嘴里嚼着，直辣得额头冒汗。他就用这种办法驱寒坚持读书。由于苦读书，后来终于成为我国著名的文学家。

感悟："兴趣是最好的老师"，鲁迅正是凭着对学习强烈的兴趣和强大的求知欲使他能潜心于学问，最终成为伟大的文学家。

3. 兴趣的培养和提升　诺贝尔物理学奖获得者杨振宁博士说"成功的秘诀在于兴趣"，如何培养和提高个体对某事物的学习兴趣？以下建议供各位护理管理者参考：

（1）精心挑选学习内容：美国教育家布鲁纳（Jerome S.Bruner）指出：学习的最好刺激，乃是对所学材料的兴趣。而如何提高个体对学习材料的兴趣，其中很重要的一点就是精心挑选学习内容，将学习内容与个体的实际需要相结合，让个体缺什么、补什么。从个体最需要的地方入手之所以有助于学习兴趣的培养，一是因为此时学习目标明确，个体的学习注意力容易集中；二是因为此时的学习能够学以致用，见效快。因此，护理部主任可根据临床管理工作需要结合自身情况为自己和护士们量身定制学习内容。护理基本理论：笃学；本职专业：深学；修身知识：勤学；亟须知识：先学。

（2）合理把握学习难度：学习内容的难度应与个体的知识水平相一致。一个拥有较高知识水平的人看太浅而易懂的书，难以满足他的学习需要，更难提起他的学习兴趣。相反,一个知识水平不高的人看深奥难懂的书,不仅吃力、紧张、疲惫,也很难提起他的兴趣。

(3)适度保持新鲜刺激:研究表明,新鲜的刺激比陈旧的刺激更容易使人兴奋。因此,在学习过程中应不断提出新问题或问题的某个新方面,提供新信息,呈现新方法、手段、措施或策略,使个体不断受到新鲜刺激,从而提高学习兴趣。

(4)设法体现生动形象:学习过程中,生动形象的事物总比平淡抽象的内容有趣。因此,当遇到有平淡无味或抽象难懂的内容又必须学习时,可以设法将它们与生动的形象联系起来以提高学习者的兴趣,如将一些理论用图形的形式来展示,将一些复杂的概念用现实生活中的例子、歌曲、卡通图等形式来表现等。

(5)尝试运用节奏韵律:节奏感强的东西比单调的东西有趣。因此,在学习的过程中可以尝试将一些晦涩难懂或难记的内容用歌曲、诗词或其他节律性较强的形式来表达,如学习12对脑神经时,可以将其编成"一嗅、二视、三动眼;四滑、五叉、六外展;七面、八听、九舌咽;十迷、十一副、十二舌下完。"既朗朗上口,又能强化记忆。

(6)营造真实学习氛围:真实的东西比虚假、缥缈的东西有趣。学习过程中,创造一些"逼真"的环境,让个体"身临其境"有助于提高个体的学习兴趣,增进学习效果。运用模拟教学法、角色扮演法等可在一定程度上营造逼真的学习环境,增进学习者的学习体验。

(7)保持好奇探究心理:亚里士多德曾经说过:"古往今来人们的探索都起源于对自然万物的惊异。"好奇心是个体遇到新事物所产生的注意、操作、提问的心理倾向,是个体希望自己能了解或知道更多信息的不满足心态。因为好奇,个体会积极去探索,用心去发现,这样好奇心为学习注入了无尽的活力。如何保持一颗好奇的心呢?护理管理者在工作中可尝试多问自己和护士们一些问题,诸如为什么? 什么事? 谁? 在哪里等。通过去研究这些问题,激发学习积极性。

故事与感悟

如何让马去喝水

一位新老师面对一群上课不认真听课的学生们,无可奈何地对校长说,"我可以把马拉到河边,我也可以把马头按到水里,但我无法让它喝水。"

"什么?"校长大吃一惊,看着这位新教师,"你的工作不是把马拉到河边,也不是把马头按到水里,你的工作是让马感到口渴!!!"

这里的潜台词是,第一步要让学生口渴,第二步是告诉学生,"努力学习"可以解决口渴的问题。教师在这里的角色,一是强化学生内在的学习需求;二是把"努力学习"与"内在需求"联系起来,让学生了解,"努力学习"是解决"内在需求"的一种重要方法。

感悟:在护理团队学习中,护理管理者应担当起教师的角色。一方面想方设法激发护士们内在的学习需求和动机,另一方面又为他们的学习提供尽可能的方便和条件,使他们自觉去"喝水"。

(二)设定学习目标

1. 设定学习目标的意义

(1)目标是学习者的方向:英国有这样一句谚语:"对于一艘盲目航行的船来说,任何方向的风都是逆风"。学习目标即学习者预期的学习结果。学习者需要设定目标。因为一旦有了目标,学习者就有了方向,在学习过程中就不会频繁更改方向,不会随波逐流、人云亦云地随意放弃原来的方向;有了目标,学习者方有专注的方向,方能持之以恒地朝着方向前进。古人曰:有志者,事竟成。志,即志向、理想、目标也。学习者心中有了明确的目标,才有可能努力去达成目标、成就自己。

故事与感悟

方向比努力更重要

夜晚,一个人在房间里四处搜索着什么东西。有一个人问道:"你在寻找什么呢?""我丢了一个金币。"他回答。"你把它丢在房间的中间,还是墙边?"第二个人问。"不是,我把它丢在了房间外面的草地上了。"他又回答。"那你为什么不到外面去找呢?""因为外面没有灯光。"

感悟:在错误的地方付出全部的努力,也未必能有所获,若要有所获得,必须选择正确的目标。

(2)目标是学习者的动力:学习目标属学习力的动力系统,合理的学习目标能为学习者带来强大的精神动力以推动学习者努力达成目标。美国前总统罗斯福(Franklin Roosevelt)曾经说过:成功的道路是由目标铺成的。学习目标可以激发学习者强烈的学习动机、愿望和热情,增强学习者的学习自觉性、主动性、意志力和积极性,最终帮助学习者排除困难,持之以恒,达成既定目标。管理学研究发现,目标设定存在目标取向性问题。根据目标取向可将目标分为"学习目标取向"和"考试目标取向"。"学习目标取向"者注重将知识学习和能力提高作为学习目标;"考试目标取向"者更注重考试成绩和成绩排名。一般来说,"学习目标取向"者更倾向致力于长期的、自觉的、主动的学习。美国哈佛大学商学院教授科比(William C.Kirby)的一项调查发现:人们期望的最终学习结果可分为 ABCDE 五类:A 我希望享受学习的乐趣;B 我希望通过学习通晓我现在所做的工作;C 我希望通过某个考试;D 我希望我的学习能和我今后的工作有更紧密的联系;E 我希望得到更好的工作使我生活得更好些。如果你选择了 A 和 B,表明你已经找出了一些对你来说很重要的东西。如果你选择了 C、D 和 E,表明你在未来还需要进一步完善你的人生目标。他继而指出:当学习者在学习中找到了一个清晰的目标并为之而学习的时候,学习就不再是一种令人厌倦的、与己无关的负担了。

2. 设定学习目标的策略

(1) 学习目标应合理:护理部主任所制订的学习目标首先应适合自己。这就意味着在制订目标时应对自己有充分的认识,明白自己的兴趣爱好、清楚自己的优势和劣势等,对自己的未来作恰当的预测和规划。目标设置不宜过高,设置过高目标,学习者在规定的时间内难以完成,容易产生挫折感。目标设置也不宜过低,因实现较低目标,很难为学习者带来成就感。美国哈佛大学商学院科比(William C.Kirby)教授认为学习目标的制订应建立在弄清一些问题的基础上,如:"我有什么能力","我有哪些兴趣和爱好","我的目标需要我怎样去行动","如果目标实现意味着什么","如果失败意味着什么" 等。学习者只有在正确认识自己的基础上,方能制订出适合自身的学习目标。

故事与感悟

每次只追前一名

一个女孩,小的时候由于身体纤弱,每次体育课跑步都落在最后。这让小女孩感到沮丧,甚至害怕上体育课。这时,女孩的妈妈安慰她"没关系的,你年龄最小,可以跑在最后。不过,孩子你记住,下一次你的目标就是:只追前一名。"

小女孩记住了妈妈的话。再跑步时,她就奋力追赶她前面的同学。结果从倒数第一名,到倒数第二、第三、第四……一个学期还没结束,她的跑步成绩已到中游水平，而且也慢慢地喜欢上了体育课。

接下来，妈妈把"只追前一名"的理念，引申到她的学习中，"如果每次考试都超过一个同学的话，那你就非常了不起啦！"就这样，在妈妈这种目标的引导下，这个女孩居然从北京大学毕业，并被哈佛大学以全额奖学金录取，成为当年哈佛教育学院录取的唯一一位中国应届本科毕业生。

"只追前一名"的理念，就是所谓的"够一够，摘桃子"的理念。人生没有目标便失去了方向，但是，如果目标太高、期望太大的话，不是力不从心，便是半途而废。

感悟：明确而又可行的目标，真实而又适度的期望，才能引领人脚踏实地，胸有成竹地朝前走。

（2）学习目标应具体：学习目标不同于人生目标，它应是学习者在一定时间内通过努力学习可以实现的某种结果，因此护理部主任在为自己和下属设定学习目标时应比较具体，如一位拥有本科学历的护士长在评估了自身条件后，为自己设定学习目标为："明年通过研究生入学考试，并力争考取某大学护理专业硕士研究生"。

（3）学习目标应与计划相辅相成：确定目标和制订计划是规划学习的两个必不可少的要素。目标是前进的灯塔，计划是行动的方案，两者缺一不可。古人云，目标和计划是通向快乐和成功的魔法钥匙。没有目标，计划将难有明确的方向；没有计划，目标则变成了一句空话，没有实际意义。因此，护理部主任在设定了合理的学习目标之后就需要制订系统周密的学习计划。一份系统的学习计划应包括一些基本要素诸如：明确的目标、清晰的阶段、各阶段的行动方案或具体措施以及各阶段的具体成效等。

设定学习目标后，护理管理者可制作相关的"目标宣言"，把学习目标和主要阶段计划用简洁的文字写出来张贴在醒目之处，也可适当告诉家人、好友、同事，以便随时提醒自己所订立的目标，督促自己将计划付诸行动。

三、有方法，磨刀不误砍柴工

有个工人在一个木材厂找到了一份报酬丰厚的工作，上班第一天老板给了他一把斧头，告诉他每天的工作就是砍树。工人工作很卖力，第一天上班他就砍了19棵树，老板表扬他干得不错，工人听了很高兴。第二天，工人干活更为积极,但只砍了 16 棵。第三天,工人加倍努力地工作,可还是只砍了 10 棵。工人感到很愧疚,找不到原因,连忙向老板道歉。老板问他:"你多久磨一次斧头?"工人一听急了,忙说:"我一天到晚忙着砍树,哪有时间去磨斧头呀。"

是的,刀斧不快,无论你怎么努力,怎么可能有好的结果呢! 同样,学习也需讲究方法。护理部主任应用什么样的原则和方法方能助你成为高效能的学习者呢? 你将从接下来的内容中找到答案。

(一) 高效能学习的原则

学习力是生活在 21 世纪的每一个人最需要具备的能力,是个体生存的最大资本。而在学习力中最富有含金量和最有价值的知识当属于学习方法了。个体若是学习方法得当,学习效率高,其学习效果便不言而喻。所以,美国未来学家阿尔温·托夫勒(Alvin Toffler)早在 20 世纪就曾预言:"21 世纪的文盲不是那些没有知识的人,而是那些不会学习的人。" 联合国教科文组织一位官员也曾指出:"今天的教育内容 80% 以上都应是方法……方法比事实更重要。"

作为护理部主任,工作之余用于学习的时间非常有限,如何让有限的时间发挥到极致,收获最大的学习效果呢? 以下是需要遵循的一些学习原则:

1. 循序渐进　学习需要循序渐进,就是要按照学科的知识体系和自身的心智条件,由浅入深、由易到难,有步骤地开展学习。循序渐进原则强调三点:一是注重对基础的学习;二是由易到难、从简至繁的阶梯式学习;三是要量力而行,勿好高骛远、急于求成。循序渐进原则可指导护理管理者在规划自身的学习任务时做好安排,学习的科目、模块和内容应按照医学或护理学科的知识体系和知识点间的内在关系,由简至繁有序地进行,如学习高级医学统计方法前应有初级医学统计知识的基础。

2. 读思结合　读思结合要求在读书的过程中,根据记忆和理解的辩证关系,把记忆与理解结合起来进行学习。一方面,记忆是理解的基础;另一方面,理解可强化、加深记忆。护理部主任都具有一定经验和阅历,根据成人学习理论,成人的学习应以理解学习、整合性学习为主,因此护理部主任们学习时应边读边思,并结合经验边读多思。

3. 博精结合　就是要根据博学和精研的辩证关系,把泛学和精学结合起来。通常而言,博与精的关系是在博的基础上去求精,在精的指导下去求博,博精结合,相互促进。护理部主任作为医院专业的带头人,在规划自身学习时需要在亚专业上有所突破、去求精,但同时也应注意对专业基础和医学相关知识等的博学。

4. 善用感知　众所周知，知识进入大脑的途径有五个，即可通过人体的五个感觉通道来实现：视觉、听觉、触觉、味觉和嗅觉。研究表明，调动多种感官系统参与到学习中有助于提高学习效果，如单纯通过视觉阅读的资讯，我们只能学到10%；通过听觉听到的资讯，我们能学到15%；而自己亲身经历或体验过的事，我们能学到80%。因此，护理部主任在学习过程中应善用感知，勇于体验和实践。

5. 择己所好　每个人都是独特的个体，有自己的兴趣爱好以及偏爱的学习方式和学习类型。有的人喜欢独自学习，而有的人喜欢在群体中学习；有的人喜欢在书桌前学习，而有的人喜欢在沙发、床上学习；有的人是视觉类学习者，喜爱通过看照片、图表、影像资料等学习；而有的则是听觉类学习者，喜欢通过听声音来学习。林林总总，不尽相同，那何者为优呢？答案就是你最喜欢、最适应的方式就是最好的。

成语"映雪囊萤、负薪挂角"的来历

晋朝时候，有一名叫孙康的人，非常好学。他家里穷得买不起灯油，夜晚不能读书，寒冬腊月，他不顾天寒地冻，在户外借着白雪的光亮读书（孙康映雪苦读）。

当时还有一个人，名叫车胤，也没有钱买灯油。夏天夜晚，他捉了许多萤火虫，盛在纱袋里，用萤光照亮，夜以继日地学习（车胤囊萤夜读）。

汉朝时候的朱买臣，小时候家里很穷。为了维持生活，他每天都得上山砍柴，没有时间读书。但他好学不倦，常常背着柴一边走，一边看书（朱买臣负薪读书）。

隋朝有一个叫李密的人，小时候给人家放牛。每天出去都要带几本书挂在牛角上，趁牛吃草的时候，他就坐在草地上用心读书（李密牛角挂书）。

6. 善于思辨　智者，都是善于思辨、具有独立思考的人。在当今信息极度碎片化的年代，铺天盖地的各种群聊、公众号、自媒体、网络肥皂新闻像温水煮青蛙一样的侵蚀着人们原本不多的业余时间，在各种形式的碎片化阅读下，人们渐渐放弃了独立学习与思考，媒体说什么便认为什么是对的。在海量的信息中，管理者如果没有分辨能力，很容易被这些信息淹没，导致学习和工作效率降低。辨识学习只是学习中的一个思维环节，强调要了解自己，因材施教，同时告诉我们应该怎样学习的方法。如何做到具有辨识学习力，第一要有目标意识,即读书学习集中精力,围绕目标,大胆取舍;第二要有过滤意识,把注意力集中在有用的信息上;第三要有行动意识,趁自己有时间,把文档进行分类整理。学习者要集中精力聚焦学习目标,才有真正的收获,否则浪费了时间,付出了成本,但效果并不理想。许多人也在学习,成效不大,就是因为缺少"辨识力"的缘故。

7. 学用结合　就是要根据认识与实践的辩证关系,把学习和实践结合起来,切忌学而不用,或只用不学。学而不用系浪费,用而不学难进步。护理管理作为一项实践性很强的工作,更需要实践者学用结合。一方面要善于在护理管理实践中边学习、边积累;另一方面要注意把学习得来的知识用在实际工作中,解决护理管理工作中的问题。

(二)高效能学习的方法

常言道:工欲善其事,必先利其器。无数事实证明,学习中,重要的不是已经掌握了多少知识,而是掌握了多少获取知识的途径和方法。虽然学习的过程有时会比较枯燥无味,但有效的方法可以使学习过程变得更简单、快捷、高效和有趣。

1. 国外学者对学习方法的研究　近年来,许多国内外学者对学习方法进行了研究,总结出一些有效的学习规律和方法。

(1) SQ3R 学习法:该方法是由美国艾奥瓦大学心理学教授罗宾逊(F.P. Robinson)提出并盛行于美国大专院校的学习方法。他将学习分成 5 个步骤:S(survey)为纵览、Q(question)为提问、R(read)为阅读、R(recite)为背诵、R(review)为复习。纵览为正式阅读之前对全书进行快速浏览,弄清这本书的基本内容,了解作者写这本书的意图和目的。纵览可以避免读到一半才发现这是文字垃圾的浪费。提问是指在读书时,要透过书中表面字句去捕捉问题,敢于在无疑处生疑,提出自己的设想,带着问题去阅读,是一种主动的思维过程。而阅读则是为了正确理解和深入掌握文章的精髓,对重点章节学深吃透,做到融会贯通,使其成为自己知识结构的牢固基础。背诵是指在理解的基础上,集中精力把有关章节的中心思想和基本观点牢记在脑中。而复习是代表需要长时间保留在记忆中的材料必须反复复习。每次复习时要在内容上有所开拓,有所发展。

(2) PQRST 学习法:该方法由托马斯·史塔顿提出,是世界上公认为最有效的学习法之一。PQRST 分别指 preview(预读)、question(提问)、read(阅读)、state(陈述)、test(考查)。拿到一本书,首先阅读各类标题、结论和文章后面的

参考题,建立自己对书本内容的第一印象,并有自己一定的想法和观点,这为
preview。其次,在学习时,要不时问自己一些问题,比如书的重点是什么? 各
章节的重点是什么,我需要从书中学习到哪些内容? 此为 question。再者,在
read(阅读)时,要认真、迅速地通读全书,查找此书的主要观点,必要时做好笔
记,加深自己的个人理解。在阅读之后,要学会 state(陈述),这时要回到阅读
时提出的问题,看看哪些问题得到了解决,哪些问题还需要继续阅读来找到答
案。最后,要 test(考查)自己对所读内容的掌握情况,可以借助学习资料后的
思考题等来查看自己对学习材料的掌握情况,并且做出自己读书的总结。

故事与感悟

农民父亲怎样把儿女送进名牌大学

有一位农民父亲,他的女儿考上了清华,儿子也上了北大。有人好奇
地问他:你把两个孩子都送进名牌大学,有什么绝招啊? 农民憨厚地说:
"我这人没什么文化,也不懂什么绝招。只是觉得孩子上学花了那么多
钱,不能白花了,就让孩子每天放学回家,把老师在学校讲的内容跟我讲
一遍;我如果有听不懂的地方就问孩子,如果孩子也弄不懂,就让孩子第
二天问老师。这样一来,花一份钱,教了两个人。""奇怪的是,孩子学习
的劲头特别强,哪怕是别人的孩子在外面玩得热火朝天,他也不为所动,
就这样学习成绩从小学到高中一路攀升,直到考上清华北大……"

感悟:其实这位父亲所做的,就是让孩子在阅读之后,学会 State(陈
述),只是他没意识到而已。

（3）ANEW 学习法:该方法由美国普林多斯公司(Proteus)创始人艾丽
卡·安德森提出。其中,aspiration 为理想、neutral self-awareness 为中立客观的
自我评价、endless curiosity 代表永无止境的好奇心、willingness to be bad first 代
表愿意从差开始。aspiration(理想)是指在学习时要给自己定个目标,比如自
己想学习哪方面的知识和技能,理想可以提供长期的内在积极性。neutral self-
awareness(中立客观的自我评价)则是说自己对自己要有一个真实客观的评
价,对于一个问题,知之为知之,不知为不知,不能不懂装懂。endless curiosity
(永无止境的好奇心)则告诉我们在学习时要保持一颗好奇心,只有这样,才
能始终如一地去学习,而不会感到乏味。willingness to be bad first(愿意从差开
始)则是说在学习时,对于自己的薄弱之处不能放弃,也不能不闻不顾,应该敢
于面对自己最薄弱的地方,只有这样才能真正成为学习的主人,也才能获得更

多的知识。

2. 经典的学习方法　品书如进食,得其法,美味与营养兼得;不得法,则非但不得美味与滋养,还会伤害身心。许多行之有效的学习方法与技巧值得提倡。

(1) 学习笔记法:笔记是在学习过程中将他人的知识转变为自己知识的一种重要方法。做笔记的方法有多种,常用的有符号笔记法和批语笔记法。符号笔记法是用一些符号在学习资料中进行标记,以帮助学习者找出重点、加深印象、或提出疑问等。常用的一些符号如直线、双线、曲线、圆圈、箭头、三角形、方框、着重号、惊叹号等。批语笔记法即是把学习者的学习心得、体会等随手在书中的空白处加上批注,或对书中的重点内容、重点词汇等进行标记。这种记载方式灵活、方便,学习者可在阅读或听课时进行,所做的标记和批语对于今后复习和巩固知识有重要的提示作用。

(2) 及时复习法:古人云:"温故而知新。"孔子曰:"学而时习之,不亦乐乎?"这些都表明学习后复习的重要性。研究表明,刚学的知识在两天之后会遗忘大部分。因此,及时复习特别是在 24h 内的复习很有必要。科学的复习讲究方法,应包括这样一些步骤:尝试回忆、熟读教材或讲义、整理笔记和泛读参考资料。在尝试回忆阶段,学习者无须借助书本,就所学知识在头脑中"回放",以检查留在记忆中的内容有多少。随后,学习者需要熟读教材,并在此基础上分类整理笔记,以理清思路,将知识消化吸收,达到融会贯通。此外,学习者还应注意多阅读一些参考资料,以拓宽知识,拓宽视野。

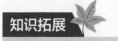
知识拓展

艾宾浩斯遗忘曲线

德国心理学家艾宾浩斯(Hermann Ebbinghaus)对记忆的遗忘现象进行了系统研究。他使用无意义的音节如 asww,cfhhj,ijikmb,rfyjbc 等作为记忆材料,测量人们在不同时间点对这些记忆材料的保持情况,并把实验数据绘制成一条曲线,称为艾宾浩斯遗忘曲线,也称艾宾浩斯保持曲线。图 6-1 中的纵坐标表示学习中对记忆材料的保持量,横轴表示时间(天数)。

艾宾浩斯遗忘曲线揭示了人对所学知识遗忘发展的规律。从图 6-1 中可见,人对所学知识的遗忘进程不是均衡的,而是遵循先快后慢的规律。在记忆的最初阶段遗忘速度快,而后逐渐减慢,到了相当长时间后几乎就不再遗忘了。因此及时的复习对于巩固知识相当重要。

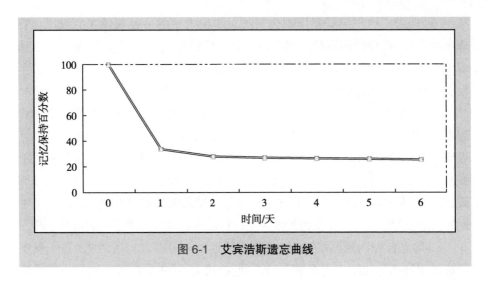

图 6-1 艾宾浩斯遗忘曲线

(3)比较学习法:比较学习法就是在学习的过程中将相关的知识加以对比,以确定相同点和不同点,从而加深对知识的认识和学习。比较时,应选择本质特征相同或相反的两种(或多种)事物或现象来进行比较,如溶血性黄疸、肝细胞性黄疸和胆汁淤积性黄疸的区别;轻、中、重度昏迷的区别;管理和领导的区别;质性研究和量性研究的区别;自变量和因变量的区别等。常言道:有比较才有鉴别。护理部主任可适当使用比较法,并引导护士们在学习时使用此方法,以强化对学习内容的理解。

(三)建立学习型组织

现代管理实践表明,建立学习型组织可有力地提升组织的学习能力、激发组织成员的积极进取精神,推动组织的可持续发展。学习型组织的定义虽有多种,但其核心含义相似,即指组织能敏锐地觉察其内外环境的变化,通过制度化机制或有组织的形式去捕获、管理或使用知识和信息,从而增强团队应对环境变化的能力,使团队作为一个整体能在不断变化的环境中得以生存和持续发展的一种新型组织形式或组织发展机制。自从美国学者彼得·圣吉(Peter M.Senge)1990 年在《第五项修炼》(*The fifth discipline*)一书中倡导建立学习型组织以来,学习型组织的理论不断深入,实践持续深化。打造学习型组织被许多管理、实践和研究者们认为是提升组织学习能力、全面提高组织管理效能、推动组织可持续发展的系统解决方案,打造学习型组织该如何下手呢?护理管理者不妨尝试以下建议:

1. 建立组织共同愿景,改善学习环境 愿景是员工内心深处的一种渴望、一种期盼。组织愿景是组织内员工对组织未来的一种图像式的描述。管理实践证明,适宜的环境是组织学习发生发展的基础,建立共同愿景是建设学习型组织的有效切入点。建立组织共同愿景,可改变员工与组织间的关系,激发员工的奋斗热情,增强员工的学习动力,从而加速组织目标的实现。

2. 改善员工心智模式,提高创新能力　心智模式简单来说是指人们的思想方法、思维习惯等,可理解为扎根于人们内心深处的影响人们如何看待外部世界或采取行动的假设、观念、思维方式、思维习惯等。改善心智模式即鼓励员工变换思维方式、突破思维局限、改变思维习惯,不断审视、不断反思,寻求思维突破、寻求思维创新。改善心智模式是构建学习型组织的重要内容,被彼得·圣吉列为"五项修炼"之一,可作为护理部主任打造和建设学习型组织的重要手段。

3. 建立合理沟通网络,增进团队学习效果　中国有句俗话叫"三个臭皮匠赛过诸葛亮",比喻人多智慧多,若能同心协力,可集思广益。独学不如团队学习,团队学习可至独学所无法达到的高度。因为独学通常仅停留在将书本知识或他人经验转化为自我知识和经验的水平,而团队学习则可达到知识应用、成果分享、知识火花碰撞甚至是集体智慧融合的高度。值得一提的是,合理的组织沟通网络是团队学习的前提和基础。因此,护理部主任应注意建立一些正式或非正式组织沟通网络和机制来强化团队学习,如成立多种俱乐部、沙龙、行业交流品管圈等。

4. 建立组织学习机制,推动组织持续高效发展　组织学习不同于个体学习,可以自发产生。组织学习是一个系统工程,需要精心培育。建立组织学习机制是打造学习型组织十分重要的手段,它包括知识和信息的收集、加工与存储、共享与交流、使用和再创造等的过程、程序、机制和制度。护理工作中的护理信息(知识)感知系统、信息报告和管理系统、智能决策系统、教育培训系统等都可视为护理组织学习机制的范例。通过组织学习机制,护理组织可敏锐地察觉服务对象和员工的需求,快速掌握组织内的运转状态,适时采取最佳的应对策略,从而推动护理组织持续高效发展。

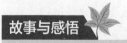

故事与感悟

组织如何学习——英国山雀的启示

1930年以前,英国工人送到订户门口的牛奶,奶瓶口既没盖子也不封口,因此,山雀与知更鸟这两种英国常见的鸟,每天都可以轻松愉悦地喝到牛奶。后来牛奶公司把奶瓶口用铝箔封装起来,阻止鸟儿偷喝。没想到，20年后英国所有的山雀都学会把铝箔啄开，能够继续偷喝；然而知更鸟却一直没学到这套啄功，自然没奶可喝。

后来生物学家研究发现，山雀是群居动物，常常迁徙换巢，当某只山雀发明了新的方法啄破奶瓶喝到牛奶时，别的山雀也会通过它们群居的特性，学到这项新的技能。而知更鸟则是有领域习性的独居动物，它们各自据巢为王，就算偶有知更鸟发现奶瓶的封口可以啄破，其他知更鸟也无从学得。

感悟：山雀的团队学习能力决定了在与知更鸟的竞争中处于优势地位。生物学家指出，任何一个物种要具备三种条件，才可能发展出适应环境变迁的新技能。即：物种必须常常集体行动；物种中的某些个体有发展新技能的能力；物种要有一套彼此沟通学习的机制。

（四）学以致用，创新转化

1. 知识转化与创造是学习力的最高境界　学习的最终目的是什么？作为护理部主任的你不知是否对此做过思考？是为了学习而学习吗？相信答案是否定的。那么学习的最终目的究竟是什么？

一位教育专家曾将学习的目的总结为三方面：学会学习——你如何能够学得更快、更好、更轻松；学会思考——不要让自己成为一个被动的知识接收者；学会创造——是学习的最高境界，是学习的真谛和价值所在。

著名的哈佛学习格言中有这样一段："知识转化与创造是学习力的最高境界。如果一个人学习的结果是使自己什么也不会创造，那他的一生将永远只是在模仿和抄袭。学习的目的，就是要使自己能够达到这种最高境界。"

创新学习是适应变化万千的未来社会所应具有的一种学习体系和形式。现代社会瞬息万变，这就要求护理管理者不拘泥书本，不迷信权威，不墨守成规，以已有的知识为基础，结合学习的实践和对未来的设想，独立思考，大胆探索。创新学习使个人提前做好准备，在面对新的情境时依然能够随机应变、泰然处之。学习的目的就在于能转识成智，因此任何学习的方式最后一定要能够落地。

2. 护理实践中的知识转化与创新　护理管理者如何才能将自己所学的知识和成果转化为能力并求得创造？知识的应用和在护理实践中的创新是关键。我国古代诗人陆游曾言："纸上得来终觉浅，绝知此事要躬行。"仅仅学得书本上的知识是不够的，要深度了解某事物，就需要亲自去探索、去实践、去运用。学以致用、学用结合，并在实践中有所创新，这是转识成智的最好方法，也是学习的真正目的。

上海交通大学附属仁济医院的外科监护室护士范天豪勤钻研、好动脑，设计了医院内方便进行心肺复苏的"变形"床。这种床在患者病情需要时，只需按动一个键就能从坐位转换为平卧位；而且床头板能自动放下，方便急救时插管。第三军医大学新桥医院骨科护理组针对医用被褥易被污染且难清洗的现状，经过团队的集思广益和反复操作实践，设计了"带软性连接装置的防水褥子"，这种被褥不但能将水渍、血渍、污渍快速吸收，保证褥面的干爽舒适，还具有易清洗、易晾干、不易起皱褶、可反复多次使用的特点，深受临床护理人员和患者的喜爱，并获国家专利。

护理实践中还有许许多多这样的创新、革新、发明和创造。在护理管理中从传统的功能制护理到责任制护理、成组护理再到如今的整合型责任制整体护理，从传统的纸笔式护理记录的到如今的电子化、信息化记录……这些都是护理人员将知识和理论运用在护理实践中并对实践进行改革和创新的结果。正是这一个个边学习、边发明、边创造的护理实践改革，推动着护理学科的持续向前发展，向社会展示了护理艺术的永恒魅力。

四、有毅力，人贵有志学贵恒

您知道吗？司马迁写《史记》花了 15 年；司马光写《资治通鉴》花了 19 年；达尔文写《物种起源》花了 20 年；李时珍写《本草纲目》花了 27 年；徐霞客写《徐霞客游记》花了 34 年；马克思写《资本论》花了 40 年。我国近代地理学奠基人竺可桢为了研究中国气象，坚持 30 多年天天写中国气象日记，无一天间隙，总计达 800 多万字。大发明家爱迪生在发明电灯的过程中，为了找到一种合适的灯丝，先后对 1 600 多种材料共计 5 万多次的实验，最后选择了钨丝，终于制成了电灯。只有坚持不懈、锲而不舍、做事有恒心的人才能完成自己的目标。

（一）学习毅力的概念、特征和作用

1. 学习毅力的概念　学习毅力是指人的学习是否有持久力，能否持之以恒。学习毅力包含有意志力、持续力、克服困难的战斗力和乐观进取的学习精神等要素。古言道："书山有路勤为径，学海无涯苦作舟。"护理部主任如果学习有毅力，在学习的过程中特别是遇到困难、阻力或挫折的时候，就可以有意识地控制和调整自己的学习行为，知难而进，克服困难，坚持不懈，勇往直前。

2. 学习毅力的特征和作用　学习毅力在学习力中具有最执着和最顽强品质特征。中国有句古训："绳锯木断，水滴石穿。"一根小小的绳子和一滴小小的水，只要它坚持，其力量之大是难以想象的，可锯木断，可滴石穿。

人贵有志，学贵恒。学习贵在坚持，任何人都别奢望能临时抱佛脚，一口吃成一个大胖子，要知道历史上所有巨大的成果都是由点滴累积而来的，成功都是多年坚持不懈努力的结果。

居里夫人为了提炼出放射性元素"镭"，她在 1898 年到 1902 年间，经过几万次提炼，处理了几十吨矿石残渣，最终换来了 0.1g 镭盐，测出了镭的原子量。

正如狄更斯所言："顽强的毅力可以征服世界上任何一座高峰。"在学习的道路上没有平坦大路，只有在崎岖小路上不畏劳苦勇于攀登的人，才有希望到达光辉的顶点。

故事与感悟

"天下没有不劳而获的东西"

从前有位国王，他爱民如子，在他睿智的领导下，臣民们丰衣足食、安居乐业。然而仁爱的国王却有一桩心事，他担心在他死后，臣民们是不是能继续过上幸福的日子。于是他召集国内所有的有识之士，让他们想出办法以确保他的子民们能获得永世的幸福。

三个月后，谋士们把三本厚厚的书呈给国王说："陛下，天下的知识都汇集在这三本书上了，只要民众能读完它，就能确保他们生活无忧。"国王不以为然，因为他认为不是所有人都会花时间把这些厚厚的书读完的。于是他让这些谋士们继续钻研，找出更好的办法。过了两个月，学者们把三本书简化成一本，国王还是不满意。谋士们于是苦苦思索，终于有一天，谋士们把一张纸呈献给国王，国王看了后非常满意："很好！只要我的臣民们日后能奉行这智慧法则，我相信他们一定能过上幸福的生活。"说完便重重地奖赏了这些谋士们。

翻开纸页，上面赫然写着："天下没有不劳而获的东西。"

感悟：天上不会掉馅饼，勤奋耕耘，持之以恒是个体获得成功的基本品质和必备前提。

（二）学习毅力的培养和锻炼

1. 树立信心，培养毅力　信心产生毅力。一个人若对自己的事业、学习目标等充满信心，就会努力去奋斗，遇到的困难、挫折和失败，就会积极去克服。因此护理部主任在培养学习毅力时，首先要树立对事业、对目标和对自己牢固的信心，方能坚持不懈，勇往直前。

2. 不惧困难，不怕失败　一个人无论做什么、学什么，要想有所成就，必须有不畏艰难、不惧失败的勇气。克服困难是坚强意志的重要表现。护理管理工作忙碌、紧张、压力大、头绪多，管理者要抽出时间来学习谈何容易，因此在学习的道路上肯定会有许多困难，需要用强大的心理和意志力来战胜它。护理部主任还需要正确面对学习中的失败。常言道："失败乃成功之母。"有的人遭遇失败后，垂头丧气，从此一蹶不振，再也没有了奋斗的勇气；而有的人虽遭失败，却不气馁，而且屡败屡战，越挫越勇。失败可以把人的毅力锻炼得更加坚韧。

3. 专注目标，持之以恒　人的精力是有限的，一定时间内专注于某个学习目标有助于聚焦精力和能量，以促进目标的达成。学习毅力更强调学习的有始有终，不能半途而废。如果护理管理者的学习三天打鱼两天晒网、蜻蜓点水、见异思迁，不仅很难实现自己的学习目标，还会影响护理团队的其他成员。

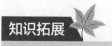

知识拓展

软糖试验

　　1960年，美国斯坦福大学心理学家瓦特·米迦尔做了一个著名的软糖试验。他把一些四、五岁的孩子带到一间实验室，给他们每人一颗软糖，并告诉他们："如果你马上吃掉软糖，就只能吃一颗；但如果你能克制一下，20min后再吃，那你将被奖励软糖一颗，也就是可以吃到两颗糖"。一些孩子拿到软糖后急不可待，马上就吃掉了；而有些孩子则耐心等待，结果吃到了两颗糖。研究人员对这群孩子进行了长达14年的追踪。最终结果显示，那些当初表现出有自制力的孩子，多具有一种为达到更大更远目标而暂时牺牲眼前利益的能力；而那些自制力不强的孩子则多表现出一些固执和虚荣的行为，他们在生活和事业的成功率远低于自制力强的孩子。

4. 排除干扰，克服惰性　在生活工作环境中，总有其他的人或事可能会干扰我们的学习，比如你在看书，家人在看电视、听歌曲等；周末你想查阅一些文献，朋友却约你聚会、娱乐。若能排除干扰，专注于学习，需要有较强的毅力，要培养自身强大的自制力，克服惰性，少给自己找些借口，方能坚持学习。如果常用"今天太累了，明天再学吧""今天刮风下雨，明天再去上课吧"等这样借口来迁就自己，就会助长惰性，影响学习毅力和坚持。

5. 养成习惯，自发学习　有人说，毅力是习惯的结果。播种行为，可以收获习惯；播种习惯，可以收获性格；播种性格，可以收获命运。对于学习毅力的培养，要从学习习惯抓起。一旦养成了良好的学习习惯，学习将成为一种潜意识的自发行为，学习的坚持便是一种自发和自然的表现。

"莫等闲，白了少年头，空悲切！"南宋诗人岳飞留给世人脍炙人口的诗句言辞深情地告诫人们，要珍惜时间、不要蹉跎岁月，呼唤人们积极进取、为国效力。人生苦短，学海无涯。护理部主任们应珍惜时间，勤勉好学，用丰富的专业知识和技能服务于社会广大民众的健康。同时要边学边干，边干边学，学用结合，在护理实践中谋求开拓和创新，以推动护理学科的不断发展。

读后思与行

📖 边读边悟

1. 学习力是一个人或一个组织学习的动力、毅力和能力的综合体现，是把知识资源转化为知识资本的能力。当今比较通识的观点认为学习力的主要构成要素包括学习动力、毅力、能力、效率和学习转化力等。

2. 学习兴趣在学习力中具有最充沛、最快乐、最轻松、最美好、最活泼的品质和特征。在兴趣的引导下，个体可以精神振奋、思维活跃、目标专一、不知疲倦、执着追求。

3. 学习目标属于学习力中的动力系统，合理的学习目标能为学习者带来强大的精神动力以推动学习者努力达成目标。

4. 要实现高效能的学习应遵循一些基本的学习原则，包括循序渐进、读思结合、博精结合、学用结合、善用感知和体验、使用自己善用和喜欢的方式学习等。

5. 辨识是新时代背景下，知识更新和泛滥给学习力提出的新挑战，如何在浩瀚的知识海洋，以最快的速度获取自己需要的知识是学习力内涵的延伸。

6. 创造是学习力的最高境界。如果一个人学习的结果是使自己什么也不会创造,那他的一生将永远只是在模仿和抄袭。

📖 边读边想

1. 作为护理部主任,你觉得哪些方法可以用来提高护士的学习兴趣?

2. 作为护理部主任,你觉得设立学习目标时应注意些什么?

3. 根据你自己的学习经验,你认为哪些是你比较喜欢的学习方法? 使用这些方法后的学习效果好吗?

📖 边读边练

小张是今年刚毕业的新护士,目前正在某医院神经内科病房接受护士规范化培训。按照惯例,规范化培训护士在出科前都要参加科室组织的理论考试。小张正在准备下周的考试。一天,护理部主任碰见下班后的小张正在学习室反复背诵轻、中、重度昏迷患者的特征及护理要点,作为主任,你对她的学习方法有何建议?

📖 先读后考

说说事: 王蓉是某三级综合医院普通外科病房的护士长。工作 20 年来,王护士长踏实肯干、积极认真,她关心患者、善待同事,先后多次被评为医院和所在城市的"优秀护士"。

王护士长为人耿直、豪爽,喜交朋友,也爱管"闲事",科室同事,甚至是同事的家属、朋友有什么事只要求助于她,她都是有求必应,尽力而为。同事们都亲切地称她为"王总管"。

王护士长毕业于 20 世纪 90 年代初的中专卫校,后来经过数年的广播电视大学的学习,获得了电大护理专业的大专文凭。之后又在电大注册了护理专业专升本阶段的学习,但本科文凭久攻不下,尚处于在读中。她丈夫几年前从部队转业,现在某国企任部门主管,每日早出晚归,忙于部门的管理和应酬。她女儿今年刚参加完中考,考试成绩不太理想,即将升入一所普通高中学习。

王护士长最近有点苦恼:医院计划近期进行干部换届,外科总护士长因年龄原因将不再担任此职,老护士长力荐她去参加竞聘,她自己也有意去参与。但据说医院对竞聘科护士长人选的最低学历要求为"本科学历",她非常纠结。

　　回想自己多年来的学习历程,王护士长有些感慨:多年来,自己有较强的积极向上的愿望,也为自己设立了学习目标,制订了学习计划,可现实生活中,计划没有变化快,自己制订的学习计划基本上都是因为这样或那样的干扰而搁浅。有时是因为工作太忙,有时是家务缠身,有时是朋友邀约……。总之,自己用于学习的时间十分有限,唉,真是浪费了不少的学习时间呀!

　　考考您:您作为护理部主任,王护士长的上级,您认为她的学习毅力怎样呢? 试分析有哪些因素阻碍了她坚持学习? 您能给她些建议吗?

　　参考答案:

　　1. 王护士长有一定的学习毅力　学习毅力是指一个人学习的持久力,包含意志力、持续力、克服困难的战斗力等要素。王护士长有一定的学习毅力。她毕业于中专卫校,后来经过数年的广播电大的学习,获得了护理专业的大专文凭。她还注册了电大护理专业专升本阶段的学习,尽管还没有毕业,但她有学习的愿望、目标和计划。

　　2. 许多因素干扰了王护士长的学习

　　(1)工作因素:护理管理工作繁忙,管理内容多、涉及人员多、突发／意外／非计划性事件多,这些都可能影响王护士长完成计划好的学习任务。

　　(2)家庭因素:王护士长的丈夫每日早出晚归,忙于公务;女儿正值人生的关键期——中学阶段,需要父母给予较多的关注、帮助和时间投入。因此王蓉的家庭需要她有较多时间和精力的投入,有可能影响她完成计划好的学习任务。

　　(3)自身因素:王护士长为人耿直豪爽,喜结朋友,爱管"闲事",对朋友有求必应,难言拒绝,这可能占用了她部分的精力和学习时间。此外,未养成良好学习习惯也可能是影响王护士长学习的一个因素。

　　3. 对王护士长的建议

　　(1)排除干扰:王护士长应认真分析影响她学习的因素,对于生活中一些不必要的干扰应尽力排除,如对朋友的请求不必有求必应,要学会拒绝,这样才能专注于学习,提高自身的学习毅力。

　　(2)克服惰性:王护士长要注意克服自身学习的惰性,少给自己找借口,无论再苦再累,坚持每天把自己规定或计划的学习任务完成,长此以往,方能达成学习目标。

　　(3)培养良好学习习惯:王护士长应有意识地培养自己良好的学习习惯,如每天睡觉前坚持学习 1h,这样,将学习变成为一种潜意识的自发行为。

　　(4)专注于目标,不必纠结于过往:王护士长应理性看待本次竞聘,不必纠结于过往的学习结果,应专注于未来的学习目标,聚焦精力和能量,调整学习策略,力争完成专转本阶段的学习任务。

（5）寻求家人、朋友和同事的支持:王护士长也可将自己近期的学习目标告知家人、朋友和同事,恳请得到他们的理解,寻求他们的帮助和支持。

（周瑾）

下篇

致知修技篇

——欲善其事先利其器

匹马徘徊，万马奔腾：团队建设能力

 开卷有益

从"宝马"的故事说起

从前，有一位大富商为了炫耀自己的富有，向工匠订做了一辆很昂贵而且装饰豪华的马车。俗话说，好马配好鞍，而他现在是有了好鞍却缺好马，于是，富商用重金从全国各地买回4匹宝马，然后套在了那辆豪华的马车上。万事俱备，富商急着要到城里向世人展示他那配置完美的豪华马车。刚开始一切还很顺利，可当马车的速度越来越快时，令人惊恐的事情发生了：车夫逐渐控制不了这些宝马，因为这些宝马之间配合的时间太短，每匹马都习惯性地向各自家乡的方向奔跑。最后，豪华马车在滚滚的烟尘中被摔得粉碎，车上的富商也不幸遇难。

马是好马，车也是好车，然而由于4匹马完全没有时间来进行磨合，不能融为一体，结果落得个车毁人亡的可悲下场。

作为一名护理部主任，您能否从上述故事中悟出"优秀的团队胜于优秀的个人"的道理呢？您是否也曾思考过如何将您所管理的护理团队建设成为一支团结合作、协调发展的优秀团队？本讲将阐述团队的基本概念、类型及团队的作用，与您一起对影响团队建设的诸因素进行分析，并为您奉上几个团队建设的秘籍以及护理组织文化建设的相关内容。愿本讲所述团队建设的方法和技巧，能为您在护理团队的建设中提供有用的支持和帮助，使您的护理团队在您的精心打造下能够成为最优秀的团队。

一、众人拾柴火焰高——集腋成裘的团队建设

一滴水只有融入大海，才会有不竭的生命；一只大雁只有飞入雁阵，才会有成功的迁徙。一个人从来到世上的那一刻起，就注定不是一个孤独的人，他的身边至少有亲人的陪伴；一个人自学会站立走向独立的路上，也绝不是一个人在努力，他的周围有无尽的关怀。一个人步入社会，发现那里有很多人，大家有分工、有合作，也有交换和分享。

随着年龄的增长，我们慢慢懂得，我们要负责任，就要有担当，就要会合作，就要善沟通。家庭、学校、社区，单位、机构、组织，活动、游戏、竞赛等，个人赖以成长和变化的环境与媒介无处不在，其中有一个人人都耳熟能详的词汇，那就是"团队"。

护理工作是一项团队工作，单靠个人的力量是远远不够的，护理人员之间必须相互支持、相互帮助、密切配合。只有这样，才能为患者提供最佳的护理服务，提高护理质量，促进患者的康复。既然护理团队如此重要，那么作为护理部主任的您应该了解哪些有关团队和团队建设的相关知识呢？

（一）团队的概念与特征

1. 团队的定义　在管理科学和管理实践中，人们对团队有着基本一致的看法，即"团队"（team）是一个组织在特定的可操作范围内，为实现特定目标而建立的相互合作、一致努力的由若干成员组成的共同体。作为一个共同体，其成员们努力的结果，能够使该组织的目标较好地达到，且可能使绩效水平远远大于个体成员绩效的总和。

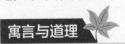

寓言与道理

龟兔"接力"赢在哪儿

关于乌龟和兔子的比赛，有多个版本。现在呈现给大家的是龟兔合作的版本：

龟兔之间经过了三次较量，兔子都没能取胜，于是，它们成了惺惺相惜的好朋友。它们在一起交流，发现了各自的长处和弱点。于是，兔子建议道："我们何不取长补短，以团队的身份去和别人比赛，挣些奖金回来花？"乌龟听后觉得有道理，便同意了。

几天后，它们参加了动物界的接力赛跑。乌龟和兔子一起出发，路上是兔子扛着乌龟，直到河边。在河里，乌龟接手，背着兔子过河。到了河的对岸，兔子再次扛着乌龟前行。结果，它们成了唯一跑完全程的小组，自然"冠军"的头衔就落在了龟兔小组的身上。

寓意：在一个协助的团队里，"1+1"并不只是简单地等于2，可能是大于2，甚至等于3；相反，在缺乏协作的团队里，"1+1"可能小于2，甚至等于0。

2. 团队与群体的区别　团队不同于群体。所谓群体，就是两个或两个以上相互作用、相互依赖的个体，为了实现某一特定目标而组成的集合体。工作群体的绩效，仅仅是每个群体成员个人奉献的总和。在工作群体中，不存在一种积极的能够使群体的总体绩效水平大于个人绩效之和的协同作用。

根据成员互动关系的结构化程度的不同，可将群体分为正式群体和非正式群体。正式群体的关系结构化程度高于非正式群体。正式群体是为了一个明确目标而正式建立的社会系统。其成员互动方式更为稳定、更为频繁，互动关系持久，互动的目标、分工和合作的关系更明确，有正式的职位分工及明确规定的正式的沟通渠道。非正式群体是人们在社会交往过程中自然形成的一种社会互动系统，一般没有明确规定的工作目标或社会目标，只是互动的人们有共同的兴趣和爱好，或者有共同关心的问题，就经常进行沟通和共同参与某些活动，形成了一个关系结构比较松散的群体。非正式群体没有正式规定的沟通渠道，成员的互动方式在稳定性、频繁性、持续性、目标性、分工协作方面均不如正式群体，表现出明显的随机性和随意性。

而团队是一个特殊的群体，是一种为了实现某一目标而由相互协作的个体组成的正式群体。组成团队的个体能力各异，分工明确，他们的工作是为了帮助其他的成员来完成团队的目标，他们通过共同努力产生积极的协同作用，使得个人所做的贡献形成互补。因此，团队的凝聚力强、合作程度高、成员奉献意识强，团队工作效率比一般群体高。

综上所述，团队始于群体，但又不同于一般的群体。团队能达到更高的质量标准。所有的团队都是群体，但只有正式群体才能成为团队。团队与一般工作群体的比较详见表7-1。

3. 团队的特征　团队是为实现共同目标而自觉合作、积极努力的一个凝聚力很强的社会群体。因此，团队具有下列特征：①团队是一个有组织的群体;②团队是由一群技能互补的人组成的;③组成团队的成员具有明确的共同目标;④为了共同的目标,团队成员彼此自觉合作并且积极努力;⑤团队成员具有很强的凝聚力;⑥团队具有较高的工作效率和工作质量。

表 7-1　团队与一般工作群体的比较

因素	团队	一般工作群体
目标认同	有明确的共同目标	认同共同目标的程度比较低或没有明确的共同目标
奉献意识	有高度自觉的奉献意识	奉献意识比较低
合作的程度	自觉合作	更多依靠管理层的压力维持合作
对群体目标的评价标准	团队目标高于个人目标	强调个人目标
个人业绩与群体业绩的关系	强调群体业绩	强调个人业绩
相互信任	高度相互信任	相互信任程度比较低
个人利益与群体的一致性	利益高度一致,个人利益和群体利益高度整合	利益一致性程度比较低,有时内部有利益冲突
沟通质量	信息高度分享,较多分享个人深层次信息	低度分享信息,只在别人需要时提供信息;很少交流个人深层次信息
矛盾性质	主要是方法的分歧,通过公开争论来解决	不仅存在方法的分歧,也存在目标和利益的分歧;经常不能公开争论,职位权力对争议的问题有决定性影响
决策权力分配	分散,授权多;集体决策	集中,授权少;少数人决策
分工	灵活的分工,但强调相互支持、能力互补	分工,强调完成本分工作
凝聚力	个人对人际关系满意度高,对群体的归属感很强	个人对人际关系满意度一般,对群体的归属感一般;有的人想离开群体

(二) 团队的核心要素与组织形式

1. 团队的核心要素　团队是由一群志同道合的人组成的一个工作或活动群体,它通常包括 5 个核心的构成要素,管理学家将它们总结为“五个 P”,即:目标(purpose)、定位(place)、职权(power)、计划(plan)和人员(people)。这五个要素是团队必不可少的组成部分。

（1）目标:每个团队都应该有一个既定的目标,它是将人们的努力聚合在一起的凝聚因素。没有一致的目标,人们就不会联合,也不会有共同努力的方向。只有共同的目标才能够使得团队的成员明确自己的角色和任务,从而真正成为一个高效的群体,把工作上相互联系、相互依存的人们团结起来,使之能够产生 1+1>2 的合力,更有效地达成个人、部门和组织的目标。

（2）定位:团队的定位包括两层意思:一是团队整体的定位,包括团队的类型以及在组织中处于什么位置、依据什么原则来选择和决定团队的成员及团队的各种规范、团队最终应该对谁负责、团队采取什么方式激励下属等;二是团队中个体的定位,包括各个成员在团队中扮演的角色,如是指导团队成员制订计划还是具体实施某项工作任务等。

（3）职权:所谓职权,是指团队负有的职责和相应享有的权利大小。团队的职权取决于两个方面:一是整个团队在组织中拥有什么样的决定权,如国内某些医院已经实行了护理工作的垂直管理,所以护理部在整个医院组织中具有独立决定医院护理人员的人员调配和奖金发放的权力;二是组织的基本特征,如组织的规模大小、业务范围等。

团队工作的成效在很大程度上取决于团队及其成员的积极性和主动性,而影响人们工作积极性的主要因素就是责、权、利的合理配置问题。团队的权限范围必须和它的定位、工作能力及被赋予的资源相一致。调动团队及其成员的积极性,需要适当的、合理的和有艺术的授权。这些实际上是团队目标和团队定位的延伸,解决了这些问题,您也就初步解决了团队的权限问题。

（4）计划:从团队的角度讲,可以把计划理解成为实现团队目标的具体工作程序,即团队成员应该分别做哪些工作、如何去做。换句话来说,团队的工作计划就是解决团队应该如何分配和行使组织赋予的职责和权限的问题。计划做得好坏会直接影响到团队的工作绩效。

（5）人员:团队的最后一个要素是人员,它是团队应具备的最根本的要素。确定团队的目标、定位、职权和计划,都只是为团队取得成功奠定基础,团队最终能否获得成功还要取决于人,因此团队成员的选择和配置就显得尤为重要。要根据团队的目标和定位选择团队成员。

2. 团队的组织形式　组织形式是指组织结构和活动过程方式的综合表现。组织结构是指组织内部各个要素或方面相互联结的方式;活动过程是指活动中各个因素的相互作用形成一个时间序列,在一定的时间段内形成一个连续不断的流程。团队的组织形式具有多样性。

（1）根据团队与所在组织的关系,可以将团队区分为组织内团队和跨组织团队(图7-1)。在一个组织系统内,可以建立多个团队,这些团队属于同一个组织,共同为组织的目标努力。例如在医院组织中,可以有医疗团队、护理团队、后勤团队等,它们均属于医院组织内团队;在医疗组织中,外科医疗团队、内科医疗团队等均属于医疗组织内团队;在护理组织中,外科护理团队、内科护理团队等均属于护理组织内团队。而在不同组织之间,也存在跨组织的团队,如本书的编写团队,虽然编委们分属于不同的医院和院校团队,但是却可以组成跨组织团队,共同完成本书的编写任务。

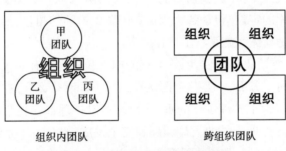

图 7-1　组织内团队与跨组织团队

(2)根据团队成员的地理分布特征,可以将团队分为定点团队和虚拟团队。定点团队是指其成员都居住在一个城市内,工作在一个距离有限的区域内,他们经常有面对面的沟通,如北京市的护理团队、中国医科大学附属第一医院护理团队。虚拟团队是指其成员分散在距离遥远的不同地域,主要通过现代通信网络进行远距离联系和合作,很少有面对面的沟通,如中华护理学会下属的各专业委员会的专家团队。定点团队与虚拟团队的地域分布的区别请见图7-2。

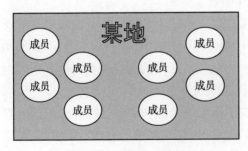 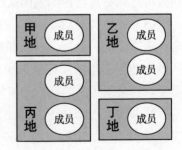

图 7-2　定点团队与虚拟团队的地域分布的区别

(三) 团队的作用

自 20 世纪 80 年代开始,团队就开始被引入一些公司的管理过程,并成为当时的新闻热点。目前,"团队"一词已经相当盛行,并成为许多著名企业中重要的组织结构和管理方式。团队之所以在当今的企业管理中如此盛行,其根本原因在于,团队在组织经营管理活动中发挥着重要的作用。团队的基本作用包括以下五个方面:

1. 充分利用资源　首先,实行团队制,可以在组织原有的工作不受影响的情况下开拓更多新的工作领域,完成更多的工作任务,例如在医院内组建一些护理质量改善品管圈团队;其次,当某项工作任务需要多种技能、渠道和经验时,由团队来完成效果会更好,因为组成团队的成员各有千秋,并可集思广益,从而更好地发挥和利用团队成员的才能。

2. 提高组织效能　主要体现在:①完善组织机构:一方面,团队组织有利于改善组织的沟通状况,使团队成员间能进行有效的沟通;另一方面,因团队成员有着共同的目标,并齐心协力为共同目标而努力,因此可以强化整体组织的结构和战斗力。②强化组织氛围:团队可以满足其成员的归属感以及建立友谊的需要,团队成员为了实现团队的目标而主动地谋求合作,从而创造良好的工作氛围。

3. 提升内在工作力　主要体现在:①增加自主决策权:实行团队体制,能达到促进组织成员对工作高度参与和自主决策的功效,从而使团队成员们产生巨大的工作动力。②褒奖动力和约束惰性:一方面,因工作团队中的成员拥有独立的决策权,使团队成员拥有一个更大的活动空间,享受宽松、自主的环境,极大地激励了团队成员的工作积极性和创造力;另一方面,团队氛围会对那些具有"偷懒"动机的成员构成压力,迫使他们为团队的绩效和荣誉而努力工作。

4. 增强凝聚力　每个团队都有特定的团队任务和事业目标,团队鼓励每个成员把个人目标融入和升华为团队的目标并做出承诺,这就使得共同价值观体系的建立——企业文化建设中的核心问题,变成可操作性极强的管理问题。同时,团队的工作形式要求其成员必须默契配合才能有效地完成工作,从而促使团队成员在工作中能有更多的沟通和理解,共同应对工作压力。

5. 多方位提高组织效益　团队工作形式能产生正向协同作用,它可以大大提高局部组织的生产效率和整体的经济效益。因团队具有决策权,所以团队可以根据周围环境的变化灵活地处理问题,有利于组织目标的实现,从而达到促进组织绩效的提高及组织发展的目的。

（四）团队建设的意义

团队建设是一个使团队品质不断完善的长期过程,而团队品质是团队价值的基础。因此,团队建设的意义在于通过建设团队的优良品质,实现团队价值的最大化。

团队品质的主要内容包括团队精神、团队能力、团队规范和团队信任气氛。团队之所以比其他形态的群体更有优势,主要是因为团队具有强烈的团队精神、高效率的工作能力、行之有效的团队行为规范以及相互信任的人际关系氛围。

构成团队品质的四个要素是团队价值得以实现的基础和条件:①团队精神是保证团队价值得以实现的必要心理条件,它关系到人们是否自愿合作的动机和态度问题;②团队工作能力是团队效能和绩效的必要条件;③团队规范是团队稳定有效运行的重要保证;④团队中成员间的相互信任气氛是保证合作顺利进行的重要因素。

团队的价值主要体现在三个方面:①对组织工作的价值:团队精神和团队协调工作的方式能够提高工作效能和工作绩效;②对个人心理健康的价值:团队的合作气氛和高凝聚力,给团队成员带来较高的心理满足感,有利于团队成员的心理健康;③对群体人际关系的价值:团队成员间相互信任的气氛使成员之间的人际关系更加和谐、融洽。

总之,团队对于组织、个人都具有重要价值,因此,团队建设对于组织的发展和成员个人的成长均具有积极的意义。关于团队建设的重要意义,这里有一个值得我们分享的寓言故事。

寓言与道理

人类的优点

一天午后,森林里的老虎和猴子在一起聊天。老虎对猴子说:"听说人类是你们猴子变的,但我劝你千万别变成人。""为什么?"猴子感到很诧异,"人的衣食住行都比我们强。""真是笑话,他们哪一样比得上我们?"老虎大吼一声。"先说吃吧,他们吃生的怕拉肚子,吃肉又嫌油腻,肉吃少了怕营养不良,吃多了又怕发胖。""对!对!对!人类吃的真不如你。"猴子服气地说,"那么衣呢?""那是因为他们天生光溜溜的,没有衣服一定会冻死。"老虎笑着说。"太有道理了,可是人类有自己的房子呀!"猴子说。"他们的水泥洞,几十家用一个大门,有什么好的!"老虎接着说,"举个例子吧,听说人类的大楼失火,一死就是数十人,总没见过森林失火,老虎被烧死在洞里的吧?""这是你们老虎高明,但是没见过你们老虎开汽车呀?"猴子说。"那是因为人类体质差,跑不快,才不得不开汽车。可是那又怎样?机器出了故障不能开,油用完了不能开,路况不好也不能开。"老虎说。"对,对!"猴子说。但就在这个时候,远处传来了几声枪响。"糟了,我得跑了。"说完,老虎一溜烟地跑不见了。"喂,你不是说人类不如你吗?干嘛跑呀?"猴子大叫道。"但是,人类懂得相互帮助,团结合作呀!"不远处隐约传来老虎的声音。

　　寓意:没有完美的个人,却有完美的团队。个人不完美并不可怕,因为团队协作可以规避个人的不足。

(五)团队建设的任务和阶段

　　团队建设主要有三方面的基本任务:创建团队、培养团队品质及保持和增强团队的优秀品质。团队建设的三项基本任务构成了团队建设的系统工程,按照时间顺序,可以将团队建设的程序分为三个阶段:团队创建阶段、团队成长阶段及团队成熟阶段(图 7-3)。

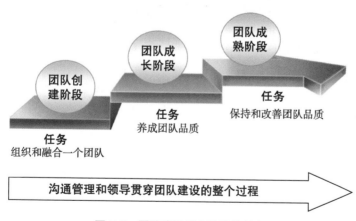

图 7-3　团队建设三个阶段的任务

　　1. 团队的创建阶段　此阶段的目标是将经过选择的一些人组合在一个将要成为团队的群体内,使他们经历初步的融合,即组织和融合一个团队,为团队奠定队伍基础,这是团队建设的起点。组合人员并不是简单地把一些人安置在一个群体中,而是必须经过一个心理融合的过程,即成员间增进相互了解、相互信任和凝聚力的过程。团队创建一般要经过五个环节:①确定团队目标;②确定团队类型;③分析团队角色;④配置团队人员;⑤团队成员的心理融合。

2. 团队的成长阶段　此阶段的目标是形成团队优秀品质,使群体最终发展成为真正的团队。具体内容就是培养团队精神,发展团队工作能力,制定团队规范及发展团队信任气氛。成长阶段是群体能否成为团队的关键时期,此阶段的四大基本建设任务构成团队建设的主要内容,其实质就是构建优秀的团队品质。

3. 团队的成熟阶段　此阶段的目标就是继续保持团队的优秀品质。一个群体成为团队后,建设团队的工作开始转入新的阶段,这个新阶段的任务是为了不断适应内外部环境的变化进行"微调",以继续保持团队的品质和优势。在成熟阶段,全体已经成为真正意义的团队,这时团队的合作已经达到并维持在一个较高的水准。团队成熟阶段可能很长,也可能很短。项目团队随着项目的结束将终止团队生命,如由国内四所护理院校合作进行的由美国中华医学基金会(China Medical Board,CMB)资助的科研项目——中国社区慢病管理模式的创建,为了达到项目目标,四所院校的相关人员组成了一个合作团队,等到此项目结束时,这个四校合作项目的团队自然就解体了。而医院的护理团队的成熟阶段可能会很长。团队建设的流程请见图7-4。

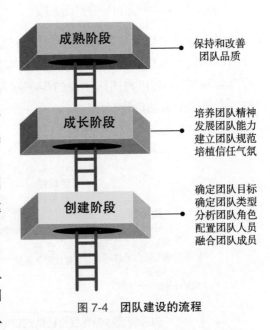

图 7-4　团队建设的流程

值得一提的是,在团队建设的整个过程中,贯穿始终的必不可少的组织要素是团队的沟通、团队管理及团队领导,沟通、管理和领导的质量直接关系到团队建设的成效。

二、人多未必力量大——团队建设影响因素分析

一人难挑千斤担,众人能移万座山;一人拾柴火不旺,众人拾柴火焰高;一人踏不倒地上草,众人能踩出阳关道;一根线,容易断,万根线,能拉船……一代代人传递的格言俗语,句句都说明了一个道理:人多力量大。但人多就一定力量大吗?"龙多旱,人多乱,艄公多了船打烂",如果让各种各样的负面因素左右干扰团队建设,人多未必力量大。

团队建设是一个使团队品质不断完善并趋于日益成熟的长期过程。团队建设涉及团队许多方面的工作,因此,团队建设的好坏也受多方面因素的影响。作为护理部主任,只有认真分析和研究这些因素,才能有效利用积极因素、减少或去除消极因素以促进团队建设向健康的方向发展。

如前所述,团队建设一般要经历创建、成长和成熟三个阶段,每一个阶段均有其特定的任务,并且团队的沟通、管理和领导贯穿整个团队建设的始终,因此,团队建设的影响因素就蕴含在团队建设的整个过程中。具体包括以下八个方面:

(一)团队设计因素

1. 团队目标的适宜性　团队是为了实现特定目标而组合和存在的,例如医院护理团队的存在,就是为了达到向护理对象提供高质量的护理服务以恢复和增进其健康的目标。确立目标是团队建设的第一个阶段——创建阶段的第一项任务,也是使团队更具有战斗力的第一要义。明确清晰的团队目标能调动全体员工的主观能动性,唤起员工的希望,激励员工为共同的目标奋进。反之,笼统模糊的目标会使团队成员变得迷茫,失去工作的动力和信心。因此,目标制订的好坏将直接影响到团队建设的有效性。

2. 团队类型的明确性　团队的类型多种多样,一般要根据工作目标和工作任务的性质确定拟创建的团队的类型。按照持续时间标准,团队可划分为长期团队、中期团队和短期团队。

(1)长期团队:存在于组织的职能部门中,部门存在,则团队存在。团队的成员一般都是某个职能部门的员工,如护理部的管理团队,乳腺外科病区的护理团队。长期团队的目的是完成组织的基本职能,使人员组成具有稳定性。

(2)中期团队:其生命一般在半年到几年之间。中期团队是为了完成某个特别项目而设立的。如果项目需要不同领域的技能,则其人员来源于许多

部门,成员同时受团队的管理和原所在单位的管理。如前面所提及的"四校合作"的护理项目,为了完成这个项目所创建的团队就属于中期团队,因为它是需要3年时间完成的项目,而且此合作团队是个需要多学科合作的团队,其中有护理教育专家、临床糖尿病医疗专家和护理专家、临床高血压医疗专家和护理专家、临床营养治疗师、临床药学专家、心理治疗师及社区医疗和护理专家等。

(3)短期团队:是为了研究和解决某个问题或进行某项决策而设立的。当问题解决或决策任务完成后,团队即随之解散,当出现新的问题需要解决或进行新的决策时,再组建新的团队。如果任务的完成需要涉及组织内多个部门,则团队成员从有关部门抽调,成员同时接受团队的管理和原单位的管理。如某医院为了迎接国家级的护理技能大赛,从医院的几个病区中抽调了几个优秀护士临时组建一个参赛团队,进行训练以准备参赛;某医院为竞聘护士长,临时组建了一个由院级领导、科主任以及护理队伍中的三级管理者(护理部主任、科护士长、病区护士长)组成的评审团队;某医院要进行护理队伍中的院级科研项目立项,临时组织专家组进行评审等。上述的三个临时团队均属于短期团队。

团队的工作目标和工作任务的性质决定了应该创建什么类型的团队,因此,在确定团队类型时,一定要先明确团队的目标和团队工作任务的性质,否则会造成团队的类型与目标和任务不符的状况,从而影响团队的正常运行。因此,团队类型的明确与否是影响团队建设的重要影响因素之一。

(二)团队成员因素

1. **团队角色分析的准确性**　团队中的角色是指团队文化所认同的一组行为方式,团队成员被团队期望表现出符合团队角色的一组行为。分析团队的角色,有助于我们识别团队的分工和不同的活动方式。

(1)团队的一般角色:是根据比较概括化的基本职能确定的角色,例如领导者角色、监督评价者角色、专家角色等。这些角色与工作岗位有关,但并不固定对应于具体的工作岗位,而是对各类活动的主要功能进行概括、抽象出来的角色界定。

(2)临时角色:为了解决临时的问题而临时组建的团队里的角色。最常见的临时角色是会议的角色。会议角色只存在于会议持续期间,会议结束,角色即终止。一些研究者认为,在会议过程中存在8种基本的角色(表7-2)。一个人可以担任几个会议角色,如领导者角色和总结者角色可以由一人承担;同样,有的会议角色,如提出者角色和怀疑者角色,可以由多人同时或轮流履行。在具体的会议中,也可能缺少某种角色,如缺少怀疑者角色。因此,对于会议过程中的团队角色,不能机械地去理解。

表 7-2 会议中的团队角色

角色类别	角色功能(角色任务)
领导者角色	负责管理整个会议,设置会议议程,促进和监督会议的进程
提出者角色	提出新的观点和意见
记录者角色	客观地记录团队成员提出的任何意见
怀疑者角色	批评其他人的意见
乐观者角色	对困难持积极的态度,积极寻找解决问题的方法
时间监督者角色	对会议进程的时间进行记录和监督
"看门"者角色	保证每个成员有表达的机会,要求成员发言或组织投票表决
总结者角色	总结、综合团队的各种意见

（3）工作岗位角色:是根据工作岗位的需要设计的角色,它与工作岗位相捆绑,与工作岗位共存亡。工作岗位角色也就是通常所说的职务或职位。有什么样的工作岗位,就有什么样的工作岗位角色,它是最持久、最稳定的角色。如护理部主任的角色、护士长的角色、护士的角色均为工作岗位角色。

任何一个团队都是由承担各种角色的成员组成的,只有对团队的角色进行认真分析,才能使团队成员明确自己的责任和义务,从而按照团队的要求成功地履行各自的责任和义务,最终实现团队的预期目标。相反,如果在创建团队时,没有准确分析团队中的各种角色,就会影响下一步的团队成员配置的有效性,就会出现团队成员分工不明、职责不清的状况,从而导致团队成员缺乏责任感、降低团队的凝聚力,最终导致团队建设的失败。因此,团队角色分析的准确性也是一个影响团队建设不可忽视的重要因素。

2. 团队成员配置的合理性 配置人员是指挑选人员并将各种不同性质的工作职责分配给适合的人,即把合适的人放在合适的位置上。人员配置的原则是使工作与人员匹配,也就是说,使工作由适合的人负责,使工作条件适合工作者,并使两者的匹配尽量达到最佳状态。同时,也要使人与人和谐相处。人力资源管理是一项至关重要的工作,也是管理者必须承担的职责。用人不仅是一项管理策略,也是一门管理艺术,运用之妙,存乎一心。它涉及范围很广,包括识人、选人、用人、留人、育人等方面(相关内容详见第八讲人本管理能力)。

如果能根据具体情况并按要求合理配置团队成员,使人尽其才,才尽其用,就能充分调动团队成员工作的积极性和主动性,最大限度地发挥团队成员的工作效能,有助于实现团队目标。反之,如果团队成员配置不合理,就会严重影响团队成员的工作热情,甚至产生内耗,降低工作效率。

3. 团队成员的融合性　团队成员的心理融合过程是一个不断交换个人信息、彼此理解、加深关系和感情、建立比较稳定的互动关系的过程。团队新成员融合过程一般经历以下 5 个典型的阶段并表现出相应的特征(表 7-3)。

有效融合的结果是使团队形成很强的凝聚力。凝聚力是团队合作的重要前提条件,它表现为人们相互信任、相互喜欢和有强烈的群体归属感三大特征。因此,团队成员融合性的高低将影响团队的建设。

表 7-3　团队成员融合经历的主要阶段及其主要特征

团队成员的融合过程	主要特征
分享个人表层信息阶段	交流个人的一般信息,类似个人简历上常见的基本信息
分享个人深层信息阶段	交流个人的态度、思想、价值观念等
暴露互动关系不协调阶段	个人暴露出缺点,发现彼此不协调的情况
重新调整互动关系阶段	个人自我调整,团队采取适当方式进行干预
稳定运行的强凝聚力阶段	团队形成,凝聚力很强,团队运行稳定

(三) 团队品质因素

1. 团队品质的优劣性　团队建设的第二个阶段是成长阶段,其核心任务是养成团队品质,养成团队品质的基本任务是培养团队精神、发展团队能力、制定团队规范以及发展团队信任气氛。团队精神是团队工作和团队合作的心理动力,是团队的心理动力基础;团队的工作能力则关系到团队能否高效率地完成团队的目标和任务,是团队的效能基础;团队规范是保证团队精神的积极作用和使团队的工作能力得到稳定有效发挥的制度基础;团队的信任气氛则是团队合作的社会关系和心理基础。因此,团队精神、团队能力、团队规范以及团队的信任气氛的优劣将影响团队建设的成效。

(1) 团队精神:团队精神是团队成员对于团队的意识和与团队有关的一般心理状态。团队精神其实是指团队成员对团队以及团队相关事物的一系列态度的综合。团队精神的主要构成要素包括成员对团队目标和团队核心价值的认同、为团队奉献的意识、合作意识以及凝聚力。

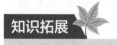

知识拓展

木桶原理与团队精神

木桶是一个古老的容器,现实生活中已经难得一见了。然而与之相关的一个智慧启示却仍被人们久久称道,那就是"木桶定律"。

一只木桶是由众多木板捆扎在一起形成的,它能盛多少水,并不取决于桶壁上最长的那块木板,相反却取决于桶壁上最短的那块木板以及木板间的结合是否紧密。人们把这一规律总结为"木桶定律"或"木桶理论"。木桶定律告诉我们:要想多盛水——提高水桶的整体效应,不是去增加最长的那块木板的长度,而是要下功夫依次加长木桶上较短的那些木板。

从木桶定律中,我们还可以得出一个结论:一只木桶能够装多少水,不仅取决于每块木板的长度,还取决于木板间的结合是否紧密。如果木板间存在缝隙,或者缝隙很大,同样无法装满水,甚至一滴水都没有。

这种推论,可以说明团队精神建设的重要性:通过培养团队成员的团队精神,不仅能使团队的目标实现得更快更好,还能使团队里的每一个人都能得到充分的发展。

团队精神强的团队,其合作更有效,团队的工作能力也会发挥得更好,更有助于完成团队任务,实现团队目标。

故事与感悟

蚁球漂流

有一年,非洲某个地方天降大雨,洪水滔滔。那可是百年难遇的洪水啊!它像野兽一样凶猛,迅速地吞噬了许多山村和家园。逃难的人们聚在大堤上,愁眉苦脸地望着已经成为一片汪洋的家园。

在愁苦的人群中,有一个眼尖的人忽然发现洪水上漂流着一个奇怪的黑球。"那是什么东西啊?"他问。没有人能够回答。黑球正在向大堤漂来,它有足球那么大,在波涛中一起一伏,引起了所有人的注意。当黑球越漂越近时,忽然有一位老人叫道:"那是蚁球!"蚁球?蚁球是什么啊?年轻的人都糊涂了,因为他们从没听说过这样的东西。老人说:"蚂蚁这种东西非常团结,一碰到洪水,它们就紧紧抱成一团,形成一个大球,这样就能使绝大部分家庭成员继续生存下去。"是这样啊!好奇的人们目不转睛地盯着蚁球抵达堤岸,然后又奔跑过去细看。

果然,一碰堤岸,刚才的黑球立刻融化开来,变成了数万只小蚂蚁,它们排着整齐的队伍,很快便不见了。离岸边很近的水中,人们还可以看到一个个小的蚁球,它们是刚才最外层的蚂蚁,直到死去也抱成紧紧的一团。望着这些英勇的"牺牲者",人群沉默了。

过了一阵子,有人大声说:"蚂蚁团结在一起,就可以战胜汹涌的洪水;只要我们也紧紧团结在一起,又有什么困难不可战胜的?"是啊,还有什么不可战胜?人们议论纷纷,脸上都现出了乐观的笑容,心中重建家园的信心升腾而起。

感悟:团结就是力量。

(2)团队的工作能力:团队的工作能力是完成团队任务、实现团队目标的重要基础条件,因此,其优劣影响团队建设的品质。发展团队的工作能力包括组织学习型团队、实行知识管理和鼓励个人发展,具体内容详见本讲第四部分(团队建设秘籍)。

团队的工作能力越强,团队精神的潜在价值通过团队绩效就能得到越多的体现,从而促进团队成员的合作。

(3)团队规范:规范是约束和指导人们行动的标准、规则、规章制度。团队规范具有下列作用:①使团队行为具有确定性和预见性;②提供常规性问题解决的规则,减少团队临时决策的成本;③确定内外部互动的有效关系,减少行动的盲目性;④经过实践证明,有效的行动规则能提高团队效能。

规范是由一系列的规则说明构成。规则说明如果太详细,则缺乏灵活性,同时缺少授权;如果规则说明太笼统,团队的行为可能失去具体路径。因此,关键要在详细与笼统之间寻求某种平衡。

故事与感悟

最重要的东西在幼儿园

1978年,一个难得的机会,有75名诺贝尔奖获得者在巴黎聚会。会中,有一位记者采访道:"在各位的一生中,对各位最重要的东西是在哪所大学或者哪个实验室里学到的呢?"说完,他就准备一一进行记录。

一位老先生答道:"是在幼儿园。"其他大部分的诺贝尔获奖者也纷纷表示同意。这让记者感到非常震惊:"怎么会是在幼儿园呢? 在幼儿园各位又能学到什么呢?"

这位老先生笑着答道:"在幼儿园里,我学会了很多。比如要和其他小朋友一起分享,不要随意动其他人的东西,生活要有规律,做错了事要及时纠正,平时要多学习多思考。而我觉得这些才是我学到的最重要的东西。"

感悟:一个好的习惯能让人终身受益,正如叶圣陶老先生所说:"好习惯养成了,一辈子受用;坏习惯养成了,一辈子吃亏,想改也不容易了。"同样,一个好的制度或规矩能让团队理想发展和健康成长。而团队未来成功依靠的一定是团队组建时期所立下的"规矩"。

(4)团队的信任气氛:信任是指信任者相信被信任者某种未经证实的动机和行为符合信任者的某种正面期望。人们相互信任是团队凝聚力的构成要素,也是团队运行的一个基本支撑点。团队信任气氛是团队凝聚力无形的黏合剂。团队成员间如果缺乏相互信任,就会相互猜疑、相互戒备,其结果将导致人际关系紧张,管理成本急剧飙升,工作效率下降,团队成员身心疲惫。因此,能够发展良好的团队气氛是影响团队建设的一个重要因素。

2. 团队品质的可持续性 团队建设的第三个阶段是成熟阶段,此阶段的主要任务是保持和改善团队品质。因此,团队的品质在此阶段能否形成可持续性的发展也会影响团队建设的质量。

3. 团队沟通、管理和领导的有效性 如前所述,沟通、管理和领导贯穿团队建设的始终,因此,沟通、管理和领导的有效性是团队建设不可或缺的影响因素(详见本书第三讲领导力、第四讲执行力、第九讲组织沟通能力等章节)。

三、打造卓越团队之魂——构建团队文化

在《三国演义》中,蜀汉政治集团的开创者刘备,既没有曹魏集团"挟天子以令诸侯"的政治优势和雄厚的军事实力可以倚仗,也没有东吴集团父兄基业可以凭借,完全是赤手空拳,白手起家。蜀汉集团之所以能由弱到强,与曹魏、东吴形成三足鼎立之势,关键是依靠治国理民的管理优势,其中团队文

化建设在蜀汉集团的发展壮大中起到了灵魂一般的作用。如"忠于汉室"的价值观将蜀汉团队成员凝结在一起,为了共同的目标而奋斗;情深义重的人际氛围为团队营造了吸引人才的良好文化氛围;奋发向上的团队精神促使每个成员挑战极限,造就成功;同甘共苦的团队氛围保证了各项部署的贯彻执行。

蜀汉团队文化,本身带有浓重的中国传统文化的色彩和中华民族的历史特色,从现代管理的角度来审视《三国演义》,可以批判地继承,吸收其优秀和精华部分,为当今护理团队文化建设提供有益的借鉴。

(一)打造护理团队文化

1. 什么是护理团队文化　护理团队文化是指团队成员在相互合作的过程中,为实现各自的人生价值,并为完成团队共同目标而形成的具有护理专业特征的一种群体文化。它是被全体护理人员接受的价值观念和行为准则,也是全体护理人员在实践中创造出来的物质成果和精神成果的集中表现。护理团队文化以共同的价值标准、道德标准和文化信念为核心,最大限度地调动护理人员的积极性、创造性和潜在能力,将护理团队内各种力量聚集于共同的宗旨和哲理中,齐心协力地实现护理团队的目标。

2. 护理团队文化建设的内容　团队文化是团队精神的重要支柱,对团队的效能有着重大的影响。因此,作为护理部主任,在护理团队的建设中,应注重团队文化的建设,使护理人员在浓郁的团队文化中愉快、高效地为患者提供护理服务,提高护理质量,解决患者的健康问题,实现促进健康、预防疾病、恢复健康及减轻痛苦的护理目标。

(1)护理组织价值观:培养共同的价值观是将不同个性的团队成员凝结起来的基础。所谓共同的价值观就是指团队全体成员对做人、做事的基本态度,是团队成员关于目标或信仰的共同理念和看法。组织共同的价值观是护理组织文化的核心和基石,是护理组织的灵魂和维系组织生存发展的精神支柱。

(2)护理组织目标:护理组织目标不仅是一定时期内护理组织所要达到的质量和数量指标,也是护理服务的最佳效益和护理组织文化的期望结果。护理组织文化期待的结果包括按护理组织目标培养护理人员的价值取向和乐于奉献、团结协作及爱岗敬业等职业精神。护理组织目标决定了组织应建立护理组织文化内涵和形式。

(3)护理组织制度:是医院文化建设的重要组成部分,是通过行政管理制度、分配制度等来体现的,对护理人员的行为带有强制性并能保障一定权利的各种规定。切实可行的各项护理规章制度是护理组织的宗旨、价值观、道德规范、科学管理的反映,对于保证护理的工作秩序、协调各部门之间关系以及杜绝不良事件的发生具有重要意义。

(4)护理组织精神:指护理人员对医院发展方向、命运、未来趋势所抱有的理想和希望,也是对护理组织前途的一种寄托。护理组织精神是护理组织文化的核心,是护理人员的理想信念、价值取向、工作态度的总和,它集中反映了护理人员的思想活动、心理状态和职业精神,如救死扶伤、爱岗敬业、科学严谨的精神等。这些精神可规范护理人员的行为,提高护理组织凝聚力,是护理组织文化的象征。

(5)护理组织的理念:是护理组织在提供护理服务过程中形成和信奉的基本哲理,是护理组织文化的重要内容,它具有规范护理行为的作用,可以激发护理人员的工作热情,增强护理队伍的活力。护理组织理念决定了护理组织文化的价值取向和护理人员的奋斗目标。

(6)护理组织环境:护理组织环境包括内环境和外环境。内环境是指护理人员的工作环境。任何医院都要有一个适合护理人员工作和职业发展的环境,以保证护理人员在安全健康、文明安定的环境中工作。外环境是指医院所处社会中的经济、文化传统、政治等方面的环境,是影响护理组织文化的重要因素之一。

(7)护理组织形象:是社会公众和组织内部护理人员对护理组织的总体评价和整体印象,是护理组织文化的外貌,它反映社会公众对人员素质、技术水平、护理服务质量、公共关系的总体印象。成功的护理组织形象,有利于提升护理组织的知名度,增强护理组织的凝聚力和竞争力,给护理人员以自豪感和自信心。

3. 护理团队文化建设的原则

(1)目标原则:目标原则指每个护理组织都要有一个明确的、鼓舞人心的发展目标,如创建优质护理示范单位。遵循目标原则需要将组织的宣传、文化活动同目标紧密联系在一起,使护理人员感到方向明确、工作有劲,获得心理满足,为自己能给组织作出贡献而感到自豪。

(2)价值观原则:价值观原则指护理文化建设要以共同的价值观念与理想追求为目标,有目的、有意识地规范护理人员的行为,如大力宣传"以患者为中心,提供优质护理服务"的医院理想和价值观,并制订与其相适应的护理人员行为规范。

(3)合力原则:合力原则指护理文化建设要促进护理人员相互信任,密切管理者和被管理者的关系,减少对立与矛盾,使全体成员形成合力,成为团结奋斗的集体。

（4）参与原则:参与原则指护理文化建设要注意培养护理人员参与护理管理的意识。让护理人员参与管理可以调动其积极性,激励其积极进取的精神,树立主人翁的责任感,促进组织文化建设的整体开展。

（二）塑造卓越团队精神

团队的品质包括团队精神、团队能力、团队规范以及信任气氛。培养团队的优秀品质是团队建设的重中之重,它是团队工作成功的关键,也是每一个团队管理者所面临的最大挑战。

1. 护理团队的精神文化　对团队目标的认同、对团队核心价值观的认同、为团队做贡献的认识、合作意识以及凝聚力是构成团队精神的主要内容要素。团队精神其实就是对待团队相关事物的多种态度的综合。例如,对团队目标的认同,就是对团队目标的积极态度;对团队核心价值观的认同,就是对团队核心价值观的积极态度;奉献意识是对团队做贡献的态度,而合作意识是对合作的态度;凝聚力中的团队归属感、人际吸引力和信任感则分别是对团队这个集体的态度和对其他成员的态度。

态度是由认知、情感和行为意向三个要素构成的对特定对象的比较稳定的心理反应倾向。行为意向是在认知和情感的基础上产生的。态度是在对态度对象的认知基础上产生的,然而单纯的理性认识不会产生态度,只有当产生情感时才会产生态度。没有情感就没有态度。

产生情感的关键因素是人对认知对象的价值判断,或者说利害关系的判断。认知主体的价值判断决定于认知主体对认知对象的利害关系的判断。当个人体验和认识到团队价值是正面的时候,则会产生对团队的积极情感。反之,则体验到消极情感。因此,培养团队精神的关键就是让人们认识和体验团队的价值,从而对团队产生积极的价值评价和积极情感。

2. 培养团队精神的策略　团队精神必须建立在对团队的价值判断和与团队相关的利益关系的认知基础上。积极的情感建立在对团队相关事宜"有正面价值"的判断上,而消极情感建立在"有负面价值"的判断上。而所谓正面价值或者负面价值的判断,是认知主体根据对象与自己或者与人们的利害关系来做出的。因此,团队精神只能建立在人们相互之间的利益关系基础上。利益关系包括物质利益关系和非物质利益关系。只有处理好人们相互的物质利益和非物质利益关系,才能建设好团队。

（1）通过组织传播活动促进人们对团队精神价值的认知:人们的态度都是在认识对象的价值的基础上形成的,因此要树立团队精神,必须对团队的价值和团队精神的价值有正确的认识。

团队精神的价值是客观存在的事物。适当的组织传播可以揭示和传递团队精神的价值信息。人们不是被动地接受团队精神的教育,而是带着自己过去的经验和理解来认识团队精神的。在接受团队精神的各种信息时,人们的经验和理解影响对这些价值信息的解释。

人们对团队精神的价值的认知过程包括以下四个环节:①团队精神的客观价值;②团队精神客观价值的信息传播;③个人根据自己的经验和理解对团队精神客观价值的信息进行解释;④形成对团队精神的价值的认识(图 7-5)。

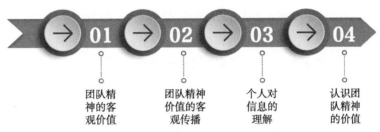

图 7-5　对团队精神价值的认知过程的四个环节

根据团队精神的价值被认知的四个环节,在帮助员工树立团队精神的过程中应做好下列四项工作:①增大团队的实际价值:包括对工作的价值、对人际关系的价值和对心理健康的价值三个方面。而且这些价值都要与团队成员的个人相关。当个人体验到团队价值,而且这些价值对个人也是正面的情况下,个人才能产生对团队正面的情感。例如,每年护理部可以开展评选优秀病区的活动,并对评选出的优秀病区进行奖励,这项工作对树立员工的团队精神是大有裨益的。②通过各种组织传播渠道传递团队精神的价值信息:如专题演讲、个别谈话、小组讨论、表彰会和展览、印刷媒介、团队合作游戏的培训等。③了解组织成员的经历和心理动态:可以通过交谈和问卷等方式了解成员对团队和团队精神的理解,在调查的基础上可以更有针对性地进行组织传播。④比较员工实际的团队观念与管理者期望的团队观念的差距:通过比较发现差距后,可以比较有针对性地进行团队观念的传播活动。

（2）体验团队价值与个人利益的关系:为了增强人们对团队的积极情感,不能仅仅满足于理性的认识,而必须要有深刻的亲身体验。亲身体验实际的利害关系将影响情感的方向与强度。利益的得失直接影响个体对认识对象的价值判断和情感,给个体带来利益的事物,个体对它们会产生积极的情感;给个体带来损失的事物,个体一般会产生消极情感。因此,为了培养成员对团队的积极情感,必须让人们体验团队对他们的价值。

团队具有三方面的价值,即提高工作效能的价值、融洽社会关系的价值以及对个人心理保健的价值。融洽的人际关系与心理保健可以直接给个人带来满足感,而提高工作效能虽然能直接给组织带来效益,但却不一定能增加成员个人的利益。如果我们把组织的利益与个人的利益结合起来,例如,将工作效能的提高为组织所创造的利润直接和个人的经济收入挂钩,那么团队提高工作效能的价值也就与个人利益密切相关了,这样必然增强团队成员对团队的积极情感。

在培养团队情感的过程中,体验实际的利益对于增强团队情感是至关重要的,人们在体验与团队相关利益(对团队的利益、对组织的利益、对团队成员个人的利益)的过程中将增强对团队的积极情感。

体验有两种形式:一种是实际情境的体验,即在实际的团队工作过程中的体验;另一种是模拟情境中的体验。团队体验的模拟情境最常见的形式是团队游戏训练,具体内容详见本部分中“(五)巧用团队游戏训练法”。此外,还可以采用其他的团队模拟作业形式,即布置模拟的团队任务,要求人们以团队的工作方式完成任务,从中体验团队合作的好处,从而增强成员对团队的积极情感。

(三)营造良好文化氛围

1. 建立相互合作的信赖文化　什么是信赖? 有一首诗是这样描述信赖的:“信赖是什么? 信赖,是一杯浓浓的热茶,将温暖与爱传递给大家。信赖,是一座沉睡的宝藏,等着人们去探索、挖掘。信赖,是一根根红烛,默默地燃烧,把光明送给别人。信赖,是一片爱的汪洋大海,只要你有它,就会感受到浓浓的爱。信赖,往往就离我们一步之差,只要你肯努力,信赖,离你不远。”

成功团队都有这样一个共识:团队合作至关重要,而合作的基础和前提是信任。高绩效团队的一个共同特点是:团队成员之间具有高度的相互信任感,团队成员们彼此认同各自的人格特点、工作能力和正直、诚实、负责等品格。信任是合作的基础和前提,相互信任能够提高团队合作的能力和品质。

(1)团队成员的信任品质:团队信任气氛的基础是团队成员的信任品质。信任品质是指与人的信任品质相关的个人的心理和行为特点。高度信任关系中的团队成员通常表现出五个基本的品质特点：①认同一定的共同目标；②认同群体的核心价值观；③具有实现信任者期望的能力；④为人诚实；⑤关心同伴和团队的利益。上述五个品质特点也是团队信任气氛的五大基础要素。

（2）相互信赖的益处：第一，信赖成就团队成员的合作。信赖有助于团队成员间形成真正的合作。团队成长中巨大的挑战和致命的障碍就是团队成员之间缺乏信赖。如果缺乏信赖，彼此就不愿意相互敞开心扉，不愿意承认自己的缺点和弱项，无法进行直接而激烈的思想交锋；取而代之是毫无针对性的讨论以及无关痛痒的意见，也就很难获得真正有效的、统一的、有助于组织发展的建议，从而难以做出好的决策。第二，信赖造就团队成员的动力。信赖可以让人的才能完全彻底地展现在你的面前，从而真正寻找到适合的人才。团队中的管理者重要的职责是用你的一双慧眼帮助成员找到适合他们的位置，并充分地信赖他们，让团队成员有一种被信赖的感觉，从而形成工作的动力。信赖型团队具有八大特征（表7-4）。

表 7-4　信赖型团队的特征

序号	特征内容
特征一	勇于承认自己的弱点和错误，必要时向别人道歉，同样接受别人的道歉
特征二	主动寻求别人的帮助，欢迎别人对自己所负责的领域提出问题和给予关注
特征三	在工作可能出现问题时相互提醒，愿意给别人提出反馈意见和帮助
特征四	赞赏并且相互学习各自的技术和经验，珍惜集体会议或其他可以进行团队协作的机会
特征五	把时间和精力花在解决根本问题上，而不是形式主义上，快速地解决实际问题
特征六	召开活跃、有趣的会议，把大家持不同意见的问题拿出来讨论，汲取所有团队成员的意见
特征七	公平听取全体成员的意见，培养从失误中学习经验的习惯，在竞争中把握节奏、速度和商机
特征八	不存犹豫、勇往直前；必要时果断地调整工作方向，敢于承担责任，不断创新，全力向前

（3）护理管理者赢得信赖：团队的信任和信赖最终能建立起来，需要每一个人都能充分获得别人的信任。但信任不是施舍来的，也不是求来的，而是靠实力赢来的。普通成员要凭实力赢得同事的信任，下属要凭实力赢得上司的

信任,而上司更是需要凭实力赢得下属和整个团队的信任。在护理团队中,要建设相互合作的信赖文化,要求护理部主任:首先,要用自己的人品、知识、能力及经验等获得下属的信赖;其次,也要在全面了解下属的基础上,给予下属充分的信赖以树立下属的自信心,激发其工作热情;再次,要让团队成员之间彼此相互信任,形成合力。护理部主任要创造机会让团队成员相互了解,牢记每个人在团队中的位置和作用,尤其是牢记自己在团队中应该起到什么样的作用,别人在团队中会给自己带来何种支持。要让每个成员都知道,少了自己的努力,事情做不成;没有其他成员的支持,自己的努力也是白费。

寓言与道理

四肢和胃的故事

人的各个组成部分一定要高度协调才行,闹起别扭可不是好玩儿的。可有一天,四肢偏偏闹起了别扭。

事情是这样的,终日劳累的四肢看到胃成天不干活,心里极不平衡,它们决定要和胃一样,过一种不劳而获的日子。

"哼,如果没有我们四肢,"四肢说,"胃只能喝西北风。我们受苦受累,做牛做马,都是为了谁呀?还不是为了胃!可是我们有什么盼头呢?我们宣布罢工!"

于是,双手停止了拿东西,手臂不再活动,而腿也歇下了,它们都对胃说:"自己劳动去,去丰衣足食吧!"

没过多久,饥饿的人就直挺挺地躺下了,因为心脏再也供不上新鲜的血液,四肢也就因此没了力气,软绵绵地耷拉在身上。这时,不想干活的四肢才发现,在全身的共同利益上,被它们认为是懒散和不劳而获的胃,一点儿也不比它们四肢的作用小啊!

寓意:在一个团队中,每个角色都应该发挥自己的作用。只有认识到团队其他成员的价值,你才能够融入团队之中,进而实现你的价值。

(4)营造相互信任的气氛:信任心态会在团队成员中传递和"复制",也就是说,人与人之间的信任会带来再扩大的信任。同理,人与人之间的不信任也会带来进一步的不信任,这就要求团队管理者努力维持团队成员间相互信任的关系,营造相互信任的气氛。作为护理管理者,你可以尝试使用下列营造团队信任气氛的方法:

1)提高团队目标的公信力:团队目标价值和团队实现目标的能力与团队

成员的信心有密切关系。团队目标价值越大和实现目标的可能性越大,成员就越能认同团队目标,同时对本团队就越有信心,信任感也越强。

团队的目标能力是指团队制订和实现团队目标的群体能力。①制订目标的能力:一方面,从目标的特性上看,良好的目标制订应该具有明确性、可行性及挑战性;另一方面,从制订目标的过程上看,制订目标的能力也表现在制订目标的方式上,即鼓励员工参与组织目标的决策过程。②实现目标的能力:目标制订得再好,如果不能实现,对信任也是一种打击。为了帮助员工树立对组织的信任,管理者应帮助下属实现工作目标。具体方法包括:指导、支持、及时反馈及奖励。

2）维护和加强团队的核心价值观:团队的核心价值观对于组织合作和发展具有重要意义,因此团队的管理者必须重视维护团队的核心价值观。局部服从整体,个人服从集体,小团队服从整个组织。这是团队管理的原则,必须遵守。

经验与教训

让四个经理离开公司

美国通用电气公司十分重视维护组织的核心价值观,个别经理曾经因为不尊重公司的价值观而不得不离开公司。

公司董事长杰克·韦尔奇曾把美国通用公司内的经理们划分为四类。

第一类经理能够实现预定的目标,并且能够认同公司的价值观。这类经理在公司的前途光明。

第二类经理是那些没有完成目标并且不能认同公司价值观的人。这类经理在公司的前途不妙。

第三类经理没有能够完成公司预定的目标,但是能够认同公司所有的价值观。对于这些人,公司领导会给他们第二次、第三次机会,等待他们东山再起。

第四类经理是让韦尔奇最感难办的经理。这些经理能够实现预定的目标,取得经营业绩,但是不能认同公司的价值观。他们压迫人们工作,而不是鼓励人们工作,因此违背了公司的价值观。

韦尔奇说,许多人都曾经用另一种欣赏的眼光来看待这些"土霸王"。这些经理违反了公司的价值观,因此为公司所不容。在500位业务经理面前,韦尔奇解释了为什么前一年让4位经理离开通用公司——尽管他们实现了很好的经济效益。韦尔奇解释说：一位经理不相信"群策群力"，另一位经理不能建立强有力的团队，第三位不能激励他的团队，第四位一直不理解全球化的经营理念。

3）提高满足合作伙伴期望的能力：在合作关系中，合作者相互对对方有特定的期望，期望合作者能够满足自己认为合理的需要。如果合作者没有满足伙伴的期望，就会使伙伴失望和感到心理挫折。随着不能满足合作者期望次数的增加，合作者对你的信任度也会逐渐降低。因此，团队内部信任气氛的建立，要求团队成员能够很好地满足伙伴的合理期望。当不能满足期望时，应该坦诚地向对方说明原因。

在很多情况下，不能满足合作伙伴期望的重要原因在于合作者彼此不能很好地了解对方真正的期望是什么。改变这种不利状况的方法就是要加强人际沟通和群体沟通（具体方法详见第九讲"组织沟通能力"）。

4）用诚信带领团队：诚实是一种美德，诚实是一种道德规范。诚实是人们相互信任的基石，没有诚实，就没有信任。组织文化中的诚实要求组织树立一套诚信的价值观和组织行为准则。

孔子说："信近于义，言可复也。"孟子说："诚者，天之道也；思诚者，人之道也。"荀子说："政令信者强，政令不信者弱。"诚信是人的第二张"身份证"。诚信是立人之本，齐家之道，交友之源，为政之基。所以，作为团队领导者，要讲诚信，待人处事要真诚、讲信誉，要言必信、行必果。一言九鼎，一诺千金。

故事与感悟

对家人也要信守承诺

这是一个真实的故事。小张是一家世界500强驻北京办事处的员工。周四，3岁的儿子央求他周末带自己去游乐园，小张想想也确实很久没有陪儿子了，就答应了。看着儿子欢呼雀跃的样子，小张感到特别开心。不料，周五上午，经理突然通知小张，公司周末派他去天津出差。想到儿子可能失望的表情，小张感到有点儿失落，但是工作安排不能随便打乱，小张还是答应了下来。

出了经理办公室，小张赶紧给家里打了电话，通知儿子这一消息。不出意料，小家伙在电话那头又哭又闹的，小张费了半天劲儿才哄好了儿子,一抬头却看到经理站在了身边。小张立刻惶恐起来,以为是自己声音太大了,连连向经理道歉。经理并没有责备他,只是询问小张是否之前周末已有安排。小张急忙表示没有什么要紧的事情,只是之前答应过儿子周末带他出去玩,自己还是会按照原计划出差的。

经理摇了摇头,让小张周末还是带儿子去游乐园,他另找人去天津出差。小张听后大急,以为自己说错了什么,连忙解释起来。而经理直接打断了他的诉说:"小张,你之前已经答应了你的孩子。这一点你该告诉我,答应是一种承诺,既然已经承诺了,就要去做。对一个3岁的孩子失约是一件可怕的事情,你会破坏他的价值观。这次的出差任务,我另找人就行了。小张,我很看好你,你要记住,今后无论对待任何事,承诺了就一定要兑现。诚信是人的另一张名片。没有诚信不能服众,如果你经常像这样说了却不做,我今后如何能放心地把事情交给你呢?"

感悟:世界500强企业之所以能成为500强的核心,就是注重做人做事价值观的弘扬和实践——诚信至上,诚信是金。

然而有时候承诺与行为结果会出现不一致的情形,原因可能是当初的承诺是不真诚的,或者因为没有能力兑现承诺。如果由于环境变化迫使管理者不得不对原来宣布过的目标和政策加以改变,管理者必须及时向员工解释改变的原因和理由,否则这种变化很可能被员工理解为违背承诺。例如,按惯例,某医院护理部每年12月份要给每位护士发放5 000元的年终奖金,但是由于今年医院要扩建盖新病房大楼,资金紧张,院办公会决定医院所有部门今年年底停止年终奖金的发放。面对这种变化,护理部主任必须如实向全院护士解释停发年终奖的原因,以取得护士们的理解,否则既会影响护士对护理管理者的信任,也会影响护士们工作的积极性。

5)通过关心人传递善意:人们倾向于信任那些关心和尊重他们利益和权利的人。团队成员相互关心将增进团队的凝聚力和成员间的相互信任。关心人体现了对人的善意。在组织中,领导人对员工利益的关心对于建立信任文化是至关重要的。因此,作为护理部主任,不能把您的全部精力都投入工作目标,还要拿出一部分时间去关心团队成员的个人利益,这样可以拉近您和护士的心理距离,更容易取得护士对您的信任,从而有助于您工作的顺利开展。例如,护理部每个月可以搞一次生日庆典,为当月过生日的护士送上温馨的生日祝福;新年之际,您也可以给每位护士长送上一份贺年卡,表达您对他们一年辛苦工作的谢意以及对他们新年的美好祝愿。

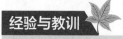
经验与教训

不想成为"不断雇人和解雇人"的公司

　　惠普公司的创始人帕卡德和休利特在开始创业的时候,就不想成为一个"不断雇人和不断解雇人"的公司。他们想做长远的生意,想使公司建立在一支稳定的、有奉献精神的员工的基础上,因此他们很重视与员工保持亲密的关系。例如,在惠普公司创立的早期,有一个雇员得了肺病,要求请假两年。这将造成此员工严重的家庭经济困难。公司提供了一些经济援助。这件事使得惠普公司领导人意识到必须为员工提供保险计划。于是,惠普公司建立了灾难性医疗保险计划来保障员工及其家庭。这在 20 世纪 40 年代还是非常罕见的。

　　在 20 世纪 50 年代,惠普公司发展到 200 人左右。帕卡德的妻子露西尔开始了一种惯例:给每个结婚的员工买一件结婚礼物,给每个生孩子的家庭送一条婴儿毛毯。这种做法持续了 10 年,后来由于公司的扩大和分散经营而取消了。帕卡德认为,露西尔的行为促成了惠普公司许多关心员工的传统的形成。加强了惠普公司的家庭气氛,培养了员工对公司的认同感。

　　2. 建立相互分享的给予文化　给予文化就是在信赖的基础上给予团队成员更多的空间和自由。在护理团队的实践中,给予意味着护理团队成员之间要相互分享、护理管理者要表现出对员工认可并适当的授权。护理团队成员之间要相互分享:如果我们头脑中只有一份智慧,相互分享之后就会变成多份智慧,甚至可以得到对方反馈给我们的更大的智慧;如果我们心中只有一份快乐,相互分享之后就必然是多份快乐,甚至可以得到对方分享给我们的更多的快乐。分享越多,得到越多,进步越多,并且可以从团队成员自信、成长和感激的眼神中,看到自己的价值。

　　能够给予的人,才是能够获得更多的人。所以对于护理团队和所有护理团队的成员,你想获得更多,必须向你的服务对象和你的同事给予更多,付出更多。作为团队管理者,您应该给您的下属什么呢? 当然薪酬是一定要给的,因为那是他们劳动应得的。然而,员工要获得的不仅仅是钱,还要分享一种感觉——一种被认可、被给予的体会和感觉,这才是员工真正想要的。对员工来说,获得就是一种喜悦;而对管理者而言,给予和分享所带来的快乐以及体验到的成就感,是远大于获得的。因此,作为护理部主任,您要放下架子,平等地与您的下属沟通,将您的故事、您的快乐、您的精彩、您的苦楚与您的护士们分享,这样会让您从下属那里获得更多的尊重、欣赏、帮助和快乐!

(1)护理管理者要表现出对员工的认可:给予是认可的一种方式,比如护理部主任派甲护士长参加由某地举办的继续教育培训班,这实际上是护理部主任给甲护士长一次提升自己的机会。为什么医院里那么多护士长,没派别人去,却派了甲护士长去呢? 这是因为护理部主任认为甲护士长具有发展的潜能,想继续培养她,这是对甲护士长的认可。但有时候,这种给予会被一些人误解,比如在上述例子中,甲护士长可能会有这样的想法:主任为什么不让别人去,偏偏让我去? 是不是主任觉得我的知识水平低,所以让我去好好学习呢? 因此在给予的过程中,管理者一定要以肯定的姿态表现,才能有效地消除被给予者的顾虑。在上述例子中,护理部主任可以这样对甲护士长说:最近某单位要举办一个重症监护方面的培训班,我院想派一位护士长去参加培训。我认为你在这方面有一定的经验,也做出了一些成绩,所以这次培训的机会我想让你去,回来后在你的病区发挥更大的作用。如果用这种肯定的方式把这次学习机会给予甲护士长,一定会让她很愉快地就接受了这次培训任务。

(2)护理管理者要适当地授权:当我们与团队成员分享了自己的阅历和经验,并给予他们足够的认可之后,接下来最关键的就是在合适的时候给予授权。让团队成员担当起某一领域的责任,在具体实践中得到成长就是最后的给予。

授权指把权利分派给他人以完成特定任务的活动,或者说允许将决策权下移。授权可以简单理解为复制自己,让别人来为你工作,这样既可以减少领导者的负担,使其从繁忙的工作中解脱出来,腾出时间学习新的技能或集中精力处理好重大问题的决策和全局性的指挥,也可以使团队成员感受到尊重和重视,增强其执行任务的信心和责任心,培养其才干,提高工作效率。

学会授权是团队管理中一项重要技能。为了保证授权稳妥得当,护理部主任在授权过程中,必须遵循如下几个基本原则:①因事设人,视能授权;②权责对应;③逐级授权;④信任被授权的下属;⑤有效控制。

授权通常按照下列四个步骤进行:①确定任务:确定什么样的工作需要授权;②选择授权人:选择授权人就是选择领导者授权的对象(表7-5);③明确沟通:领导者与下属沟通时,应该明确告诉下属:要做什么? 为什么要做? 工作对象是谁? 成本如何? ④授权后跟踪:授权人在职责范围内可以自主决定,但领导者同时拥有监督任务完成进度、要求授权人随时报告工作进展的权力。

表 7-5　选择授权人

项目	内容
选择授权人时考虑的指标	个人因素:能力(知识、技能、经验)、态度、兴趣、信心、发展目标等;目前的工作量;目前的工作类型
选择授权人的目标	获得直接的工作绩效;培养员工;评价员工
甄别授权人	任务要求和员工能力,人事相宜;员工的职业目标
了解授权人的方法	沟通职业目标、兴趣、愿望,但尊重隐私;与以前的上司讨论;回顾个人档案;工作风格测试
授权人的能力训练	面对面指导;试做;训练结果反馈

3. 建立全力以赴的付出文化　"全力以赴乃是逆境的克星,因为它让你咬紧牙关坚持下去,无论被击倒多少次,它总能支持你再爬起来。如果你的目标值得一试,你就必须全力以赴。"全力以赴对于团队的领导者而言,就是竭尽全力,让你所领导的每一个人都因跟你而感到骄傲和荣耀。真正的全心付出能使人受到吸引、受到鼓舞、受到激励,让人们看见你坚定的信念。

付出需要专注和长期努力。古人云:"勿以恶小而为之,勿以善小而不为。"认识一个人,有时只需一刻,而了解一个人,可能需要一生。付出一次,可能会偶尔被人瞥见,但目光也许会立刻转移开;只有持续不断地付出,才会一直被看到,被人关注。付出和得到别人的关注,是一个长期的过程,不是一蹴而就、仅通过投机就能获得的。付出就是专注,就是在同一件事情上反复努力。

护理工作是劳累和辛苦的工作,也是繁忙和琐碎的工作,因此,护理团队的成员必须具有肯于付出的奉献精神,才能做好护理工作,满足患者的身心需求,提高护理服务质量。

如果一个团队能够形成信赖文化、给予文化和付出文化,那么这个团队就是一个真正意义上的团队,团队成员就能为团队利益牺牲个人利益;团队文化就能凝聚人心,能正确对待成功和失败;团队精神就能吸引更多的优秀人才加入团队,从而不断进步、不断强大、不断发展。

四、人心齐,泰山移——团队建设秘籍

在非洲大草原上,如果见到羚羊在奔跑,那一定是狮子来了;如果见到狮子在躲藏,那肯定是象群发怒了;如果见到成千上万的狮子和大象在集体逃

命,那是什么动物来了?——蚂蚁军团!分工明确的蚂蚁群,凝聚无数卑微的力量,筑成秩序井然的庞大家族;列队规整的大雁群,依靠彼此滑翔所形成的气流支撑,完成一次次遥远艰难的迁徙。高楼的雄伟靠无数块砖头堆垒;黄河的奔腾靠无数朵浪花起伏;事业的发展靠无数个信念支持,团队的成功靠无数人艰辛的打造。在这个世界上很难有完美的个人,但却可能有完美的团队。个体会因团队而日趋完美,团队会因个体而日益强大;个体会因团队而更有魅力,团队会因个体而更有力量;个体会因团队而不断成长,团队会因个体而不断成熟。为了个体的成长和团队的成熟,我们要做的就是加强团队的建设。

作为护理部主任,如何加强护理团队的建设?护理队伍也是一个团队,它具有一般团队的属性和特征,因此,护理团队的建设也自然可以借鉴其他团队建设中的一些做法和经验。接下来将呈献团队建设的几个秘籍:

(一)准确定位团队的目标

团队建设的第一个秘籍是准确定位团队的目标。我们先来看一个管理学家所做的昆虫实验。自然界中有一种昆虫很喜欢吃三叶草,这种昆虫在吃食物的时候总是成群结队,后面的趴在前一个身上,由一只昆虫带队去寻找食物,这些昆虫连接起来就像一节节火车车厢。管理学家做了这样一个实验:把这些像火车一样的昆虫头尾连接在一起,组成一个圈圈,然后在圈圈中央放了它们喜欢吃的三叶草,结果它们爬得筋疲力尽也没有吃到这些草。因为所有的昆虫都在等待领队的昆虫首领为它们找到食源,然而现在连昆虫首领也迷失了方向。

从上面管理学家所做的昆虫实验中,我们可以得到这样的启示:如果团队失去目标,团队成员就会迷失方向。没有方向的团队就像盲人上了战场,不知道将在何处跟谁打仗。

故事与感悟

有目标的团队才能成功

这是一个美国科学家做的一个实验。这个科学家找到一批志愿者,并将他们分为三组,让他们在三种不同的情况下沿着公路向前行走。

对第一组人,科学家没有告诉他们去哪儿,也没有告诉他们有多远,只让他们跟着向导走;对第二组人,科学家告诉他们去哪儿,要走多远;对第三组人,科学家既告诉他们去哪儿有多远,又在沿路每隔一千米的地方树一块路碑,向他们指示里程。

结果是:第一组人刚走了两三千米就有人叫苦了,走到一半时,有些人几乎愤怒了,他们抱怨为什么让大家走这么远,不知何时才能走到,有的人甚至坐在路边,不愿意再走了,越往后,人的情绪越低落,七零八落,溃不成军。第二组的人走到一半时开始有人叫苦,大多数人想知道自己走了多远了,比较有经验的人说:"大概刚刚走了一半。"于是大家又往前走,当走到3/4时,大家情绪低落,觉得疲乏不堪,而当有人说快到了时,大家又振作起来,加快了步伐,不久就到达了目的地。第三组的人一边走一边看路碑,每看到一个路碑,便有一阵小小的快乐。当他们走了五千米之后,每当看到一个里程碑,都会发出一阵欢呼声。走到离目的地只差两三千米的时候,他们开始大声唱歌、说笑,以消除疲劳,速度越来越快。结果当然是第三组花的时间最短,途中也最快乐。

感悟:科学而有效的目标是成功的前提。

在定位团队目标时,非常重要的一点是要使团队的目标成为团队成员共享的目标。由于团队中不同角色的地位和看问题的角度不同,对团队的目标和期望值就会存在很大差别。因此,作为团队的管理者,就要善于捕捉成员间不同的心态,理解他们的需求,帮助他们树立共同的奋斗目标,使团队成员心往一处想,劲儿往一处使,形成团队的合力。

作为团队的管理者,为了准确定位团队同享的目标,建议您做好下列几件事情:

1. 获取团队成员相关信息　即全面征集团队成员对团队整体目标的意见,这项工作非常重要。一方面,可以让团队成员参与进来,使他们有一种主人翁的感觉:这是我们自己的目标,而不是别人的目标,从而增强责任感。另一方面,通过摸底,可以获得团队成员对目标的认识,即团队目标能为组织做出什么个人不能做出的贡献、团队成员在未来应重点关注什么事情、团队成员能够从团队中得到什么,以及团队成员个人的特长是否能在团队目标达成过程中得到有效发挥等。

2. 深入加工所获取的信息　收集团队成员对团队目标的相关信息后,不要急于确定团队目标,而应给团队和自己一个机会,对获取的资料进行认真的分析和思考,避免匆忙决定带来的不利影响。正如一句管理名言所说:做正确的事永远胜于正确地做事。

3. 团队共同讨论目标表述　团队目标的表述同样应遵循一般目标的表述原则,即 SMART 原则:具体的(specific)、可测量的(measurable)、能够达到的(attainable)、具有相关性(relevant)、具有明确的截止期限(time-based)。例如,护理部要制订新的一年工作计划,其中在科研方面的一个目标是:截至 2021年 12 月 31 日,全院中级职称护士在省级以上护理杂志上发表的论文数要达到平均 1 篇 / 人。

团队管理者应与团队成员一起讨论目标的可行性,并通过团队全体成员参与形成最终的定稿。在这一过程中,作为管理者,可以运用一定的方法和技巧,如头脑风暴法,鼓励成员积极思考,确保成员把所有的观点都讲出来,并找出不同意见的共同之处,识别出隐藏在争议后面的合理性建议,从而实现团队目标共享的双赢局面。

4. 求同存异确定团队目标　通过获取、加工和讨论工作,团队的目标基本上可以确定下来。但应该强调的是,一般情况下,很难让团队中百分之百的成员都同意目标表述的内容。因此,作为管理者应求同存异,形成一个成员认可的、可接受的目标非常重要,这样才能获得成员对团队目标的真实承诺。

5. 将目标按阶段进行分解　团队目标的制订,不仅要注意总目标,而且不能忽视从总目标分解出来的子目标。总目标是比较长期的目标,而子目标是比较短期的目标。如果总目标明确了而短期的子目标不明确,人们仍然不知道该如何行动。就像一个眺望远景的旅游者,尽管可以从远处欣赏远景,却找不到亲历那个吸引人的远景的具体途径。因此,在确定团队目标之后,应尽可能地对团队目标进行阶段性的分解,制订一些在团队目标实现过程中的里程碑式的目标,使团队每前进一步都能给组织和成员带来惊喜,从而增强团队成员的成就感,并树立实现终极目标的信心。例如,为了贯彻国家卫健委颁布的《中国护理事业发展规划纲要》(2016—2020 年)的精神,护理部要设计一个五年发展计划。为了使此计划更具有明确性和可操作性,护理部主任首先要把这个五年规划逐步细化进行分解,先分解成五个一年计划,然后确定一年内要做的事情,并制订相应的年度目标,接着,将年度目标又分解成季度目标,再细化到每周、每日的目标,这就是一个建立里程碑式的目标的过程(图 7-6)。

(二)合理配置团队成员

团队建设的第二个秘籍是合理配置团队成员。团队是由人组成的,人是团队建设的核心要素。因此,如何把合适的人放在合适的位置上以充分发挥

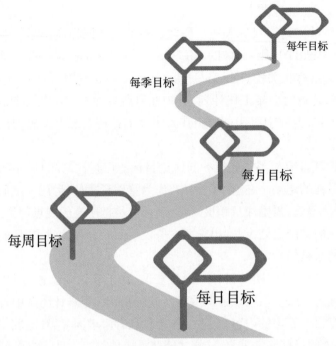

图 7-6　里程碑式的目标

其作用是团队管理者必须认真思考的问题。在对团队角色进行全面的分析之后,管理者应根据团队的工作目标、任务、团队类型、工作要求和成员的情况来合理配置团队人员。

1. 分析团队工作任务和人员

(1) 分析工作岗位:在人员配置,首先,应对工作岗位进行分析。工作岗位的分析涉及两个方面:首先是分析工作岗位的工作内容和性质,包括:①工作目的和任务;②工作责任和权力;③工作条件和主要困难;④工作与其他工作的关系;⑤工作在整个组织结构中的位置。其次,要分析工作岗位需要的人员素质和条件,包括:①学历和专业背景;②工作经验;③工作技能;④对工作者个性品质的要求(如性别、性格、能力等)。

(2) 分析候选人员:团队成员的选择决定于团队的工作岗位要求和个人因素。总的要求是:人与事匹配,即工作任务性质与个人因素匹配;人与人和谐,即成员个性的相互匹配,关系和谐。团队成员的选择应考虑如下因素:①个人的学历和专长;②个人的工作经验;③个人的个性品质;④个人承担具体岗位的意愿;⑤候选人员相互间的人际关系;⑥候选人员技能的互补情况;⑦候选人员个性的匹配情况。

人是最重要的因素。在选择人员时,要尽可能避免用僵化的观点看人,特别是关于人的能力和专长,应充分认识到每个人的能力和技能是不断发展的。即使某人在目前尚未完全具备某技能,但是通过一段时间的学习和实践就可能具备。既要考虑每个人当前已经掌握的知识和技能,也要考虑每个人的发展潜力和发展动力。如果过分强调一个人当前已经具备的知识和专业能力,就很可能会失去一个很好的人选。

2. 选择合适的人员配置方式　有下列四种配置方式可供参考:

(1)指派领导:根据团队岗位分析和人员分析的结果,由组织管理者征求团队候选人的个人意见后再确定团队成员名单,然后指定一个团队领导人,再由这个团队领导人给其他成员分配团队角色。这种方式比较适合组织对团队领导者已经有明确的人选,而且建立团队的时间比较急迫的情况。例如某地发生严重的传染病疫情,需要快速组建一支医疗护理团队前往疫区提供紧急救护支援,如果上级把这项艰巨的任务分配给某医院,某医院的领导就可以根据工作需要组建一支团队,并直接任命某人作为团队领导人,负责疫区病患的救治工作。这种人员的匹配方式就属于指派领导型。

(2)沟通协商:根据团队岗位分析和人员分析的结果,由组织管理者征求团队候选人个人意见并确定团队成员名单,但不指定团队领导人,而是提供条件让候选人有互动沟通的机会,待团队成员经过一段时间的互动后由成员自行选出团队领导人,在团队领导人的主持下,与成员协商分配角色。这种方式比较适合建立团队的时间表进程比较从容而且对领导人的人选一时难以确定的情况。例如,某医院护理部举办一个国家级危重症护理的培训班,为期3个月。学员来自国内多家医院的护士,需要选一个班长负责培训班的日常事物以及与院方的沟通。但由于开始彼此都不了解,所以在培训班开办之初,没有马上指定人选,而是过了一个星期,学员之间都有了一定的了解之后,才让大家推选一名学员担任班长。这种配置方式就属于沟通协商型。

(3)自荐考核:根据团队岗位分析和人员分析的结果,确定工作岗位和所需人员,岗位一律公开招聘,由应聘者自荐拟担任的工作,组织的管理者可组织专家对自荐者进行考核。经过组织考核,确定岗位人员配置。这种方式开放程度大,适合组织管理者对组织系统内人才情况不够清楚的情形。这种方式可以为自荐者提供一个展示自身能力和水平的机会和平台,有益于管理者发现那些平日里不为人注意的人才。例如,某医院要开设新院区,需聘任手术室、外科 ICU、血液透析中心等 10 个岗位的护士长,就可以采取自荐考核的方式。

（4）临时组合：当面临某个临时出现的问题需要讨论、研究时，可以临时召集一批人组成讨论型团队，除了讨论会的主持人和少数负责记录的工作人员外，不需要具体分配工作角色。这种方式比较适合需要应用"头脑风暴法"征集各部门尽量多的意见的情况。例如，省护理学会接上级指示精神，要组织护理专家进行《护理专业人才高级职称评价标准》的起草，于是通知各单位选派护理专家，临时组成"护理专业评价起草专家组"，对有关问题进行研讨，就属于临时组合的方式。

（三）完善团队制度规范

规范是约束和指导人们行动的标准、规则和规章制度。完善的团队管理制度，能够让每一名团队成员都紧密地团结在一起，并且向着同一个目标不断奋斗。更为重要的是，完善的管理制度还能够让团队的协作能力大大提升，使团队的运作更加和谐与顺畅，为组织的发展提供强有力的约束力，进而推动整个组织的发展。因此，不断完善组织团队的管理制度，让组织团队的管理制度日趋完美，是每一个组织团队管理者都必须肩负起的一项重要使命。

1. 完善团队规范的原则　完善有效规则必须遵循一定的原则：①规则的有效性必须经过实践和时间的考验；②规则在制定前要经过组织成员广泛的讨论；③规则要考虑特别情况，使其有一定的灵活性；④规则一定要体现人性化和包容性；⑤规则必须与文化相融合；⑥被实践证明没有效果的或效果很差的规则要修改或废除；⑦规则要根据环境的变化及时进行修订。规则一经确立，就要严格执行。

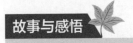

规则与情感的界限

有一次，美国国际农机公司的一个老员工违反工作制度，酗酒闹事，还迟到早退。按照公司管理制度的有关条款，应当开除这样的员工，于是管理人员决定开除他，公司创始人梅考克表示赞同。听说自己要被开除，这个老员工火冒三丈。他对梅考克说："当年公司债务累累时，我与你患难与共。3个月不拿工资也毫无怨言，如今犯这一点儿错误你就把我开除，也太无情了。"梅考克平静地说："你知道，这是公司，是个有规矩的地方……这不是你我两个人的私事，我只能按规矩办事，不能有一点儿例外。"最后梅考克还是把这位老员工开除了。

不久，梅考克了解到，原来这个老员工的妻子去世了，留下了两个孩子，一个跌断一条腿，另一个还是吃奶的年龄。老员工因极度痛苦才借酒消愁。了解到全部情况后，梅考克立即安慰他说："你不是把我当成你的朋友吗？回去安心照顾家吧，不必担心自己的工作。"梅考克一边说着话，一边就从包里掏出厚厚的一摞钞票塞到老员工手里。

听了老板的话，老员工满怀希望地说："你会撤销开除我的决定吗？""你希望我这样做吗？"梅考克亲切地问。老员工想了想，说："我不希望你为我破坏了公司的规矩。""对，这才是我的好朋友，你放心地回去吧，我会适当安排的。"事后梅考克安排这个老员工到一家牧场当了管家。

感悟：规范制定之后，团队中的任何一员都必须严格按规范要求行事，特别是管理者，更要带头以身作则，遵守规范，这样才能发挥规范的效力。

2. 完善团队规范的方法　制定团队规范可以采取以下两种方法：①目标－任务定义法：根据团队的工作目标和任务来确定团队的行为规范。②顾客需求定义法：根据团队的服务对象的需求来确定团队的行为规范。两种方法可以相互参照来使用。

在制定团队规则前，管理者应考虑下列问题：①服务对象是谁？②服务对象的需求是什么？③服务对象有什么特殊要求？④团队是否准备满足服务对象的这些需求？⑤服务对象对团队提供的现有服务满意吗？⑥使服务对象不满意的障碍是什么？⑦有什么方法和途径能够消除服务对象的不满意？⑧团队能够做些什么来提高服务对象的满意度？

管理者在认真思考上述问题的基础上，就可以为团队制定能解决上述问题的有效的团队规则。

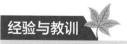
经验与教训

日本企业的三大制度

日本企业的管理哲学强调员工个人利益与企业利益要密切关联。日本企业普遍实行终身雇佣制、年功序列制和企业内工会制度，而这三项制度无不基于个人利益与企业利益的"捆绑"机制。

终身雇佣制：使日本的企业员工与雇佣的企业利益关联，唇齿相依，只要企业不倒闭，企业绝不轻易解雇员工，员工也不轻易"跳槽"。企业愿意在培养员工方面大力投资，而员工也因此培养起对企业的归属感和忠诚心。

年功序列制的内涵是：隔几年就可以提升职务，待遇也相应提高，而且员工干到50岁以后提高得更快，这样员工不敢随便离开工作的企业。员工工作年限越长，与企业的依附关系就越牢固。

日本的工会设置在企业内部，属于企业内部的工会。工会成员就是本企业的职工，因此工会不会与企业的管理层闹翻天，且又能比较好地代表本企业员工的利益。管理者与员工的矛盾，基本上都可以通过企业内的工会与管理者进行协商谈判得到解决。

以上三个制度使日本企业比较容易地采用团队的组织形态。

3. 完善组织内部制度　主要包括责任制度、奖惩制度和促进人际亲密性的沟通制度。

（1）责任制度：一个人在必须负责任时比不负责任时更可信任。承担责任一般能够增强一个人行为的可信任程度。然而，通过责任制度来增强一个人的可信任性，必须符合以下几个基本条件：①责任必须是明确的；②与责任相关的行为是可以观察和监督的；③对不负责任的行为者可以施加一定的惩罚。因此，团队的责任制度应具备三个基本特征：①责任明确，并且落实到具体人员；②采取适当方式来观察和测量工作行为和工作绩效；③违反制度者将受到适当的惩罚。

知识拓展

"破窗效应"理论

如果有人打破了一个建筑物的窗户玻璃，而这扇窗户又得不到及时的维修，别人就可能受到某些暗示性的纵容，去打烂更多的窗户玻璃；一面墙，如果出现一些涂鸦没有被及时清洗，很快墙上就布满了乱七八糟、不堪入目的东西；一条人行道上有些纸屑，不久后就会有更多垃圾，最终人们会视若理所当然地将垃圾顺手丢弃在地上。这个现象，就是犯罪心理学中的破窗效应。因为这些破窗、污墙、脏马路给人造成一种无序的感觉,在这种公众麻木不仁的氛围中,犯罪就会滋生、增长。该理论源于美国心理学家菲利普·津巴多(Philip Zimbardo)的一项实验。他找来两辆一模一样的汽车,停在不同的区域。把其中一辆的车牌摘掉,顶棚打开,结果当天就被偷走了;而另一辆放了一个星期也无人理睬。后来,津巴多用锤子把那辆车的玻璃敲了个大洞。结果仅仅过了几个小时,它就不见了。专家们以这项实验为基础,提出了"破窗效应"理论。

破窗效应给我们的启示是:环境可以对一个人产生强烈的暗示性和诱导性。团队中,对于员工违反规章制度的行为,必须及时采取措施加以制止,否则就会使一些不良风气、违规行为滋生、蔓延。

(2)奖惩制度:奖惩制度提供了一种激励机制。当一个人知道自己的责任所在,又知道自己的行为后果的利害关系时,才会受到责任的激励。奖励可以强化行为,而惩罚则弱化行为。我们可以使用奖励来增强或增加期望的行为方式,例如对于年终技能考核优秀的护士授予"技能标兵"的称号,同时颁发一定数额的奖金。我们也可以使用惩罚来阻止或减弱要避免的行为方式,如对于上班经常迟到的护士,给予严厉批评,并扣除一定数额的奖金;对于因玩忽职守而导致差错事故的护士,根据情节的严重程度,可以分别处以经济处罚、调动岗位、降职或辞退等。

经验与教训

应奖励和不应奖励的 10 种行为

管理学家米切尔·拉伯夫经过多年的研究,发现一些管理者常常在奖励不合理的工作行为。他根据这些常犯的错误,归结出应奖励和不应奖励的 10 个方面的工作行为:

(1)奖励彻底解决问题而不是只图眼前利益的行为。

(2)奖励承担风险而不是回避风险的行为。

(3)奖励善用创造力而不是愚蠢的盲从行为。

(4)奖励果断的行为而不是光说不练的行为。

(5)奖励多动脑筋而不是一味苦干的行为。

(6)奖励使事情简单化而不是使事情不必要地复杂化的行为。

(7)奖励沉默而有效率的人而不是喋喋不休者。

（8）奖励有质量的工作而不是匆忙草率的工作。

（9）奖励忠诚者而不是跳槽者。

（10）奖励团结合作而不是互相对抗的行为。

如果被信任者的行为受到奖惩制度的制约，我们对被信任者的行为就有比较大的信心。相反，如果一个人的行为，无论结果如何，都不会有任何奖惩伴随，那么他的行为就可能不受或很少受别人影响，而可能随心所欲，对这种人的行为信任就有很大风险。因此，在团队中，适当的奖惩制度还是必要的，但在应用时必须遵循适当的原则。

寓言与感悟

猫与老鼠

有一个主人逼迫他家大花猫必须每天抓一只老鼠来向他报告，以此判断它的能力，抓到一只老鼠就给一条鱼吃。这只猫想：我怎么能天天完成任务呢？老鼠也不能天天捉到呀！于是它跑去找老鼠商量，说："咱俩达成一个协议，你每天 8 点左右在洞口出现，我就跑过去咬住你的脖子，但我不吃你。我咬着你到主人那里转一圈就把你放回去。然后第二天你还出来，我再咬着你去主人那里转一圈。你让我完成指标，让我得到鱼，我保证以后不吃你，咱们和平共处，好不好？"最终猫和老鼠达成了协议。

感悟：不恰当的评估标准及与其挂钩的奖惩会导致错误的结果。

（3）沟通制度：为了发展信任气氛，沟通制度应能够促进成员之间的人际亲密性。人际亲密性表现在人们彼此熟悉，经常有面对面的接触。人际亲密性降低了信任的风险，增加相互信任。组织内部的正式和非正式的沟通渠道，应具有增加组织内部成员人际亲密性的功能。

（四）提升团队综合能力

提升团队的综合能力可以从组织学习型团队、实行知识管理和鼓励个人自我发展等方面着手。

1. 让团队成为学习型组织　学习过程是从环境输入知识和信息，对知识和信息进行重组并加以应用的过程。学习对学习者的观念、心理和行为产生效应，表现在个体经过学习以后，观念、心理和行为有所变化。作为护理团队中的成员，只有不断地进行学习，才能把由于知识更新速度日益加快所出现的新知识、新理论、新方法、新技术学到手，把握学科的前沿，永远立于不败之地。所以作为护理队伍的管理者，如何把团队建设成为一支学习型的团队关乎团队的整体能力素质。

　　学习型组织是指一种充满学习气氛、充分鼓励和发挥组织成员创造性思维能力并能持续发展的组织。换句话说，学习型组织就是能够持续学习和发展的组织。学习型组织的基本特点详见表 7-6。

表 7-6　学习型组织的基本特点

特点	解释
愿景和目标导向	愿景是组织长远的目标或使命，是组织的长远理想，是凝聚组织成员的要素；比较近期的目标指导人们当前的学习过程
全面学习	强调人人学习、群体共同学习、终身学习
坚持学习	克服困难，长期坚持整个组织的全面学习
强调自主学习	自主发现问题、自主学习、自主选择学习目标和实现目标的途径
鼓励个人自我发展	个人自我发展既是组织发展的基础，也是个人发展的权利
领导者的角色是设计、指导和支持学习	设计组织发展的愿景，提供成员学习的指导意见和支持性资源以帮助成员不断发展能力
承认和尊重个体差异	根据每个成员的具体情况，允许有不同的学习目标、学习过程和学习方式
主动向环境学习并影响环境	主动监测和预测环境变化，做到未雨绸缪，积极对环境因素施加组织的影响

　　2. 对团队实行知识管理　知识管理是对知识的获取、加工、组织、传递、使用、创新和保护的管理活动和过程。组织的知识管理主要有三方面的功能：一是促进有价值的显性知识的传递和分享；二是促进个体大脑中的隐性知识转化为可在组织内分享的显性知识；三是促进组织的知识资源的产品化。有效的知识管理可以推动组织达到如下四个方面的目标：分享知识和创新知识、人才发展、整合组织的知识资源、为经营战略服务。

　　在实施组织的知识管理中，要注意以下几个要点：①选择有价值的知识；②使用现代信息技术，如知识库、数据库、电子和网络系统等；③鼓励和组织员工参与；④注意知识传递与保密的平衡。

3. 发展团队成员的专业技能 组织的人才资源是由个人组成的,因此要把员工的培训放在重要的位置上,注重发展团队成员个人的能力。在发展团队成员个人能力时,应注意以下几个要点:①理想团队成员的能力应该是互补的。在能够完成任务的前提下,团队由最少的人组成。每个人都是不可或缺的,每个人都有充分的机会发挥自己的特长。②每个人都要得到充分的信任,在承担有难度的任务中得到成长。在理想团队中,每个人应该感到正在最大限度地发挥能力和发展能力。③有机会接受培训,不断吸收新的知识和技术。④鼓励个人和团队创新,在不断解决新问题的过程中发展能力。⑤在工作中有一定的轮换工作的机会,以发展比较广泛的业务能力。

因此,作为护理部主任,您要积极向院领导申请培训经费,并全面了解您的团队成员的个人能力和需求情况,然后有目的、有计划地选派人员出国或在国内进行护理人员专业能力的培训,使他们在护理的职业生涯中不断成熟和发展。

4. 巧用团队游戏训练法 团队游戏训练法是一种通过参与游戏活动、获得直接经验的训练方法。团队游戏训练是培养团队精神和合作态度、行为方式的一种重要方式,是对理论学习的重要补充。

(1)团队游戏训练法的基本方式是:首先设计特定的情境或者利用自然环境,然后在有经验的培训师指导下,组织人们参与合作型团队活动,使人们从中获得个人体验,共同交流个人体验,培养合作意识和进取精神,锻炼个人品格和心理素质。

(2)团队游戏训练法的基本特征是:给参与者亲身体验的机会,因此是一种体验训练法。它既是团队的游戏活动,又具有个人直接体验的特征,因此也可以称为"团队游戏体验训练法"。

(3)团队游戏训练法主要包括:

1)团队伙伴间相互信任训练:①信任背跌:目的是体验和增强对伙伴的信任以及挑战自我。②盲行:目的是增强学员的相互信任感和团队凝聚力。

2)团队合作协调训练:①解手结:体验默契合作的意义和耐心的重要性。②共享有限空间:体验合作能够完成原本以为很困难的任务。

3)团队沟通训练:①串名字:加速新成员相识过程,活跃气氛,打破拘束。②冬天里的一把火:目的是破冰训练,加强沟通。

4)提高团队凝聚力训练:目的是学会发现别人的优点,增强小组凝聚力。

5)管理训练:授权方式:目的是学习领导的艺术;任务传达的技巧;领导授权的利弊。团队游戏体验训练方式中有一种叫作"拓展训练"。

拓展训练是一种颇具现代气息的素质训练,以激发、调整、升华、强化每个单独的人参与团队的进取精神与合作意识为宗旨,通过各种特殊情境下的活动,在较短的时间内,使受训者在自信心、责任感、自立能力、团队合作精神、对他人的热诚以及对自然和社会的关怀等方面有显著的进步。拓展训练具有体能活动性、自我挑战性、团队性、学员主动性及亲近自然性的特点,并可达到多重目的:①个人心理素质和品格训练;②合作态度和合作行为训练;③增强凝聚力。

拓展训练可以在野外进行,也可以在室内进行。有的拓展项目不需要器具,而有的项目需要器具,如绳索、木板、杆子、网。拓展训练项目不仅需要人们密切合作,而且对人们的勇气、体力是一种挑战。拓展训练内容广泛,包括体能训练、野外生存训练、心理素质训练、人格训练和管理训练等各个方面。

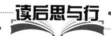

读后思与行

📖 边读边悟

1. 团队始于群体,但又不同于一般的群体。与一般群体相比,团队能获得更高的绩效。所有的团队都是群体,但只有正式群体才能成为团队。

2. 目标(purpose)、定位(place)、职权(power)、计划(plan)和人员(people)是构成团队必不可少的五个基本要素。团队具有充分利用资源、提高组织效能、提升内在工作力、增强凝聚力和多方位提高组织效益的作用。

3. 团队建设是一个使团队品质不断完善的长期过程。它的基本任务是创建团队、培养团队品质及保持和增强团队的优秀品质。其意义在于通过建设团队的优良品质,实现团队价值的最大化。团队品质的主要内容包括团队精神、团队能力、团队规范和团队信任气氛。团队的价值主要体现在对组织工作的价值、对个人心理健康的价值以及对群体人际关系的价值三个方面。

4. 团队建设的程序分为三个阶段:团队创建阶段、团队成长阶段及团队成熟阶段。每个阶段都有其主要的建设任务:创建阶段的主要任务是组织和融合一个团队;成长阶段的主要任务是培养团队的品质;成熟阶段的主要任务是保持和提升团队品质。

5. 团队目标的适宜性、团队类型的明确性、团队角色分析的准确性、团队成员配置的合理性、团队成员的融合性、团队品质的优劣性、团队品质的可持续性以及沟通、管理和领导的有效性是影响团队建设的主要因素。

6. 护理团队文化建设的内容包括护理组织环境、护理组织目标、护理组织制度、护理组织精神、护理组织理念、护理组织价值观、护理组织形象。

7. 护理部主任可以通过采用准确定位团队的目标、合理配置团队成员、培养团队优良品质、建立团队文化以及巧用团队游戏训练法的管理策略来加强护理团队的建设,使之成为最优秀的团队。

📖 边读边想

1. 团队的绩效为什么比一般群体高?
2. 如何培养护理人员的团队品质?
3. 如何加强护理团队的文化建设?
4. 如何培养护士的团队品质?

📖 边读边练

1. 下列哪项**不是**团队的特征:
A. 有明确的共同目标
B. 有高度自觉的奉献意识
C. 决策权力分配分散,授权多
D. 强调个人业绩
E. 矛盾性质主要是方法的分歧,通过公开争论来解决问题

2. 下列关于团队创建阶段的任务**不正确**的是:
A. 确定团队目标　　　B. 确定团队类型　　　C. 配置团队人员
D. 融合团队成员　　　E. 培养团队精神

3. 组织文化可以统一组织成员的行为标准和规范,帮助新成员适应组织,尽快使自己的价值观与组织相匹配,这说明组织文化具有下列哪项功能:
A. 导向功能　　　B. 凝聚功能　　　C. 调试功能
D. 激励功能　　　E. 约束功能

4. 以下关于护理组织文化的内容的阐述**不正确**的是:
A. 护理组织的理念具有规范护理行为的作用
B. 护理组织目标能反映一定时期内护理所要达到的质量
C. 护理组织制度是护理组织的宗旨、价值观、道德规范
D. 护理组织目标是护理组织文化的核心
E. 成功的护理组织形象有利于提升护理组织的知名度

📖 先读后考

管理情境:为了适应社会发展的需要及广大人民群众对健康的需求,根据《中国护理事业发展规划纲要》(2016—2020 年)的精神,某大学附属医院的护理部与大学的护理学院联合申请了一个国家级的护理培训中心,希望通过全方位、多轨道、专业化的护理培训提升护士和护理管理者的能力,更好地为患者服务;同时为医院和社会提供合格的护理人员。申请获批后,将由护理部牵头来组织和管理培训工作。

考题:如果您是这位护理部主任,您首先要做的工作是什么? 如何去做?

参考答案:

在本管理情境中,护理部主任首先要做的工作就是要建设一支护理的培训团队。您可以从下列三个方面去做:

1. 创建团队在创建团队阶段,要做几件事:

(1) 确定团队的目标

(2) 确定团队的类型

(3) 分析团队角色配置团队成员

(4) 将团队人员进行心理的融合

2. 促进团队的成长培养团队的优良品质,包括:

(1) 培养团队精神

(2) 发展团队工作能力

(3) 制定团队规范

(4) 发展团队信任气氛

3. 促进团队的成熟根据环境的变化,对团队进行适当的调整,使团队继续保持优良的品质,并继续发展团队的优良品质和优势。

（李小寒）

第八讲

选贤任能，关怀激励：人本管理能力

开卷有益

千里马常有，伯乐不常有

唐代文学家韩愈在初登仕途时曾写过一篇借物寓意的杂文《马说》，大意是：

世上先有伯乐，才能发现千里马。千里马常有，而伯乐不常有。所以，即使有千里马，也只能在仆役的手里受屈辱，和普通的马一起死在马厩里，不能以千里马著称。

千里马有时一顿能吃一石粮食，饲马者不知它能日行千里食量大来喂它。这样的马，虽有日行千里的才能，但因吃不饱，力气不足，才能无法表现出来，怎么能要求它日行千里？

鞭马不按正确的方法，喂马不能竭尽其才能，马嘶鸣时不懂它的意思，反而拿着鞭子对着千里马说："天下没有千里马！"唉！难道真的没有千里马吗？其实是真的不识千里马啊！

这篇文章以马为喻，其实谈的是人才问题，一唱三叹，表达了作者对封建统治者埋没人才的愤慨，说明了一个显而易见的道理：能识别人才、理解人才、爱护人才、用好人才的人，比人才本身更难得、更可贵。

千里马，顾名思义，即拥有特殊才能的人。而伯乐，就是能够驾驭千里马之人。管理者要想得到真正的人才，就不仅要善于发现人才和使用人才，还要用伯乐爱护千里马的那种情感去理解和珍惜人才。本讲将阐述在"人本管理"理念引领下的护理人力资源管理，告诉您如何选贤任能、善用关怀和激励，把握用人之道，知人善用，助你尽快成为一名成熟的护理领导者。

一、事业因得人而兴、因失人而衰——人是管理之本

"为政之要,莫先于用人。"这是古今相通的道理。综观历史,无论是治国还是治家,用得贤人则业兴,用得庸人则业衰,用得佞人则业乱。春秋战国时期,齐桓公选贤任能,重用管仲等一批人才,成为一代霸主;后来重用竖刁、易牙、开方等一批小人,结果被关进密室活活饿死。唐玄宗李隆基前期重用宋璟、张说等一批人才,开创了开元盛世,造就了盛唐大业;后期重用李林甫、杨国忠等一批奸臣,结果落得个"渔阳鼙鼓动地来,惊破霓裳羽衣曲"的可悲下场。原来落后弱小的秦国,最后灭六国而统一天下,其关键原因也是重视人才,起用天下英才。

当今的竞争,说到底是人才的竞争。作为护理部主任,确立目标、制定规章制度固然重要,但更为重要的是以人为本,选贤任能,善于汇聚护理人员的才能和智慧,做到人尽其才,才尽其用,充分实现人才的价值,使其为护理事业的发展做出应有的贡献。

(一) 人本管理相关概念及内涵

1. 什么是人本管理　所谓人本管理,是以人为本、从人性出发的管理理念和方式。它不同于"见物不见人"或把人作为工具、手段的传统管理模式,而是在深刻认识人在社会经济活动中的重要作用的基础上,突出人在管理中的地位,实现以人为中心的管理。

人本管理的实质在于:把人作为组织最重要的资源,以组织、员工及利益相关者的需求最大满足与调和为切入点,通过激励、培训、领导等管理手段,充分挖掘人的潜能,调动人的积极性,创造出和谐、宽容、公平的文化氛围,达到组织和个人共同发展的最终目标。

2. 什么是以人为本　以人为本是科学发展观的核心,是指在社会发展过程中,以实现人的全面发展为目标,把人民的利益作为一切工作的出发点和落脚点,不断满足人民群众的多方面需求,让发展的成果惠及全体人民。

3. 以人为本的科学内涵　以人为本的"人",在哲学上常常和两个概念相对,一是以神为本,二是以物为本。西方早期的人本思想,主要是相对于神本思想,主张用人性反对神性,强调把人的价值放到首位,人权高于神权。中国历史上的人本思想,主要是强调人贵于物,"天地万物,唯人为贵"。《论语》记载,马棚失火,孔子不问马,而是问伤人了吗? 在现代社会,无论是西方还是中

国,作为一种发展观,人本思想都主要是相对于物本思想而提出来的。

护理管理中以人为本的"人",在实践上一是指护理对象,即护理科技、护理管理、护理服务,都是为了满足护理对象的需要;同时也指护理工作者,因为这些人是创造并运用护理科技的人,而护理对象正是享用这些科技的人。

以人为本的"本",在哲学上可有两种理解,一种是世界的"本源",一种是事物的"根本"。以人为本的"本",是"根本"的本,与"末"相对。以人为本,不是哲学本体论概念,而是哲学价值论概念,是要回答在这个世界上,什么最重要、什么最根本、什么最值得关注。以人为本,就是说与神和物相比,人更重要、更根本,不能本末倒置,不能舍本求末。

以人为本,不仅主张人是发展的根本目的,回答了发展"为了谁"的问题;而且主张人是发展的根本动力,回答了发展"依靠谁"的问题。在护理管理中,"为了谁"和"依靠谁"是分不开的。一切为了人,一切依靠人,两者的统一构成"以人为本"的完整内容。

(二)人力资源管理相关概念

1. 人力资源(human resources,HR) 指在劳动生产过程中,可以直接投入的体质、智力、知识和技能四方面总和形成的基础素质,对价值创造起贡献作用,又称劳动力资源。

2. 人力资源管理(human resources management,HRM) 是有效利用人力资源实现组织目标的过程。即预测组织人力资源需求,并作出人力需求计划、招聘选择人员并进行有效组织、考核绩效支付报酬并进行有效激励、结合组织与个人需要进行有效开发以便实现最优组织绩效的全过程。人力资源管理的职责是在正确的时间、正确的地点,通过正确的激励手段,让正确的人做好正确的事情。

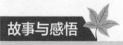

故事与感悟

诸葛亮挥泪斩马谡

马谡是三国时的将领。他与哥哥马良都在刘备手下做官。马谡爱好谈论军事,丞相诸葛亮很看重他。但是,刘备总觉得马谡高谈阔论,说话不踏实。刘备临死前,曾经对诸葛亮说:"马谡言过其实,不可大用,君其察之!"公元227年,诸葛亮向刘禅上了一篇奏章,即著名的《出师表》。次年春,诸葛亮率军伐魏。由于他忘记了刘备的忠告,派马谡去驻守战略要地街亭,致使街亭失守,伐魏失败。事后,诸葛亮为维持军纪而挥泪斩马谡,并向后主刘禅上表,自请处分降职三等,要求免去自己丞相职务,以处罚自己用人不当,造成败绩的重大过失。这时诸葛亮才想起,刘备临终时嘱咐自己说,马谡此人言语浮夸,超过他的实际能力,不可重用,要留意才是。由于自己没有照此办理,结果铸成了大错。

感悟:管理之道,唯在用人。综观历史,无论是治国还是治家,用得贤人则业兴,用得庸人则业衰,用得佞人则业乱,其根本就在于用人。

3. 护理人力资源　指取得护士执业证书并注册,按照《护士条例》等有关法律法规从事护理行为的护士,以及虽未取得护士执业证书,但经过岗位培训考核合格,协助注册护士承担患者生活护理等职责的护士和助理护士。

4. 护理人力资源管理　是管理部门为实现"以患者为中心"的护理服务目标,指导和实施护理人力与护理岗位匹配的管理活动过程。护理人力资源管理是一项至关重要的工作,也是护理部主任必须承担的职责,它考察的不仅是护理部主任成功驾驭组织的能力,更是其高瞻远瞩、运筹帷幄及决胜未来的品质和胸怀。用人不仅是一项管理策略,也是一种管理艺术。它涉及的范围很广,包括识人、选人、用人、留人四个方面。要把握用人之道,为医院引入更多优秀的人才,护理部主任必须做好人力资源管理工作。

(三)护理人力资源管理中的以人为本

1. 重视人才,尊重人才　当今时代,人才在护理专业发展中的地位和作用日益突出。护理部主任要用好人、管好人,首先要树立与时俱进的人才观。

(1)牢固树立"人才盛则事业兴"的观念:对于人才的重视,中国传统可谓亘古如斯。春秋时期名相管仲在《管子·上篇·权修》中说"一年之计,莫如树谷;十年之计,莫如树木;终身之计,莫如树人。一树一获者,谷也;一树十获者,木也;一树百获者,人也。我苟种之,如神用之,举事如神,唯王之门。"将培养人才与种植稻谷和树木进行比对论说,彰显人才的难得和重要意义。直至今天,"十年树木,百年树人"的口号仍可谓妇孺皆知、深入人心。一个医院如果护理人才济济,是这个医院有凝聚力的表现,也是这个医院兴旺发达的标志。护理人才是为护理事业服务的,爱事业首先要爱人才,干好事业必须要用好人才。

(2)牢固树立"人才是第一资源"的观念:事业之成,成于人才,人才是现代社会中最重要的资源,也是最昂贵的资源,有时也是最容易出问题的资源,只有合理、科学、有效地管理人力资源,才能实现各类人才资源的优化配置。

(3)牢固树立"有用即人才"的观念,长期以来,国内护理专业一直是按学历或职称来划分人才标准的。实际上,每个人在不同岗位工作,能体现自己价值,发挥自身应有人才效益,就是人才。

2. 宽严相济,驾驭人才　中国自古就有"良才难令,骏马难驭"之说。一方面,因为优秀人才往往有个性,控制欲强,不愿意受条条框框的束缚,敢于对上级说不,因此被上级认为目中无人、难以管理;另一方面,因为一部分上级管理方式简单,缺乏驾驭人才的技巧,习惯于下命令,容易让人才产生抵触情绪。用人就要有容人之量、驭人之道,决不能叶公好龙。如何才能有效地驾驭优秀的护理人才呢?

(1)扬人之善,规人之短:积极颂扬优秀人才的优点,谅解规劝他们的缺点。优秀人才有一个明显的特点,就是期望上级领导者的认同,当他们得不到认同的时候,有时会有意做一些负面的事情来引起上级的注意,如消极怠工,这些事情会引起组织不协调。对此,护理部主任应该扬其长、规其短,肯定其主要的优点,谅解指出其次要的缺点,因势利导,善加引导,以达到用好人才的目的。

(2)容人之志,授人以权:优秀人才具有创新、开拓精神,会有许多新想法,希望做出大成绩。根据这一特点,护理部主任要特别注意给他们搭建干事的平台、发展的空间。敢于授权并且善于授权,是管理者成熟的表现。然而,授权是一把双刃剑,如果授权运用不当,也有可能导致优秀人才的权力膨胀,失去控制,轻则使单位的利益受损,重则可能使单位陷入绝境。因此,应采取能规避风险的正确的授权方法,如制订清晰的授权目标、制订合理授权计划、以信任为基石及营造授权氛围等。

(3)树人以法,立人以德:帮助优秀人才规范自身的行为,走上健康发展的道路。优秀人才是组织发展壮大的核心力量,但是他们难免在性格、做事风格甚至品行上有缺点。这些缺陷一旦暴发出来,就会产生严重的不良后果。因此,护理部主任应该担当起树人的责任,像老师、兄长一样诲人不倦,培养、教育、打磨优秀人才。可通过建立规章制度,并且切实加以执行,以制度来规范优秀人才的行为和预防他们"出轨"。

(4)严爱并举,恩威并施:优秀人才严格要求本身就是一种爱护,爱是严的补充。古时,吴起爱兵如子又不乏从严要求,战无不胜;岳飞带兵严厉较真又不乏情理为先,攻无不克。中国古代有很多名垂青史的君王,他们都很善于处理君臣关系,他们的做法就是恩威并施。恩威并施强调在对下属实施控制的同时,要施以恩惠,用感化赢得下属的信赖。恩威并施既能给人以温暖,又能树立领导威信。护理部主任在使用这一管理方法时要注意:恩宜自淡而浓,先浓后淡者,人忘其惠;威宜自严而宽,先宽后严者,人怨其酷。

故事与感悟

曹操论驾驭人才

吕布曾要陈登请求朝廷任命自己为徐州牧,结果遭到拒绝。陈登返回后,吕布大怒,拔出戟来猛击桌案,嚷道:"你父亲劝我与曹操联合,拒绝袁术家的婚事,如今我的要求被拒绝,而你们父子却加官晋爵,我被你出卖了!"

陈登不动声色,慢吞吞地说:"我见到曹操,对他说'养将军就好像养虎,必须让他吃饱,否则就会吃人',曹操却说'你说得不对,实际上与养鹰一样,只有让他饿着,才服从命令,如果让他吃饱,就会展翅高飞'。"吕布的怒气才平息下来。

曹操羁缚吕布的策略就是不能让他吃饱,也就是说不能让吕布的欲望完全得到满足,要让吕布在曹操这儿还有所求。曹操在这儿表达了对吕布能力的肯定以及某种程度上的留恋、爱惜之意,所以吕布的怒气也就平息下来。

感悟:"饥则附,饱则飏;燠则趋,寒则弃,人情通患也",这其中蕴含着深刻的管理心理学的原理,值得深思。

3. 栓心暖心,留住人才　近年来,由于各种原因,护士队伍出现了较高的流失率及跳槽现象,令许多护理部主任不仅"头痛",而且"心痛"。护理工作的专业性强,没有一支稳定的队伍,很难保证护理质量,更不用说实现专业发展了。要稳定护理队伍,需要护理部主任做大量的工作。

(1)重用人才,唯才是举:在人才竞争日趋激烈的当今世界,人员流动寻常事,人才合则留,不合则去。要想吸引人才,并为我所用,就必须善待人才、重用人才。据《左传》载,孔子因卫国政治腐败,自己得不到重用,决定离开。当时卫国的当权者孔文子准备出征,想听听孔子的意见。孔子推说自己只懂得礼仪,不懂得打仗。并说:"鸟则择木,木岂能择鸟。"后因而有"良禽择木而栖,贤臣择主而事"之说。

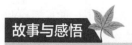

故事与感悟

唐纳德·希尔顿的故事

　　世界旅馆业大王唐纳德·希尔顿（Konrad N.Hilton）在年轻时候，他父亲任命他做一个旅馆的经理，同时还把旅馆的一部分股权转让给他。然而，令年轻的唐纳德·希尔顿十分不满的是，虽然他担任了经理的职位，父亲却仍然对他的工作进行干预。这一切使得唐纳德·希尔顿倍感郁闷，总是觉得在开展工作的时候束手束脚。正是因为尝到了有职无权、处处受到制约的苦头，唐纳德·希尔顿日后有权任命他人的时候，总是慎重地选拔人才，一旦做决定，就必定会给予其全权，绝不加以干预。

　　唐纳德·希尔顿对于任命的每个人都给予了充分的信任，并且放手让他们在各自的工作中充分发挥其聪明才智，大胆负责的工作。唐纳德·希尔顿对员工充分信任、尊重以及宽容，使得希尔顿公司里形成了一片和谐的气氛，创造出了一种轻松愉快的工作环境，最终使得希尔顿获得了经营管理中的两大法宝——团队精神和微笑，从而铸就了希尔顿事业的辉煌。

　　感悟：在信任中授权，能够极大地提高员工的工作积极性，满足员工的成就欲望。通过信任可以打动员工的心，从而留住员工。

　　有的护理部主任，没有人才盼人才，盼来人才又冷落人才，等到人才要"流动"了，又千方百计阻挠，这样的领导是留不住人才的。要给护理人才以体现其价值的平台，如对高学历的护士授权，委以重任，让其担任教学组长、科研组长等职，使他们感觉受到重视，当人才产生强烈的成就感和自豪感时，就容易克服其他干扰，坚守"阵地"。

　　（2）胸怀宽广，尊重信任：胸怀宽广的人，才能拥有更好的人际关系，在与人相处的过程中才能达到一种和谐的境界。坦诚相待，不仅仅是反映一个人的素质问题，更是为人处世的一条基本原则。你坦诚对待别人，别人通常也会坦诚地对待你。

　　对于人才，他们需要的不仅是应得的酬劳，而更多的是需要尊重和信任。在决策时重视他们的意见建议，是一种尊重；虚心听取他们的不同意见并勇于改进，也是一种尊重；把他们当成朋友一样来对待，更是一种尊重。战国时期的著名政治家郭槐，通过对处人态度与个人成就的分析研究总结出了："帝者与师处,王者与友处,霸者与臣处,亡国者与役处"的警世名言。护理部主任在与各类护理人才相处时,如能做到将心比心,换位思考,把他们当朋友、当老师,定能取得他们的尊敬和爱戴,形成感召力和凝聚力。

(3)完善机制,优化环境:目前部分医院护理部的人才管理仍停留在浅层次上的吸引人才,把人才招聘过来之后就撒手不管了,出现"招来女婿气跑儿子"现象。要创新机制,优化聚才环境。

寓言与感悟

野羊的选择

天黑了,张、李两个牧羊人在把羊群往家赶时,都惊喜地发现自家的羊多了十几只,原来是一群野羊跟着家羊跑回来了。

张想:到嘴的肥肉不能丢。于是扎紧篱笆,牢牢地把野山羊圈住。第二天放羊时,因怕野羊跑回草原,只放家羊。

李则想:待这些野山羊好点,或许能引来更多的羊,于是给它们提供了更多的草料,第二天把家羊和野羊都放进了大草原。

几天后,李家羊又带回了十几只,而张家羊一只也没带回。张大怒,大骂家羊无能。一只老家羊怯怯地说:"这也不能全怪我们,那帮野羊都知道一到俺们家就失去自由,谁还敢来啊,郁闷啊!"

启示:有些企业在留住人才,采取了与张牧羊人同样的办法——通过硬性措施囚禁人才。其结果是留住了人,没留住心。其实,留住人才的关键是事业上给予他们足够的发展空间和制度上的吸引。

1)建立能上能下的用人机制:用人上要优胜劣汰,做到能者上,平者让,庸者下,人员能进能出,待遇能升能降,给人才搭建公平竞争的平台,保证优秀人才有机会脱颖而出,让人才看到希望。

2)完善收入分配制度:制定科学的绩效考核评价标准,建立规范的运作程序,改变薪酬分配"视职务定待遇"的做法,让知识的价值、人才的价值在收入分配、福利、荣誉表彰、职称、职务晋升等各个方面均达到充分的体现。

3)营造拴心留人的保障机制:要尽力为护士改善工作条件,减轻护士的劳动强度和疲劳;积极为护士办实事,想方设法解决他们在住房、婚育等方面存在的实际困难,真正做到用优越的环境吸引人,用优惠的政策激励人,用优厚的待遇留住人,形成千岩竞秀,百舸争流,人才荟萃的良好职业环境。

二、天使也需要关怀——护理管理中的人文关怀

护理,从诞生之日起,就自带人文关怀的光芒。当人类的先祖用泥灰涂敷伤口、用热石驱寒疗伤之时,便有了关爱的萌生,护理的萌芽。美国护理学者 Watson 作为人文关怀理论的创始人,提出:"人文关怀即护理的本质"。纵观护理人文关怀的研究文章,多是探讨如何提高护理人员的人文素质和人文关怀能力,提高患者满意度……其实,人文关怀的对象还应该包括护理人员自身,天使也需要人文关怀!如果整日辛苦奔波于临床一线的护士们,不能很好地感受到被关怀,又怎么能感同身受地去给予护理对象人文关怀?

马克思说过,"一种美好的心情比十剂良药更能解除生理上的疲惫和痛楚。"作为护理部主任,更应该让团队护士们身心愉悦地工作,落实人文关怀。

(一) 什么是人文关怀

1. 人文关怀的定义 人文关怀一般认为发端于西方的人文主义传统,其核心在于肯定人性和人的价值。要求人的个性解放和自由平等,尊重人的理性思考,关怀人的精神生活等。在思想政治工作视野中,人文关怀是指尊重人的主体地位和个性差异,关心人丰富多样的个体需求,激发人的积极性主动性创造性,促进人的自由全面发展。

维基百科中文给出的定义是:"人文关怀指对于人性的关注和理解,从人的自身需求、人的欲望出发,满足人的需求,维护人的利益,从而达到对人权的基本尊重。"

2. 对人文关怀定义的理解 人文关怀也是马克思哲学的基本维度之一,是对人的生存状况的关注、对人的尊严与符合人性的生活条件的肯定和对人类的解放与自由的追求等。具体来说,包括层层递进又密切相关的几层含义:

(1)承认人不仅作为一种物质生命的存在,更是一种精神、文化的存在。

(2)承认人无论是在推动社会发展还是实现自身发展方面都居于核心地位或支配地位。

(3)承认人的价值,追求人的社会价值和个体价值的统一、作为手段和目的的统一。

(4)尊重人的主体性。人不仅是物质生活的主体,也是政治生活、精神生活乃至整个社会生活的主体,因而也是改善人的生活、提高人的生活品质的主体。

(5)关心人的多方面、多层次的需要。不仅关心人物质层面的需要,更关

心人精神文化层面的需要；不仅创造条件满足人的生存需要、享受需要，更着力于人的自我发展、自我完善需要的满足。

（6）促进人的自由全面发展。人的全面发展应当是自由、积极、主动的发展，而不是由外力强制的发展；是各方面素质都得到较好的发展或达到一定水平的发展；是在承认人的差异性、特殊性基础上的全面发展，是与个性发展相辅相成的全面发展。

故事与感悟

阿瑟·利维研制闭路电视

阿瑟·利维是美国斯凯特朗电子电视公司总裁。为了研制闭路电视，他录用了一个叫比尔的青年人。这个青年对工作干劲十足，工作的头一天就钻进了实验室，整整一个星期，比尔都非常勤奋。在工作最紧张的时候，他甚至四十多个小时都没有离开过实验室，连吃东西都是请人送进去的。工作告一段落后，比尔在床上睡了一天一夜，当他醒来时，一眼就看到利维坐在他的床边。

利维拉着比尔的手，感动地说："我宁愿不做这种生意，也不能赔上你这条命，搞研究的人少有长寿者，但我希望你能节制，你的心意我领了，就是研究不成功，我也不会怪你的。"仅此一番话，使比尔的心理发生了极大的变化，他不再只为工资，为个人吃饭而工作了，而是把研制新产品当成了他和利维的共同事业。

不到半年的时间，闭路电视便研制成功，为利维公司的进一步发展开辟了广阔的道路。相比于那些只注重经济效益的领导者，阿瑟·利维把员工的健康置于公司利益之上的做法很令人感动。

感悟：对下属的关心不能只停留在口头上，嘴上的嘘寒问暖会感动下属一时，如果不能解决下属的实际问题，早晚会令下属失望。要想员工把单位当作自己的事业来经营，领导者要真正落实人文关怀。

（二）在护理管理中实施人文关怀

在人文关怀备受社会关注的今天，以人为本的人性化管理观念深入人心。现代护理管理观将管理的核心和着眼点集中在对护理人员的管理上，强调人"人性化"，重视开发人力资源。因此强化对护理人员的人性化管理，充分发挥每一位护士的潜能，旨在为社会人群提供更优质的服务是护理部主任和护士长的主要管理手段和目的。

简单来说,人文关怀就是关心人、爱护人、尊重人。护理管理中人文关怀是围绕"以人为本"的宗旨,体现对人的生存意义、价值、自由和发展的人文关怀。平等、赞美、相容、互动,共同营造一个和谐和爱的环境,让每位护士感觉到在一起工作是幸福、快乐的。

1. 护理管理中人文关怀的具体实践

(1)更新管理理念,重视关爱护士:转变传统的"只关爱患者"的管理模式,从关心护士入手,树立管理就是服务的理念。目前很多护理人员是90后甚至00后,他们是护理队伍的中坚力量,如何针对他们的年龄特点、教育背景和个性化需求制订科学、人性化的培训、考核方案,帮助他们规划未来职业生涯,充分发挥他们的最大潜能,让他们成为合格的护理发展后备军。善于聆听,了解护士们的需求,尝试改革对管理方向进行动态调整。可根据护士的需要进行合理化、人性化排班,改革现有的排班模式。

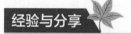

经验与分享

基于岗位管理的护士专职夜班

晚夜班岗位管理一直是护理岗位管理中的一道难题。基于多种原因,护士对晚夜班为被动接受,厌倦焦虑。主要原因包括:①护士身体适应性因人而异,上夜班频繁改变生物钟,疲惫感较重;②晚夜班期间护士获取医院有关信息相对困难或滞后;③晚夜班和白班交替时,均需要一定时间适应;④若白天休息不好,则影响工作和身体;⑤选择责任感强的搭档能减轻夜班压力;⑥已育有子女的护士顾虑相对较多;⑦身体状况欠佳或特殊生理时期对夜班岗位适应不良。

创新护理岗位管理方法,探索符合我国国情的护理人力资源管理模式,是公立医院改革中完善人事和收入分配制度的任务和要求,也是国家护理临床重点专科医院应当探索和实践的工作任务。为了解决该问题,国内一些医院开始实施"基于岗位管理的护士专职夜班"。

实施护士专职夜班岗位后,患者对护理服务满意度、护士工作满意度均明显提升,夜班护理质量提升,有效地提高了护理管理效能和护理服务满意度,促进责任制整体护理的深入开展,值得推广。

(2)关心爱护护士,维护护士利益:护理管理者首先要对自己的下属以诚相待,关心、爱护、尊重、理解护士,尽量满足下属护士的群体利益,做护士的知心人。代表护士与其他科室或其他业务人员协商业务工作，与行政后勤部门协商为护士争取权益。

（3）评估护士需要，制定关怀策略：马斯洛的需要层次理论认为，人都有被尊重的需要，都渴望得到别人的尊重，受人赏识，被人重用。护理管理者在日常工作中，要善于捕捉每一位护士的闪光点，及时加以表扬和肯定；及时表彰奖励做出成绩和贡献的护士，使她们得到心理认同，得到物质和心理上的满足，从而调动护士们奋发向上的进取心，激发护士的积极性和创造性。

故事与感悟

《护士排班需求登记本》

每年的节假日排班历来是护士长们棘手的事情，以往怕矛盾突出，往往关起门来排班，排好班后也不允许护士调班。

为了更好落实人文关怀，某家医院护理部统一设置了《护士排班需求登记本》，让护士们根据自己的各种状况，在登记本上注明具体排班需求，护士长尽量满足大家的要求，如遇冲突，就商量着谁的要求更重要，更合理，只要符合实际，绝大多数护士都能通情达理表示理解和支持。这种做法的可取之处在于让每个护士都感到被重视，被关心，参与的过程让护士们感到每个人的自身利益和科室整体利益以及他人的利益是一致的。

感悟：这种将管理者与被管理者放在一个层次上的对话比简单的说教更有信服力。

（4）开展各类活动，舒缓护士压力：护士所从事的工作是脑力和体力相结合的劳动，护士长要想方设法开展各种文体活动，丰富护士的业余生活，缓解护士们的心理压力。如举办节日聚会、召开谈心会、生日送小贺卡或小礼品，让护士有一种归属感；也可以组织护士喜欢的体育活动，以增强体质；闲暇时组织护士到户外登山；还可以组织如微课大赛、急救知识竞赛、趣味运动会等活动，给每位护士展示自我、发挥才能的舞台。

（5）树立服务意识，做好后勤保障：为护士们工作、生活、培训、提升、展示各种才华提供机会。关爱护士群体，关注下属的工作压力和生活压力状况，为其解决一些实际的困难，在生活上关心、爱护、尊重她们，让她们感觉到科室大家庭的温暖，激发主人翁意识，使她们以饱满的热情、愉悦的心情，良好的工作状态投入到护理工作中。

（6）强调团队精神，发挥团队力量：一名合格的护理管理者，应增强自己的人格魅力,注重关爱、理解、尊重护士群体,融洽两者之间的关系;要增强护士队伍的向心力和凝聚力,就必须对护士实行人性化管理,只有这样才能激发护士的工作热情,最终形成一种我为人人,人人为我,自觉与医院、科室荣辱与共的好风尚。

2. 人文关怀的实践要义　护理管理中的人文关怀围绕以人为本的宗旨,体现对人的生存意义、价值、自由和发展的人文关怀、平等、赞美、相容、互动,共同营造一个和谐友爱的环境,让每个人感觉到在一起工作着是幸福和快乐的。

(1)平等尊重:平等是人文关怀的基础。人文关怀强调在护理管理中,管理者与被管理者的平等,都是管理过程中的主人,目标是共同一致的。

(2)赏识赞美:赞美是人文关怀重要的措施。古希腊哲人苏格拉底说过"每个人身上都有太阳"问题是怎样让它发光,人性的原始性是物质与精神并存的,物质是有形的,精神是无形的,精神是需要赞美的,赞美产生的激励是管理中永不过时的重要措施。

故事与感悟

赞美的力量

卡耐基小时候是一个公认的坏男孩。在他9岁的时候,父亲把继母娶进家门。当时他们还是居住在乡下的贫苦人家,而继母则来自富有的家庭。父亲一边向继母介绍卡耐基,一边说:"亲爱的,希望你注意这个全郡最坏的男孩,他已经让我无可奈何。说不定明天早晨之前,他就会拿石头扔向你,或者做出你完全想不到的坏事。"出乎卡耐基意料的是,继母微笑着走到他面前,托起他的头认真地看着他,接着,她回头对丈夫说:"你错了,他不是全郡最坏的男孩,而是全郡最聪明、最有创造力的男孩。只不过,他还没有找到发泄热情的地方。"

继母的话说得卡耐基心里热乎乎的,眼泪几乎滚落下来。就是凭着这一句话,他和继母建立了深厚的感情。也就是这一句话,成为激励他一生的动力,使他日后创造了成功的28项黄金法则,帮助了千千万万的普通人走上成功和致富的道路。

来自继母的这股力量,激发了卡耐基的想象力和创造力,帮助他迸发出无穷的智慧,使他成为美国的富豪和著名的作家,并成为20世纪最有影响的人物之一。

感悟:赞美可以激发想象力和创造力,从而走上成功的道路。

（3）相互包容:相容是人文关怀中一种境界。人们常说成功需要天时、地利、人和三要素,其中人和是最重要的因素。每个人生存在世上都有自己一定的空间,这就需要相互包容。护理管理者要给大家创造一个宽松的环境,可以尝试让护士根据每个人的性格、特点、关系等,自由组合搭档完成相应工作。

（4）互动共情:互动共情是人文关怀的需要。有时候护士长会抱怨自己的好心不被理解得不到应有的支持,而护士也会抱怨护士长不替她们着想。实际上是站的角度不同,各自立场不同而已。护士长应该根据工作情况不定时代班,目的在于重新体验护士的工作实际状况,发现工作流程具体细节,这样才能理解护士并设身处地为护士解决问题。

国内有些医院开展"今天我是护士长"活动,安排让普通护士代理护士长工作。既可以参与管理得到锻炼,也让她们有机会身临其境体会一下作为管理者的心境与难处,理解护士长工作、增加对护士长的支持力度。

故事与感悟

换位思考

一只小猪、一只绵羊和一头乳牛,被关在同一个畜栏里。有一次,牧人捉住小猪,他大声号叫,猛烈地抗拒。绵羊和乳牛讨厌它的号叫,便说:"他常常捉我们,我们并不大呼小叫。"小猪听了回答道:"捉你们和捉我完全是两回事,他捉你们,只是要你们的毛和乳汁,但是捉住我,却是要我的命呢!"

感悟:立场不同、所处环境不同的人,很难了解对方的感受;换位思考需要彼此间的理解。否则有时会出现各不领情的两难情况。

（三）磁性医院与人文关怀

1. 磁性医院的提出　"磁性医院"（Magnet Hospital）的概念始于 20 世纪 80 年代美国的一项护理研究,该研究旨在探索在护士极度短缺的情况下,某些医院为何仍然能保持较低的离职率并对护士有磁铁一样的吸引力。磁性医院是指在护士严重短缺的状况下仍然能像磁铁一样吸引专业护士的加入,降低护士的离职率,拥有高质量的护理人员队伍,提供优质的护理服务的医院。我国自 2010 年开始实施优质护理服务,强调临床以患者为中心,同时在护理管理中要充分考虑护士的需要,创建让护士满意的工作环境,与磁性医院的管理宗旨一致。很多医院开始了拓宽护士职业发展平台、提高护士满意度、留住护士的种种尝试。

2. 磁性医院的认证　磁性认证标准包括 5 个维度 14 个要素，认证目标是加强对护理专业实践环境的支持，提升护士的专业能力，确保护士能提供高质量的照护。国外多项研究结果表明，磁性医院的护士在组织支持、工作量、满意度和是否愿意留任等方面的自我评价要明显优于非磁性医院的护士，其对组织的忠诚度更高；磁性医院还能够有效地降低患者病死率，预防并发症，保障患者安全，提高护理质量，提升患者满意度。

3. 磁性医院的启示　人文关怀和磁性医院理念不谋而合，推行阳光、透明、公正和服务型的人性化护理管理举措，从关爱护士着手，树立管理就是服务的观念，强化护理管理者的责任意识、服务意识，加强护士队伍的人文关怀，增强团队合作精神，能提升护士的幸福感、归属感，加强护理队伍的稳定性。

（四）正确处理人文关怀和制度管理之间的关系

1. 柔性关怀与刚性制度的利与弊　任何事物均有两面性，人文关怀和制度管理也不例外。各项规章制度能规范员工行为但也有弊端。由于过多的制度约束、控制，管理会变得冰冷没有温度，护士会机械教条地去执行，没有工作的激情缺乏主动思考创新意识，导致护理发展停滞不前。人性化管理是根据人的需要和特点，采用适当的手段来激发人性善良美好的一面，但人文关怀存在个人主观性与随意性，尺度较难把握，加上由于员工能力和个体差异，容易使管理出现偏颇。因此，管理者要根据实际情况和问题不断修订完善规章制度，同时加强人文关怀举措。

2. 刚柔并举的护理管理　人文关怀是制度管理的活力之源，能激发我们护士的积极性和创造性，从而起到激励的目的，提升医院核心竞争力。作为医院的管理者要给护士们营造和谐、快乐的工作氛围、舒适、温馨的生活环境，同时把这份愉悦和快乐传递给病人，有了满意的护士自然会有满意的病人，良性的护患关系也会成为正能量促进护士愉悦工作。当然，管理中必须以严格的规章制度做保障，来规范、约束员工的行为，否则管理将是一盘散沙，员工没有原则、倦怠松散，导致医疗安全事故频发，管理将陷入无序、混乱当中。

护理管理既要实施刚性的制度管理，又要实施柔性的人文关怀，刚柔并济，使刚性的制度管理与浓郁的人文氛围有机结合，让强硬的制度闪耀着人性的光辉，这样的管理才是高水平的管理，也是管理的最终目的。

三、让平凡人做不平凡的事——护理管理中的激励

我们一直有个纠结,医院到底是要平凡的人?还是要不平凡的人?如果要的是平凡的人,那还要什么遴选招聘?如果要的是不平凡的人,那医院岂不成了超人的世界?管理大师彼得·德鲁克(Peter F.Drucker)对这一纠结问题有一个精辟的回答:"管理的作用在于让平凡的人做出不平凡的事。组织不能依赖于天才,因为天才稀少如凤毛麟角,考察一个组织是否优秀,要看其能否使平常人取得比他们看来所能取得的更好的绩效,能否使其成员的长处都发挥出来,并利用每个人的长处来帮助其他人取得绩效。组织的任务还在于使其成员的缺点相互抵消,发挥出每个成员的优点,让所有这些优点形成一个合力,这就是管理的力量所在"。

怎么才能做到让平凡的人做出不平凡的事?除了要用人所长之外,还必须善用激励手段。激励是领导的一项基本技能,是一项调动员工的情感和积极性的艺术,善用这门艺术,会使工作效率加倍。

(一)激励的概念

1. 激励的定义　激励源于拉丁古语"movere",原意是"开始行动""活动"。现代汉语词典对其的解释是"激发勉励,使振作"。现代管理学对"激励"所下的定义是:所谓激励,就是利用外部诱因调动人的积极性和创造性,引发人的内在动力,朝向所期望的目标前进的心理过程。

美国哈佛大学教授威廉·詹姆斯(William James)通过对员工的激励研究发现,实行计件工资的员工,其能力只发挥 20%~30%,仅仅是保住饭碗而已,而在其受到充分激励时,其能力可发挥至 80%~90%,其中 60% 的差距是激励的作用所致。领导和管理的根本目的之一就是要激发下属的工作积极性,充分发挥其潜力,以最大限度地提高工作效率。

2. 对激励定义的理解　从护理管理的角度来理解,激励就是护理管理者通过设计适当的外部奖酬形式和工作环境,以一定的行为规范和惩罚性措施调动护士的积极性以提高护理工作效率和患者满意度的过程。在临床实际运用中,激励的定义包含以下几方面的内容:

(1)激励的出发点是通过系统地设计外部奖酬形式和工作环境,来满足护士外在性和内在性的需要。

(2)科学的激励需要奖励和惩罚并举,既要对护士表现出来的符合医院

期望的行为进行奖励,又要对不符合护士期望的行为进行惩罚。

(3)激励贯穿于护士工作的全过程,包括对护士个人需要的了解、个性的把握、行为过程的控制和行为结果的评价等。

(4)信息沟通贯穿于激励行为的全过程,医院管理组织中信息沟通是否通畅,是否及时、准确、全面,直接影响着激励制度的运用效果和激励行为的成本。

(5)激励的最终目的是在实现组织预期目标的同时,也能让组织成员实现其个人目标,即达到组织目标和护士个人目标在客观上的统一。

故事与感悟

牛草高悬屋檐上

一位游人旅行到乡间,看到一位老农把喂牛的草料铲到一间小茅屋的屋檐上,不免感到奇怪,于是就问道:"老公公,你为什么不把喂牛的草放在地上,方便它直接吃呢?"

老农说:"这种草草质不好,我要是放在地上它就不屑一顾;但是我放到让它勉强可以够得着的屋檐上,它会努力去吃,直到把全部草料吃个精光。"

很多人持有"便宜无好货"的观点,管理亦是如此,太容易到手的东西没有人会珍惜,很多时候,一个头衔、一点奖励,哪怕官职再小、奖品再薄,也不要轻易授人,最好能够激励部属们通过公平竞争的手段去获得。

感悟:授人以鱼,不如授人以渔;授人以渔,不如授人以欲。

(二)激励理论及其在护理管理中的运用

激励理论属于管理心理学的范畴,管理心理学把激励看成"持续激发动机的心理过程"。激励水平越高,完成目标的努力程度和满意度也越强,工作效能就越高;反之,激励水平越低,则缺乏完成组织目标的动机,工作效率也越低。

按激励重点及其与行为关系的不同,激励理论可以分为内容型激励理论、行为改造型激励理论及过程型激励理论。主要激励理论的分类及研究重点见表 8-1。

表 8-1 主要激励理论分类及研究重点

类型	主要代表理论	研究重点
内容型激励理论	马斯洛的"需求层次理论" 赫茨伯格的"双因素理论" 麦克利兰的"成就需要理论"	研究激励内容,即对激励原因与起激励作用因素的具体内容进行研究
行为改造型激励理论	斯金纳的"强化理论" 海德的"归因理论"	研究激励目的,即如何通过外界刺激对人的行为进行影响和控制
过程型激励理论	弗洛姆的"期望理论" 亚当斯的"公平理论"	研究人从动机产生到采取具体行动过程的激励

1. 马斯洛的需求层次理论 美国心理学家马斯洛(Abraham Harold Maslow)提出的需要层次理论,将人类的需求分为五种,并将五种需求进行了等级划分,按层次逐级递升,分别为:生理需求、安全需求、情感和归属需求、尊重需求及自我实现需求。马斯洛认为,当人的低层次需求被满足之后,会转而寻求实现更高层次的需要。

护理部主任在护理管理过程中运用马斯洛需要层次理论需注意以下几点:

(1)合理分析不同护士的不同层次需要:不同护士不同层次的需要具有复杂性和动态性的特征,作为护理管理者,应该充分考虑护士不同的文化背景、教育层次、性格特征及身体状况等,其对不同层次的需要也有不同。例如刚毕业的护士需要对护理专业知识的掌握,而高级责任护士需要的是个人职业生涯发展以及自我价值的实现。

根据需要层次论,可以将护士不同层次的需要总结如下:①生理需要:护理工作中身体舒适、排班合理、工作后充分休息等;②安全需要:工作环境(包括物理环境、化学环境、生物环境及社会环境等)安全、职业防护体系健全有保障、工资福利有保障等;③爱与归属的需要:良好的护患关系、医护关系及护护关系和谐等;④尊重的需要:被安排在重要工作岗位、获得晋升、获得科主任、护士长及其他同事的认可等;⑤自我实现的需要:能参加病房管理、拥有一定的工作自主性、能参加新技术新业务等科研工作、能体现护士职业的价值等。

(2)有序满足护士的需要:护理管理者应先满足护士低层次的需要,从生理需要到自我实现需要是逐级上升的。例如先帮助护士解决工作环境舒适性的问题,建立合理的排班制度和请假制度;然后再提供参与科研工作的机会及晋升机会等。中国先贤也有言:仓廪实而知礼节,衣食丰而知荣辱。

(3)根据需要的层次采取相应的激励方法:需要的层次不同,满足需要的方式也不同。低层次的需要,可采取物质刺激的方法,如物质奖励等。高层次的需要,可采取精神激励的方法,如外出学习机会、嘉许荣誉等。

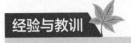经验与教训

　　2. 赫茨伯格的双因素理论　双因素理论是美国行为科学家弗雷德里克·赫茨伯格(Frederick Herzberg)提出的,又称激励保健理论。通过调查,赫茨伯格发现使职工感到满意的都是属于工作本身或工作内容方面的;使职工感到不满意的,都是属于工作环境或工作关系方面的。他把前者称为激励因素,后者称为保健因素。

　　根据赫茨伯格的双因素理论,在护理管理中,护士"没有不满意"并不能代表护士"满意",护理管理者只有重视护士工作的成就感、职务责任感、对未来发展的期望,才能真正使护士满意,从而激发她们的工作热情。因此,护理部主任在管理工作中需要注意以下几点:

　　(1)满足护士对保健因素的需要:护理管理者应尽量满足护士在保健因素方面的需求,如良好和谐的工作氛围、公平的薪酬制度、完善的后勤保障体系等。

　　(2)发挥激励因素对护士的作用:护理管理者要善于肯定和表扬护士的工作成绩,提供培训晋升机会,关注个人职业生涯发展。

　　(3)注重保健因素和激励因素的转换:如绩效考核分配,将奖金分配方案与个人工作完成情况挂钩,让护士们感觉到奖金高是领导对个人工作努力的

肯定和回报,这时奖金就不仅仅是防止护士产生不满情绪的保健因素,而是调动其积极性的激励因素。

3. 强化理论 强化理论是美国心理学家和行为科学家斯金纳(B. F. Skinner)等人提出的,也称为行为修正理论或行为矫正理论。该理论认为人的行为是其所获刺激的函数。如果这种刺激对他有利,则这种行为就会重复出现;若对他无利,这种行为就会减弱直至消失。管理学中的"强化"是指采用有规律的、循序渐进的方式引导出组织所需要的行为并使之固化的过程。根据强化的性质和目的可把强化分为正强化、负强化、惩罚和消退。

护理部主任在护理管理过程中运用强化理论需注意以下几点:

(1)尽量使用正强化,负强化容易让护士产生抵触、消极情绪,要擅长运用正强化来激励护士实现组织目标;所谓正强化,就是奖励那些符合组织目标的行为,以使这些行为得到加强,从而有利于组织目标的实现。如护理管理者运用表扬、休假、奖金等具有吸引力的措施,表示对护士规范护理操作行为的肯定。

(2)巧妙运用负强化、惩罚和消退:要让下属明白错在哪里,并且需要注意惩罚的运用场景和技巧。所谓负强化,就是撤销或减少不符合组织目标的行为,以使这些行为削弱甚至消失,从而保证组织目标的实现不受干扰。如护士在工作中,如感极度疲劳,可停止工作,休息几分钟,可减轻疲劳带来的不适感。

所谓惩罚,是对某一坏行为给予否定和不良刺激,使不符合要求的行为不断减弱或消失。例如对于反复由于服务态度差而被投诉的护士,给予扣除奖金、通报批评的处理,从而杜绝该不良现象。

所谓消退,是指在某一行为出现后,不给予任何形式的反馈,久而久之这种行为被判定无价值而导致行为出现的频率降低。例如对于经常打小报告的护士,护士长可采取不给予任何反馈,等待其行为消退的方式处理。

(3)及时对护士工作给予反馈:针对不同现象采用不同的强化措施。

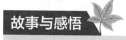
故事与感悟

她用什么方法改变了女佣

肯特太太聘用了一位女佣叫莎丽。在莎丽上班前,肯特太太打电话给女佣的前任雇主,询问了莎丽的情况,得到的结论是贬多于褒。第二天,女佣到任了。

一见面,肯特太太就说:"莎丽,几天前我打电话请教了你的前任雇主,她说你为人老实可靠,而且煮得一手好菜,带小孩也很细心,唯一的缺点就是理家比较外行,老是把屋子里弄得脏乱兮兮的。我想她的话并非完全可信,从你的衣着可以看出来,你是个很讲究清洁的人,我相信你有这种习惯,一定会把家里收拾得井井有条,我们应该是可以相处得很融洽的。"

那以后,莎丽果真把家里打扫得干干净净,一尘不染,而且工作非常勤劳,宁可主动加班,也不会任工作搁着不做,肯特太太和莎丽相处得很融洽。

感悟:肯特太太运用正强化的方法,巧妙地调动了莎丽的积极性,值得借鉴。

4. 公平理论　公平理论又称社会比较理论,由美国心理学家约翰·斯塔希·亚当斯(John Stacey Adams)于1965年提出。该理论是研究人的动机和知觉关系的一种激励理论,侧重于研究工资报酬分配的合理性、公平性及其对职工生产积极性的影响。

公平理论认为,人能否受到激励,不但受到他们得到了什么而定,还要受到他们所得与别人所得是否公平而定。该理论也指出,一个人不仅关心自己所得所失本身,而且还关心与别人所得所失的关系。他们是以相对付出和相对报酬全面衡量自己的得失。他要进行种种比较来确定自己所获报酬是否合理,比较的结果将直接影响今后工作的积极性。

护理部主任在护理管理过程中运用公平理论需注意以下几点:

(1)尽量做到公平的判断:需要考虑判断的主观性、判断标准的差异性等因素。因为护士们如果通过比较,认为自己的得失比例与他人相比大致相当时,就会认为公平合理,心情舒畅;比别人高则令其兴奋,是最有效的激励;但有时过高会带来心虚;当感觉低于别人时会产生不安全感,心理不平衡,甚至满腹怨气,工作不努力,消极怠工。

(2)引导护士正确理解公平:公平不是平均主义,个人对组织的贡献大小不同,所获得的报酬也应该不同;在强调按劳取酬的基础上,管理者也应该培养护士的奉献精神。因为公平与否的判定受个人的知识、修养的影响,即使外界氛围也是要通过个人的世界观、价值观的改变才能够起作用。

(三)激励的方法与艺术

激励理论实质上都是从不同的方面和角度提出激励措施和激励方法。随着社会的进步和发展,激励方法也日趋多元化,可以分为传统激励方法和新型激励方法两大类。

1. 传统激励方法 心理学原理把人的需求分为两大类,即物质需求和精神需求。在具体实施激励的过程中,一般也可分成两种方法,即物质激励和精神激励。

(1)物质激励:是指通过合理的分配方式,将人们的工作业绩效与报酬挂钩,即以按劳分配的原则,通过分配量上的差异作为酬劳或奖励,以此来满足人们对物质条件的需求,进而激发人们更大的工作积极性。物质激励的形式可以包括工资、奖金、福利及实物等。

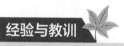
经验与教训

血液净化中心的绩效奖金分配

某三甲医院的血液净化中心承担了全院危重患者的床旁连续性血液净化治疗(continuous renal replacement therapy,CRRT)工作,"外出班"任务繁重,工作压力大,护士们苦不堪言,大家都不愿上这个班。针对这个情况,护理部主任进行了专项调研,并采取了如下举措:①成立了"CRRT"小组,每组4~5人,人员固定,专门承担全院CRRT工作;②全院选调了2名身体素质好,能吃苦耐劳的男护士,经系统培训后,作为"CRRT"小组的主力人员;③绩效分配方案大幅度地向"CRRT"小组人员倾斜。

该系列举措体现了"多劳多得、优绩优酬"的原则,通过绩效二次分配作为风险高、压力大的工作岗位的专项奖励,激励了临床一线护士的工作积极性。

(2)精神奖励:人除了生存必不可少的物质需求外,还有自我实现的需要。自我实现需要是最大限度发挥自己潜力、实现个人的理想和抱负、发挥特长并在事业上取得成功的欲望。因此,对员工进行精神奖励是使员工热爱团队、焕发工作积极性的重要措施。精神奖励包括以下常见类型:

1)成长激励:管理者要多为员工创造发挥才能的机会,做到人尽其才,要帮助员工在平凡的工作中去寻找发挥其聪明才智的机会。护理管理中,成长激励形式通常有:利用各种机会把护士有选择地送到各级院校、医院学习;送国内外考察,进修学习;护士通过深造具备一定能力后及时给予相应专业技术职称等。

2) 关怀激励:管理者对员工各方面的情况应尽可能多了解,如身体状况、家庭困难、亲属身体状况、个人工作愿望、能力上的长处与不足之处等,并经常给予关心和必要的帮助,会使员工感到上级不是把自己当作一部工作机器,而是把自己真正当作人来尊重,来关怀的,从而产生强烈的归属感,进而激发起强烈的工作热情。

3) 荣誉激励:即给有贡献的员工一种荣誉称号,并以此激发其工作积极性和对医院和工作的责任感与义务感。医院中所设的荣誉称号有:优秀护士、微笑大使、服务明星、先进工作者、精神文明标兵、十佳服务员、劳动模范等。

4) 晋升激励:是指给予一定的职位或升迁。晋升说明个人的价值在升值,个人要挑起更重要的担子和担负更重要的责任,随之也会带来更高的社会地位和声誉。晋升对全体护士应该是平等的,机会也应该是均等的,从而使晋升成为人人可追求的目标而起到激励作用。

2. 新型激励方法

(1) 榜样激励:在任何一个组织中,管理者都是下属的一面镜子。护理部主任除了率先垂范外,还应选择在实现目标中做法先进、成绩突出的护士个人或集体,加以肯定和表扬,同时给榜样以明显的、使人羡慕的奖酬,这些奖酬包括物质奖励,以及无形的受人尊敬的奖励和待遇,这样才能提高榜样的效价,使护士们学习榜样的动力增加。

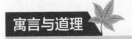
寓言与道理

两支火把

两支火把,奉火神之命到世界各地去考察。一支火把想,漫漫长夜,还是等等再说吧,在等待中,暗夜的寒气和露水打湿了火把,火把再也燃烧不起来了;另一支火把想,我要燃烧自己,用热情的追求去迎接黎明,在燃烧中,火把不仅照亮了自己,还照亮了周围。

天亮后,两支火把都回来了,分别向火神提交了他们的考察报告。第一支火把说,整个世界都陷在浓郁的黑暗中,他觉得眼前的世界情况很坏;第二支火把的报告却恰恰相反,他说他无论到哪里,总可以找到一点光明。听了这两个不同的报告,火神对第一支火把说:"也许该好好地问一问自己,有多少黑暗是自己造成的?"

寓意:正人先正己,如果你自己光明,也能给别人带来光明。

（2）目标激励：目标是具体的目的要求，管理者通过设定适当的目标，可以有效诱发、导向和激励员工的行为，调动员工的积极性。医院的目标体系包括总目标、部门目标和个人目标，这三级目标应上下相一致。

（3）授权激励：有效授权是一项重要的激励技巧，重任在肩的人更有积极性。一般来说，人都需要成就感和被尊重的需要，授予的权力越大，掌握的资源也越多，也就越可能做出更优异的成绩。对某方面优秀的人适当授权，使其获得成就感，自然投入更大的热情，做出更优异的成绩。此举既可以激发当事人更大的潜力，又可以分担领导者的工作压力，更可以极大地激发起下属的积极性和主人翁精神，可谓一举三得。

（4）尊重激励：给人尊严远胜过给人金钱。尊重是一种最人性化、最有效的激励手段之一。以尊重、重视自己员工的方式来激励他们，其效果远比物质上的激励来得更有效、更持久。

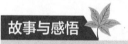

故事与感悟

你是一个生意人

一个有钱人经过热闹的街区，看见一个双腿残疾的人摆设木刻工艺品小摊，他动了怜悯之心，漫不经心地丢下了50元钱，当作施舍。但是走了不久，这人又回来了，他抱歉地对这位残疾人说："不好意思，你是一个生意人，我竟然把你当成了乞丐了，我要拿回我买的工艺品。"

过了一段时间，他再次经过那个热闹的街区，一个店铺的老板在门口微笑着喊住他。老板正是那位残疾人。"我一直期待你的出现。"那位残疾的人说，"你是第一个把我当成生意人看待的人，你看，我现在是一个真正的生意人了，我得好好感谢你才行！"

感悟：有时，施舍是一种伤害，尊重是一种激励，给人尊严带来的效应可能胜过金钱。

（5）沟通激励：下属的干劲是"谈"出来的，管理者与下属保持良好的关系，对于调动下属的热情，激励他们为企业积极工作有着特别的作用。而建立这种良好的上下级关系的前提，也是最重要的一点，就是有效沟通。

（6）信任激励：信任是诱导他人意志行为的良方，领导与员工之间应该要肝胆相照。你在哪个方面信任他，实际上也就是在哪个方面为他勾画了其意志行为的方向和轨迹。因而，信任也就成了激励诱导他人意志行为的一种重要途径。

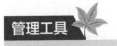
管理工具

罗森塔尔效应:满怀期望的激励

美国心理学家罗森塔尔(Robert Rosenthal)考查某校,随意从每班抽3名学生共18人写在一张表格上,交给校长,极为认真地说:"这18名学生经过科学测定全都是智商型人才。"事过半年,罗氏又来到该校,发现这18名学生的确超过一般,长进很大,再后来这18人全都在不同的岗位上干出了非凡的成绩。这一效应就是期望心理中的共鸣现象。

运用到管理中,就要求领导对下属要投入感情、希望和特别的诱导,使下属得以发挥自身的主动性、积极性和创造性。如领导在交办某一项任务时,不妨对下属说:"我相信你一定能办好""你是会有办法的"……这样下属就会朝你期待的方向发展,人才也就在期待之中得以产生。

(7)宽容激励:胸怀宽广的人会让他人甘心情愿为其效力,宽容是一种管理艺术,也是激励员工的一种有效方式。管理者的宽容品质不仅能使员工感到亲切、温暖和友好,获得安全感,更能化为启动员工积极性的钥匙,激励员工自省、自律、自强。

(8)赞美激励:人都有做个"重要"人物的欲望,都渴望得到别人的赞美和肯定。赞美是一种非常有效而且不可思议的推动作用,它能赋予人一种积极向上的力量,能够极大地激发人对事物的热情。

(9)情感激励:运用情感让下属在感动中奋力打拼。一个领导能否成功,不在于有没有人为你打拼,而在于有没有人心甘情愿地为你打拼。

(10)竞争激励:在医院内部建立良性的竞争机制,是一种积极、健康、向上的引导和激励。护理部主任应能充分调动护士的积极性、主动性、创造性和争先创优意识,全面地提高组织活力。

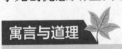
寓言与道理

老虎的活力

有一只美洲虎生活在秘鲁的国家动物园里,为了保护这只这种濒临灭绝的动物,秘鲁人从大自然里单独圈出一大块地来,让它自由生活。参观过虎园的人都说,这儿真是虎的天堂,里面真山真水,山上花木葱茏,山下溪水潺潺。1 500英亩的草地上,有成群的牛、羊、兔供老虎享用。然而,奇怪的是,从来没人见这只老虎捕捉过它们,它只吃管理员送来的虎食,吃了睡,睡了吃。

一些市民认为它太孤独了,于是大家自愿集资,定期从哥伦比亚和巴拉圭那儿租雌虎来陪它生活。然而,这项人道主义之举,并未带来多大的改观,那只老虎最多陪外来的女友走出虎房,到阳光下站一站,不久就又回到它睡觉的地方。依然和一头猪差不多。

一天,一位来此参观的市民突然想到,虎是林中之王,放一群只知吃草的小动物,能提起它的兴趣吗?为什么不放几只狼或豺狗呢。虎园负责人听他说得有理,就捉了三只美洲豹投进了虎园。

这一招果然灵验。自从3只豹子进了虎园,美洲虎再没有回过虎房,它时而站在山顶上长啸,时而冲下山来,雄赳赳地巡逻。没多久,它还让巴拉圭的一只雌虎下了一只小虎崽。

寓意:一种没有对手的生物,一定是死气沉沉的生物。同样,一个人、一个团队如果没有竞争对手也会走向怠惰。

（11）文化激励:文化激励是一个满足人们精神需求,促使人们产生积极行为,努力实现理想目标的过程,对管理者和员工的思维、行为模式会产生深远、广泛的影响。医院文化是推动医院发展的原动力。优秀的医院文化可以改善员工的精神状态,熏陶出更多的具有自豪感和荣誉感的优秀员工。

（12）惩戒激励:又称威胁激励,是不得不为的反面激励方式,惩戒的作用不仅在于教育其本人,更重要的是让其他人引以为戒,通过适度的外在压力使他们产生趋避意识。惩戒激励是一种告诫式惩罚,规则和结果在事前已经确定,其目的在于预防。惩戒虽然是一种反面的激励,但在某些情形下却不得不为之,作为一种辅助性的激励手段,其目的是弥补正激励产生的激励失灵现象。

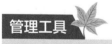

管理工具

鲶鱼效应:激活员工队伍

挪威人的渔船返回港湾,可是渔民们捕来的沙丁鱼已经死了,只有汉斯捕来的沙丁鱼还是活蹦乱跳的,原来,汉斯将几条沙丁鱼的天敌鲶鱼放在运输容器里。因为鲶鱼是食肉鱼,放进鱼槽后使沙丁鱼们紧张起来,为了躲避天敌的吞食,沙丁鱼自然加速游动,从而保持了旺盛的生命力,因而它们才存活下来。如此一来,沙丁鱼就一条条活蹦乱跳地回到渔港。

这在经济学上被称作"鲶鱼效应",其实质是一种"负激励"。在人员管理中亦然。一个单位如果人员长期固定,就缺乏活力与新鲜感,容易产生惰性。因此有必要找些外来的"鲶鱼"加入,制造一些紧张气氛。当员工们看见自己的位置多了些"职业杀手"时,便会有种紧迫感,知道该加快步伐了,否则就会被 Kill 掉。这样一来,单位自然就生机勃勃了。

当压力存在时,为了更好地生存发展下去,惧者必然会比其他人更用功,而越用功,跑得就越快。适当的竞争犹如催化剂,可以最大限度地激发人们体内的潜力。

3. 激励的基本原则　护理部主任不管运用何种激励方法,在运用时应遵循下述原则:

(1) 适度合理原则:即公平、公正原则。激励的合理性原则包括两层含义:第一,激励的措施要适度。要根据所实现目标本身的价值大小确定适当的激励量;第二,奖惩要公平。在进行激励时,公平、公正原则是第一重要的,公正就是最大的激励,护理管理者在处理护士问题时,一定要秉持公平的心态,不应该存在偏见或喜好。

寓言与道理

毛驴怎么不干活儿了

一只年轻的驴子,在一家看起来不错的农场找到了一份拉磨的工作。驴子很高兴,它每天拼命地拉磨,它的表现马上就得到了主人的好评。过了一段时间驴子开始觉得自己的工作既辛苦又无聊,初始的那份拉磨的激情已经荡然无存,驴子的工作慢慢松散了。主人及时发现了驴子的变化,就用钓鱼竿在驴子的前面半尺远的地方挂了一把嫩嫩的青草。驴子看到了久违的青草干劲又来了,拼命地向前奔跑,可是它发现不管怎么跑也享受不到那把青草,毛驴再也没劲干活儿了。

寓意:只有合理的期望和目标,才有激励作用。

(2) 目标结合原则:在激励机制中,设定目标是一个关键环节,目标设定必须同时体现组织目标和护士的需要,而且具有可行性,否则很难达到满意的激励效果。

（3）正确引导原则:引导性原则是激励过程的内在要求。外在的激励措施能不能达到预期的效果,不仅取决于激励措施本身,还取决于被激励者对激励措施的认识和接受程度。对于被激励者,激励应该是自觉接受而非管理者强加的。如护士长应积极投入工作,以身作则,引导护士以实际行动热爱护理事业,热爱自己的集体。

（4）明确公开原则:激励的明确性原则包括三层含义:一是明确,激励的目的是要明确需要做什么和必须如何做;二是公开,特别是分配奖金等大量护士关注的问题时更为重要;三是直观,实施物质奖励和精神奖励时都需要直观地表达它们的指标,以及授予奖励和惩罚的方式。

（5）把握时效原则:护理管理者要把握激励的时机,"雪中送炭"和"雨后送伞"的效果是不一样的。激励越及时,越有利于将人们的激情推向高潮,使其创造力连续有效地发挥出来。

（6）按需激励原则:激励的起点是满足护士的需要,但护士的需要因人而异、因时而异,并且只有满足最迫切需要(主导需要)的措施,其效价才高,其激励强度才大。因此,护理部主任必须深入进行调查研究,不断了解护士需要层次和需要结构的变化趋势,有针对性地采取激励措施,才能收到实效。例如,对于有自我价值实现需要的护士,护理部主任可提供晋升、升职等机会进行激励,而非采取物质激励的方式。

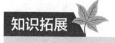

知识拓展

姜子牙论因人而异的激励方法

古代思想家提倡以心治心,因人而异,奖罚分明,赏罚及时的激励方法。提出"夫主将之法,务揽英雄之心",管理者要注重下属的心向、态度。不同的部下,心态、个性各不相同,要因人而异地进行管理、激励。

商朝末年的政治家、军事家、谋略家姜子牙提出了一些原则:"危者,安之;惧者,欢之;叛者,还之;冤者,原之;诉者,察之;卑者,贵之;强者,抑之;敌者,残之;贪者,杀之;欲者,使之;畏者,隐之;谋者,近之;谗者,覆之;毁者,复之;反者,废之;横者,挫之;满者,损之;归者,招之;服者,活之;降者,脱之。"

（7）物质激励和精神激励并行的原则:物质激励是基础,精神激励是根本。在两者结合的基础上,逐步过渡到以精神激励为主。对护士的激励应当同时从物质和精神两个方面入手,例如护士长可采用提高薪酬的激励方式,还可以采用提供培训学习机会的激励方式。

(8)正激励与负激励相结合的原则:所谓正激励就是对员工的符合组织目标的期望行为进行奖励。所谓负激励就是对员工违背组织目的的非期望行为进行惩罚。奖与罚都是激励的重要手段,奖是从正面引导和强化护士的正确行为,而罚则是从反面刺激护士以阻止或终止护士的错误行为,即所谓"赏,使也;罚,禁也。"(《慎子·逸文》)

(9)个人激励与团队激励相结合的原则:20世纪70年代,专家们开始研究企业内部结构的激励问题。团队激励的优势在于,团队成员之间产生的同伴监督和同伴制裁作用能够减少团队工作中的"搭便车"现象,提高激励的效果;此外,团队荣誉加强了成员之间的相互依赖性,提升了团队精神和团队工作效率。基于共同业绩评价的团队显性激励和团队成员之间"同伴制裁"等隐性激励有机结合、相互促进,能共同构成具有团队化的长期的护理组织最优激励机制。

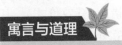

寓言与道理

两熊赛蜜

黑熊和棕熊喜食蜂蜜,都以养蜂为生。它们各有一个蜂箱,养着同样多的蜜蜂。有一天,它们决定比赛看谁的蜜蜂产的蜜多。黑熊想,蜜的产量取决于蜜蜂每天对花的"访问量",蜜蜂所接触的花的数量就是其工作量。于是它买来了一套昂贵的测量蜜蜂访问量的绩效管理系统。每过完一个季度,黑熊就公布每只蜜蜂的工作量;同时,还设立了奖项,奖励访问量最高的蜜蜂。但它从不告诉蜜蜂们它是在与棕熊比赛,它只是让它的蜜蜂们比赛访问量。

棕熊与黑熊想得不一样。它认为蜜蜂能产多少蜜,关键在于它们每天采回多少花蜜——花蜜越多,酿的蜂蜜也越多。于是它直截了当地告诉众蜜蜂:它在和黑熊比赛看谁产的蜜多。它花了不多的钱买了一套绩效管理系统,测量每只蜜蜂每天采回花蜜的数量和整个蜂箱每天酿出蜂蜜的数量,并把测量结果张榜公布。它也设立了一套奖励制度,重奖当月采花蜜最多的蜜蜂。如果蜜蜂总产量高于上个月,所有蜜蜂都受到不同程度的奖励。1年过去了,黑熊的蜂蜜不及棕熊的一半。

黑熊的评估体系很精确,但它评估的绩效与最终的绩效并不直接相关；由于奖励范围太小，蜜蜂之间竞争的压力太大，信息不能分享。而棕熊采用个体奖励与集体奖励相结合的方式，为了采集到更多的花蜜，蜜蜂就会相互合作。

寓意：绩效考核和激励机制的科学性，影响团队的工作效率。所以，激励是手段，激发起所有员工的团队精神尤显重要。

四、人中难得九方皋——选人育人用人宝典

伯乐年老的时候，秦穆公要他推荐一个善于相马的人，于是伯乐推荐了九方皋。秦穆公召见了九方皋，派他外出找千里马。三个月后，九方皋回来报告说已在沙丘那边发现一匹好马，是一匹黄色的母马。穆公便派人去沙丘取马，取回的却是一匹黑色的公马。穆公很不高兴，把伯乐招来，对他说："你给我推荐的那位相马人太让我失望了，他连马的颜色雌雄都分辨不清，又怎能鉴别马的好坏呢？"伯乐听后惊叹道："他竟然高明到这种地步了！这正是他比我高明不止千万倍的地方啊！九方皋看到的已经不是马的外表，而是马的内在了。他观察到马内在的精粹而忽略它的表面；洞察它的实质而忘记它的外表：只看他所应看的，不看那些不必要的；只关注他应注意的，而忽略他所不必注意的。九方皋相马的价值，远远高于千里马的价值啊！"后经验证，果然是一匹天下少有的骏马。

在我们的护理组织中，应怎样选好人才、用好人才是门大学问。护理部主任的"用人艺术"并非简单的"人尽其才"，而在于我们引进和选拔人才是否具有清晰而有针对性的战略目标，然后读懂并使用人才。用人不仅是管理策略，更是管理艺术，本章将向护理管理者们推荐几种用人宝典，并期待能对护理管理者在用人方面有所帮助。

故事与感悟

英国巴林银行集团倒闭始末

1995 年，英国巴林银行（Barings Bank）新加坡分行的期货经理尼克·里森（Nick Leeson）钻了巴林内部控制松散的空子，在没有得到授权的情况下，以巴林银行的名义认购了价值高达 70 亿美元的日本股票指

数期货,并以买空的做法在日本期货市场买进了价值高达200亿美元的短期利率债券。如果这几笔交易成功,尼克·里森将会获得巨大的收益。然而,谁也没有料到,阪神地震发生后,日本的债务市场受到严重的影响,一直处于下跌的态势。由此,尼克·里森的如意算盘也随之落空。这给巴林银行带来了致命的打击,根据不完全统计,巴林银行因此损失了10多亿美元,最后不得不宣布倒闭。

巴林银行集团有过辉煌的历史,曾经是英国伦敦历史最悠久、信誉度最高的商业银行集团,一直以来都以发展稳健、信誉良好而闻名于世。然而,就是这样一个历史悠久、声名显赫的银行,竟因一个28岁的青年造假,进行期货投机失败所累而陷入绝境。从此,这个有着200多年经营历史和良好业绩的老牌商业银行在伦敦乃至全球金融界销声匿迹了。

感悟:正是由于选用了一个不负责任的员工,导致了整个企业帝国的毁灭。由此可见,选人对于企业而言是多么重要,一着不慎就有可能导致全盘皆输。

(一)调查预测,规划人才

护理人力资源规划是根据医院的工作目标和实际工作需要,科学地预测医院在未来发展变化中护理人力资源的供给与需求状况,制定必要的人力资源获取、利用、保持和开发策略,确保组织对护理人力资源在数量和质量上的长期计划。人力资源规划按照工作顺序可分为四个阶段:即调查阶段、预测阶段、规划阶段与规划应用、评估、反馈阶段。

通过调查可以明确人力资源所处的内、外部环境,因此,调查阶段是制定可靠的人力资源规划的关键。需要注意的是,在制定护理人力资源规划时,所需要的信息应包括现有护理人员以及拟增加护理人员的基本信息(如年龄、性别、学历、护龄、婚姻状况等)、专业知识与技能、能力与潜力、特长与爱好、目标与需求等。

预测的目的在于得出各个时期各类人力资源的余缺情况,因此,预测阶段是人力资源规划中最具技术性的关键环节。只有准确预测出供给和需求,才能采取有效的措施平衡人力资源。在实际临床护理工作中,常常会出现预测结果显示供需不平衡,故护理管理者还需掌握各种能够解决护理人力资源过剩或短缺的方法(表8-2)。

表 8-2　解决护理人员过剩、短缺的方法

问题	解决方法	解决问题速度	护士满意程度	备注
护理人员过剩	裁员／终止合同	快	低	不能违反劳动法有关内容
	减薪／降级	快	低	不能违反劳动法有关内容
	岗位轮换	快	中等	将过剩的护士转换至有需要的岗位
	退休	慢	高	需要时间太长
	再培训	慢	高	从长远考虑,可提高人员素质
护理人员短缺	加班	快	低	护士容易疲劳,影响工作质量
	临时雇请	快	低	临时雇请者技术水平和能力存在不确定性
	增加招聘数量	中等	高	需经上级认证审批
	减少流动数量	中等	中等	将机动护士抽调至有需要的护理岗位
	技术创新	慢	高	可提供高效、优质护理
	再培训后轮岗	中等	中等	—

在预测人力资源供给和需求之后,就要根据两者之间的比较结果制定相应的人力资源规划和政策,即规划阶段。

在人力资源规划制定后,应当严格按照计划实施人力资源的开发和管理,并定期对计划的执行效果进行评估,即规划应用、评估、反馈阶段。

护士招聘的关键点在于寻求足够数量具备护理岗位职业资格的申请人,保证具有更大的选择自主性,通过保证护士队伍整体服务质量来确保护理安全。

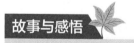

故事与感悟

吸引人才,使用人才

"楚汉相争"这个著名的历史故事说的是力量比较弱小的刘邦经过艰苦的征战,最终打败了力量强大的项羽,建立起西汉王朝。

胜利后的刘邦,在总结经验教训时曾说过一段发人深思的话:运筹帷幄、决胜千里,我不如张良;筹集粮草、保证运输畅通,我不如萧何;挥师百万,战必胜、攻必取,我不如韩信。这三人都是人才,我能够得到他们,起

用他们，所以赢得胜利。而项羽虽有一个名叫范增的优秀人才，却不重用他，所以被我打败。

感悟：这个以弱胜强的历史故事说明，招聘人才非常重要，得人才则兴，失人才则衰。

（二）科学识别，选好人才

招聘是组织及时吸引足够数量符合应聘条件的个人并与具体工作岗位匹配的过程。护士招聘对医院来说意义重大，一个成功的招聘，将会给医院带来以下竞争优势：较低的招聘成本；吸引优秀的候选人；降低护士进入医院后的流失率。

招聘流程一般分为九个步骤：识别岗位空缺、决定如何填补岗位空缺、辨别目标候选人、通知岗位空缺、选择招聘渠道（招聘渠道分为内部渠道和外部渠道）、选择招聘方法、初筛简历、面试与测试、录用。

1. 确立科学的识人标准　知人善任，首先在于知人，其次才是善任。知人当中首先在于知己，其次在知彼，人贵有自知之明。一个领导最重要的才能是什么，如何调动部下的积极性，下属都有什么才能，他的才能是哪些方面的，有什么性格，有什么特征，有什么长处，有什么短处，放在什么位置上最合适。这也是一个领导最大的才能，作为一个领导者，要做好的是掌握一批人才，并把他们放在适当的位置上，让他们最大限度地发挥自己的积极性和作用。

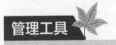

选人矩阵图

选人矩阵是一个值得借鉴的人力资源管理工具（图 8-1）。有一些企业把矩阵图画出来，让员工在矩阵中填自己的名字。这一件看似很简单的事情，结果后来员工发现很难填：

□我觉得我不错，填到"完人"这里，但是仔细一想，不行！填到这里就不能犯错误，我说我人际关系能力强，业务能力也强，但是若我的业务做不上去，我就没有退路了；我要和别人闹矛盾，我又死定了。

□填到"好人"这里，也不行！这不等于说我工作能力不行吗？这不合适。

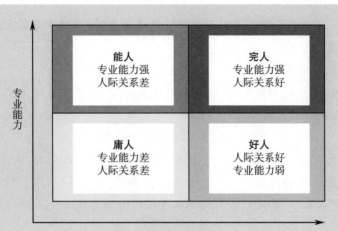

图 8-1　选人矩阵图

　　□填到"能人"这里，也不行！这是说我能力强，但是我的人际关系不好。

　　□填到"庸人"那里，更不行了，那等于自我淘汰。

　　当员工觉得很难填的时候，就会引发思考："我在团队中究竟怎么样，属于什么人？"当员工选择了自己的矩阵之后，就是对自己的发展、努力方向有了定位，作为领导的你就可以有重点地培养员工某方面的能力，造就一支专业化的队伍。

　　什么样的标准才能考察出一个人的素质和能力？古人给我们留下很多经验和方法，其根本宗旨和目标方法都是用多种方式、从多个角度来观察、测量人，而且还通过设置各种情景模拟加以考察，以全面衡量人才的素质，可谓是"一致而百虑，殊途而同归"。这对于今天的"唯学历论""唯资历论"等现象具有很好的警示借鉴作用。

知识拓展

古人如何对人才进行识别

　　三国时期的诸葛亮提出识人"七观"："一曰问之以是非而观其志；二曰穷之以辞辩而观其变；三曰资之以计而观其识；四曰告之以祸难而观其勇；五曰醉之以酒而观其性；六曰临之以利而观其廉；七曰期之以事而

观其信"。"七观"旨在置人于不同的情境之下,在矛盾中考察人,以便掌握人的真实素质。

　　唐朝政治家魏征也对识人进行了深入研究,总结出了识人"六观":"贵则观其所举,富则观其所养,居则观其所好,习则观其所言,穷则观其所不受,贱则观其所不为"。"六观"通过观察人们处在不同地位时的所作所为、兴趣爱好、言谈举止,更容易反映人的本质。

　　除此之外,《吕氏春秋》中记载的"八观六验"识人法,战国时魏国丞相李克谈到的为相"五观"、《六韬》提出的"六守""六贼""七害""八征"等识人之法,都是对古人对识人方法的归纳总结。

　　在护理人才的识别中,既看职称、学历,也看能力、业绩,既要重"显人才",也要重"潜人才",确立以岗位需求为取向的护理人才标准。

　　2. 运用科学的选人方法　护理部主任要根据所招聘岗位特点、数量采用多种招聘渠道,如网上公布招聘信息、参加医科类毕业生大型招聘会、到护理院校挑选人才、组织本院的小型面试招聘会、医院内部推荐等。有企业进行调查表明,"应聘者 - 参加面试者 - 录用"之间,有效比例为 10%~30%,只有广开门路,才不至于"无米下锅"。

　　(1)面谈面试技术:无论是招聘护士还是护士长,面试都是一个常用的方法。要通过长期的招聘实践,摸索出适合本单位特点的招聘工作流程、并将之标准化、程序化,以便规范操作。

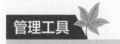

管理工具

面谈法

　　面谈法是由分析人员分别访问工作人员本人或其主管人员,以了解工作说明中原来填写各项目的正确性,或对原填写事项有所疑问,以面谈方式加以澄清的方法。因此,面谈的作用一是获得观察所不能获得的资料;二是对已获得的资料加以证实。

　　面谈的内容:①工作目标:组织为什么设立这一职务,根据什么确定对职务的报酬。②工作内容:任职者在组织中有多大的作用,其行动对组织产生的后果有多大。③工作的性质和范围:是面谈的核心。主要了解该工作在组织中的关系、其上下属职能的关系、所需的一般技术知识、管理知识、人际关系知识、需要解决问题的性质以及自主权。④所负责任:涉及组织、战略政策、控制、执行等方面。

面谈的形式:①个人面谈;②集体面谈;③管理人员面谈。

面谈应该注意的问题:①尊重工作者,接待要热情,态度要诚恳,用语要适当。②营造一种良好的气氛,使工作者感到轻松愉快。③分析人员应该启发和引导,对重大原则问题,应避免发表个人看法和观点。

在面试时要注意:①布置相对独立、封闭的面试环境,以确保面试过程不被打扰,既保证面试效果,也体现了对应聘者的重视和尊重。②面试气氛视招聘岗位的不同随机调整。一般情况下,对普通护士的应聘,应该营造宽松、和谐的气氛,使应聘者能正常地发挥出其真正的实力;当然,如果"在紧张气氛下或压力下的反应"是招聘护士长时需要考察的一项要素,则可以制造一些紧张气氛,如咄咄逼人的、追根究底的提问,测试应聘者的反应。③科学地设置面试问题,不能自认为有丰富的面试经验而随便提问,结果待面试完了才发现没掌握必要的信息,没达到预期的面试目的。可运用结构化面试的方法。

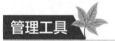 **管理工具**

结构化面试

结构化面试,也称标准化面试,是相对于传统的经验型面试而言的一种面试方式,是指按照事先制订好的面试提纲上的问题一一发问,并按照标准格式记录面试者的回答和对他的评价。

结构化面试的设计主要包括四个步骤:①岗位分析;②确定测评要素;③面试试题确定;④确定考评标准与考评者。

结构化面试内容包括:①简历筛选标准;②价值需求测评;③经验问话;④文化匹配度;⑤行为面试。

结构化面试从行为学角度设计出一套系统化的具体标尺,每个问题都有确定的评分标准,针对每一个问题的评分标准,建立系统化的评分程序,因其采用统一标准、统一测评、统一方法,能够保证不同主考人评分一致性,能最大限度降低人为和人为视线的误区。因此,结构化面试有较高的有效性,成本也较低。

（2）其他测评工具：根据所招聘岗位的特点，在面试中有选择地应用一些科学的测评工具，如心理测试、气质和性格测评、案例分析、情景模拟、团队讨论等。过去招聘护士时多从应试者的学历、工作经历、社会阅历和外表形象、谈吐这些硬指标入手，这虽有其合理性，但不够全面和深入。譬如对应试者的个性、心理素质、意志、情商，很难凭直觉在短时间内就有所把握，而这些软指标又是人的极其重要的方面，它不但影响该人员在医院的自身发展，也影响护理组织的总体发展。引进心理测试等方法来评估、选拔人才，能增强招聘工作的科学性、全面性、准确性。这些测评得到的结果不能作为最后录用与否的绝对依据，但可作为录用决策的参考信息。

（3）全面识别人才：识别人才不但要察看其言行，更要注重言行背后的心理动机，同样的行动举止，背后的动机可能就存在着南辕北辙的差异，因此不能单凭表面现象就对人做出评价。

故事与感悟

"眼见为实"一定准确吗？

《吕氏春秋》中记载了这样一则关于孔子的故事：孔子63岁时因周游列国而困于陈国和蔡国之间，7天7夜几乎粒米未进，孔子学生颜回出去讨了点米回来，在煮饭时，孔子正在午睡，醒来恰好看到颜回在抓锅里面的饭吃，孔子等饭煮好后故意说，刚才梦到了先人，趁饭还是干净的要祭拜一下，颜回回答说不行，因为刚才在煮饭的时候煤灰掉进了锅里去，要想丢掉又可惜，于是就把脏的那个饭吃了。孔子感喟说，人们往往信赖眼睛所看到的，然后从自己心理出发来进行推断，但其实眼睛并不足以信赖，而心所推断的也会出错，因此真正地了解一个人是很困难的。

感悟：眼见不一定为实，要全面地、动态地识别人才。

（三）持续发展，育好人才

1. 重视培训，培养人才　伴随着医学快速发展和新技术、新业务在临床的推广和使用，护士专业素质和学习能力成为医院服务质量和安全的重要保障，护士培训也成为护理人力资源管理重要工作内容。护士培训可分为两大类：新护士岗前培训和护士在职培训。在职培训又包括一般继续教育培训、专科护士培训、新迁岗位培训、晋职培训等。

　　护士培训对帮助护士在护理工作岗位上保持理想的职业水平,高效率、高质量完成护理工作任务,促进个人职业的全面发展以及自我价值的实现具有积极的意义。

　　护理管理者应能够根据实际情景和需求,组织开展不同模式的培训,并制订和建立一个以医院战略目标为导向的、完善的培训流程和内容的护士培训系统。培训流程应包括培训需求的分析、培训目标的确定、培训计划的制订、培训计划的实施以及培训效果的评价。

　　2. 生涯设计,持续发展　职业生涯是与工作有关的经历和工作时期所有活动的集合。职业生涯规划是一个人制订职业目标、确定实现目标的手段不断发展的过程。护理人员职业生涯的管理可以为医院保留和发展优秀的护理人才,它是护理人力资源管理的重要环节之一,其主要内容是按照不同护士的实际能力工作能力和个人需求,采取不同的激励措施,为护士提供个性化的个人发展空间,充分发挥其在临床护理工作中的积极性和主观能动性。

　　职业生涯设计的具体步骤概括起来主要有 6 个方面,护士要做好职业生涯规划就必须按照职业生涯规划流程,认真做好每个环节。

　　(1)自我评价:就是要全面了解自己,做好自我评估,包括自己的兴趣、特长、性格、学识、技能、智商、情商、思维方式等。即要弄清我想干什么、我能干什么、我应该干什么、在众多的职业面前我会选择什么等问题。

　　(2)确立目标:确立目标是制订职业生涯规划的关键,通常目标有短期目标、中期目标、长期目标之分。长期目标需要个人经过长期艰苦努力、不懈奋斗才有可能实现,确立长期目标时要立足现实、慎重选择、全面考虑,使之既有现实性又有前瞻性。短期目标更具体,对人的影响也更直接,也是长期目标的组成部分。

　　(3)环境评价:职业生涯规划还要充分认识与了解相关的环境,了解本专业、本行业的地位、形势以及发展趋势。

　　(4)职业定位:良好的职业定位是以自己的最佳才能、最优性格、最大兴趣、最有利的环境等信息为依据的。职业定位过程中要考虑性格与职业的匹配、兴趣与职业的匹配、特长与职业的匹配、专业与职业的匹配等因素。

　　(5)实施策略:就是要制订实现职业生涯目标的行动方案,要有具体的行为措施来保证。没有行动,职业目标只能是一种梦想。不仅要制订周详的行动方案,更要注意去落实这一行动方案。

　　(6)评估与反馈:整个职业生涯规划要在实施中去检验,看效果如何,及时诊断生涯规划各个环节出现的问题,找出相应对策,对规划进行调整与完善。

　　整个规划流程中正确的自我评价是最基础、最核心的环节,这一环节做不好或出现偏差,就会导致整个职业生涯规划各个环节出现问题。

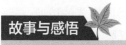

四只毛毛虫的故事

　　四只正在长大的、爱吃苹果的毛毛虫各自去森林找苹果吃……

　　第一只毛毛虫根本就不知道这是一棵苹果树,没有目的,不知终点;没想过什么是生命的意义,为什么而活着。

　　第二只毛毛虫知道这是一棵苹果树,找到了一个大苹果就扑上去大吃一顿,但它发现要是选择另外一个分支,它就能得到一个大得多的苹果。

　　第三只毛毛虫知道自己想要的就是大苹果,并制订了一个完美的计划,但因为它的爬行速度相当缓慢,当它抵达时,苹果不是被别的毛毛虫捷足先登,就是苹果已熟透而烂掉了。

　　第四只毛毛虫做事有自己的规划。它的目标并不是一个大苹果,而是一朵含苞待放的苹果花。它计算着自己的行程,结果它如愿以偿,得到了一个又大又甜的苹果。

　　感悟:其实我们的人生就像毛毛虫,而苹果就是我们的人生目标——职业成功。爬树的过程就是职业生涯的道路。完全没有规划的职业生涯注定是要失败的。

(四) 知人善任,用好人才

　　1. 人尽其才,才尽其用　　对于比自己出色的人才,要善于使用,而不是打压。只有让那些优秀的人才为自己所用,才能使医院获得更好的发展。汉高祖刘邦在得天下之后,曾经总结战胜项羽的原因:“夫运筹帷幄之中,决胜于千里之外,吾不如子房;镇国家,抚百姓,给馈饷,不绝粮道,吾不如萧何;连百万之众,战必胜,攻必取,吾不如韩信。三者皆人杰,吾能用之,此吾所以取天下者也。”刘邦很清楚这三个人都是杰出的人才,在某方面都远远超越了他,但刘邦更大的才能是善于利用他们的才华,使他们成为自己的优势,最终战胜了项羽。由此可见,护理管理者应该拥有宽广的心胸,要善于培养人才,并给他们提供机会和平台,使他们为医院效力。

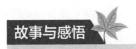

故事与感悟

用人之道

在一个工商界的聚会上,两个老板大谈自己的管人经验。甲老板说:"我有三个不成才的员工,我准备找机会将他们炒掉。"乙老板就问是什么情况。

"他们三个,一个整天吹毛求疵、挑三拣四的;一个杞人忧天,谨小慎微,老是害怕工厂有事;还有一个整天在外面游荡鬼混。"

乙老板听后想了想说:"既然这样,你就把这三个人让给我吧。"于是,这三个人第二天就到新公司报到。新老板开始分配工作:喜欢吹毛求疵的人,负责质量管理;害怕出事的人,负责安全保卫及保安系统的管理;整天在外面闲逛的,负责产品的宣传及推广。三个人极为兴奋,高高兴兴地走马上任了。

过了一段时间,两个老板又碰到了一块儿,甲老板问乙老板,那三个人怎么样。乙老板说:"他们都是出类拔萃的人才,他们的到来,使公司的利润大大提高。"

感悟:人人都是人才,关键看管理者是否会识人、用人。

2. 用人之长,避其之短　人的经历、水平、性格等方面的差异,决定了人各有所长,各有所短,护理队伍中的人才也不例外。在用人时,要善于扬其长避其短,才能发挥人的最大效能。正如清代诗人顾嗣协在《杂兴》诗中所说:"骏马能历险,力田不如牛;坚车能载重,渡河不如舟。"这深刻地说明了坚持扬长避短,用其所长的道理。对于人才,用其所长,避其所短,才能发挥人才的优势,干出好的成绩。反之,用之所短,弃之所长,就会使人才变为庸才,贻误工作,造成损失。

寓言与道理

西邻五子

寓言《西邻五子》,说的是"西邻有五子,一子朴,一子敏,一子蒙,一子偻,一子跛。乃使朴者农,敏者贾,蒙者卜,偻者绩,跛者纺;五子皆不愁于衣食焉"。

这位古代的西邻公对自己的五个孩子,根据其不同的情况,因人而异安排不同的工作,让朴实无华的务农,机智敏捷的经商,瞎眼的卜卦算命,驼背的搓麻,跛脚的纺纱。如此安排,人尽其才,发挥了各人的长处,又避开了各人的短处,可以说是"人尽其才"之典范。

寓意:在常人眼中,短就是短,而在有见识的管理者看来,短也是长。学一学"西邻公",转变视角和观念,你会发现,人才就在眼前。

护理部主任必须学会如何组织团队,如何使用人才,要全面掌握护士的能力情况,以每个下属的专长为思考点,安排适当的位置,尽量做到用其所长,避其所短,各得其所,各尽其能,并依照系统的运行情况,做机动性调整,这样就会创造出"八仙过海,各显神通"的局面,让团队发挥最大的效能。

3. 科学搭配,人岗相宜 由于在学历、水平上的不同,造成了护士在某些方面的差异。在用人时,我们要注意科学搭配,使不足得到互补。例如,在对全科室护士进行分组管理时,既要看单个人的素质,又要看其所在组其他成员的素质,从整体上去优化组合,尽量做到能力互补、气质互补、性格互补、护龄互补。只有科学合理地搭配使用人才,组成一个最佳的工作小组,才能发挥护理团队的整体效能,切实把工作做好。

故事与感悟

猴子的生存

加利福尼亚大学的学者曾做过这样一个实验:把6只猴子分别关在3间空房子里,每间两只,房子里分别放置一定数量的食物,但放的位置高度不一样。第一间房子的食物放在地上,第二间房子的食物分别从易到难悬挂在不同高度上,第三间房子的食物悬挂在屋顶。数日后,他们发现第一间房子的猴子一死一伤,第三间房子的两只猴子死了,只有第二间房子的两只猴子活得好好的。

分析原因,第一间房子里的猴子一进房子就看到了地上的食物,为了争夺唾手可得的食物大动干戈,结果一死一伤。第三间房子的猴子虽做了努力,但因食物太高,够不着,活活饿死了。只有第二间房子的两只猴子先按各自的本事取食,最后随着悬挂食物高度的增加,一只猴子托起另一只猴子跳起取食。这样,每天依旧取得足够的食物。

这说明岗位难度过低,人人都可以干,体现不出能与水平,反倒引起内耗,如同第一间房子;岗位的难度太大,虽努力却不能及,最后人才也被埋没,就像第三间房子。

感悟:只有岗位难易适当,并循序渐进,才能充分发挥人的能动性和智慧。

（1）人与岗位的合理匹配:如果用一句话来概括"人与岗位匹配"的内容,就是"把合适的人放在合适的位置上"。这句话包括两个方面的含义:一是"量才用人",二是"因岗选人"。"量才用人"指的是护理管理者要根据护士的实际情况、能力水平以及相关特长,将其放在最合适的岗位上。"因岗选人"是指医院在进行人员招聘或选拔的时候一定要根据岗位的要求去选择,也就是说"需要什么样的人才就选择什么样的人才"。

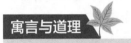

寓言与道理

农夫相驴

一个农夫要扩大耕种面积,原有的几头耕地的驴忙不过来了。于是农夫决定去集市上招聘一头管驴的驴头和一头耕地驴回来。

农夫把几位候选驴请到了一片荒地前,请它们考察后回答,可否把这片荒地犁成可以耕种的土地。先面试的是耕地驴。"这片地太荒芜了,又很硬,我无法在短时间内把它犁成可以耕种的土地。"甲驴回答道。"这片地虽然荒芜,也确实很硬,不好犁,但我相信,只要功夫深,铁杵磨成针,早晚会把地犁好的。"乙驴发表了不同的观点。

送走了耕地驴,紧接着面试管驴的驴头。两位驴头候选者在荒地里来回转了好几圈后,丙驴说:"这片地太荒芜,又很硬,不好犁,但我相信,只要功夫深,铁杵磨成针,只要我下定决心去干,早晚会把地犁好的。"这时候,丁驴也回到了农夫面前,对农夫说:"报告,这片地太荒芜了,又很硬,我无法在短时间内把它犁成可以耕种的土地。建议您考虑用农用机械来翻,翻好了以后再看能否犁成可耕种的地。"

第二天,回答下定决心就能把地犁好的乙驴被录用到耕地岗位,而驴头岗位被录用的居然是建议用农用机械来翻地的驴。

寓意:层级不同,所要求的能力和素质不同。低层级者,重点体现在"把事做对";而高层级者,重点在选择"做对的事"。

"把合适的人放在合适的位置上",听起来似乎是一件简单的事情,其实不然。在选人的过程中,管理者稍有不慎或受主观意念的影响,便可能产生偏差,也就不能"把合适的人放在合适的位置上",随之会造成工作难以开展或工作难度加大、人力资源浪费、人力资源成本提高等情况。英国巴林银行就是因为选错人而付出了惨重的代价。

故事与感悟

王珪鉴才

在一次宴会上,唐太宗对王珪说:"你善于鉴别人才,尤其善于评论。你不妨从房玄龄等人开始,都一一做些评论,评一下他们的优缺点,同时和他们互相比较一下,你在哪些方面比他们优秀?"

王珪回答说:"孜孜不倦地办公,一心为国操劳,凡所知道的事没有不尽心尽力去做,在这方面我比不上房玄龄。常常留心于向皇上直言建议,认为皇上能力德行比不上尧舜很丢面子,这方面我比不上魏徵。文武全才,既可以在外带兵打仗做将军,又可以进入朝廷搞管理担任宰相,在这方面,我比不上李靖。向皇上报告国家公务,详细明了,宣布皇上的命令或者转达下属官员的汇报,能坚持做到公平公正,在这方面我不如温彦博。处理繁重的事务,解决难题,办事井井有条,这方面我也比不上戴胄。至于批评贪官污吏,表扬清正廉署,疾恶如仇,好善喜乐,这方面比起其他几位能人来说,我也有一日之长。"唐太宗非常赞同他的话,而大臣们也认为王珪完全道出了他们的心声,都说这些评论是正确的。

感悟:唐太宗的团队中,每个人各有所长;更重要的是唐太宗能将这些人依其专长放到最适当的职位,使其能够发挥长处,进而让整个国家繁荣强盛。

(2)人与人的科学匹配:人与人的科学匹配就是使组织中护理人员的结构合理,优势互补,提高群体工作效率。每一位护士、每一个部门和群体,都有他们各自的优势和劣势。每个人都不可能是完人,他们的优势也不可能是完美的优势。因而,在管理中,管理者要有效地进行互补导向,以便使优势得到强化,使劣势得到削弱甚至消除,形成优势形象,提高工作绩效。

故事与感悟

盲人和跛子过河

一天,一个盲人和一个跛子不约而同地来到一条河边,面对急湍的河水,两人都颇感为难。两人都要过河,但盲人看不见路,不可能过去;跛子蹚不过河,也不可能过去。怎么办?盲人和跛子协商了一番后,决定由跛子指路,由盲人背跛子过河,结果顺利地渡过了这条河流。

感悟:将各自的优势有效地组合在一起,便能弥补各自的劣势。

优势互补的要义,在于合理地取长补短,变劣势为优势,发挥整体的力量。这就要求管理者首先要对自己的护士、各部门或群体以及工作的各个方面的优势和劣势有一个比较深入的了解。只有在熟悉、了解的基础上,管理者才能及时准确地进行优势互补的导向工作。其次,要根据目标实施的要求和特点,进行优势组合。在优势组合的同时,应注意强弱的搭配,以强带弱,以强化弱,使劣势最大限度地转化为优势。

(3)人的需求与工作报酬的匹配:人的需求与工作报酬相匹配就是要做到酬适其需,人尽其力,最大奉献。这要求护理管理者必须进行绩效管理和薪酬管理,让护理人员的努力能最大限度地取得好的绩效水平,使护理人员的绩效能最大限度地得到报偿,并且这种报偿正是护理人员所追求的,从而使护理人员与单位能一同成长。

4. 绩效考核,评价人才 从管理学的角度看,绩效是组织期望的结果,是组织为实现其目标而展现在不同层面上的有效输出,它包括个人绩效和组织绩效两个方面。绩效管理是指管理者用来确保员工的工作行为和工作产出与组织目标保持一致的手段和过程。

护士绩效考核和评价的目的是通过对护士绩效考评,不断提高护士专业技能,使护理工作得到不断完善和持续质量改进,以提高护理团队工作的整体效率。护士绩效考核评价的结果还可以作为护理管理人员对护士做出奖惩、调整、培训、升职、解雇等人事决策的重要依据。

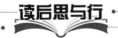
读后思与行

📖 边读边悟

1. 护理人力资源管理的主要内容包括:制定护理人力资源需求规划、护理人员选择和聘用、新护士岗前培训和护士在职培训、护理人员绩效考核和评价及护理人员职业生涯发展管理等。

2. 护理人力资源管理主要目标就是通过选人、用人、育人、留人四个主要管理职能,提高护士专业能力,激发护士的工作活力,有效利用激励机制,不断提高工作效率,降低工作成本。

3. 为激发人的正确行为动机,充分调动积极性和创造性,护理管理者应能结合护理管理实践,选用合适的激励理论和激励方法。

4. 常用的激励方法包括两个方面。传统激励方法包括物质激励、精神奖励。新型激励方法包括榜样激励、目标激励、授权激励、尊重激励、沟通激励、信任激励、宽容激励、赞美激励、情感激励、竞争激励、文化激励、惩戒激励。

5. 护理部主任在用人方面要做到:重视人才,尊重人才;识别人才,选好人才;知人善任,用好人才;宽严相济,驾驭人才;拴心暖心,留住人才。

📖 边读边想

1. 在护理管理实践中,如何有效使用人才?
2. 激励在护理管理实践中的意义?
3. 如何使用激励理论和方法,充分调动护理人员的积极性和创造性?

📖 边读边练

医院新来了一名刚毕业的护理硕士研究生,护理部主任按照本科学历护士的培养计划,安排其进行 3 年轮转。如果您是护理部主任,您会怎么做?为什么?

📖 先读后考

说说事:医院在年底医疗质量检查中成绩优秀,获得了全市第一名的好成绩。为了奖励有关科室,医院给迎检科室心内科护理单元发了奖金 5 000 元,护士长取回奖金后,按照全科 25 名护士人数,每人发了 200 元奖金。

高级责任护士小张认为护士长的做法不公平,她认为:检查当天有 2 名护士在休长假(1 人病假,1 人产假),这两个人不应该参与奖金的分配;并且也不应该全科室平摊奖金,毕竟每个人出的力是不一样的。比如说自己,就牺牲了很多休息时间,付出了很多努力,于是找护理部主任反映问题。

考考您:该护士长的奖金分配有没有问题? 如果有的话,问题出现在哪里? 您觉得这个奖金应该如何分配? 在临床护理实践中,除了奖金分配,还有其他的激励形式吗? 请根据该案例进行分析。

参考答案:该护士长的奖金分配存在问题。该护士长将"公平"理解为"平均主义",认为绝对平分奖金就做到了"公平",这种观点是错误的。

　　根据亚当斯的公平理论,当个体所获得报酬与其付出的努力成正比的时候,才能使个体感到满意和起到激励作用。针对该案例,护士长在进行奖金分配时,应该注意以下几点:①尽量做到公平判断,要充分考虑个人投入与收获的多少、不同人判断的差异性以及判定个人工作绩效。在这次检查中,高级责任护士小张的投入以及工作绩效还是获得大家的一致认可。②公平不是平均主义,经客观判断后,每个人贡献大小不同,所获得的报酬也应该有所不同,应该让在本次迎接检查中贡献大、出力多的护士得到更多的奖励,当然,这种奖励不仅仅是物质奖励,也包括精神奖励。③应引导护士正确理解公平,在强调按劳分配的基础上,也应该培养护士的奉献精神。

　　所以,该护士长不仅要对“奖金”进行分配,更需要同时考虑其他的激励形式,对有关人员进行精神奖励,使护士热爱团队、焕发工作积极性。其他的激励形式可以包括荣誉激励(给贡献大的小张护士授予荣誉称号)、沟通激励(和小张有效沟通,调动她的工作热情和积极性)、赞美激励、文化激励(建立积极向上的科室文化,熏陶出更多具有自豪感的员工)等。

(吴惠平)

第九讲

痛则不通,通则不痛:组织沟通能力

从"痛则不通,通则不痛"说起

沟者,渠道也;通者,顺畅也;沟而不通,滞痛也。中医护佑我中华民族几千年,《黄帝内经·素问·举痛论》中"通则不痛,痛则不通"的名言千古不朽。"通"与"痛"的辩证关系岂止局限于人体经络血脉,小至个人的交友纳朋、心态调整,大到管理的政令通达、民意反馈,哪件不是"通则不痛,痛则不通"?此八字蕴含哲理之深刻、适用之宽广,令炎黄子孙对祖先的智慧肃然起敬。

作为一名护理高管,您曾因组织中某个部位或渠道的"不通"而"痛"过吗?您曾经被"下情不上通,上情难下达,左右不平衡"困扰过吗?本讲将阐述组织沟通的系统、方式与内容,告诉您组织沟通与一般人际沟通的区别,与您一起分析组织沟通的障碍和深层次影响因素,并赠送您几个组织沟通的锦囊。愿本讲所述之组织沟通技巧,帮您打通上上下下的心灵和谐之路,实现有效的组织沟通,助您多点"通",让您少点"痛"。

一、你是一张无边无际的网——纷繁复杂的组织沟通

"你是一张无边无际的网,轻易就把我困在网中央。越陷越深越迷惘,路越走越远越漫长……"歌词虽为"情网"所作,但人际关系何尝不是如此,组织沟通又何尝不是如此?护理管理既是职业活动,也是科学实践活动。成功的护理管理必须理顺这张网,以良好的组织关系、组织沟通为基础。

美国著名未来学家约翰·奈斯比特曾预言:"未来竞争将是管理的竞争,竞争的焦点在于每个社会组织内部成员之间及其外部组织的有效沟通之上"。

(一) 什么是组织沟通

1. 组织沟通的含义　沟通是指人与人之间交换信息和传达思想的过程。组织沟通是指组织中人与人之间、群体与群体之间、上下级之间凭借一定的媒介和通道,交流信息,传递思想、情感、观点,以期达到相互了解、相互支持、实现组织和谐有序发展的行为和过程。

2. 组织沟通与人际沟通的区别　按照传播学的划分,沟通现象可以分为人际沟通、大众沟通、组织沟通三大类。人际沟通,属个体性质,多带随意性,以维护关系为导向,通常以面谈、口头沟通方式为主。组织沟通,属组织性质,可单对单或单对多,有明确组织目标,以达成组织目的为导向,多种沟通方式共存。

护理管理中的沟通会根据护理管理职能的不同而设定不同的沟通目的。组织沟通的核心,是为了实现组织目标而在管理领域进行的所有沟通。

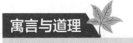
寓言与道理

箱子为什么推不动

大门口,两只毛驴正在奋力地推拉着一个大木箱,它们又是拉又是推,直到精疲力竭,箱子却纹丝不动。最后,在外面的那只驴说道:"我们最好算了,我们绝不可能把箱子搬进去。""你说什么? 把箱子搬进去?"里面的驴叫道,"我还以为我们正试图将它推出去呢!"

寓意:在工作中,一定要让组织成员明确工作目标,与工作伙伴及时沟通,齐心协力,才能高效完成任务。

(二) 组织沟通系统

1. 正式沟通系统　组织正式沟通是指通过组织程序、组织规定的原则、渠道所进行的信息传递和交流。正式沟通的优点是沟通效果较好,比较正式、严肃,有较强的约束力。一般情况下,重要的信息沟通通常采用这种形式。其缺点是沟通的速度较慢,刻板,缺乏弹性。

(1) 上行沟通:是指组织中的成员、群体按照隶属关系,通过一定的渠道与上级机构或领导者进行的沟通。如果护理组织拥有一个相互信任和尊重以及参与式决策的组织文化氛围,同时又有一个畅通无阻的上行沟通渠道,上行沟通的程度和效果会较好。

（2）下行沟通:指上级机构或领导者按照组织隶属关系向下级机构或人员进行的信息传递和沟通。下行沟通既有指令性质,也有指导和劝导性质。

（3）平行沟通:又称横向沟通,指在组织系统中处于相同层次的人、群体、职能部门之间进行的信息传递和交流。有研究表明,主管人员的信息中有 2/3 是平行或交叉沟通的。在当今日益变化的环境中,为促进协调,需要越来越多的横向沟通。

2. 非正式沟通系统　是指正式沟通渠道以外的信息交流和传递,它不受组织监控,自由选择沟通渠道。非正式沟通具有迅速、灵活、程序简便的特点;并且往往能够提供大量的、通过正式渠道难以获得的信息;非正式沟通的信息往往反映了组织中成员较真实的思想、态度、动机。其缺点是难以控制,信息易于失真,意见易被歪曲,各种小道消息及流言蜚语易于传播,容易导致小集团意识,如不加以有效的诱导和控制,则可能影响人际关系,瓦解组织的内聚力。

（1）小道消息:也称藤状网络式沟通,任何组织都存在这种沟通方式。当组织正式沟通渠道闭塞时,小道消息就会成为组织主要的沟通形式。在通常情况下,小道消息具有极高的组织相关性。研究表明,约有 80% 的小道消息涉及与组织相关的话题,而非私人的、恶意的流言。因此,护理管理者应重视并善于利用小道消息。当然,在紧急时刻,护理管理者需要有效地控制小道消息,以减少有害小道消息对护理组织的危害。

（2）走动管理:是指护理管理人员与护士直接交流,以了解当前所发生的事情。走动管理对于护理组织所有层级的管理人员都适用。在走动管理中,护理管理者走出办公室,亲身力行,与护士进行双向循环式坦诚沟通,找到共同关心的问题,求同存异,达成共识,使护理组织处于和谐的氛围中。

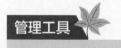
管理工具

走动管理

走动管理（management by wandering around,简称 MBWA）又称巡回管理,是指高阶主管利用时间经常抽空前往各个办公室走动,以获得更丰富、更直接、更及时的员工工作问题的一种管理策略。走动管理的概念起源于美国管理学者彼得思（T.J.Peters）1982 年出版的名著《追求卓越》一书,在20世纪80年代蔚为风潮。书中提到,卓越的知名企业中,高阶主管不是成天待在豪华的办公室中,等候部属的报告,而是在日理万机之余,仍能经常到各个单位或部门走动。走动管理不是到各个部门走走而已,而是要搜集最直接的讯息,以弥补正式沟通管道的不足。

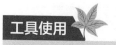
工具使用

"锯掉椅背!"

美国麦当劳快餐店创始人雷·克罗克,是美国富有影响力的大企业家之一。他不喜欢整天坐在办公室里,大部分时间都用在"走动式"管理上,即到所属各公司、各部门走走、看看、听听、问问。公司曾有一段时间面临严重亏损的危机,克罗克发现其中一个重要原因是,公司各职能部门的经理官僚主义突出,习惯躺在舒适的椅背上指手画脚。于是克罗克想出一个"奇招",要求将所有经理的椅子靠背都锯掉,经理们只得照办。开始很多人骂克罗克是个疯子,不久大家悟出了他的"苦心",纷纷走出办公室,开展"走动式"管理,及时了解情况,现场解决问题,终于使公司扭亏转盈。

(三)组织沟通类型

1. 根据沟通参与情况划分　分为单向沟通与双向沟通。单向沟通和双向沟通各有利弊,具体表现在:①单向沟通比双向沟通速度快、迅速;双向沟通需要不断听取反馈意见,故信息传递的速度比较缓慢;②单向沟通的效果较差,而双向沟通比较准确,沟通效果较好;③单向沟通比较严肃、呆板,由于往往采取下命令的方式,因此,在受讯者不愿意接受意见时,易产生抗拒心理,影响沟通效果;双向沟通比较灵活、自由,受讯者有反馈意见的机会,使受讯者有参与感,能增强其自信心,有助于建立和巩固双方的情感,建立融洽的人际关系。

2. 根据沟通范围划分　分为内部沟通和外部沟通。前者是组织内部领导班子成员之间、领导与下属之间、组织各部门之间、员工之间的关系协调和信息交流,通过内部沟通使组织各种指令、计划、信息能上传下达,相互协调,完成组织目标。外部沟通是组织通过公共关系手段,利用大众传媒、内部刊物等途径,与服务对象、政府职能部门、周边社区等建立广泛的公共关系,树立良好医院形象,提高知名度、美誉度、资信度,建立良好的发展环境。

3. 根据沟通媒介划分 分为书面沟通、口头沟通、非语言沟通、电子媒体沟通。四种沟通形式的优缺点见表 9-1。

表 9-1 四种沟通方式的比较

沟通方式	举例	优点	缺点
口头沟通	交谈、讲座、讨论会、电话	快速传递、快速反馈、信息量很大	传递中途经过层次越多,信息失真越严重,核实越困难
书面沟通	报告、备忘录、信件、文件、布告	持久、有形,可以核实	效率低、缺乏反馈
非语言沟通	声音、光信号、体态、语调	内涵丰富,含义隐含灵活	传递距离有限;只能意会不能言传;易误解
电子媒介沟通	广播、电话、传真、闭路电视、计算机网络、电子邮件	快速传递、信息容量大、一份信息可同时传递给多人、廉价	单向传递,电子邮件可以交流,但看不见表情

在组织管理中,几种沟通都是不可缺少的方式,并且各有其优缺点。在组织沟通中,究竟选用何种沟通形式,必须根据信息的特点和接受者的情况而定。根据现代管理心理学研究,以多种沟通方式相结合进行的组织沟通效果最佳。

(四)组织沟通的形式

1. 指示与汇报 指示是上级指导下级工作,传达上级决策经常采用的一种下行沟通方式,它可以使一个项目启动、更改或终止。指示一般是通过正式渠道进行沟通的,具有权威性、强制性等特点。指示可以具体分为书面指示和口头指示,一般指示和具体指示,正式指示和非正式的指示等。

汇报是下级向上反映情况、提出设想、汇报工作而采用的一种沟通方式。汇报也可分为书面汇报和口头汇报,专题汇报和一般汇报,非常正式的汇报和较为随意的汇报。

2. 会议与个别交流 组织沟通的本质是组织成员间交流思想、情感或交换信息。而采取开会的方式,就是提供交流的场所和机会。会议可以集思广益,通过意见交流,容易产生共同的见解和行动指南,还可以密切彼此关系;会议可以使护理组织的成员了解决策的过程,发现管理者所未曾注意到的问题并加以认真研究和解决。

个别交流是指组织成员之间采用正式或非正式的形式,进行个别交谈,以交流思想和情感,或征询谈话对象对组织中存在问题和缺陷的看法和建议,或了解对其他部门、其他员工的看法和意见等。

3. 内部刊物与网络沟通 内部刊物主要是反映组织最近的动向、重大事情,以及一些提醒成员、激励成员的内容。网络沟通是指通过基于信息技术(IT)的计算机网络来实现信息沟通活动,如办公自动化系统(office automation,简称 OA)、电子邮件(electronic mail,简称 E-mail)、微信、网络电话(internet phone,IP)、QQ 群、微博(micro blog)等。

经验与教训

护理部主任邮箱——架起主任与护士的"连心桥"

某医院网站发布一则消息:为加强护士与护理部的沟通,即日起开设"护理部主任邮箱",邮箱由护理部张 × 主任亲自接收。每一位本院护士都可以把自己的看法、建议、意见,甚至发泄不满,通过这个邮箱传递给护理部主任,主任将真心接纳并适时反馈。电子邮件发送可以署名也可以匿名,但希望您反映的内容是真实的。"护理部主任邮箱"期待您的声音……

善于听取下属的意见是一种大智慧。"知屋漏者在宇下,知政失者在草野。"一个不起眼的邮箱,一部小小的热线电话,是密切上下级关系的纽带,是护理部主任和护士的"连心桥"。试想,如果民意渠道都能通畅,护士的意见都能得到充分理解和尊重,反映的问题能够得到妥善解决和处理,您还愁护理组织不和谐吗?

4. 意见箱与投诉站 当组织沟通出现障碍时,基层护士的各种设想、意见很难反映到上层。即使组织沟通系统正常,也会因为沟通"过滤""扭曲"等原因而使护士的信息传递受阻,所以许多医院都设有意见箱或其他投诉渠道,以便高层领导能够直接收到下层传来的信息。

5. 领导见面会与群众座谈会 许多情况下,员工的意见多次通过正常途径的沟通却得不到有效回复,而领导见面会是让那些有思想、有建议的员工,有机会直接与上级领导沟通。群众座谈会则是在管理者希望获得员工的真实想法及第一手信息,又担心通过中间渠道会使信息失真而采取的一种直接沟通方法。通过适当的参会人员安排、合理的会议组织以及恰当的言语表达,可以使见面会、座谈会弥补部分组织沟通的"盲区"。

6. 宣传告示栏与信息反馈栏　许多组织在其公众场合都有海报栏、公告栏等信息栏,有时还设置"信息反馈栏""医患沟通栏"等具有反馈功能的沟通方式,沟通对象可以把意见和建议直接写上去,这也是一种有效的组织沟通方式。

7. 文化节与各类联欢活动　医院举办文化节及各类联欢活动,不仅可以活跃文化生活,增强组织成员的凝聚力,也是领导者了解下属能力、提供展示平台、鼓舞精神士气的沟通方式。如演讲比赛、主题征文、歌咏比赛、医院精神研讨会、书画摄影展、院史图片展、文艺联欢会、趣味运动会等。

以上组织沟通方式,各有优缺点和适用的情况,护理部主任应根据管理需要,选择最合适的沟通方式。

(五)组织沟通的内容

一般的人际沟通,沟通内容五花八门,无所不包。作为管理中的沟通——组织沟通,围绕管理目标进行,主要内容包括:

1. 心灵情感沟通　知识、技术、信息以及其他任何资源的生产力的发挥,都要依靠人的有效工作,而人因为有情绪、情感、兴趣、爱好、偏好、习惯以及个人局限,所以在工作中并不总是理智的。因此,了解和疏导、调节人的情感必然是管理沟通的重要工作。在护理管理中,给同事一个友好的微笑,轻轻拍一下护士的肩膀等,都是一种情感沟通。显然,情感心灵的沟通是管理者在管理实践中需花费大量时间去进行的一种沟通。

2. 责权利效沟通　护理组织中的任何一个成员,都要有比较明确的权利、责任、利益和绩效的划分。责、权、利、效一般需要用书面文字形式确认并固定,即以书面形式进行正式管理沟通。但由于组织内部是动态发展和存在交互作用的,所以很难做到非常清晰地划分。因此,当发生变化、发展,出现矛盾或难以把握时,就需要管理者及时进行沟通。

3. 指挥决策沟通　护理组织实现组织目标,要依靠指挥决策等操作性沟通来有效维持。这类管理沟通,按照其内容指向不同,又可分为工作指令、决策解释和意见建议三大类内容的沟通。

4. 组织制度沟通　护理组织日常运行和管理的规章制度是护理管理的常规化部分,即例行管理部分(与例外管理区分)。事实上,例行管理是护理组织健康发展的重要保健因素。没有保健因素,再强壮的人也要生病甚至死亡;

没有例行管理,再强大的组织也会衰退。

5. 组织文化沟通　文化是个大概念,组织文化是社会文化在具体组织中的个性化和具体化,护理组织文化是护理管理过程中形成的价值观和行为规范。管理者要通过组织沟通,使护士理解认同护理组织倡导的价值观、使命和宗旨。

6. 组织外部沟通　护理组织并非生存在真空中,而是生存在与管理职能部门、护理对象、同行同事、社会公众共同组成的社会大环境中。从更深层的意义上讲,护理是为满足外部需要而存在的,因此,护理组织须与外界有良好的沟通。

二、知我者谓我心忧,不知我者谓我何求——组织沟通障碍与管理

作为护理部主任,您可能经常听到上级或下级、这样或那样的抱怨。您一面承受着社会对护理专业越来越高的要求,一面承接着下级各种各样的"吐槽";您尽心尽力,但组织内仍有人不理解、不领情。这时,您可能会陷入"知我者谓我心忧,不知我者谓我何求"的纠结。殊不知,这纠结常与组织沟通障碍有关。

目前,部分医院的护理系统在组织沟通方面存在一些问题。主要表现在:组织内部沟通渠道单一或不完善,信息传递速度缓慢;沟通带有明显的个人色彩,甚至用个人感情影响沟通;正式沟通不足,小道消息常被使用;信息渠道不畅,信息沟通反馈机制不健全,上情难下达,下情难上传;信息过滤,信息扭曲等。这些组织沟通问题使护理管理者难以获得全面准确信息,影响了组织的运作进程和效率。对于护理管理者来说,了解哪些因素可引起组织沟通障碍,掌握改进组织沟通的技术,对护理管理大有裨益。

(一)主体因素及改进策略

1. 主体因素导致的沟通障碍　人是组织沟通的主体。发讯者和接收者双方的个性、知识、经验、能力、态度、文化、沟通技巧,以及相互之间的关系,是进行有效沟通的基础。其中任何一个因素皆可能成为沟通的障碍。

(1)技巧因素:人的思想意念以及语言文字都非常复杂,同一种事物、同一种意思会有很多种表达方式,同一种表达方式又会有多重意义。如何把话说得明白、适当、恰到好处,这就需要语言技巧。语言是极其复杂的沟通工具,如有的人口齿不清、地方口音重、不会讲普通话,或语法错误、语义不明、语序

不当、措辞不当、信息含义不清等,都会阻碍沟通。护理管理者的语言技巧十分重要,它可以提高管理效能,也可以引起误会,影响管理效能。因此,管理者要努力提高自己的语言水平。

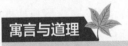

父亲? 付清?

老头子给儿子买房子,去现场办理分期付款手续登记。

银行业务员文绉绉地问道:"老先生,请问您是季付,还是月付?"

老头儿一听火了,说:"我不是继父,也不是岳父,我是——父亲!"

于是业务员在申请表格上钩了"一次付清"。

感悟:沟通主体的沟通技巧和基本功会直接影响沟通的结果。

(2)认知因素:认知因素直接影响沟通效果。在沟通过程中,需要对信息进行"译码",如果沟通双方在知识、能力、经验、语言表达、理解水平、思维能力上差距过大,就会产生沟通障碍。因为双方没有"共同的经验区",有些信息在发送者看来很简单,接受者却无法理解;有些词语对于不同人员可能具有不同的"语义",因而对"同样的语言"给予不同的信息加工会造成沟通偏差。如,在某医院检验科为防止外人随便进入,在门口贴了一张"非本科人员禁止入内"的告示,一位来送验尿标本的大学生看了后奇怪地想,"来送个标本还要本科学历呀?"

寓言与道理

演讲者的失败

森林动物学校举办健康教育讲座,猩猩担任演讲者,他想证明酒精的害处,以劝导动物们少喝酒。他在讲台上摆了两个透明的玻璃杯,一个装的是白水,另一个是酒精。猩猩拿一个虫子放在白水里,虫子游来游去;他又把虫子拿出来放到酒精里,虫子游了几下就不动了,死了。猩猩非常得意地对动物们说:"各位,这个试验说明了什么?"沉默了很久也没有听众回应。这时后排传来一个醉醺醺的声音:"这说明如果多喝酒,就不会招虫子。"

寓意:如果要增加沟通的有效性,须考虑彼此的知识背景和思维方式,否则就会南辕北辙,无法起到沟通效果。

（3）文化因素:文化深刻地影响着人们的沟通行为。相同的文化孕育出相似的行为习惯、伦理道德、思维方式等,因此在沟通中较容易找到共同语言。相关跨文化研究表明,中国文化是高情境的文化,西方文化是低情境文化。两种文化的差异在于,前者偏好用间接的方式来沟通,后者偏好用直接的方式来沟通。而中国的大医院是高情境文化的代表,由于权力差距大,组织成员对于权力分配的不均衡视为理所当然,较容易接受上级的决策或要求,表达自己目的时会借着情境中的各种因素使用暗示的方式;而中小型医院组织结构呈扁平化,规模小,人数少,医院更加看重员工的工作能力和实际绩效,重视彼此的公平性,上下级沟通时,倾向于用简洁有效直接的方式表达。护理部主任在与上／下级沟通时,应根据本院的医院文化,选择沟通模式。

（4）位差效应:为何有人说"向上沟通没有胆,向下沟通没有心"? 这是因为上下级之间存在位差效应。所谓位差效应是指由于地位不同,使人形成上位心理(优越感)和下位心理(自卑感)。由于组织成员在组织中的地位不同,因此心态也不一样,对问题的看法不一样。

上位心理者的自我感觉能力 = 实际能力 + 上位助力

下位心理者的自我感觉能力 = 实际能力 + 下位减力

由于位差效应的存在,可能出现的情况是:上下级的信息不对称,上级存有"民可使由之,不可使知之"的传统观念,认为部属只要听命令行事就好,不必多问;部属则存有自卑、自保的心理,不敢打扰上级,害怕沟通;在"多说多错,少说为佳"观念下,不愿表示意见,习惯于听从上级,被动沟通;或者揣摩上级、逢迎上级等。

2. 针对主体因素的沟通策略　主体策略主要是准确地进行自我认知、定位以及提高自身的可信度与沟通技巧。

（1）提高修养,增加自身信度。可信度是沟通对象在每次沟通情境中对沟通者的信任、信心以及依赖的程度。初始可信度是沟通情境发生之前,沟通对象对沟通者的看法,与沟通主体的身份地位以及原有的外界印象有关;后天的可信度是沟通情境发生后,沟通对象对沟通者形成的看法,与沟通者在沟通情境中表现出来的沟通能力有关。护理管理者应努力提高自身修养,增加可信度和影响力(表 9-2)。

（2）准确认知,克服位差效应。要提升自己,先要认识自己;理解别人是聪明,认识自己是智慧。在沟通中要注意位差效应,既要克服盲目自信,过高估计自己,又要克服无端自卑,沟通时畏首畏尾。对问题要有自己的立场和观点,不能一味地附和。如果确信自己在某件事上没有过错,就应该采取不卑不

表 9-2 影响护理管理者可信度的因素及沟通技巧

因素	建立基础	强调初始可信度	加强后天可信度
身份地位	职位与权力	强调你的职务地位或权力	将你与地位很高的某人联系起来,或引用他人话语
专业知识	知识与能力	强调经历和经验	展示水平能力;将自己与受众认为是专家的人联系起来(如是某知名护理专家的研究生)
良好意愿	关系与信赖	原有的人际关系,长期的护理工作实践	通过维护护士合理利益来建立良好意愿
形象特质	吸引与魅力	强调受众认为有吸引力的品质	通过认同护士利益来树立形象;运用护士喜欢的生动沟通方式
共同价值	道德标准	在沟通开始就建立共同点和相似点	将信息与共同价值结合起来

亢的态度,从工作出发,摆事实、讲道理。护理部主任可根据表 9-3 对自己的个性特征进行分析,在准确认知自己的基础上,扬长避短。

表 9-3 四种个性的特点与沟通要点

	完美型 (melancholy)	力量型 (choleric)	活泼型 (sanguine)	平稳型 (phlegmatic)
核心价值观	理性、精准	成就、效率	快乐、和谐	安全、信赖
优点	做事讲求条理、善于分析	善于管理、主动积极	善于劝导,着重人际关系	恪尽职守、善于倾听
弱点	完美主义、过于苛刻	缺乏耐心、感觉迟钝	缺乏条理、粗心大意	过于敏感、缺乏主见
追求	精细与准确	驾驭与效率	广受欢迎与喝彩	被人接受与稳定
反感	盲目行事	优柔寡断	循规蹈矩	感觉迟钝
担心	批评与非议	被驱动、强迫	失去声望	突然的变革
动机需求	品质、进步	获胜、成功	认同、欣赏	团结、信任
关键讯息	方案与替代方案;步骤和程序	机会、效率和挑战性	别人要什么?对我看法怎么样?	公益性和适当性
做事特点	喜欢想;做就做好	喜欢做;想做就做	喜欢说;爱做主角	喜欢看;乐做配角
团队角色	使团队严谨正规	使团队积极实干	使团队快乐和睦	使团队冷静团结

（3）注重礼仪,尊重沟通对象。不论是对上级还是下级,都要充分尊重,虚心征询意见,真诚面对分歧,合理肯定对方的观点。对来访的客人,无论职务高低、是否熟悉,都应一视同仁,起身微笑相迎。上茶时要浓度适中,量度适宜,"浅茶满酒"（上茶六、七成满,上酒则满斟）,端茶时要用双手。在交谈时,如果能保持目光接触,不但会增强自身的说服力,还会给人精力充沛、光明磊落的印象。对准备离开的客人,要起身道别相送,根据来访者的身份、地位和背景,决定送至办公室门口还是大楼门口。

（4）加强培训,提高沟通技能。适当的训练能够改进管理者的沟通技能。首先,管理者要学会"倾听"（详见本讲第三部分有关内容）;其次,管理者在表达自己的意见时,要抓住中心思想,措辞要清晰、明确,还要注意情感上的细微差别,力求准确,使对方能有效接收所传递的信息;同时要注意非语言信息的运用。组织沟通中要适当控制信息传递的数量。对于护理管理者来说,不是沟通的信息越多越好,要注意信息的审查和清理,应该让下级知道的信息必须尽快传递,有的信息则力求保密。

（二）环境因素及改进策略

1. 环境因素导致的沟通障碍　影响沟通的环境因素包括物理环境和心理环境。

（1）物理环境:指沟通场所的安静程度、光线、温度等。如环境中有很多噪音,信息可能会因噪声干扰而失真;如房间光线不足,沟通者看不见对方的表情;温度过高、过低及难闻的气味等,会使沟通者精神涣散,注意力不集中;以上都会影响沟通者心情和沟通效果。简单庄重的环境布置和氛围,有利于集中精神,进行正式而严肃的会谈,但也容易使沟通者感到紧张压抑。另外,心理学家研究发现,沟通过程中的距离不同,也会有不同的沟通气氛。在较近距离内进行沟通,容易形成融洽的气氛;而当沟通距离较大时,则容易形成相互排斥或敌对的气氛;不仅如此,沟通距离的不同,还会影响沟通的参与程度。

（2）心理环境:主要指沟通双方在信息交换过程中是否存在压力,如沟通时的环境缺乏隐私条件,或因人际关系紧张而导致焦虑、恐惧,均不利于沟通。任何形式的沟通,都会受到各种环境背景的影响,如沟通参与者的角色、情绪、态度,关系等。如护士正在"高谈阔论",突然发现领导到了旁边,会马上改变行为。

2. 针对环境因素的沟通策略　沟通总是在一定的目的及情景下进行的,会受到各种环境因素的影响。因此,要根据沟通的目的及沟通双方的情绪态度、角色关系、价值取向选择合适的沟通场所。

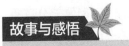

故事与感悟

黑暗效应

有位男子钟情于一位女子,但每次约会,他总觉得双方谈话不投机。有一天晚上,他约那位女子到一家光线较暗的酒吧,结果这次谈话融洽投机。从此以后,这位男子每次都将约会的地点选择在光线较暗的酒吧。几次约会之后,他俩决定结下百年之好。

社会心理学家研究的结论是,在正常情况下,人对还不十分了解但又愿继续交往的人,既有一种戒备感,又想把自己的优点尽量展示出来,把自己弱点和缺点尽量隐藏起来,这时双方就相对难以充分沟通。而黑暗会使对方感官失效,自己便不需要伪装,表情不需要安排,可以自然而然地自我流露;另外,感官失效后,人易变得脆弱而敏感,倾向于在黑暗中依赖同伴,这种吸附性有助于人际吸引。心理学家将这种现象称为"黑暗效应"。从这个心理学效应中,我们可以发现"月上柳梢头,人约黄昏后"是有其科学道理的。

感悟:这一社会心理学效应告诉我们,要重视对沟通氛围环境的选择。

(1)沟通场所的选择:沟通场所一般分三种:

1)自由场所:即不论场地,以自由、随性地沟通为目的。比如,对新护士,护理部主任可在上下班的路上聊一聊,或在餐厅等自由场所里边吃饭边沟通。

2)非正式场所:即没有严格的场地限制,办公场所、生活场所均可。比如,发现下属最近情绪低落,可以从关心的角度直接到宿舍等非正式场所去沟通。

3)正式场所:一般为室内,无他人打扰,封闭式进行。当需要与护士交谈相对较为严肃的事情时,比如绩效表现或护理差错等问题,就必须选择在办公室、会议室等正式场所沟通。当沟通对象处于激动、悲伤、焦虑状态,或者双方有较大分歧时,沟通就要选择在相对较为安静、封闭的场所进行。

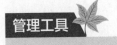

管理工具

利用"居家优势"

您所在的骨科在全市首屈一指,而本市第三医院的骨科近几年发展很快,几乎到了与你院并驾齐驱的地位,您想与三院骨科护士长商量成立骨科护理联盟的事儿,是您到三院去好呢,还是把人家请到你家来?

心理学家拉尔夫·泰勒等人曾经按支配能力(即影响别人的能力),把一群大学生分成上、中、下三等,然后各取一等组成一个小组,让他们讨论大学十个预算削减计划中哪一个最好。一半小组在支配能力高的学生寝室里,一半在支配能力低的学生寝室里。泰勒发现,讨论的结果总是按照寝室主人的意见行事,即使主人是低支配力的学生。

由此可见,一个人在自己或自己熟悉的环境中比在别人的环境中更有控制力和说服力,护理管理者应充分利用"居家优势",如果不能在自己办公室里讨论事情,也应尽量争取在中性环境中进行,这样对方也没有居家优势。

(2)沟通场所的布置:沟通的空间与距离能代表身份,领导办公室的大小、领奖时的站位都能说明这一点。人们通过对空间、场所、距离的利用,表达沟通的目的;通过观察沟通时的位置距离,来判断彼此的关系亲密程度与沟通正式与否。因此,要根据需要、目的、沟通主客体之间的关系等实际情况对沟通场所进行安排。

1)沟通距离:美国心理学家爱德华·霍尔(E.J.Hall)将沟通中的距离划分为以下四个层次:①亲密距离,交流双方距离小于50cm,一般只有感情非常亲密的双方才会进入这个距离;②个人距离,交流双方距离50cm~1.2m,适用于亲朋好友之间的交谈,是个人交谈的理想距离;③社会距离,交流双方距离1.3~4m,这是正式社交或公务活动中常用的距离;④公众距离,交流双方距离大于4m,常用于作报告、发表学术演讲等场合。

2)沟通方位:如果想营造一种开放、合作的沟通氛围,以直角的方位站或坐,比面对面的站或坐更好,因为这样能够使沟通双方都有凝视的空间,是一种合作的信号;如果想较大程度地缓解紧张的沟通气氛,可以沟通双方并排坐,使双方感觉处于同一立场;如果管理者想要对方严肃对待某件事,可以站起身来进行强调。

3)环境布置:办公室的颜色避免过于鲜艳,因为会刺激员工的神经而使其易于精神亢奋;办公室内如摆放过多与沟通无关的物品,往往会分散沟通者的注意力,但合适的艺术品则可能缓和紧张的沟通气氛。

(三)组织因素及改进策略

1. 组织因素导致的沟通障碍　组织因素导致的沟通障碍多与组织结构

及组织运行有关。

（1）传递层次：医院的组织体制多以层级结构为主。信息传递的层次越多，其失真的可能性就越大。组织庞大，层次繁多，必然增加人们的距离。逐级传递信息由于中间环节多，传递的速度和反馈慢，同时造成信息的流失和失真，这种现象称为"沟通漏斗"或"深井现象"（图9-1）。减少组织层次，减少信息传递环节，是保证沟通内容准确无误的根本措施。

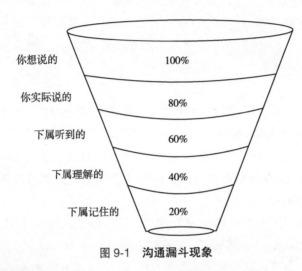

图 9-1　沟通漏斗现象

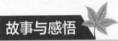

流传在美国西点军校的笑话

一天，团长命令：明天晚上八点左右，本地区可以观察到哈雷彗星，这是每76年才会有一次的天文现象，组织全团在集合场观看，我要向他们介绍。如果下雨，就到礼堂去，观看关于哈雷彗星的影片。

传令官告诉连长：团长命令，明晚八点，非凡的哈雷彗星将出现在大礼堂，如果下雨，团长另有命令，会发生76年才出现一次的事情。

连长向排长下命令：明晚八点，哈雷彗星和团长将同时出现在礼堂，这是隔76年才有的事，如果下雨，团长命令哈雷彗星到集合场去。

排长对士兵说：明晚八点，团长将陪伴76岁的哈雷将军，乘坐它的彗星轿车通过集合场，要求全体人员到礼堂去。

感悟：在工作中应尽可能减少沟通漏斗，相对准确地理解，才能更出色地完成工作。

（2）传递途径:在传统的组织结构中,信息传递基本上是单向的,机构安排很少考虑由下往上反映情况、提建议、商讨问题等沟通途径,常常出现信息不全面、不准确,上级决策下级不理解或不感兴趣。如果组织机构设置不合理,机构职责不清,缺乏有效的沟通渠道,还会导致信息的阻塞或信息传输的中断。应从多方面增加沟通途径,使沟通渠道畅通无阻。

（3）传递距离:如组织系统中的各单位地理位置上较分散,面对面沟通不便,通过文书传递又不能把握时效;通过网络联系虽可直接沟通,但不易把复杂的问题说清楚,影响沟通效果。

2. 针对组织因素的沟通策略

（1）倡导组织沟通文化:组织沟通的有效性与医院文化直接相连。要通过医院护理文化建设,树立全员沟通理念,创造人人能沟通、时时能沟通、事事能沟通的良好氛围,建立一个开放的沟通机制。护理管理者应以身作则,注重组织沟通氛围的改善,鼓励护士之间交流协作,提供上下互动机会,促进相互理解。

（2）畅通组织沟通渠道:《宋史·乔行简传》:"贤路当广而不当狭,言路当开而不当塞。"古人已经认识到,谏言、沟通的路径应当畅通无阻,通则不痛。护理部主任应结合本院实际情况,构建一套正式沟通和非正式沟通相结合、传统沟通和现代沟通(电子网络技术)相结合的沟通渠道,使组织沟通有更快的速度、更大的信息容量、更宽的覆盖面积、更高的准确性和成功率。

（3）建立沟通反馈机制:完整的组织沟通必须具备完善的反馈机制。这种反馈要求是双向的,从而形成信息环流。在一般人际沟通中,反馈也许可有可无,但在组织沟通中,反馈不可或缺。因为通过反馈,可以提高管理的针对性,减少盲目性;同时可以加强上下级之间的心理沟通,让员工意识到管理层乐于倾听他们的意见,从而增强管理者和员工之间的理解、相互尊重和感情交流。

（四）信息媒介因素及改进策略

1. 信息媒介因素导致的沟通障碍

（1）信息过量:现代社会是信息社会,管理者常被淹没在信息的汪洋大海之中。信息过量的弊病在于各种未加区别、分辨的信息汇集在一起,使管理者无法做出判断;过量的信息传递致使信息渠道堵塞,致使管理者工作厌烦,效率低下。

（2）信息内容：信息的内容影响沟通效果。一般人对内容的兴趣排序是：人、事、理论。对个人利害密切相关的信息比无关痛痒的信息容易沟通；有前因后果的事比孤立事件要容易沟通。如沟通双方均认为某信息是个好消息，A将很乐意去告知B，而B也乐意听；反之，A可能会含糊其词，或试探或暗示，而B就可能弄不明白。

（3）媒介选择：沟通媒介的选择不当，会造成沟通的无效或错误。如一位护理部主任想表达对下属的批评，同样的内容可用不同的沟通媒介表达：一是使用会上公开批评，二是私人晤谈的方式，两种方式会对接受者产生不同的意义，并产生不同的沟通效果。

（4）媒介操作：媒介操作错误亦会造成沟通失误。如报纸、杂志出现的排版、印刷错误，广播、电视出现的设备故障和操作错误等。消除措施是完善媒介设备的技术性能，提高操作人员的技术水平和预防故障的意识。

2. 针对信息媒介因素的沟通策略　任何沟通都以沟通的有效性为前提。

（1）选择合适语料：语言是语音和语义的矛盾统一体，其形式和内容应是统一的。护理管理者在沟通中要选择"最合适"的语料。①注意语料使用量的合适性：可采用信息过滤减轻认知负担，标记与屏蔽与沟通对象不相关的信息，是避免信息过载的重要途径。②注意语料选择的正确性：须组织最恰当的语句，尤其是必须传递"坏消息"时的语言选择，要以"有效"为原则激活沟通，营造良好的沟通氛围，畅通交流。

（2）选择合适媒介：近年来，组织沟通的技术支持日新月异，网络沟通、数字通信正在成为组织沟通的主要类型，其中，OA办公自动化系统、微信、手机通信、电子邮件、视听会议和组织内的互联网或局域网的发展迅猛。

新媒介对与沟通主体的影响利弊共存。网络沟通大大降低了组织沟通的成本，使传统的语音文字沟通立体直观化，同时缩小了信息存贮空间，降低了信息传递和共享的成本，提高了沟通效率和灵活性，使工作便利化。网络沟通速度快、容量大、范围广、储存久、成本低的优点，必然改变组织沟通的模式和程序。但新媒介沟通的局限性是互动性相对较弱，其双方互动性以及情感交流性远不及直接沟通充分，往往会演变成单向的信息传播或信息发布；另外，对复杂问题的阐述解释也不及当面沟通。我们时常听到这样的话"这件事微信里说不清楚，我们最好面谈"，这句话告诉我们，护理管理者要注意平衡新媒介沟通和面对面沟通的比例，以保证信息到达率和沟通有效性。

三、见什么人,说什么话——组织沟通锦囊

见什么人说什么话是一种沟通策略,旨在根据交流对象的特征和情境调整自己的言辞和行为,以实现更有效的沟通。这种策略强调根据不同的交流对象采用不同的沟通方式,核心在于理解和尊重交流对象的差异,通过灵活调整自己的沟通方式来达到更好的沟通效果。它不仅是一种沟通技巧,体现了善于换位思考、理解和尊重他人的特质。

(一) 基本沟通策略

1. 个性化策略 人与人千差万别,这些差异往往对沟通效果造成很大影响。因此,护理管理者应分析沟通对象的个性特征。米开朗琪罗在雕塑大卫像之前,花了很多时间挑选大理石。因为他知道,他可以改变石头的外形,但无法改变石头本身的质地和纹理。由此可知,在交往中,试图改造对方的个性差异是没有价值的。每一个护理管理者都是雕塑师,只有懂得"经营"这些个性差异,才能促成良好沟通。

心理学划分性格类型的方法有多种,本书选择根据知、情、意三者在性格中何者占优势的分类方法,这种方法把人的性格分为四种:完美型、力量型、活泼型、平稳型。这四种个性的特点与沟通要点见表9-3。

与不同个性的人沟通有不同的技巧,在了解四种性格特征的基础上,掌握了这些技巧,就能得心应手、事半功倍地处理人际关系。学会与不同性格的人相处,就是学会了如何做人;学会与不同性格的人沟通,就是学会了领导团队。

故事与感悟

《西游记》:四种性格组成的精英团队

中国古典名著《西游记》对人的性格刻画得出神入化。唐僧(完美型):细致,敏感,悲观,生气时一个人伤心;悟空(力量型):坚定,果断,自负,生气时去毁灭一切;八戒(活泼型):热情,活泼,多变,生气时几天就好了;沙僧(平稳型):稳重,随和,寡言,生气时别人不知道。

这天,师徒四人被妖怪擒拿并判了死刑,在临刑的前一天,断头台突然塌损。活泼型的八戒立刻说:"太好喽,大家不会死了,明天开个Party

庆祝一下!"完美型的唐僧说:"我要研究一下这个断头台是怎么坏的。"力量型的悟空说:"我早就说过我没罪! 妖怪你走着瞧!"平稳型的沙僧说:"好了,大家都没事了。"

感悟:每个个体对同样的世界会有不同的解读,团队的管理者应采取不同的方式与不同个性的人沟通。

（1）与完美型个性者的沟通——快乐起来:完美型性格的人比较敏锐,判断力上佳,与其交流必须重视理性、合乎逻辑,才能获得他们的认同。完美型性格的人喜欢思考,通常会表现出心事重重,但是实际上并没有生气,因此,与之相处时不要计较其态度;完美型性格的人过于谨慎,往往首先向新方法、新观点泼冷水,因此要理解他们无休止地追问和"天生悲观"。完美型性格的人喜欢独处,要求井然有序,这些都是优点,但是要避免走向极端,要帮助他们,避免成为工作和家庭的奴隶。

（2）与力量型个性者的沟通——缓和下来:与力量型沟通要积极务实,讲究效率,不必拘泥过程与形式。力量型性格的人具备控制他人的能力,有战胜困难的勇气,因此,在沟通时要尽量认真倾听,不要打岔;坚持双向沟通,不要被控制;与这类人共事的时候必须划分权限范围,以便各负其责,避免对自己工作的干预;力量型性格的人讲求工作效率、喜欢快人快语,因此,交流时应开门见山、表达明确简洁;力量型性格的人注重面子,因此,尽量不要与其争执、辩论,对其批评和建议要私下进行并注意委婉。

故事与感悟

他用什么技巧说服斯大林

很多军事学家研究时感到奇怪,依斯大林的性格,很难听取别人的意见,怎么会赢? 后来发现是苏军的总参谋长起了主要作用,他是这样影响斯大林的:每次开统帅会议之前,他就向元帅们收集意见,然后提出一正一误两个方案。每次开会时他都坐在离斯大林很近的前排。他先用很低的声音说正确方案,别人都没听到,但斯大林听到了;然后用洪亮的声音讲出错误方案,斯大林每次等他说完错误方案后,便站起来把他狠批一通,臭骂一顿,然后说出"自己的方案",实际上就是第一个正确方案。他就这样把自己的方案变成了斯大林的方案。

感悟：总参谋长使用了与"力量型"个性者沟通的技巧，巧妙地说服了斯大林。

（3）与活泼型个性者的沟通——统筹起来：与活泼型沟通需满足他们"感染和影响他人"的强烈愿望，相处时要热情、随和。活泼型性格的人有才华，十分需要舞台展现自己的才华，要提供交流的空间，满足其成就感；活泼型性格的人往往说话随心所欲、大大咧咧，因此交往时不要特别敏感；活泼型性格的人做事较莽撞浮躁，有时甚至为了取悦别人而承诺自己做不到的事情，因此，可对其规定工作的最后期限，对资源、条件等进行认真评估，避免他们夸海口后任务无法完成。

（4）与平稳型个性者的沟通——振奋起来：与平稳型沟通时要给予安定的感觉，鼓励其发表意见并且认真倾听。平稳型性格的人害怕挫折，不愿意接受挑战，但这并不代表他们没有需求、没有能力，因此，与之沟通时，不要强人所难，要帮助他们制订合适的目标，在取得阶段性成果时奖赏激励他们；平稳型性格的人不喜欢突发事件，因此，有变化要提前告知，让他们做好心理准备。

2. 倾听策略　倾听是一项宝贵的能力，但常常被忽视。身为护理部主任，如不善于倾听，就无法管理复杂的护理组织。

（1）专注倾听，表达尊重：在倾听时，首要的是展示对下属的尊重。要面向说话者，将身体稍向对方倾斜；与对方保持目光接触，必要时做些记录，以表示自己的关注。避免注意力分散的举动，如东张西望、看手机短信、看手表；须克制住想要尽快"帮助"下级的冲动，不要急于做出判断，如"你这样想不对"。

（2）耐心倾听，鼓励倾诉：要鼓励对方大胆倾诉，适时给予反馈呼应，如微微点头、轻声应答"嗯""哦""知道了"，表示你愿意接纳别人所说；不随便打断对方的诉说，如"你别说了，说了也没用"。

（3）有效倾听，避免误解：良好的注意并不等于有效倾听。一个善于倾听的人，不仅能了解对方语言的表面信息，而且能够察言观色，通过对方的语气、表情、动作等非语言沟通行为，抽丝剥茧，看出隐含信息，听出言外之意，把握说话者的真实意图。

（4）同理倾听，全面理解：听有五个层次：第一层是根本不听，例如听父亲的训斥；第二层是假装在听，例如听老伴的唠叨；第三层是有选择地听，例如听报告；第四层是全神贯注地听（聆听），例如听音乐会、听自己关注的消息；第五层是用心去听（倾听），即用同理心去听，移情换位地听懂别人的信息。在倾听时可这样表达:"你的意思是……""让我来肯定一下我理解的内容,就是你希望我……"

3. 夸赞策略　心理学家马斯洛认为,荣誉和成就感是人的高层次需求。这就是赞美的力量。在夸赞的激励下,能产生把事情做得更好的动力。虽然人都喜欢听赞美的话,但并非任何夸赞都能产生管理效能。如果护理部主任能给下属以有效的赞扬,那么下属可能会更愉快、更通情达理、更乐于协作。

(1)真心实意地夸赞:夸奖要出自真心,不能为了夸奖而夸奖。能引起对方好感的只能是那些基于事实、发自内心的夸赞。相反,无根无据、虚情假意地赞美,不仅会让人感到莫名其妙,还会觉得你诡诈虚伪。

寓言与道理

狐狸斡旋狼和豹

狼和豹是草原上的两个霸主,各自统治一方。它们谁也不服谁,经常发生争斗,闹得两败俱伤,草原上的其他动物也饱受争斗之苦。终于,动物们再也无法忍受这种无休止的争斗了,大家推举聪明的狐狸去协调它们之间的矛盾。狐狸满怀信心地出发了。

狐狸找到争强好胜的狼,对狼说:"最近您没有听说吗? 草原上都在议论您与豹谁最绅士,最佳绅士将获得无比的尊敬,您一定不能输呀!"狼心想:打架都不输给它,这方面也一定不能输。所以它决定让自己变成最有礼貌的绅士,用微笑和问好的方式来战胜对手。

狐狸又去找豹,豹性情孤僻,不愿与人交谈。狐狸心想,说话不行,那就写信吧。它给豹子写的信很诚恳:"狼豹相斗何时了,两败俱伤终不好,武力不过撕和咬,何不比比谁礼貌。"豹子看后,顿时醒悟,也放弃了与狼一比高下的决心。

几天后,两个霸主从仇敌变成了朋友,它们见面时彬彬有礼地向对方问好,以前的不愉快好像从来没有发生过。

寓意:有效的夸赞可以化干戈为玉帛。

(2)雪中送炭的夸赞:与顺境中的赞扬相比,下级更希望在逆境中得到支持。护理部主任应注意,最需要夸赞的不是那些取得卓越成绩的护士,而是那些因默默无闻而产生自卑感或出现困难挫折的护士。他们平时很难听到夸赞,一旦得到几句真诚的夸赞,便有可能振作精神,大展宏图。因此,最有实效的赞美不是"锦上添花",而是"雪中送炭"。

(3)合乎时宜的夸赞:夸赞效应的最大化在于相机行事,做到"美酒饮到微醉后，好花看到半开时"。当下属计划做一件有意义的改革时，开头的赞扬能激励他下决心做出成绩，中间的赞扬有益于对方再接再厉，事后的赞扬则可以肯定成绩，指出进一步的努力方向，达到"赞扬一个，激励一批"的效果。

（4）具体实在的夸赞：夸赞用语越翔实具体，越说明你对下级的长处和成绩很了解，则下属越感到你的真挚和可信。如果你只是含糊其词地赞美对方，比如说"你干得很好"或者"你是一位优秀的护士长"，下属最多高兴一会儿，但不知该在什么地方发扬光大。如果夸下级"你病房管理得很有序""你的科研能力很强"等，下级则会努力在这些方面做得更好。

（5）恰如其分的夸赞：夸赞要实事求是、适可而止，说中对方的长处，如夸得过分会给人虚伪的感觉。

（6）间接传递的夸赞：背后颂扬下级的优点，比当面夸赞更为有效。在各种夸赞策略中，间接传递的夸赞要算最有效果的技巧了。当面的夸赞或许让人起疑心，间接听来的更觉得真实。德国的铁血宰相俾斯麦，为了拉拢一个敌视他的属下，便有计划地在别人面前赞扬和吹捧这个属下。他所说的话陆续传到那个敌视他的属下耳朵里，后来两人成为无话不说的政治盟友。

（二）上行沟通策略

上行沟通是向决策中心传递信息的重要一环，对护理组织的运作有着多层面的影响。良好、畅通的上行沟通可使得护理部主任有机会及能力去影响管理者，把护理人员的智慧能力贡献给医院，实现护理组织的有效运作。

1. 上行沟通的换位思考　许多护理人员提拔到管理岗位上后都会思考这样一个问题："我该怎样与上级沟通？"这种思考常常成为一道"无解的方程"。假如换一种方式思考，考虑"对方需要什么样的下级"，也许很快就能找到答案。上级对护理管理者的需要及管理者的沟通行为策略见表 9-4。

表 9-4　护理部主任的上行沟通行为

领导（上级）的需要	护理部主任（下级）的沟通行为
了解护理系统情况	定期工作汇报，及时反馈
认真执行医院指令	聆听、询问、响应、承诺
获得护理部支持	尽责，尤其在上级需要时给予支持
为医院领导分忧	理解上级、敢挑重担、多提合理化建议
省力、省心	自我严格管理，减少护理组织的矛盾上交

2. 上行沟通的时机策略　沟通对象的心情如何,在很大程度上影响到沟通的成败。护理部主任在进行上行沟通时,场合、时机的选择非常重要,尤其是向领导提建议、要政策时更应注意。可将众多问题按轻重缓急分好类,选择适当时机向上级请示。一是选择上级工作比较顺利、某方面取得成功的时候进行沟通,此时领导往往心情较轻松,较容易接受建议,甚至是反面意见;二是选择面临重大任务时进行沟通,比如医院接受评审之前,此时如果上级答应所请求之事,护理组织有可能为医院作出更大贡献。

3. 上行沟通的影响策略　目前国内外学者对上行沟通影响策略的研究取得了大量建设性成果。组织内上行沟通的影响策略主要有以下三类九种:

(1)理性策略:①理性劝导:下级运用逻辑说明和事实证据来显示自己的建议或请求是可行的,并且是与要达到的任务目标相关的。②商量讨论:通过对上级支持和肯定,寻求上级的参与,或下级愿意根据上级的建议调整其请求。③行为表现:以个人的专业水平、特殊经验或优良的办事能力来获得上级的认可与支持。护理部主任想影响上级时,应多使用理性策略。

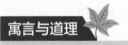

寓言与道理

兔子"抗命"

森林里,许多树木因缺水死亡。担任森林管理委员会主席的狮子决定,挖一条新河道解决这一问题。狮子向老虎、兔子、狼等各区委员布置了这个任务。"可是",兔子说"挖新河道好像……"没等兔子说完,狮子就怒喝:"不许以任何理由拖延,否则,我就撤你们的职!"兔子听后只好沉默。

老虎和狼回去后马上组织下属开挖河道。兔子想,挖新河道既伤害树木,成本又高,如果改为用管道引水,效果会更好。于是,兔子找机会向狮子申请试行铺设管道,并保证如果试验失败,立即按狮子的要求去做。

年终,老虎和狼的辖区不仅没挖成河道,树还死了不少,只有兔子既解决了缺水问题,也没有树木死亡。狮子知道决策出了问题,在大会上表扬了兔子,并把它的经验在森林推广。

寓意:良好的上下级沟通是有效决策的基础和保证;作为下属,不能计较个人得失,只有从大局考虑问题,才能确保组织向正确的方向发展。

(2)硬策略:①负面刺激:做一些上级不喜欢之事,使上级无奈,直到上级同意。②借助上级:将意见或想法越级告诉高层领导,依赖高层领导与直接上级沟通。③诉诸规则：以组织之规定或惯例与上级沟通、辩论。④求助外界：在权力、影响力不均等的情形下，下级寻求他人帮助或用他人的支持为后盾，增强与上级沟通的说服力。由于硬策略（诉诸规则除外）不利于上下级关系的改善，因此作为下级应尽量少用。

（3）软策略：①逢迎：等待时机，在上级高兴时，下级通过赞扬、表示友好行为或恭顺行为使上级自我感觉良好，接受下级建议；②利益交换：如果上级答应所请求之事，下级提供益处，做有利交换、上下双赢。

4. 上行沟通的互动策略　和上级打交道，是护理部主任工作重点之一。沟通的效果如何既是个人沟通能力的表现，又影响到护理组织的发展。上行沟通不是让上级适应自己，而是自己要适应上级，根据上级的个性特点和意图处理事情。

（1）接任务时：态度坚决些，少讨价还价。运用传统的"5W2H"方法可快速、准确地明确上级意图，要及时确认记录任务要点，有疑问要及时探讨，使上级感受到被追随，意识到你有完成任务的能力；注意不要做超出能力的承诺。

（2）听批评时：倾听认真些，尽量少反驳。冷静面对上级批评，要进行换位思考，不要计较上级的批评方式；不要推卸责任，知错即改；力戒消沉。

（3）提建议时：不出问答题，多出选择题。在向上级提交解决问题的方案时，要多做几套备择方案，而不是询问上级"怎么办"。

（4）作汇报时：内容条理化，情况数据化。用数据来说话较能说明情况，要保证汇报材料的准确性、完整性、效率性。要防止越级汇报，这不符合现代医院管理原则，容易造成上下级之间的矛盾，但要保留"越级投诉"的权利。

（5）要政策时：困难具体些，问题严重些。医院内各种政策的确定都不是随意的，无论哪种政策，都可能有利有弊。因此，在向上级要政策时（比如提高医院的床护比），要不断试探，把困难说得具体些，以利领导决策。

（6）提意见时：少用否定语，多用建议语。由于忠言常"逆耳"，所以提意见时要注意维护上级的自尊与自信。当上级没有主动征求意见时，可主动找机会表示"我对现在的工作有些独特的想法，您是否愿意听听？"当上级主动征求意见时，要把握好尺度，用委婉的语气和建议性语言，少用否定性语言。比如提"本单位人才建设无规划"，不如说"建议进一步加强人才队伍建设"。

（三）下行沟通策略

古语云"民非后，罔克胥匡以生；后非民，罔以辟四方"。这句话的意思是，下级没有领导者的组织管理，就无法协作谋生；领导者没有下级的支持，就无法管理事务。

1. 下行沟通的换位思考　研究结果表明,组织沟通风格越以员工为中心,员工对工作、对上级的满意度就会越高。有道是"士为知己者死",护理部主任要在分析下级需求的基础上采取沟通行为,下行沟通有效者可以得到更多的拥护和支持。下级对护理管理者的需要及管理者的沟通行为策略见表9-5。

表 9-5　护理部主任的下行沟通行为

护士(下级)的需要	护理部主任(上级)的沟通行为
上级给予关心、理解	主动询问、问候、倾听心声,了解需求
上级给予鼓励、肯定	对下级表示信任、认可,经常给予鼓励赞扬
上级给予帮助、支持	帮助解决工作、生活问题、给予精神、物质帮助
上级给予指导、辅导	给予下级工作上、心理上的指导
得到提高和提升机会	关注护士专业成长,多给护士提供培训学习机会
上级指挥得力	指令清楚、易于执行,不多头领导、健全沟通渠道
上级协调有方	及时沟通、协调、解决矛盾和冲突

2. 下行沟通的批评策略　人的本性潜藏着对批评的抵触。怎样才能避免人的自我防卫心理的作用,有效地提醒下属注意自己的错误呢?

(1)批评错误要及时:如果下属出了错不及时批评教育,等于告诉大家,不管工作如何,上级都不会在乎,错误就可能接二连三地出现。因此,一旦发现下属违规,应尽可能迅速地开展批评教育工作。

(2)批评之前先警告:作为管理者,在进行正式批评责罚之前有义务事先给予警告,也就是说首先让下属明确并接受组织的规章制度和有关规定,这样如果出错招致批评责罚,下属会认为批评是公正的。比如要求各护理单元按时统计上交有关数据,如到期不交将予以批评。

(3)单独批评保自尊:当下属有错时,护理部主任应尽量采取私下面谈的方法,避免当众批评下级,因为当众批评会使对方感到无地自容,难堪甚至愤恨,在场的人也会有困窘和不安的感觉。自古以来,受人景仰、广受推崇的管理者都是礼贤下士、谦恭有礼、尊重部下的智者。

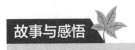
故事与感悟

沃恩的秘密

沃恩每年都会受邀参加某单位的杂志评审工作,这个工作虽然报酬不多,但却是一项荣誉,很多人想参加却找不到门路,也有人只参加一两次,就再也没有机会了! 沃恩年年有此"殊荣",让大家都美慕不已。

他在年届退休时,有人问他其中的奥秘,他微笑着向人们揭开谜底。他说,他的专业眼光并不是关键,他的职位也不是重点,他之所以能年年被邀请,是因为他很会给别人"面子"。

他说,他在公开的评审会议上一定会把握一个原则:多称赞、鼓励,少批评。但会议结束之后,他会找来杂志的编辑人员,私底下告诉他们编辑上的缺点。也正是因为他顾虑到别人的面子,因此承办该项业务的人员和各杂志的编辑人员,都很尊敬他、喜欢他,当然也就每年找他当评审了!

感悟:赞扬和批评既要坚持原则性,也要讲究灵活性,有一定的分寸,要给人以面子,只有这样,自己才能够有面子。

(4)类比批评是大忌:领导容易犯的一个错误是通过表扬一个下属,来强化对另一个的批评,以为"有比较才有鉴别"。这其实比当众批评还要令下属沮丧。因为这是在明确表示"你比别人差",会对下属造成较大的心理冲击,甚至产生逆反心理。

(5)暗示批评引注意:人们不能轻易承认错误的根本心理障碍,是对于自我遭到否定的恐惧。如果不直接批评,而是间接的暗示,则可以使人避免自我否定的恐惧,从而使人顺利地接受批评。

故事与感悟

大师为何不直说

有一位表演大师上场前,他的弟子告诉他鞋带松了。大师点头致谢,蹲下来仔细系好。等到弟子转身后,又蹲下来将鞋带解松。有个旁观者看到了这一切,不解地问:"大师,您为什么又要将鞋带解松呢?"大师回答道:"因为我饰演的是一位劳累的旅者,长途跋涉让他的鞋带松开,可以通过这个细节表现他的劳累憔悴。""那你为什么不直接告诉你的弟子呢?""他能细心地发现我的鞋带松了,并且热心地告诉我,我一定要保护他这种热情的积极性,及时地给他鼓励,至于为什么要将鞋带解开,可以在将来教他表演时再说啊!"

感悟:大师的沟通方法,既尊重了艺术,又保护弟子积极性,值得借鉴。

(6)只对事情不对人:批评应该指向下属所做的具体错误行为而不是下属自身。如有位护理部主任在一次护士长会议上批评某问题时,虽然没有直接点名,但最后说,"看来研究生当护士长还是不行啊!"当时在场的5位硕士学位护士长听了心里都不舒服。

(7)先赞后批再鼓励:这就是俗称的"三明治批评策略"。先称赞是因为称赞是对人们自我价值的支持,在人们刚刚得到支持的愉快时,对批评的接受性会明显增强。在批评后给予鼓励,在信任的方式中结束批评,会增加下属改正错误的信心,比如批评后可对下属说"我相信你一定不会再出这样的错了"。

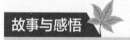

故事与感悟

陶行知的批评技巧

陶行知先生任育才学校的校长时,有一天看到一位男生欲用砖头砸同学,就将他制止住,并让他去校长办公室。等陶行知回到办公室时,看到男生已在等他。陶行知掏出一块糖递给他:"这是奖励你的,因为你比我先来了。"接着又掏出第二块糖给男生:"这也是奖给你的,我不让你打人,你立刻住手了,说明你很尊重我。"男生将信将疑地接过糖果。陶行知又说:"据我了解,你打同学是因为他欺负女生,说明你有正义感。"陶行知遂掏出第三块糖给他。这时男生哭了:"校长,我错了,同学再不对,我也不能采取这种方式对他。"陶先生又拿出第四块糖说:"你已认错,再奖你一块。我的糖分完了,我们的谈话也该结束了。"

感悟:陶行知使用了"三明治批评策略",达到了很好的批评效果。

(8)所批事宜应可控:护理部主任对下属的批评内容要确保是下属可控、可改善的行为。如果下属无能为力,批评就起不到作用。例如,护理部干事因为忘了上闹钟上班迟到,可以批评她;但是迟到的原因是上班坐的地铁突然停电,在地下被困了半个小时,这时批评她就没有意义。因为下属无法控制这类事情的发生。

3. 下行沟通的命令策略 命令带有组织层面上的职权关系,它隐含着强制性。若护理部主任经常使用直接命令的方式,要求下属做好这个,完成那个,也许看起来非常有效率,但工作品质往往无法提升。有的管理者有这样的毛病:下达了"不着边际的指示",却奇怪下属为什么没有有效执行。运用下达指令的技巧可提升部下执行命令的意愿。

(1)下达指令要准确清晰:下达命令时,要正确地传达命令,注意"5W2H":Who(执行者)、What(做什么)、How(怎么做)、When(时间)、Where(地点)、How many(工作量)、Why(为什么)。不要下一些过于抽象的命令,让部下无法掌握命令的目标;细节部分,如有必要,最好详加说明;不要认为部属很了解你的话,如有可能,请他复诵一遍。

(2)下达指令要尊重下属:下达指令时要循正常管道(组织程序);态度和善,用词礼貌,语气亲切。如:"小张,请你将这份调查报告复印2份,下班前送到院办交给陈主任;请留意复印的质量,陈主任要交给院长审阅。"对复杂的指令可征询下属有什么问题或意见。

(3)下达指令要信任下属:一旦决定让部下负责某项工作,就应尽可能给予更大的自主权,以利更好地发挥下属的创造力。例如:"这次学术交流会交由你负责,关于主题、地点、时间、预算等请你制作出一个详细的策划,下个星期你选一天我们要听取你的计划。"还应该让部下取得必要的信息,例如:"院务部门我已经协调好了,他们会提供场地的保障。"

寓言与道理

谁的命令更有效

北风和南风都是风中元老,都想独占风中老大,谁都不服谁,于是它们就想通过比武公平竞争。比赛的项目是看谁的命令有威力,能让行人把身上的大衣脱掉。北风先发威,来一个冷风凛冽、寒气刺骨,结果行人把大衣裹得紧紧的;南风则徐徐吹动,顿时风和日丽、暖煦融融,行人觉得春意上身,便解开纽扣,继而脱掉大衣,南风获得了胜利。

寓意:温暖有时胜于严厉。在管理中运用"南风"法则,尊重关心下属,有时比下死命令更有效。

4. 下行沟通的劝服策略 在护理管理中,常需要使用劝服技巧,劝导下属接受某项本不愿承担的任务,或改变自己的不妥行为。

（1）动之以情，晓之以理："感人心者，莫先乎情"，情理相济是很好的劝说技巧。复杂的问题需要既发于情又止乎理，方能使对方心悦诚服。多站在对方的角度想问题，这种劝说不必一语道破，只需逐步引导，让对方从事理逻辑中幡然醒悟，最终产生认同感，自愿接受。当下属不能愉快地接受某项工作任务之时，主任可说"我知道你很忙，抽不开身，但这事只有你去解决，我对其他人没有把握，思前想后，觉得你才是最佳人选。"这样一来使对方无法拒绝，巧妙地使对方的"不"变成"是"。

故事与感悟

列宁怎样说服愤怒的农民

十月革命取得胜利时，象征沙皇反动统治的皇宫被革命军攻占了。当时，愤怒的俄国农民们拿起火把嚷着要点燃这座举世闻名的建筑，以表达他们对沙皇的仇恨。在场的一些知识分子深知皇宫的价值，纷纷出来劝说，但无济于事。列宁得到消息后很快赶到现场。看到现场的气氛，列宁知道硬劝不行，于是就用委婉的口气说：

"亲爱的农民兄弟们，皇宫是可以烧的。但在点燃它之前，我有几句话要说，行吗？"

农民们一听列宁并不反对他们烧皇宫，就异口同声地说："当然可以了。"

"请问，以前是谁住在这座房子里？"列宁问。

"是万恶的沙皇统治者！"农民们大声地回答。

"那房子又是谁修建起来的呢？"列宁又问。

"是我们人民群众！"农民们坚定地说。

"那么，既然是我们人民修建的，现在就让我们的人民代表住，你们说，可不可以呀？"

农民们开始点头。

"那你们还要烧掉人民住的房子吗？"列宁再问。

"不烧了！"农民们齐声答道。就这样，皇宫终于保住了。

感悟：列宁对农民动之以情，晓之以理，巧妙地达到了沟通的目的。

（2）授之以渔，导之以行：护理部主任不仅要告诉下级做什么，还要帮助他们知道"怎么做"，即引导下属采取正确的行为。导之以行，重在于"行"，努力让下属把正确的行为恒久地坚持下去。

(3)引之以利,避之以害:人是理性的动物,趋利避害是人类的本性,因此,即使说服者把道理讲得再动听,如果对方没有一定的利益存在,说服工作也徒劳无功。多从对方的角度考虑,与其一起分析某事的利弊,就能找准突破口。

5. 下行沟通的询问策略　在沟通中,护理部主任要做好引导工作,当下属默不作声或欲言又止时,可用询问技巧引出下属真正的想法,这样一方面可为要说的话铺路,另一方面可以营造较自然的谈话氛围。

(1)多用启发性提问:避免答案为"是"或"否"的问题。例如:"你认为我们应该怎样会做得更好?"而不是"你觉得这项制度好吗?""这个方案行吗?"

(2)多提具体性问题:提问越具体越好。模糊或宽泛的问题往往得不到想要的信息。例如,护理部主任想要了解护士对护士岗位管理方案的看法,问:"你觉得岗位管理方案怎么样?"不如问:"你觉得护理单元的分级标准怎么样? 对各层级护士晋升考核的标准有哪些需要改进吗?"

(3)避免误解性提问:要根据"中心性原则"围绕想要知道的问题提问。过于迂回可能会将沟通导入歧途。例如,有位新上任的护理部主任曾提出了一系列改进晨间护理的新举措,但一段时间后并没有太大改观。于是叫来某外科李护士长了解情况。她面带微笑地问:"李护士长,你在医院工作很久了,是吧?"李回答:"是呀,主任,您应该知道我一向工作很努力,我知道张总护士长要提拔到护理部去了,您放心,我会做好您交代的工作。"主任真的无法再问下去了。

(四)组织外部沟通策略

护理组织必须和组织外部互相交流、互相协作,得到外界社会的支持,因此组织外部沟通必不可少。组织外部沟通近似公共关系,还包括更广泛的内容,沟通对象包括服务对象、政府主管部门、新闻媒体、社区、公司等。受篇幅限制,本书重点讨论投诉抱怨的化解技巧与媒体应对技巧。

1. 投诉抱怨的处理化解技巧　护理属于高风险行业,不可能没有一点失误,没有一点意见。如不及时进行有效化解补救,将引发服务对象不满,纠纷升级,对医患双方带来不利影响。

(1)处理投诉的基本程序:认真处理抱怨投诉,可以变坏事为好事,从根本上减少投诉。处理的基本程序是 IANA 过程:①确认问题(identity):让投诉者申诉述说,仔细倾听,不可用"但是""请你等一会儿"等语言来应答;②评估核定问题(assess):院方有无过失? 严重性到何程度? 争执会给医院带来哪些影响？抱怨者除经济补偿外，还有什么要求？③互相协商（negotiation）：医患双方为解决问题所能接受的上限条件和下限条件；④处理问题（action）：决定由什么人、在多长时间内、做什么事。同时要确认是否按条约实施了，否则前功尽弃，会对医院造成更坏的影响。

（2）处理投诉的沟通要点：护理部主任应以"严格、认真、主动、高效"的工作作风去处理投诉，并从中查找原因，扎扎实实地提高工作质量。

1）不得外推，尽快处理。护理管理者听到抱怨或投诉后，要马上做出反应，拖延只会引起投诉者更大的不满，对事态严重的问题要立即请示上级领导。

2）选择场所，单独沟通。医院的就医场所人声嘈杂，不利于安抚投诉者，如果投诉者大声诉说或吵闹，还会影响医院的正常工作，同时给医院造成不良影响。因此，应选择合适场所，与投诉者单独进行沟通，以求问题的解决。

3）认真倾听，做好记录。投诉者往往心中充满了火气，要耐心听取投诉者的诉说，使投诉者"降温"，逐渐平静。要用"移情"技巧设身处地替投诉者思考分析，找出问题的症结。边倾听边记录投诉的内容，不仅可以使投诉者讲话的速度放慢，缓解投诉者的情绪，还可以使投诉者感受到医院的重视态度，同时记录的资料也是为解决问题提供依据。

4）保持冷静，区别对待。护理人员面对投诉者时，应学会克制自己的情绪，以信为本，以诚动人，以礼为主，主动改善与投诉者的关系。绝不能同投诉者争辩，更不能争吵，即使投诉者有过激的言行，也要在冷静的状态下与之沟通。属于护士有失误的，应坦诚道歉，及时做好补救工作，告知补救措施；属于双方互有责任的，先解决自身不足，并请对方配合解决问题；属于对方理解有误的，力争以对方能接受的方式指出，帮助对方弄清事情真相；当纠纷事件完全是由外部造谣造成时，护理管理者应理清事件的发生过程，对事件坚决否认，保护自身的合法权益，必要时寻求法律帮助、追究其法律责任。切记：立刻与投诉者摆道理、急于作结论、一味道歉、做出不切实际的许诺都是不可取的。

寓言与道理

老鼠怎样对付猫

一只老鼠带着儿子散步，被小猫发现了。老鼠拉着儿子撒腿就跑，小猫紧跟其后追赶。眼看就要追上了，老鼠回头一看，这不是小猫吗，没经验，好对付。于是，它赶紧学着狗的样子，蹲在地上对着小猫狂吠。小猫一听，"咋今天眼花了呢，迷迷糊糊来追狗，找抽呢"，吓得掉头就跑。老鼠一抹额头的汗,对小鼠说:"儿啊,你看,学会一门外语多重要啊!"

寓意:当外界负面事件来临时,逃避不是办法,应掌握组织外部的沟通技巧。

2. 负面事件的媒体应对技巧　当负面事件突发时,媒体的披露往往会给医疗机构带来危害,如某医院护士发生了"离谱"的差错;某药厂生产的不合格药品已大量进入医院、某医院上百名护士集体辞职等。媒体是医院与社会沟通的主要途径,与媒体沟通就是与社会公众沟通,因此要高度重视与媒体的沟通。

突发公共卫生事件(如疫情)发生时,大众的关注度和参与度极高,网络舆情的产生防不胜防。各种信息狂轰滥炸,真假莫辨,让人们处于一种紧张不安的恐慌状态。负面舆情的危害巨大,极易引发公众对立情绪和社会仇恨,成为激化社会矛盾、酿成重大社会事件的导火索。有时甚至会因为不信任而产生"塔西佗陷阱"现象,越是要辟谣的信息传播得越快越广,越是政务公开的信息越是被屡屡质疑。

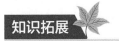
知识拓展

"塔西佗陷阱"

这一概念得名于古罗马时代的历史学家塔西佗所著的《塔西佗历史》,是塔西佗在评价一位罗马皇帝时所说的话:"一旦皇帝成了人们憎恨的对象,他做的好事和坏事就同样会引起人们对他的厌恶。"

这句话之后被引申成为一种现代社会现象,指当政府部门或某一组织公信力不足时,无论说的话是真是假,做的事是好还是坏,都会被认为是说假话、做坏事。

目前我国事实上有两个信息场:官媒和社会化新媒体。突发舆情时,政府在官媒语域场发声,民众在社会化媒体平台上发怨。针对突发舆情,要建立专门的官方信息公告平台,而且同时通过社会化新媒体平台推送,做到火在哪里烧起来,就在哪里灭掉,精准灭火,平息舆情。

(1)应对媒体舆情的策略:当医院发生负面事件,媒体闻讯而至时,护士通常反应是退缩。而护理部主任这一角色"不说不行,随便说不行,顾左右而言他也不行,说错更不行"。可采取以下策略进行媒体应对。

1）快速反应:从负面事件发生到沟通者做出反应决策,这段时间称为"时间黑洞"。时间越长,黑洞越大,舆论导向就越难控制,越有破坏力。要做到"两快":回应要快,发布要快。

2）主动沟通:负面事件发生后,医院领导指定媒介信息发布的主渠道,主动接受媒体的采访,掌握信息的源头,及时、准确、适度地向媒体提供信息,有问题不回避,有措施及时通告,若回避问题或者保持缄默,媒体可能会转而采访竞争对手或不知情员工,结果就更不可测。公众了解得越多,疑问就会越少。

3）统一口径:负面事件发生后,要及时将组织认定的事实告知组织内部成员。因为媒体往往不轻易相信官方的说法,会使用暗访手段,向内部员工调查。这就需要护理组织平时建立护士的危机沟通意识,教会护士基本的沟通方法。

4）如实传达:应从社会责任出发,将公众利益摆在首位,将负面事件的处理过程置于媒体和公众的监督之下,如实地与媒体、公众沟通,诚恳地公开事实真相,切忌弄虚作假,否则媒体会抓紧机会大书特书,因为"媒体绝对不会放过说谎的人"。

5）谨慎表达:在与媒体沟通时,说话要谨慎,留有余地。具体沟通方法是"三有三无":有事实,暂无原因,如"事故原因正在调查中";有行动,暂无结果,如"我们正密切关注事态的发展,待有结果后会详细通报";有态度,暂无结论,如"待查明情况后,一定会依法依纪处理"。

（2）明确不同阶段信息发布要点

1）处置初期:对事件进行快速回应,表达关注,强调应急预案已经就绪或启动,平息公众的疑惑或恐慌。

2）处置初中期:承诺保持沟通,及时传递真实信息,以正视听,维护稳定。

3）处置中期:对事件的原因分析、存在问题、应对措施进行诚恳解释,创造有利的舆论环境。

4）处置中后期:运用形象修复理论,通过媒体,展示实力,给大众信心,塑造医院良好形象。

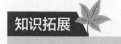 知识拓展

组织形象修复

美国学者 William Benoi 1996 年提出了形象修复理论,该理论认为当组织面临危机时,首要目标就是恢复和保护其形象,提出了如下五大形象修复策略:

	主策略	子策略	具体方法
1	否认	直接否认	否认做过被指责的行为
		转移责任	将问题发生的原因归移第三方
2	规避责任	正当回应	强调该行为属于正当防卫或回应
		无法控制	缺乏控制能力,无回天之力导致
		事出意外	失当行为归为意外,非有意为之
		纯属善意	好心办坏事
3	减少外界攻击	强调正面形象	采取了迅速而有效的措施
		淡化	尽量降低公众心中危机的危害
		区分	将危机事件与更坏的行为区别
		转换注意	提醒公众还有更重要事情关注
		反击指控者	批评指责者,降低其可信度
		补偿	在物质或精神上补偿受害者
4	纠正行为	承诺解决	承诺解决或预防此类事件再发生
5	表达歉意	认错,道歉	表示悔意,请求原谅

四、沟通绝不是单纯的"能说会道"——组织沟通的深层思考

说到沟通,许多人对技巧充满崇拜,对传授沟通之道、说话口才、为人处世的"鸡汤"类书籍追崇不已,似乎看了几本"口才"之书,口中便有了"才";读了几本"沟通"的小册子,"沟"了就能"通"。殊不知,用技巧赢得遵从终是一时,用套路博人好感亦不长久。操作技术有高低,沟通交流有技巧,技巧之上是理念,理念之上是素质。打铁还需自身硬!

(一)护理管理者的德商与沟通

1. 何为德商(moral quotient,MQ)　德商即道德商数,指一个人的道德人格品质,它是十商之首,十商之魂,包括尊重、诚实、体贴、宽容、负责、忠诚、礼貌、平和等美德。德商在某种程度上就像是人生的"道德定位系统",如"道德罗盘"一样,帮助管理者确定沟通的目标和管理行为。如德商不佳,政界高官

会落马,商海巨贾会沉船。

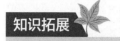

知识拓展

人生"十商"

人生十商,是体现人综合素质的十个方面。一个人唯有全面发展,十商相互配合,才能完善自我,不断成长。十商包括:

（1）德商（moral quotient,MQ）:指一个人的德性水平或道德人格品质。

（2）智商（intelligence quotient,IQ）:表示人的智力高低的数量指标。

（3）情商（emotional quotient,EQ）:指在情绪、意志等方面的品质以及处理人际关系的能力。

（4）心商（mental quotient,MQ）:是维持心理健康,调适压力,保持良好心理状况和活力的能力。

（5）灵商（spiritual quotient,SQ）:是对事物本质的灵感、顿悟能力和直觉思维能力,须与智商（IQ）配合运用。

（6）志商（will quotient,WQ）:意志商,指一个人的意志品质水平,包括坚韧性、目的性、果断性、自制力等方面。

（7）健商（health quotient,HQ）:指个人所具有的健康意识、健康知识和健康保健能力的反映。

（8）逆商（adversity quotient,AQ）:指面对逆境承受压力的能力,或承受失败和挫折的能力。

（9）胆商（daring quotient,DQ）:是一个人胆量、胆识、胆略的度量,体现了一种冒险精神。

（10）财商（financial quotient,FQ）:指理财能力,特别是投资收益能力。

2. 德商与组织沟通　对于护理领导者而言,"管理是永恒的主题",但是,"欲明人者先自明,欲正人者先正己",人能自律,方能他律,先做好自己的主人,然后才能做他人的领导。职位越高,德商的作用就越大。大量事实说明,很多人沟通失败,不是沟通能力不足,而是做人的失败、道德的失败。

（1）价值观与沟通:每个人都有不同的人生价值观,这势必影响沟通。如果认为人生就应该享乐,在与人沟通中,就会表现出自私、不愿付出等;如果认为人生应该对社会、对家庭有贡献,在和人的交往中,就能感受到他对社会、对工作、对家庭、对朋友的责任心,在交往中能体现出理解、宽容、谦让的美德。两种价值观的人在沟通中容易产生冲突。我们很难想象,一个不喜欢护理工作的教师如何劝说学生热爱护理;一个怕苦怕累的护士长如何教育护士要吃苦耐劳;一个自私自利的管理者如何带出乐于奉献的团队。由于价值体系的不同,人们在沟通中还会表现出某种"选择性知觉",并且在沟通中起到"过滤"的作用。例如,下属对上级保留不利信息,报喜不报忧;上级对下属,符合心愿的信息就传达、贯彻、执行,不符合心愿的就封锁、拖延或曲解。

（2）人格与沟通:沟通者的性格、气质、能力、态度、情绪、需要、品质的差别都会成为沟通的障碍。例如,善于抽象思维的人与善于形象思维的人在沟通时就可能发生障碍;以自我为中心、优越感强的人,很少主动与他人沟通;如果护理部主任具有自我中心的人格特征,不愿意耐心倾听护士意见,下属就不愿意主动反映情况。人格也会影响沟通效率,一个品格高尚的管理者所传递的信息,下属容易相信,乐于接受;反之,下属不仅不愿意相信,甚至采取排斥态度。

（二）护理管理者的情商与沟通

1. 何为情商（emotional quotient,EQ）　情绪商数是近年来心理学家提出的与智商相对应的概念,是指人在情绪、意志、耐受挫折等方面的品质以及处理人际关系的能力。研究者认为,情商由自我意识、控制情绪、自我激励、认知他人情绪和处理人际关系这五种特征组成。提高情商可以增强对他人的理解以及与他人相处的能力。

2. 情商与组织沟通　EQ 高的管理者,容易得到拥护和支持,护理管理者面对高负荷的工作和职场上复杂的人际关系,没有较高的 EQ 难以获得成功。

（1）组织沟通中的共情:沟通之前,要对沟通对象有足够的认知。empathy作为心理学的专业词汇常被译为"共情",又译作同理心、移情等。"共情"是组织沟通中重要的理念,其基本特征是"准确理解他人"和"准确表达他人的思想"。护理管理者的同理心包括三方面内容:关注沟通对象的行为;感受沟通对象行为背后的感受;针对沟通对象的感受采取对应的行为。管理者要站在对方的角度去考虑其需求及利益,表现出对对方的关心和理解,以此获得对方心理上的认同。在沟通中如果能站在对方立场思考问题,以"对方需要什么"作为思考的起点,不但有助于问题的解决,而且有助于强化良好的上下级关系。

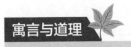

寓言与道理

我最了解他的心

　　一把坚实的大锁挂在铁门上，一根铁杆费了九牛二虎之力，却无法将它撬开。钥匙来了，它瘦小的身子钻进锁孔，只轻轻一转，那只大锁就"啪"的一声打开了。铁杆奇怪地问："为什么我费了那么大的力气也打不开，而你却轻而易举地就把它打开了呢？"钥匙说："因为我最了解他的心"。

　　寓意：沟通就是开启心灵的钥匙，在沟通时，首先要了解对方的心理及沟通需求。

　　沟通是有层级的。最低层次的沟通是："他怎样对待我，我就怎样对待他"，这种层级的沟通表现为被动、不自信，需要等待别人的率先付出。中等层次的沟通是："我怎样对待别人，别人就会怎样对待我"，这个沟通层级显示出一种自信和主动，然而，"人心叵测"，有时效果欠佳。沟通的"白金法则"是："别人希望你怎么对待他，你就怎么对待他，他也就怎么对待你。"这不是庸俗的迎合，而是根据心理学规律，运用"共情"原理与其进行沟通。

　　（2）管理者的情绪控制：高情商的一个重要标志就是善于觉察自我情绪的变化，并根据环境情况判断情绪的影响，主动调适自己的心理，作出合适的行为反应。管理者要有肚量，"肚量"就是自控力。一个有能力，但又有较强个性和棱角的人冒犯了你，能不能容？当下属做了一件非常出格的事，能不能冷静处理？这时的一言一行，一举一动，体现的都是情商的高低。护理管理者应能准确识别情绪原因，及时对情绪进行控制调节，实现平衡，避免被负面情绪摆布。

　　拥有较高情商的护理管理者，能把沟通看成一种艺术与修养，以共情为核心，所使用的语言或非语言皆能站在对方的角度和立场，善解人意、将心比心或换位思考，对沟通对象的情感有敏锐和准确的理解，并把这种理解真诚地传递给对方。

　　组织沟通包含了管理学、组织学、社会学、心理学、传播学、经济学、文化人类学等诸多学科的知识，是护理管理中基础和重要的环节，它关系到组织目标的实现和组织文化的塑造。护理管理者的沟通风格、沟通的有效性与护理团队的满意度、团队工作绩效密切相关。独木不成林，单丝不成线。愿护理管理

者都能运用有效的组织沟通:

处理好上行沟通——搭好"天线";

处理好下行沟通——接好"地线";

处理好团队沟通——结好"战线";

处理好对外沟通——织好"网线";

共同建起——守护人民健康的生命线!

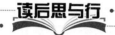
读后思与行

📖 边读边悟

1. 护理管理者的组织沟通是为了实现护理组织目标,凭借一定的媒介和通道进行的沟通;沟通内容包括心灵情感沟通、责权利效沟通、指挥决策沟通、组织制度沟通、组织文化沟通等。

2. 在组织沟通中,信息传递的层次越多,其失真的可能性就越大;信息的传递途径、传递距离、信息量、沟通媒介、沟通双方的认知、心理、价值体系差距、文化等因素均可影响组织沟通的有效性。

3. 为实现有效的组织沟通,护理管理者应提高自身的德商与情商;要了解沟通对象,准确自我定位,换位思考,对症下"药";尊重对方,注重礼仪;在上行沟通时要把握时机,运用技巧,有效影响上级,下行沟通时要细倾听,诚夸奖,巧批评,善劝服,有效指挥下级;另外要根据主客关系,选择场所,确定方位;要掌握投诉抱怨的处理化解技巧和负面事件的媒体应对技巧。

📖 边读边想

1. 在护理管理实践中,哪些沟通障碍较易发生?

2. 您认为上述沟通锦囊各适用于什么情况?

3. 如何提升自己的综合素质和沟通技能,实现有效的组织沟通?

📖 边读边练

1. 请用积极的沟通用语替换下列语句:

A. 你怎么这么不负责任?

B. 你总是打断别人说话,真不懂礼貌!

C. 请你注意一下护士形象,不要"站没站相"好不好!

D. 已经到规定时间了,你们几个护士长还不上交总结,就不知道考虑一下全院工作吗?

2. 护理部王主任到科室查房,路过治疗室时听到护士小高一边配药一边哼着歌,王主任应怎样与小高沟通?

📖 先读后考

说说事:医院在等级医院评审中成绩颇佳,为了奖励员工,制订了一项井冈山红色之旅计划,给护士长名额限定为 15 人。可是 20 名护士长都想去,护理部主任想再向医院申请 5 个名额,如果您是护理部主任,您会如何与上级领导沟通呢?

护理部主任:"院长,我们 20 个护士长都想去井冈山,可只有 15 个名额,剩余的 5 个人会有意见,能不能再给 5 个名额?"

院长:"筛选一下就完了吗? 医院给护士长 15 个名额就花费不少了,你们怎么不多为医院考虑? 你们呀,就是得寸进尺,不让你们去参观就好了,谁也没意见。今年没去的明年再去吧!"

考考你:该主任的上行沟通有何问题? 应怎样沟通才能实现沟通目的?

参考答案:

该护理部主任只顾表达自己的意志和愿望,忽视对方的观点及心理反应。

护理部主任去找院长之前要用换位思考法,站在医院的角度上考虑一下医院的缘由,做好与院长平等对话,解决问题的心理准备。

护理部主任:"院长,大家今天听说有机会去红色之旅,非常高兴,觉得医院领导越来越重视护士了,让护士们很感动。院长,您是不是想突然给大家一份惊喜?"

院长:"真的是想给大家一个惊喜,这次医院评审结果不错,是大家的功劳。年终了,第一,该轻松轻松了;第二,放松后,才能更好地工作;第三,是增加医院的凝聚力。大家高兴,我们的目的就达到了。"

护理部主任:"也许是计划太好了,护士长们都在争这 15 个名额。"

院长:"当时决定 15 个名额是因为觉得护士长中有几个人表现平平。你们评选一下,成绩不突出的就不安排了,就算是对她们的提醒吧。"

护理部主任:"其实我也同意领导的想法,有几个护士长是没有什么突出的成绩,不过她们也挺努力的,可能有能力相对较弱和一些其他原因,这与我们护理部对她们帮助指导不够有关系。责任在我,如果不让她们去,对她们打击会不会太大? 医院花了这么多钱,要是因为这 5 个名额降低了效果太可惜了。如果医院能拿出5个名额的费用，让她们有所感悟，促进她们来年改进，那么她们多给医院带来的利益可能要远远大于这部分支出的费用，不知道我说的有没有道理？院长您能不能考虑一下我的建议？"

（史瑞芬）

第十讲

精益求精，追求卓越：质量改善能力

以德为根，以质为本

中华民族追求高质量的历史源远流长，赵州桥屹立1 400年不倒，都江堰历经2 200年不泄，越王勾践之剑饱经千年沧桑依然锋利如昔；周朝的青铜器、唐朝的瓷器、明朝的家具至今让人叹为观止。但为何如今有的行业质量问题却那么触目惊心、令人惴惴？是现代人没有能力，还是缺乏技术？"质，信也。"中国古代的质量观让我们醍醐灌顶。讲诚信、守忠信、树德信，才能有质量。质量思想发端于商品交换时代之初，渗透于中国古代的传统文化中。"小道谋术、中道谋略、大道谋德"告诉我们，以德为根，以质为本才是可持续发展之根本。

当前，质量已然成为医院生存与发展的基石，成为医院管理工作的核心内容，而护理质量管理则是永恒的主题。如何让护理质量不断改善，让患者获得安全、优质和高效的护理服务，成为护理管理永恒的主题。本讲将从质量管理体系与护理质量持续改进方法开始，与您一起分享护理质量管理中的点点滴滴。愿本讲所述护理质量管理的基本原则、标准以及质量改善方法，能帮助您拓展管理思路，成就护理人追求卓越质量的梦想。

一、百尺竿头，更进一步——持续质量改善

达尔文的《进化论》揭示了"适者生存"这一法则，白垩纪生物大灭绝事件让大部分恐龙灭绝，而一些逐渐进化成鸟类、哺乳动物的生物依然遵循着自

然界"物竞天择,适者生存"的法则而延续至今。所谓进化也就是发展,就是不断改善自身。作为护理管理者也必须顺应时代,不断提高护理质量管理,进行护理质量改善。没有质量,就没有明天,只有真正了解质量的内涵,才能持续进行质量改善,才能不断创造卓越的护理品质。

(一)认识质量

1. 质量的概念　质量又称"品质",在管理学中被定义为"产品或服务的优劣程度"。国际标准化组织(ISO)对质量的定义:"一组固有特性满足要求的程度"。质量从其功能上定义可分为两类。一是产品质量,表现为人与物的关系,指通过生产加工后成品达到的水准,较易测量评价;二是服务质量,主要体现为人与人的关系,一般定义为服务对象的满意程度,即所谓服务态度,认真、细致、周到、和蔼及快捷等,一般较难量化表达。

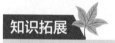

知识拓展

国际标准化组织

国际标准化组织(International Organization for Standardization,ISO)是目前世界上最大、最具权威性的国际标准化专门机构。成立于1947年2月23日,总部设在瑞士日内瓦。其现有成员138个,按章程分为团体成员和通讯成员。现有技术委员会187个,分技术委员会552个,与600多个国际组织保持协作关系。该组织主要是制定国际标准,协调世界范围的标准化工作,组织各成员国和技术委员会进行情报交流,并与其他国际组织进行合作,共同研究有关标准化问题,并遵循"在全世界范围内促进标准化工作的开展,以便于国际物资交流和服务,并扩大在知识、科学、技术和经济方面的合作"的宗旨。1978年9月1日,我国正式加入国际标准化组织。

2. 质量的内涵　从质量概念演化历程可以看出,在不同的历史时期,质量具有其不同的内涵。主要从五种不同的角度来定义质量的内涵。

(1)基于交易的观点:认为质量是"卓越"的同义词,是绝对的能够被普遍认可的产品或服务达到的最高标准。

(2)基于产品的观点:认为质量是精确的、可测量的变量,其差异反映的是产品要素和属性数量上的不同。

(3)基于顾客的观点:认为只有满足顾客需求和偏好的产品才是高质量。

基于制造的观点认为质量是客观、可测量的,也就是"符合规范"。

(4) 基于价值的观点:认为质量不仅关注顾客的需求,还要关注企业内部产品的生产过程。高质量不但要满足顾客需求、易于使用,同时还要与市场上同类竞争产品比较具有一定的价格或成本优势。

故事与感悟

差距在哪里

蔬菜摊上摆着两筐番茄,一筐标价每千克10元,另一筐标价每千克8元。一个妇女在两只筐子前面反反复复地看了好久,实在看不出两种番茄的区别来。她忍不住问摊主:"这两种番茄的差别究竟在哪里?""差别在2元呀!"摊主的回答令人哑然失笑。

感悟:在现代社会中,小到番茄,大到汽车、房子,人们首先关注的是质量,质量的好与坏,决定了物质的价值。

3. 服务质量的特征 服务质量的关键取决于服务者为消费者服务的技能、态度和及时性等行为关系。主要包括功能性、经济性、安全性、时间性、舒适性、文明性六个方面的特征。

(1) 功能性:指某项服务所发挥的效能和作用。它是服务质量中最基本的特征。

(2) 经济性:指顾客为了得到不同的服务所需费用的合理程度。该费用是在接受服务的全过程中所需要的费用即服务周期费用。经济性是被服务者在接受服务时会考虑的质量特性。

(3) 安全性:指在服务过程中使被服务者感到安全、准确、无危险,即生命不受到危害,精神和健康不受到伤害,产品不遭受损失等。

(4) 时间性:指服务在时间上能够满足被服务者需求的能力,包括及时、准时和省时三个方面。

(5) 舒适性:指在满足了功能性、经济性、安全性及时间性的基础上,服务过程的舒适程度。包括服务设施的适用、方便及舒服,环境的整洁、美观及有序。

(6) 文明性:指顾客在接受服务过程中满足精神需求的程度。是顾客所期待的自由、亲切、友好、自然及体谅的气氛。

4. 质量理念的演变 质量的理念随着外部环境的变化发展而不断延伸扩展,经历了符合性质量、适用性质量、满意性质量和卓越质量四个发展阶段。

(1)符合性质量时期:人们认为产品的质量只要"符合标准"就是合格,符合的程度反映了产品质量的水平。

(2)适用性质量时期:是以适合顾客需要的程度作为质量衡量的依据,认为质量就是产品的"适用性"。质量管理已经开始把顾客需求作为高质量的衡量标准。

(3)满意性质量时期:是以顾客为中心,将质量定义为"一组固有特性满足要求的程度",不仅要满足顾客对产品质量、价格和服务的要求,还要满足顾客个性化需求,体现"以顾客为关注焦点"的原则,其核心要求是顾客持续满意。

(4)卓越质量:是更高的质量境界,质量意味着没有缺陷,给顾客的质量感知远远超出其预期,为顾客提供的是卓越且富有魅力的品质。

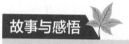
故事与感悟

"买不走"的质量

　　一位顾客到一家久负盛名的拉面馆吃牛肉面,他特地带了一只饭盒,准备吃完后给自己的孩子也带一份回去。当服务员将两碗面端来,他刚要将其中一碗倒入饭盒,却被拉面的老师傅制止:"你这是干什么?"顾客不解地回答:"我带一碗回去呀!"

　　"那等你把面吃完了,拿回去的这一碗面还能吃吗?早就黏成一团了!"顾客一听,笑了:"带回去给自己孩子吃的,没关系的!"

　　"不行!我不管是给谁吃的,我们这个店是有招牌的。如果要带回去,等你吃完了,我再另做一碗。以后最好是带着你的孩子过来吃,我们这面的质量是买不走的。"

　　感悟:要想保证卓越的品质,就要学会拒绝缺陷。

(二)认识质量管理

1. 质量管理　ISO 8402"质量管理和质量保证术语"标准中把质量管理定义为"质量管理是指确定质量方针、目标和职责,并通过质量体系中的质量策划、质量控制、质量保证与质量改进来使其实现的所有管理职能的全部活动"。在 ISO 9000:2000 标准中还制定了质量管理的八项基本原则,即以顾客为中心;领导作用;全员参与;应用过程管理方法;应用系统管理方法;持续改进;基于事实和数据的决策方法;与供方/合作者双赢。作为组织的管理者应在八项原则的基础上开展具体的质量管理工作。

2. 质量管理体系　是为了保证产品、过程或服务质量,满足规定(或潜有)要求,由组织机构、职责、程序、活动、能力和资源等构成的有机整体。是为了实现质量目标而建立的综合体。

3. 质量管理方式的演变　质量是社会存在与发展的永恒主题,质量管理在不同的时代表现出不同的历史形态。依据质量管理理念在全球应用时期的不同,可将质量管理的发展分为五个历史阶段。

(1) 自主质量管理阶段:1920年以前,世界各国的质量管理均处于此阶段。从全球的角度来看,各国尚处于自主质量管理阶段。我国质量管理的历史发展源远流长,据史料记载,早在2 400多年前,中国就开始了商品成品检验的质量管理。先秦《礼记》中记载:"物勒工名,以考其诚,工有不当,必行其罪,以究其情"说的就是在生产的商品上刻工匠和工厂的名字,以考查产品的质量,如质量不好就要追究工匠和工厂的责任,予以处罚和治罪。正如我国汉代流传至今的"景德镇"瓷器,器底均见产地字样,让我们所见古时的质量管理形态。

(2) 质量检验阶段:20世纪初,随着西方工业化发展,美国出现了以泰勒(F.W.Taylor)为代表的"科学管理运动",质量管理进入了质量检验阶段。此阶段出现了质量控制的思想,质量管理的主要特征为"事后检验"。泰勒的"科学管理"理论和方法是管理由经验转换为科学的重要标志,而互换理论和规格公差概念也为事后检验奠定了基础。美国贝尔电话研究所的道奇(H.F.Dodge)和罗米格(H.G.Romig)提出的从总体中随机抽取样本,对产品或过程进行检验的抽样检验理论成为质量检验理论的重要内容。

故事与感悟

明长城的质量是如何打造的

明太祖朱元璋在修南京城墙时,多次亲临现场监工,对偷懒懈怠的官员严加惩处,正是他的高度重视,对质量的不懈追求,才铸造了"明城墙"这个伟大的名牌产品。在金川门和兴中门之间,有一段百余丈长的城墙,由他的一位宠臣负责督造。这位大臣不把造城墙的事放在心上,眼看到最后期限只剩十来天,要备料、派工、挖土、砌墙等,时间根本来不及了。这位大臣急坏了,想出一个主意,用大毛竹把这百余丈地方搭成一个大栅栏,筑在城外一道宽阔的河边上。完工的期限到了,朱元璋带着文武大臣从聚宝门一路巡查，查到这里，由于河道太宽，谁都没有发现问题。大臣刘基还夸赞了这个大臣，朱元璋一时高兴，赏赐了那个宠臣。可事隔不久，事情败露，朱元璋大发雷霆，以欺君之罪杀了那宠臣等一帮人，拆掉了竹栅栏，补筑了那段城墙。不过，这栅栏门的地名却一直传下来了。

感悟：严明的法纪是古人对付破坏质量者有力的武器，使偷工懈怠者不敢为、不能为、不愿为，有效地保障了质量。

此阶段质量管理开始由专人制定产品标准，专人按照标准生产，专人按照标准检验产品。同时，出现了专门的质量检验员，质量管理的责任从单一的生产者转移到工长和检验员。

质量检验管理的最大缺陷在于滞后的质量控制，一旦不合格产品产生即造成人、财、物及时间等资源浪费。特别是服务类型的产品，其质量保障十分有限。

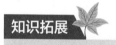 知识拓展

在质量大堤的保护下生活

"在质量大堤的保护下生活"是美国著名质量学家朱兰博士用来比喻提高产品质量的意义而提出来的。这一思想源于荷兰的海防大堤。荷兰大约有1/3的国土低于海平面，这块土地赋予人们很大的恩惠，但也存在很大的潜在危险，要利用它，就需要建造和维护质量可靠的海防大堤。否则，人们就不能正常生活，社会就不会稳定。

企业要生存，必须提高产品质量；医院要发展，必须提高服务质量。只有这样，才有竞争力，才会在市场竞争中立于不败之地。为此，全社会都要关心质量，从自身做起提高质量，维护质量大堤，在质量大堤的保护下更好地生活。

（3）质量控制阶段：20世纪中期，人们逐渐意识并关注到"事后检验"质量管理中存在的问题，并试图运用数理统计学的原理来分析解决这些问题。以休·哈特的《工业产品质量的经济控制》出版为代表开始了统计质量控制阶段。第二次世界大战时，因美国军工生产质量需求，进一步促进了统计质量控制的应用与推广。质量管理重点已然从"事后把关"转变为"事前预防"。期间，戴明等人提出了全面质量控制相关理论，强调用统计学方法进行持续质

量改进。其指导性质量管理原则"戴明十四法"在深受东方人本文化影响的日本得到推广和发展,并进一步开发了质量控制管理"老七种"工具和"新七种"工具,形成了完整的全面质量控制(total quality control,TQC)体系,该体系为日本战后经济腾飞做出了卓著的贡献。但由于产品生产过程中受众多因素影响,统计控制也不能解决一切质量管理的问题,特别是生产中涉及人的因素。

　　(4)全面质量管理阶段:20世纪中后期,随着科技的迅猛发展、系统理论的强化和人们对产品质量的要求不断提高,全面质量管理理念开始应运而生。1961年美国通用公司质量管理部长费根鲍姆(Feigenbaum)在其出版的《全面质量管理》一书中首次提出全面质量管理(total quality management,TQM)的概念,全面质量管理的理论基础包括了系统、控制和行为三大工程,其主要内涵可以概括为"三全",即"全面质量、全部过程及全员参与的管理"和"四个一切",即"一切为用户着想,一切以预防为主,一切用数据说话和一切工作按PDCA循环进行"。随后该管理理念逐步被世界各国接受,并不断发展。在此期间也产生了包括质量保证理论、质量经济学理论、质量文化、管理与计算机结合、产品质量责任理论、质量功能展开理论,以及PDCA循环、"田口"方法和六西格玛管理方法等大量管理理论。

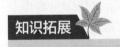
知识拓展

田口方法

　　田口方法是由日本田口玄一(Genichi Taguchi)博士创立的一种低成本、高效益的质量工程方法,它将品质改善之重点由制程阶段向前提升到设计阶段,一般称其为离线之品质管制方法(off-line quality control)。它强调产品质量的提高不是通过检验,而是通过设计。其基本思想是把产品的稳健性设计到产品和制造过程中,通过控制源头质量来抵御大量的下游生产或顾客使用中的噪声或不可控因素的干扰,这些因素包括环境湿度、材料老化、制造误差、零件间的波动等。田口方法的核心内容被日本视为"国宝",日本和欧美等发达国家和地区应用田口方法创造出了许多世界知名品牌。

　　在实践应用中,由于各国国情不同,全面质量管理又形成了具有不同特点的"美国系统"模式、"日本系统"模式和"苏联系统"模式。在此阶段,质量管理明确了人和工作流程的因素,并将质量管理涉及的重要环节以制度和条款形式加以确定,同时提供具体的实施指南和操作方案。全面质量管理已经从单纯的质量控制上升到了企业的经营层面,成为一种科学、有效而完整的管理方法。

（5）社会质量管理阶段:21世纪是质量的世纪。随着世界经济一体化和市场全球化的快速发展,产品和服务质量越来越社会化、国际化。质量发展将受到不同地域、文化、环境、政治和科技的影响而不断完善。质量管理也将进入一个新的历史发展阶段,即社会质量管理阶段(也有学者称卓越质量文化阶段)。卓越质量的理念产生于20世纪90年代,是美国质量专家菲利普·克劳斯比(Philip B.Crosby)"零缺陷"质量管理思想的实践应用。零缺陷强调预防控制和过程控制,应用客户化思维,要求第一次就把事情做好以符合对顾客承诺的质量要求。

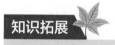
知识拓展

"零缺陷"管理

被誉为全球质量管理大师、"零缺陷之父"的菲利普·克劳斯比(Philip B.Crosby)在20世纪60年代初提出"零缺陷"思想,并在美国及世界推行零缺陷运动。零缺陷管理又称"缺点预防",是以完全消除工作缺点为目标的质量管理活动。主张企业发挥人的主观能动性来进行管理,激励全体员工达成生产的产品和服务没有缺点,并向着更高质量标准的目标而奋斗。零缺点非绝对没有缺点或缺点绝对等于零,而是指要以缺点等于零为目标,在自己工作职责范围内努力做到无缺点。要求员工本着严肃认真的态度在第一次就把工作做到正确无误。

随着美国摩托罗拉、通用电气等公司推行的六西格玛管理,使卓越质量观念逐渐被人们认可。六西格玛质量标准要求每100万次操作或服务机会中仅有3.4次的错误,合格率达到99.999 66%,近乎完美的境界正是卓越质量的衡量标准,它体现顾客价值,追求顾客的满意和忠诚,降低资源成本,减少缺陷和差错,最终达到抵御风险、赢得顾客、在竞争中获胜。社会质量管理阶段的质量文化将以追求卓越的产品和服务质量为核心目标,具有质量管理体系规模大,国际化标准统一,质量控制方法多元化、柔性化的特点,并且将在不断的持续改进和完善中发展。

4. 质量管理的经典理论　为了系统、准确理解质量管理,深刻领会质量管理的真谛,护理部主任应对质量管理的经典理论有所了解。

（1）朱兰质量三部曲：美国质量管理学家朱兰（Joseph M.Juran）博士提出的质量管理三部曲，即质量计划、质量控制和质量改进。质量计划是确定质量目标和要求、采用质量体系要素、规定必要运行过程和相关资源的活动过程。质量计划是一种高智力活动，一般来说计划范围包括相关质量管理体系的计划、质量目标的计划、质量过程的计划以及质量改进的计划。质量控制指为达到质量要求，在质量形成全过程的每一个环节所进行的一系列专业技术作业过程和质量管理过程的控制。其目的是监测质量形成过程并防止过程中质量不满意的因素；基础是过程控制，而关键过程是达到质量要求的保障。质量改进就是消除系统性问题，对现有质量水平在质量控制基础之上，采取措施不断提高质量效果和效率的活动过程，也就是使效果到达前所未有水平的突破过程。其基本步骤即 PDCA 循环，包括计划、实施、检查和处置。它是一个持续、动态过程，不是一次的质量完善，而是持续提高上升的 PDCA 循环过程。

故事与感悟

好马与骑师

一个骑师，让他的马接受了严格的训练。骑师的话，马句句明白，他可以随心所欲地使唤它。

"给这样的马加上缰绳是多余的"。有一天，骑马出去时，骑师把缰绳解掉了。马儿开头跑的还不是太快，但当它知道什么控制也没有时，就越发大胆了。它的眼睛里冒着火，脑子里充满血，再也不听主人的使唤，飞驰过辽阔的原野。

不幸的骑师想把缰绳重新套上马头，但已经无法办到。完全失控的马一路狂奔，竟把骑师摔下马来，它疯狂地向前冲，一股劲地冲下了深谷。

感悟：前瞻性控制问题在一定的范围，防患于未然，才是提高品质与效率的有效途径。

（2）戴明的"质量管理十四法"：戴明十四法，全称《领导职责的十四条》，是世界著名的质量管理专家戴明（W.Edwards Deming）先生在不同场合针对美国企业领导提出来的。其主要内容包括：①要有一个改善产品和服务的长期目标。②要有一个新的管理思想，不允许交货延迟或差错，以及有缺陷产品。③要有一个把质量做到产品中的办法，而不依赖检验去保证质量。④要有一个形成最小成本的全面考虑。⑤要有一个能够识别体系和非体系原因的措施。⑥要有一个比较全面、有效的岗位培训。⑦要有一个不只是管，更重要的是帮领导的方式。⑧要在组织内形成一个员工敢提问和提建议的新风气。⑨要在部门间有一个协作的态度。⑩要有一个激励、教导员工提高质量和生产率的好方法。⑪要有一个随时可以检查工作有效性的程序。⑫要把重大责任从数量上转移到质量上,要使员工能感受到被尊重。⑬要有一个强而有效的教育培训计划,使员工跟上生产要素的变化。⑭要在领导层面构建组织,推动全员参与经营管理改革。

除此之外,还有朱兰的"质量螺旋"、克罗斯比的"零缺陷"和"质量免费"理论、费根鲍姆的"全面质量十要点"等理论。

二、构筑质量大堤,守护健康生命——护理质量管理

人最宝贵的东西是什么? 毋庸置疑,是生命! 那么质量是什么? 答案仍然是:生命! 当宏伟壮观的"彩虹桥"瞬间坍塌为钢筋水泥垃圾时;当可爱的小宝宝因食用劣质奶粉而变成"大头娃娃"时;当患者因使用伪劣的亮菌甲素而肾衰竭死亡时……我们的心禁不住一次次战栗。生命真的很脆弱,需要我们倍加珍惜,而为人类健康服务的我们,不仅要珍惜生命,更要做一个有强烈责任感和质量意识的人,我们要构筑质量大堤,去守护生命,去珍惜托付于我们手中的每一个生命。

为了创造卓越的护理服务品质,不仅要满足患者现实和潜在的服务需求,还要保证患者的安全,保持患者的身心舒适,降低就医成本,让患者方便、快捷地获得服务。要实现优质的护理服务,护理服务质量是根本,护理质量管理是保障。作为护理管理者,您是否了解创造卓越护理服务品质应该遵循哪些原则,制定怎样的服务标准,才能够真正保证护理服务品质的优秀、稳定、高效与低耗呢?

(一)认识护理质量及其管理

近年来,我国在护理质量管理研究上取得了一定进展,护理管理者越来越注重用现代质量管理理论指导护理实践,努力探索如何将现代管理理论融入传统的经验管理之中。

1. 护理质量 是指护理人员为患者提供技术服务和基础护理服务的效果,以及满足患者对护理服务一切合理需求的综合。护理质量作为护理工作的基础和核心,是体现护理人员护理理论知识、技术水平、工作态度和护理效果的总和。传统的护理质量主要指临床护理质量,但随着社会医学模式转变

和人们对护理服务需求的提高,护理质量的内涵进一步扩展。主动全面地了解服务对象生理、心理、社会、精神和文化等方面需求,提供可及、安全和高效的护理服务成为护理质量新的内涵。护理质量以患者安全为核心,更加注重服务的品质,同时关注服务全过程的结构质量、过程质量和结果质量。

2. 护理质量管理　是指按照护理质量形成的过程和规律,对构成护理质量的各要素进行计划、组织、协调和控制,以保证护理工作达到规定的标准和满足服务对象需要的活动过程。护理服务的对象是人,因此其质量管理更为重要,必须从服务的全程和全面进行质量管理控制。

护理质量管理需同时关注护理服务的结构质量、过程质量和结果质量。其中结构质量涉及护理组织结构、护理设施和设备的配置、护理人员的数量和质量要求、护理人员培训、任职资格和标准等;过程质量涉及整个护理服务过程中的各个环节,如护理服务、技术操作过程和方法等;结果质量则是实施护理服务的最后效果,如患者和家属的满意度等。

3. 护理质量管理的意义　在"物竞天择,适者生存"的时代,一个医院要在竞争中立于不败之地,靠什么?"靠质量树信誉,靠信誉赢市场,靠市场增效益,靠效益求发展",这一医院生存和发展的生命链已被国内外众多的管理者所认可。因此,质量既是医院的生命,也是护理专业的生命。

(1) 质量决定医院的生存:质量是医院赖以生存和发展的保证。当今医疗环境的特点之一是人们对医疗护理质量的要求越来越高;另一方面,患者就医的导向不再以价格为主,而更多是要求高质量的医疗护理服务。因此,医院只有将提高医疗护理质量作为重要的发展战略,才能提升医院的美誉度,提高医院在市场中的竞争力,使医院得以可持续发展。

(2) 质量决定患者的生命:护理工作,责任重大,一针一药,生死攸关。若不保证质量,后果不堪设想。为此,加强护理质量管理也是维护患者生命安全及身心健康的必要措施,质量就是生命。

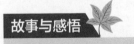

质量就是生命

第二次世界大战中期,美国空军和制造商因为降落伞的安全性能不够发生了分歧。事实上,通过努力降落伞的合格率已经提高到99.9%了。但是,军方要求达到100%,因为如果只达到99.9%,就意味着每一千个跳伞兵中,会有一个因为降落伞的质量问题而送命。降落伞商却不以为然,他们认为 99.9% 已经够好了,世界上没有绝对的完美,根本不可能达到 100% 的合格率。双方针锋相对。

见交涉不成功,军方改变了质量检查的方法,他们从厂商前一周交货的降落伞中随机挑出一个,让厂商负责人装备上身后,亲自从飞机上往下跳。这时厂商才意识到 100% 合格率的重要性,奇迹很快就出现了:降落伞的合格率一下子达到了 100%。

感悟:无视小问题的存在,就等于纵容大问题的发生。

(3)质量决定护理的发展:护理的发展,要以质量取胜,要增强全体护士的质量意识,加强质量管理,进行质量攻关,才能够促进护理的更大发展。

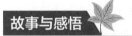

故事与感悟

老木匠的房子

老木匠准备退休,他告诉老板,说要离开建筑行业,回家与妻儿享受天伦之乐。老板很舍不得他走,问他临走前是否能帮忙再建一座房子,老木匠勉强答应了。但此时他的心已不在工作上,所以他干得漫不经心,用的是次料,干的是粗活。房子建好的时候,老板把大门的钥匙递给他。

"这是你的房子",老板说,"这是我送给你的礼物。"老木匠惊讶得目瞪口呆,羞愧得无地自容,后悔得无以言表。如果早知道是在给自己建房子,怎么会这样? 现在他得住在一幢粗制滥造的房子里!

感悟:品质没有折扣,我们每个人都既是生产者也是消费者;医疗护理行业的每个人都既是健康服务的提供者,也是健康服务的接受者。

(二)护理质量管理的任务

开展护理质量管理首先需要分析现有医院条件,建立适合本医院的护理质量管理体系,制定护理质量标准,对护理质量形成的各个环节进行控制,并在不断地循环中寻找最佳的护理质量管理模式和方法,使护理服务质量不断改进和提高。护理质量管理主要包括以下任务:

1. 建立管理体系　为了达到服务标准,保证护理质量,满足患者的健康需求,建立有效的护理质量管理组织体系十分重要。建立护理质量管理体系,首先应对医院护理进行全面评估,根据实际状况设置有效的管理组织结构、制定工作流程及相关规范;其次是对护理质量的结构、过程及效果进行有效的监控,并对护理质量信息进行收集、整理、分析及管理应用。在我国根据医院规模和等级要求,护理质量管理体系通常有二级管理模式和三级管理模式。

2. 制订管理目标 护理质量目标是护理服务质量所追求的目的,也是医院护理质量管理的核心。医院所有护理质量管理活动都是紧紧围绕目标而开展。护理质量目标应与医疗质量方针和目标相一致。制订合理的护理质量目标首先应对护理质量进行总体状况的评估,分析现有不足和存在问题,制订针对性和可行性的护理质量改进目标。护理质量目标应具有优先性、挑战性、时效性、可行性和可测量性;同时,护理管理者还应根据不断变化的内、外部环境修订完善质量目标。护理质量目标按照时间可分为中长期护理质量目标、短期护理质量目标和年度护理质量目标;按照层级可分为护理部、片区和科室护理质量目标;还可以制订项目质量目标,比如护理不良事件控制目标等。

寓言与道理

迷路的热气球

有一个人坐热气球在天空中飘浮,不觉间迷了路,他把热气球下降少许,向地面上的一位路人问路:"对不起! 你能否告诉我,我现在身处何方吗?"

路人说:"你现在热气球上,离地面约 3 米。"

热气球上的人说:"先生,我猜你一定是从事 IT 行业的。"

路人说:"对啊! 你为什么会知道的?"

热气球上的人说:"因为你给我的答复技术性很强,但完全没有用。"

路人说:"先生,我也猜猜你的职业吧! 你一定是做管理的。"

热气球上的人说:"对呀! 你怎么知道的?"

路人说:"因为你不知道自己在哪,也不知自己应往哪方走,但你却希望我帮你解决问题,你现在的处境和先前没有两样,但你已把责任归咎在我身上。"

道理:路人用调侃的语言,说明了当组织偏离方向时,应及时修订目标而非追究责任。

3. 培养质量意识 抓质量,树立质量意识是关键。护理质量教育是护理质量管理的基础工作,进行质量教育可以不断增强护士的质量意识,树立"质量第一"的理念,掌握提高质量的方法和技术,明确自身在质量管理中的责任,进而自觉提高工作质量,最终达到全员参与护理质量管理的目的。

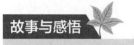

故事与感悟

一锤砸出了员工的质量意识

海尔老总张瑞敏检查库房时发现有几十台存在各种各样缺陷的冰箱。张瑞敏把职工们叫到车间,问大家怎么办?多数人提出,也不影响使用,便宜点处理给职工算了。当时一台冰箱的价格相当于职工两年的收入。张瑞敏说:"我要是允许把这些冰箱卖了,就等于允许你们明天再生产更多这样的冰箱。"他宣布,这些冰箱要全部砸掉,谁干的谁来砸,并抡起大锤亲手砸了第一锤!很多职工砸冰箱时流下了眼泪。然后,张瑞敏告诉大家,有缺陷的产品就是废品。这一锤砸出了员工的质量意识,砸出了"有缺陷产品就是废品"的质量理念,砸出了客户心中的一个著名品牌——海尔。

感悟:培养"质量至上"的意识,需要学会放弃眼前的小利,而获得长远的大利。

质量教育的内容可涉及一般管理知识教育、质量管理专题教育、服务质量教育和针对质量存在问题的教育。质量教育的形式灵活多样,可以分层教育,也可以质量小组活动教育,还可以文字宣传、网络教育等。进行护理质量教育时应注意培训要有明确的目的,教育内容具有科学性、整体性、针对性和重点性,形式多样,还要注重教育的效果。近年来,越来越多的管理专家把质量教育的投入作为衡量一个医院管理水平的重要指标。

4. 完善质量标准　护理质量标准及文件是规范护士服务行为和评价护理质量的重要依据,是指导护理服务的规范性文件。护理质量管理的一个重要工作就是建立并不断完善适合医院医疗发展的护理质量标准及其相关的规范要求。只有建立系统的、科学的和全面的护理质量标准及相关规范,才能够真正促进护理质量管理,提高护理服务质量水平。

5. 实施全面管理　全面服务质量管理是先进的质量管理方法之一。要根据本院的规模大小、人员素质等因素,科学、合理地选择适合自身的质量管理模式。目前,我国护理质量管理仍以全面质量管理模式为主体。通过质量管理体系对影响护理质量的各个要素、环节和过程进行全面的质量监控,并建立质量可追溯机制,及时查找发现可能存在的质量隐患。

6. 协调保证资源　护理管理者不仅要建立有效的护理质量管理体系,

还应该深入了解患者和护士需求,以及临床护理服务中的困难。通过加强与护理相关部门的沟通与交流,建立良好的协作关系,争取各种医疗资源,保证护理支持系统的有效运行,以实现优质的护理服务。一般护理质量保证资源包括医疗设施、设备、技术、时间、信息、管理、财务和人事等方面,只有各方面资源合理、适度地满足临床护理服务,才能真正保证卓越的护理服务品质。

7. 持续质量改善　持续质量改善(continuous quality improvement,CQI)是全面质量管理的精髓,是护理质量管理中最具活力的因素。CQI 是在原有的质量基础上,不断定位更高的标准,是持续性、过程性和预防性的管理和改进,更加关注质量督导的全过程。它强调了在原有的质量标准基础上不断制定更高的标准,使护理质量管理始终处在一个不断改进的、持续上升的良性循环轨道中。CQI 是一个没有终点,持续发展的过程,它将有助于我们不断寻求医疗护理过程中的不良因素,不断关注患者需要,使质量达到更优、更高的标准,是新时期医院质量管理发展的重点。

8. 评价质量绩效　质量与绩效是辩证统一的关系,通常高质量是获取最大绩效的前提。从管理学的角度看,绩效的好坏、高低应看组织输入的成本与输出的效益之间的关系,以及达到组织活动目标的情况。考核护理质量绩效就是比较护理质量管理成本、管理失误产生的成本与患者对护理服务质量的满意度间的关系。一般来说,护理质量的要求提高,意味着其成本的提高,患者获得的护理服务品质提高,患者的满意度也相应提高。但在管理实践中,高的护理质量成本有可能增加患者的经济负担,患者的满意度反而下降。因此,在护理质量管理工作中我们应合理定位患者对护理服务质量的要求,考虑患者的经济承受能力,从而为患者提供适度的护理服务。

(三) 护理质量管理的原则

护理质量管理原则是护理质量管理工作的指南,是通过护理质量管理的具体活动得以体现的。

1. 关注患者需求　患者是医疗护理服务的中心,护理质量管理应关注患者当前及未来潜在的服务需求,满足患者的需求并努力超越患者的期望。通过建立 "以患者需求为焦点" 的质量管理意识,设计、优化护理服务的流程,以达到尊重患者的人格,满足患者的需求,保障患者的安全。

2. 强化领导作用　护理管理者在质量管理中具有引领、导向、激励、控制和监督的作用。在护理质量管理过程中,管理者首先要确定护理质量的方针和目标，培训并统一全体护士的质量意识；其次要营造全员参与护理质量管理的良好内部环境。通过运用各种领导艺术，最终达到激励全体护士为患者提供安全、优质、高效和经济的护理服务。

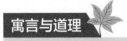

鹦鹉的老板

一个人去买鹦鹉，看到一只鹦鹉前标：此鹦鹉会 2 门语言，售价 200 元。另一只鹦鹉前则标道：此鹦鹉会 4 门语言，售价 400 元。该买哪只呢？两只都毛色光鲜，非常灵活可爱。这人转啊转，拿不定主意。正当他犹豫不决时，突然发现一只老掉了牙的鹦鹉，毛色暗淡，标价 800 元。这人赶紧将老板叫来："这只鹦鹉是不是会说 8 门语言？"店主说："不。"这人奇怪了："那为什么这只又老又丑的鹦鹉会值这个数呢？"店主回答："因为另外两只鹦鹉叫这只鹦鹉'老板'。"

寓意：一个优秀的领导者其作用是难以估量、不可替代的。

3. 注重团队合作　护理服务质量是护理组织中各个部门、各个环节以及每一个护士工作的综合反映，其中任何一个环节的工作质量都会直接或间接影响护理服务质量。因此护理质量的保证与提高，有赖于全体护士的共同参与和相互协作。作为管理者在质量管理中应重视团队的因素，充分调动全体护士在质量管理中的主动性和创造性，为护士提供参与质量管理的平台，形成良好的团队合力。

4. 重视过程管理　过程管理就是采用过程方法对工作程序进行管理。过程方法要求组织系统地识别并管理所有过程以及过程的相互作用。护理服务就是靠各种各样的护理过程来完成的，重视过程管理，可以帮助管理者识别影响护理质量的关键程序，保证护理服务程序的良好运转。管理者在质量形成过程管理中，应强调主要过程，简化并优化过程环节，督促严格执行过程程序，领导全体护士不断改进护理工作程序。

5. 运用系统方法　在护理质量管理中利用系统方法分析相关数据和信息，把相关要素与系统联系起来，优化系统结构，对系统评价和改进，追求系统整体的最大功效。同时，深刻理解质量体系的系统性，在出现质量问题或质量缺陷时，能够从系统的视角寻找、发现原因，从根本上解决问题。在系统中充分利用控制论和信息论的方法而达到护理质量目标的实现。

6. 持续改进质量　持续改进护理质量是全面质量管理的核心内容之一，

也是护理服务追求卓越的有效途径。护理管理者应将其放在战略的高度,通过有效运用 PDCA、PDSA 或 PDC & SA 循环模式,不断改进和创新护理质量管理,才能不断满足患者发展的服务需求,不断增强组织的竞争力,使组织永远充满生机和活力。

寓言与道理

袋鼠与笼子

一天,动物园管理员发现袋鼠从笼子里跑出来了,于是开会讨论,一致认为是笼子的高度过低。所以他们决定将笼子的高度由原来的 10 米加高到 15 米。结果第二天他们发现袋鼠还是跑到外面来,所以他们决定再将高度加高到 20 米。

没想到,第二天居然看到袋鼠全跑到外面,于是管理员们大为紧张,决定一不做二不休,将笼子的高度加高到 30 米。

一天长颈鹿和几只袋鼠们在闲聊,"你们看,这些人会不会再继续加高你们的笼子?"长颈鹿问。"很难说。"袋鼠说:"如果他们再继续忘记关门的话!"

寓意:解决问题应从系统出发,找准根本原因,才能彻底解决好问题。

7. 决策基于事实　有效的决策是建立在对数据和信息进行合乎逻辑和直观的分析基础上。在护理质量管理中,管理者经常要面对各种质量决策。如果通过有效的途径了解到质量管理中的真实情况,采集到可靠的质量数据,并运用有效统计技术,分析护理质量要素、过程及结果间的逻辑关系,寻找规律,比较质量的好坏,就能够结合管理经验做出正确决策而采取行动,也能够最大限度地降低决策失误的风险。随着信息技术与护理工作的深度融合,护理信息数据的采集、分析与利用对护理质量科学管理产生着重要的意义。

8. 建立共赢关系　护理质量管理者应明确与供方或合作者间的互利共赢关系,并保持良好的沟通与协调,才有利于质量问题的迅速解决,促进双方持续质量改进。在护理工作中,护士与医师、患者、检验师、康复师、营养师、后勤管理人员及技术人员等既是供给关系,又是合作关系。只有明确相互间的协作关系,互相配合、通力合作,才能使双方的服务能力进一步提升,创造更多的服务价值,满足患者服务需求。

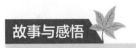

故事与感悟

助人与救己

在一场激烈的战斗中,军官忽然发现一架敌机向阵地俯冲下来。照常理,发现敌机俯冲时要毫不犹豫地卧倒。可军官并没有立刻卧倒,他发现离他四五米远处有一个小战士还站在那儿。他顾不上多想,一个鱼跃飞身将小战士紧紧地压在了身下。此时一声巨响,飞溅起来的泥土纷纷落在他们的身上。上尉拍拍身上的尘土,回头一看,顿时惊呆了:刚才自己所处的那个位置被炸成了一个大坑。

*感悟:*助人者,助己也,合作共赢是一种最有力量的方法。

三、一把尺子一杆秤——护理质量指标建设

学过中国历史的人都知道,秦始皇统一中国后做了几件很重要的事:统一了全国的文字、货币、车辙以及"度、量、衡"。度,是指用来测量长度的尺子;量,是用来称量某些物体(如粮、酒等)的体积;衡,权衡之衡,也就是秤。有报道称,欧洲某发达国家钓鱼要去指定地点才能钓,而且要带尺子和电子秤,尺子用测量鱼的长度,电子秤用来测量鱼的重量,如果长度或重量不达标,不允许带走,一律要放生。这样既保证了钓鱼爱好者的利益,又保证了鱼类的生存,一举两得。统一度量衡,实则统一测量的规范性。

质量管理是护理管理的重要组成部分,是撬动护理管理走向科学化、规范化的重要力量;而建立护理质量标准体系是护理质量管理的基础,是进行护理质量评价的重要工具和手段,是护理质量持续改进的关键。只有采用科学的护理质量标准测量才能够真实反映我们临床护理服务的优劣,发现护理质量的问题。通过指标为线索,把握指标评价数字背后的事实和规律,进行精准的护理质量管理决策,这是从管理业务跨越到管理艺术的重要一步。

(一)护理质量标准

1. 护理质量标准的概念　是依据护理工作内容、特点、流程、管理要求、护理人员及服务对象特点、需求而制定的护理人员应遵守的准则、规定、程序和方法。通常护理质量标准是由一系列具体标准构成,并随着护理工作内涵的丰富而不断完善。例如:基础护理质量评价标准、分级护理质量评价标准、

专科护理质量评价标准、病房管理质量评价标准及患者安全管理质量评价标准等。

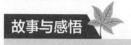
故事与感悟

> **"做一天和尚撞一天钟"错在哪?**
>
> 　　有一个小和尚担任撞钟一职,半年下来,觉得无聊至极,"做一天和尚撞一天钟"而已。有一天,住持宣布调他到后院劈柴挑水,原因是他不能胜任撞钟一职。小和尚很不服气地问:"我撞的钟难道不准时、不响亮?"老住持耐心地告诉他:"你撞的钟虽然很准时、也很响亮,但钟声空泛、疲软,没有感召力。钟声是要唤醒沉迷的众生,因此,撞出的钟声不仅要洪亮,而且要圆润、浑厚、深沉、悠远。"
>
> 　　感悟:标准是员工行动的指南和方向。

　　2. 护理质量标准的三个维度　　1969 年美国学者 Donabedian 提出"结构 - 过程 - 结果"模式,认为护理质量可以从护理结构、过程、结果三个方面进行评价,这一模式是目前各国建立护理质量标准与评价的主要理论基础。结构标准是以"组织、机构"为取向,针对医院环境中的系统、设备、人事、器材、资源等而订立的标准。包括护理组织架构、护士配备、员工训练、物品供应、统一护理常规、职责规范、指引等。过程标准以"护理人员"为取向,针对护理工作过程制定标准,涉及护理管理工作、护理技术工作、工作程序等的质量标准。结果标准是以"服务对象"为取向,针对护理的终末结果制定的标准。包括患者所得到的护理效果的综合质量、技术操作合格率、差错发生率、患者满意度等。

　　3. 护理质量标准三个级别　　一级标准:国家卫生法律法规规章,省级医疗护理规章、规范等;二级标准:各医院制定的规章、工作制度、护理常规、工作指引、各级护士职责等;三级标准:临床科室、护理单元制定的专科专病护理常规、护理指引、各层级护士工作职责等。

　　4. 护理质量标准的三级水平　　初级水平相当于"安全"水平,满足患者安全、照顾、治疗的基本需要;中级水平提供有专科护理内涵的技术和服务;高级水平能够因人施护、因需施护、因病施护,体现高水平的护理质量与成效。

　　护理质量标准又有普通护理服务标准与卓越护理服务标准之分,其区别见表 10-1。

表 10-1 普通护理与卓越护理服务标准区别

服务	普通服务标准	卓越服务标准
及时性	患者进入服务区，很快接待	患者进入服务区，20s 内接待
热情	护士热情招呼患者	距患者 2m 内主动招呼帮忙
态度	态度友好	主动引导患者，并介绍情况
仪表	整洁、标准、有序	根据患者需要、医院规定的职业装
仪容	微笑服务	根据患者具体情况微笑服务
主动性	问患者需不需要服务	立即上前帮助患者
反馈	被动听取患者投诉	积极关注患者不满
语言	普通话服务	普通话为基础，选择适合患者语言
负责	完成规定任务	完成任务，主动提供患者潜在需求服务

5. 护理质量标准的类别 一般来说，护理服务质量标准主要有服务态度类标准、服务行为类标准、技术操作类标准、服务时效类标准、服务设施和设备标准、护理效果标准和顾客满意标准等。有了质量标准，要使其发挥有效的质量管理作用，就要做到护理质量标准化管理。只有护理服务标准化才能统一并稳定护理质量，满足患者的服务需求，实现护理服务的同质化，追求卓越服务品质。

（二）制定护理质量标准的原则及方法

1. 制定护理质量标准应遵循以下原则 ①可衡量性原则；②科学性原则；③先进性原则；④实用性原则；⑤严肃性和相对稳定性原则。

在制定过程中应注意：充分调查国内外有关护理质量标准资料和研究成果；充分了解医院护理质量状况，结合质量管理需要认真分析护理服务中的要素质量、构成质量和终末质量；全面综合拟定质量标准初稿，征求相关部门、科室意见，组织讨论形成修改文件，进行试验性验证；在标准试行过程中进行观察、修订，必要时申报审定，然后公布实施；在实施过程中，不断完善修改。

2. 制定护理质量标准的方法

（1）德尔菲法：德尔菲法是通过选择相关领域的数名专家，人数一般在15~50 人，采用匿名征求预测意见的方式，经过两轮或多轮的问卷函询与反馈修正，使专家意见趋于一致，得出比较符合实际预测结论的方法。目前国内研究者较多使用德尔菲法构建质量评价指标。

（2）基于证据的方法：基于证据的系统方法指以质量指标的来源为证据（如实证研究），如指标证据的质量越高，则在改进护理过程质量方面就越有效。

证据结合共识的系统方法在卫生保健服务领域的证据支持有限，需要运用证据结合专家意见的方法来发展质量指标。但专家意见常常存在不一致情况，需要通过严谨的方式使之达成共识，最终形成相关指标体系。

（3）基于指南的系统方法：即从现有的临床指南中系统提炼质量指标。该方法在英国国家医疗服务体系的糖尿病、冠心病、哮喘和抑郁领域中广泛使用，已成为英国卫生保健政策的一部分。德国也发布了基于现有指南制定质量指标并与国际指南比较的研究。

（三）国内外护理质量标准建设情况

1. 国外护理质量标准建设情况

（1）美国护理质量标准建设：美国作为全球护理专业水平与管理水平最为先进的国家之一，在护理质量标准建设方面中有着较为成熟的体系和实践经验。

1）国际医疗质量体系：国际医疗质量体系（International Quality Indicator Project，IQIP）起始于 1985 年，由美国马里兰医院协会（7 家医院组成）提出，用于衡量医院内部临床服务质量，进行医院评级定位。其作为美国医院质量管理的指标体系，是目前最大的国际质量指标数据集。许多国家和（或）地区参与 IQIP，国际成员国有英国、比利时、荷兰、奥地利、葡萄牙、德国、新加坡等。

2）美国国家护理质量数据库（The National Database of Nursing Quality Indicators，NDNQI）：NDNQI 是由美国护士协会 1998 年建立，由堪萨斯大学管理。医疗机构以会员方式自愿加入，通过网络平台收集数据。NDNQI 基于科室层面进行敏感质量数据的收集和测量，并进行同类型医疗机构的横向比较。NDNQI 主要收集以下 6 个类别科室的数据，包括危重症照护病房、观察病房、内科/外科病房、精神科病房、儿科病房和康复科病房。提供的护理敏感质量指标从结构、过程和结果 3 个方面反映护理质量，结构指标包含护士人力、护士技能水平与护士教育层面，如护理时数、护士离职率、各层级护士分布等；过程指标包含评估、干预与执业满意度，如儿科疼痛"评估-干预-再评估"循环等；结果指标为因护理照护质量改进而改善的患者结局，如院内感染、患者跌倒、压力性损伤等。其中患者跌倒、跌倒伤害与压力性损伤发生率为过程与结果共用指标。目前超过 2 000 家美国医院和 98% 的磁性认证医院加入。

（2）英国护理质量标准建设：英国质量指标体系（UK Quality Indicator

Project，UK QIP）是国际医疗质量体系（International Quality Indicator Project，IQIP）最大的组成部分。2002 年英国政府建立国家照护标准委员会（National Care Standard Commission，NCSC），参考 IQIP 制定国家最低监测指标，包括院内死亡、非计划性再入院、非计划性再手术、术后深静脉血栓发生率与术后院内感染发生率等。

2. 国内护理质量标准建设情况

（1）通用质量指标：我国对护理质量的系统评价始于 1989 年的《综合医院分级管理标准》，其中的护理条款是改革开放后最早的一套护理质量标准。2016 年，原国家卫生计生委医院管理研究所护理中心出版了《护理敏感质量指标实用手册（2016 版）》，以结构 - 过程 - 结果的构架制定了 13 项护理敏感质量指标，并对指标定义、计算方法、数据来源和采集方式、意义等做出了说明，统一标准供全国范围使用。2018 年出版了《护理敏感质量指标监测基本数据集实施指南（2018 版）》《护理质量过程管控工具包（2018）》，对指标的临床应用提供了详尽说明。

（2）专科质量指标

1）国家层面：为促进医疗服务标准化、同质化，我国在国家层面出台了 6 个通用质量指标专科，即麻醉专业、重症医学专业、急诊专业、临床检验专业、病理专业及医院感染管理。

2）地区层面：各省市 / 地区质控中心、护理学专业学会等下发指令性项目，研发适合本地区的专科质量指标。

3）学术团队或组织层面：各医疗机构或学术机构依据学科建设需求或专业发展规划，建立了不同专科护理质量指标，如危重症、心血管、急诊、儿科、眼科等。该类指标围绕评估 - 干预 - 再评估的构架，建立以过程指标为主的护理质量指标体系。

3. 国内护理质量数据收集情况 在《护理敏感质量指标实用手册（2016 版）》基础上，参照美国国家护理质量数据库经验，通过多次专家论证，自主设计构建了国家护理质量数据平台（以下简称"平台"），于 2016 年投入使用。数据填报由医院管理员完成，每季度提交 1 次，每年 4 次。全国千余家医疗机构首次尝试按照统一的指标定义和统计口径采集护理质量相关数据，测算质量指标，分析质量问题。

该平台在使用中不断升级完善，面向全国医院免费开放。截至 2020 年 5 月，自愿申请加入"数据平台"的医院用户超过 2 000 家，其中三级医院 1 400 多家，占全国三级医院的半数以上。自 2016 年起，国家护理质控中心每年发布年度《国家护理质量报告》,对比分析不同省、市、地区结构、过程、结果指标的差异,以期促进各地区护理质量改进。

现在,越来越多的医院利用"指标"这个质量的核心杠杆直面问题,制订针对性的改进措施或方案,系统解决问题,实现了我国护理发展从经验到科学的突破,开启了用数据评价质量、用证据指引改善的时代。基于数据得出的结论,同时给医院、行业以客观指导,也为卫生行政部门制定政策提供现实依据。

4. 国家护理专业医疗质量控制指标(2020 年版)　自《三级综合医院评审标准(2011 年版)》公布实施 9 年以来,在指导各地加强评审标准管理、规范评审行为、引导医院自我管理等方面发挥了重要作用。为落实国务院行政审批制度改革要求,提高医院分级管理的科学化、规范化和标准化水平,国家卫生健康委对 2011 年版评审标准进行修订,发布了《三级综合医院评审标准(2020 年版)》,其中第十二节是护理专业医疗质量控制指标(2020 年版),包含12 项质量指标,分别是:床护比、护患比、每住院患者 24h 平均护理时数、不同级护士配置占比、护士离职率、住院患者身体约束率、住院患者跌倒发生率、住院患者 2 期及以上院内压力性损伤发生率、置管患者非计划拔管率、导管相关感染发生率、呼吸机相关性肺炎(VAP)发生率、护理级别占比。

(四)护理质量评价

护理质量评价是护理质量管理的重要手段,是判断预定护理目标达到效果程度的过程。主要包括收集资料,将所得资料与标准进行比较并做出判断。在评价过程中应遵循以目标为导向、用比较判高低、循证据下结论和从事实到价值的原则。目前,我国三级综合性医院在借鉴国外质量管理委员会基础上形成了护理部、科护士长、护士长组成的"自我控制""同级控制"和"逐级控制"三级质控网络结构。护理质量评价模式也从单一到多维,传统经验评价到科学、人本评价,终末结果评价到全面系统质量评价。评价标准以国家医疗质量管理评价标准为基础,借鉴国际 ISO 9000 质量认证、JCI 医院评审标准等原理,不断完善现有护理评价标准。

故事与感悟

割草的男孩

一个替人割草打工的男孩打电话给其服务的太太说"您好,您的花园需不需要割草?"

太太回答说:"不需要了,我已经有了割草工。"男孩又说:"我会帮您拔掉花丛中的杂草。"太太回答说:"我的割草工也做了。"

男孩又说:"我会帮您把草和走道四周割齐。"

太太回答说:"我请的割草工也已经做了,谢谢你,我不需要新的割草工了。"

这时,男孩挂断了电话。他的室友奇怪地问他:"你不就是在这位太太家割草吗?为什么还要打这个电话呢?"

男孩笑着说:"我只是想知道我做得有多好!"

感悟:主动进行质量评价,才能有效地提高服务质量。

1. 护理质量评价的内容　根据护理质量形成的要素不同,将护理质量分成了结构质量、过程质量和结果质量。因此,护理质量评价的内容也是针对这三类护理质量而确定。①结构质量评价:包括与护理活动相关的环境、时间、组织结构、规章制度、物质设施、信息资源和仪器设备以及护理人员的数量、素质、技术、能力等。②过程质量评价:内容包括患者在医院就诊所涉及的所有护理服务过程和护理组织为满足患者护理服务需求所开展的组织运作过程,比如门诊患者就医流程中挂号、候诊、就医、检查、取药或治疗、收费等直接或间接的护理服务过程。过程质量评价应重点把握重点因素和重点环节。③结果质量评价:包括护士和患者满意度,其中患者满意度在质量评价中占有决定性地位,是国外医疗护理研究的热点,包括住院患者满意度、出院患者满意度、护理人员医德医风、工作态度、服务态度、技术水平、护患沟通、健康教育、康复指导、病区环境管理及患者舒适度等。

2. 护理质量评价的形式　目前,国外护理质量评价形式较多,大体包括主观评价和客观评价,主观评价以自评为主,管理者评价和同事评价为辅;客观评价主要借助计算机信息系统对数据进行抓取、统计和分析,使评价者能够动态观察质量效果,采取相应管理决策。国内医院护理质量评价主要通过护理部—科护士长—护士长三级质量控制组织,或护理部—护士长二级质控组织进行。也有一些医院在护理部下设质量控制组,分区域或分项对护理质量进行检查评价。近年,由于医疗信息系统的快速发展,护理质量评价也从主观的检查评价发展成为主观与客观相结合的形式。而采用独立于护理队伍和医院的第三方进行评价,则有助于评价结果的客观和可靠。

3. 护理质量评价的方法　护理质量评价的方法较多,针对不同护理质量要素和内容,通常可以采取以要素质量为导向的评价、以流程优化为导向的评价和以患者满意度为导向的评价方法。①以要素为导向评价的方法:有现场检查、技能考核、查阅资料和问卷调查。②以流程优化为导向评价的方法:是对护理流程设计、实施和改进等质量进行评价,优化指标包括管理、服务、技术、成本、质量和效率等方面。评价方法主要有现场检查、考核和资料分析。③以患者满意度为导向的评价方法:主要是针对护理服务终末结果进行,重点是患者满意度,通常以数据结果综合评价。评价方法有与患者直接沟通、问卷调查、电话回访、患者投诉以及社会监督等。

4. 护理质量评价的结果分析　护理质量结果通常是一些数据或收集到的信息和意见,这些数据和信息需要运用相关的统计方法进行分析,才能判断出质量的优劣程度,目标达成与否。常用的统计方法包括定性分析法和定量分析法。①定性分析法:有调查表法、分层法、水平对比法、流程图法、亲和图法、头脑风暴法、因果分析图法、树图法和对策图法等。进行定性分析时更多依赖于专业理论和知识的辨析、判断。②定量分析法:有排列图法、直方图法和散布图法等(表 10-2)。定量分析时更多通过指标、数据、趋势图等信息进行综合分析判断。在定量分析中,相对数据较绝对数据更可靠,因此分析时可多选择相对数据指标。同时,将数据进行分层、分类比较,可以提高数据的可信度。

表 10-2　质量评价常用统计工具(以 QCC 活动为例)

QCC 活动程序的阶段		老七种工具							新七种工具						
		排列图	因果图	调查表	直方图	控制图	散布图	分层法	亲和图	关联图	系统图	矩阵图	网络图	PDPC法	矩阵数据分析法
P	选题	●	○					○	●	○					
	确定目标	○			○	○		○				○			
	现状调查	●	○	●	○	○		○		○	○	●			○
	原因分析	●	●		●	●	●			●	○	●			
	制定对策		○												
D	对策实施	○				○	●						○	○	○
C	效果检查	●													
A	巩固措施			○		○						●			
	遗留问题	●			○		○								

经过多年的探索和借鉴,我国护理质量管理经历了质量控制、质量保证及持续质量改进的演变过程,逐步完善了护理质量的管理和评价标准,建立了一套持续改进的新模式。但随着医疗护理技术和人类健康模式的转变,护理质量管理将向着更加高效、优质的方向发展。

四、工欲善其事,必先利其器——质量改善工具箱

日月经天,江河行地。当前护理处于快速发展阶段,护理服务若想在竞争中持续发展,实现突破,一个重要的抓手就是护理质量改善。如何改善? 孔子告诉子贡,一个做手工或工艺的人,要想把工作完成,做得完善,应该先把工具准备好,所谓"工欲善其事,必先利其器"。愿每位护理部主任都能拥有一个质量改善工具箱,有几把得心应手的工具,当您需要时,可助您一臂之力。

质量改善不仅是一项系统工程,是"春雨润物细无声"的实践与体验,更是各种管理模式、方法和质量工具运用的点滴积累。正如荀子《劝学篇》中所言:"不积跬步,无以至千里;不积小流,无以成江海。"护理服务质量的改善需要我们科学选择各种适合自身发展的管理方法,一旦选择,就踏踏实实地践行,最终一定会创造出优秀的服务品质,得到患者的满意和忠诚。

护理质量的改善与提升是护理管理的重点,它以满足护理服务对象的健康需求为导向,因涉及的护理工作点多面广、琐碎复杂,涉及许多因素,不仅直接影响护理效果,也会影响医院的社会效益和经济效益。护理质量改善重在务实,必须从基础抓起,才能确保过程质量,提高结果质量。

寓言与道理

蚂蚁和蜗牛

一天,风和日丽,蜗牛小心翼翼地伸出头来看了看,再把一节身子从硬壳里伸到外面懒洋洋地晒太阳。

这时蚂蚁正紧张地劳动,一队接着一队急速地从蜗牛身边走过。看见蚂蚁们愉快地劳动,蜗牛不觉美慕起来。于是,他放开嗓门对蚂蚁说:"喂,蚂蚁大哥! 看你们这样,真美慕呀!"

一只蚂蚁听了,仰头对蜗牛说:"来,朋友,咱们一起吧!"蜗牛听了不自主地将头回缩了一下,惊惶地说:"不,你们要去那么远的地方,我不能跟你们一起走。"蚂蚁问:"为什么啊? 走不动吗?"蜗牛吞吞吐吐了半天

说:"离家远了,天热了怎么办? 下雨了怎么办?"蚂蚁听了,没好气说: "那你就躲到你的硬壳里好好睡觉吧!"说完蚂蚁就追自己的大部队去 了。这时,几根松针落在地上,蜗牛吓得赶紧缩回头去。过了许久才小心 翼翼把头伸出来,此时蚂蚁队伍已经走了很远。蜗牛叹口气说:"唉! 真 羡慕你们呀! 可惜我追不上你们了。"

道理:怀揣梦想远远不够,只有抓紧行动,才能梦想成真。

(一) PDCA、PDSA、PDC&SA 循环

1. PDCA 循环内涵　PDCA 循环又叫戴明环。是在 20 世纪 50 年代初由 美国质量管理专家爱德华·戴明提出的一种行之有效的科学质量管理程序。 PDCA 循环由 P(plan,计划)、D(do,执行)、C(check,检查)、A(action,处理) 四 个阶段组成,并按照 PDCA 的顺序循环反复、阶梯式上升的管理过程。PDCA 循环的过程就是发现问题,解决问题和持续改进的活动。

2. PDCA 循环步骤　每一个 PDCA 循环都要历经"四个阶段,八个步骤"。 具体是:计划阶段,包括第一步,分析质量现状,明确质量存在问题,确定质量改 进目标;第二步,分析产生质量问题的原因和影响因素;第三步,找出主要原因; 第四步,针对主要原因,制订质量改进方案,确定纠正和预防问题的措施。措施 要具体、明确,包括 5W1H 内容,即:what(达到什么目标)、why(为什么制订该措 施)、who(谁负责完成)、where(在哪儿执行)、when(什么时间完成)、how(怎么完 成)。实施阶段,包括第五步,执行、实施质量改进方案,克服各种阻力。检查阶 段,包括第六步,检查方案执行情况,确认质量改进的效果。处理阶段,包括第 七步,总结经验,制定相应标准,防止质量问题再次发生;第八步,将未解决或新 发现的质量问题转入下一个 PDCA 循环。如图 10-1 所示。

3. PDCA 循环应用　20 世纪 90 年代末,美国迈阿密州的 Mount Sillai 医 疗中心采用 PDCA 来解决如何提高患者和员工满意度等一系列临床问题,并 详细介绍了逐步应用的过程。除了护理操作、急诊和脑卒中康复护理等相关 临床护理外,PDCA 循环还被运用于疼痛专科护理质量持续改进领域。在该 研究领域中,学者们组成了包括行政管理护士、主管护士、注册护士和有资历 的助理护士在内的疼痛质量改进团队,参加疼痛培训教育,护士承担不间断的 QI 活动,并授权担当领导角色,在关键领域如疼痛的评估和管理、团队建设、 协作决策以及解决系统存在的问题中起到教育和指导的作用。

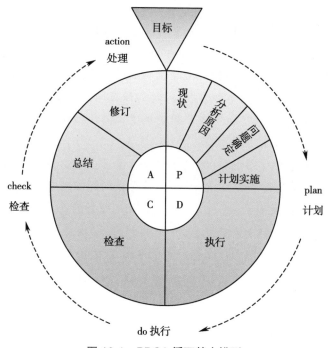

图 10-1　PDCA 循环基本模型

4. PDSA 循环　由 P(plan,计划)、D(do,执行)、S(study,学习)、A(action,处理)四个阶段组成,戴明博士在 1990 年做出改变,他解释说,"学习"比"检查"更恰当,既重视短期的持续改进,也重视长期的组织学习。PDSA 循环更强调学习的深入,不要把问题浮于表面,不要应付,而是积极介入。从本质上讲,PDCA 和 PDSA 并没有大的区别,都是质量循环的一个步骤,但唯有学习,才能使问题的暴露和解决更加突出,更能体现解决问题的分析能力。

> **经验与教训**
>
> ### PDC&SA 循环
>
> 　　某大学附属医院结合多年运用 PDCA 管理的经验,发现通过将 PDCA 与 PDSA 相结合,可实现两者优点最大化,构建了 PDC&SA 护理质量管理模式。其优点在于 C&S 阶段将"check"与"study"相结合,对检查中存在的问题进行研究与学习,及时解决影响计划实施的各个阻碍因素,从而节省项目实施所费时间,提高工作效率。
>
> 　　P(计划):根据医院护理敏感指标监测结果,将非计划性拔管、跌倒、

压力性损伤等敏感质量指标作为重点改善项目,应用质量管理工具确定要因,制订对策与计划。

D(实施):将临床科室按风险等级从高到低分为Ⅰ~Ⅳ类,对Ⅰ、Ⅱ类高风险科室加强监控频率和力度,同时加强夜间、节假日高危时段管理;自主研发临床普通科室和重症监护室护理风险评估预警系统,实现高危患者和高危环节的监控与预警。

C&S(检查&学习):将"检查-研究-学习"同步俱进,通过专组专项,个案与系统追踪等方式进行检查,对存在问题深入剖析,及时解决阻碍计划推进的相关因素,进而减少了反复循环所费的人力与时间。

A(总结):将S阶段仍未解决或新发现的质量问题转入下一个PDC&SA循环,不断优化护理安全管理模式,提升临床护理质量。

(二)品管圈

1962年,日本石川馨博士首先发起品管圈活动,在日本电信电话公社组成第一个品管圈。石川馨博士在《现场与QC》杂志创刊中提出:"以现场领班为中心,组成一个圈,共同学习品管手法,使现场工作成为质量管理的核心"。随后品管圈活动在世界各国广泛推广,对各国产业发展起到了巨大的影响。它是20世纪西方统计管理与东方人本管理文化的完美结合。

1. 品管圈的内涵　品管圈(quality control circle,QCC)是由在相同、相近或有互补性质工作场所的人们自发组成5人为一圈的活动团队,通过全体合作、集思广益,按照一定的活动程序,运用科学统计工具及品管手法,来解决工作现场、管理与文化等方面所发生的问题及课题。其倡导团队活动、基层为主、自主参与、改善范围不限、活用管理工具、教育训练、自我成长与激励肯定的理念。基本要素包括:组成成员(圈员、圈长、辅导员)、制订圈名、设计圈徽、召开圈会、形成成果。

2. 基本步骤　如图10-2所示。

3. 应用工具与手法　日本石川馨博士曾说:"医院内95%的质量管理问题,可以通过医院全体员工活用QC七工具而得以解决"。随着质量管理的不断发展,先后出现了"老七大工具"和"新七大工具"。在实践中,护理管理者发现传统的"老七大工具"既实用又易掌握,具体内容见图10-3。

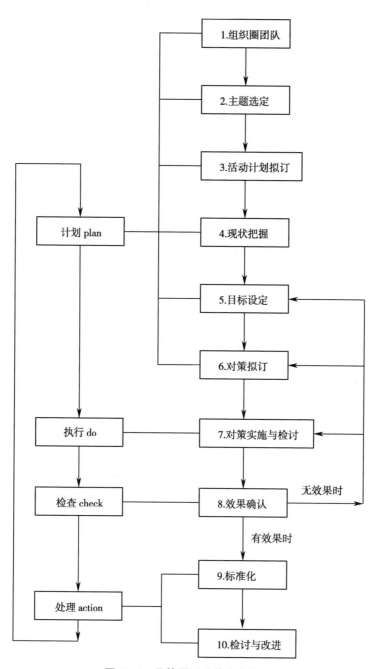

图 10-2 **品管圈活动基本步骤图**

手法	图形	用途	备注
特性要因图	分类清楚 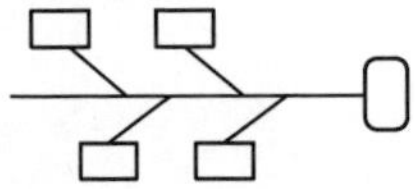	1. 管理、教育用 2. 改善、解析用 3. 源流管理用 4. 现场操作标准用	可以用反转法,由找原因变为找对策原因与结果系统化
柏拉图	重点把握　20%　80% 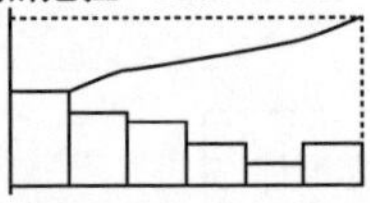	1. 决定改善目标 2. 明确改善效果 3. 掌握重点分析	以前几项为改善要点即"前三项"原则掌握重点
检查表	项目 ○ ◇ □ ◎ Ⅰ Ⅱ Ⅰ ※ Ⅱ Ⅰ Ⅲ	1. 日常管理用 2. 收集数据用 3. 改善管理用	帮助每个人在最短的时间内完成必要的数据收集
层别法	比较作用 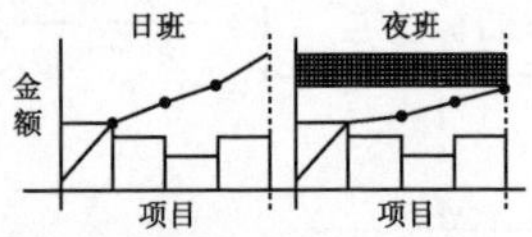 日班　夜班 金额 项目 项目	应用层别区分法,找出数据差异因素,对症下药	借用其他图形,本身无固定图形资料分类
直方图	了解品质 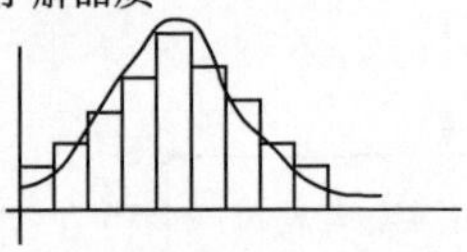	1. 了解分布 2. 了解控制能力 3. 与规格比较 4. 品质情况监测	了解一批产品质量好坏掌握变异
散布图	相关易懂 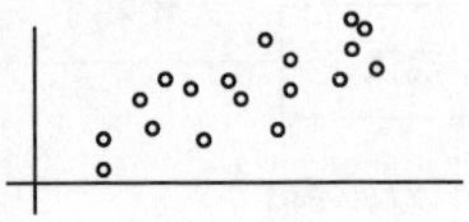	1. 了解两种因素或数据间的关系 2. 发现原因与结果的关系	应用范围有限两种资料的相关性
管制图	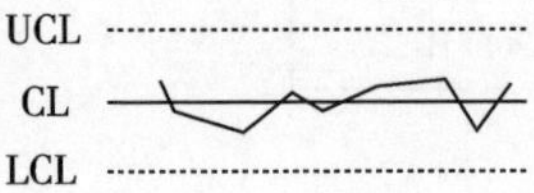 UCL ———— CL ～～～ LCL ————	1. 掌握控制现状质量 2. 发现异常及时采取行动	生产中,了解质量稳定情况的管制情报

图 10-3　**品管圈传统七大手法**

在 QCC 活动中,小组成员在为同一个目标而努力的过程中建立了友谊,每一个决策都是集体决策,即小组成员集思广益、互相启发,达成共识后形成的决策。在这种决策过程中，人们会更清楚地认识到团队的力量远远胜于个体的力量相加，从而增强团队凝聚力。

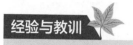

经验与教训

爱管圈

　　某三甲医院在全年护理不良事件统计中发现，意外拔管发生 35 例，占不良事件总数的 26%。而发生科室中，以 ICU 病房为首，占科室不良事件 60%。针对该问题，护理部选定 ICU 为试点，拟采取品管圈这一科学的管理办法解决临床问题。

　　首先成立了由 ICU 的 13 名医护人员自愿报名参加的品管圈，然后圈员们讨论确定圈名为"爱管圈"，拟定第一次活动主题为"降低 ICU 患者意外拔管率"。设计圈徽后，他们又拟定活动计划，开始了质量改进的工作。他们收集数据，了解科室意外拔管现状。拟定改善目标：在 × 年 × 月 × 日前 ICU 意外拔管率由 1.10% 降至 0.61%。接着全体圈员运用头脑风暴法、关联图、冰山图、鱼骨图（图 10-4）对主要原因进行分析，全体讨论投票，找出问题产生的原因。原因找出后，全体圈员又用头脑风暴法探讨所有可能的改善对策，并以投票方式从中选取了 8 条对策，确定实施方案顺序及相应负责人后开始实施质量改进。

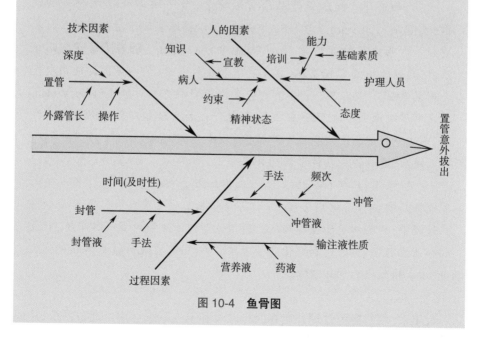

图 10-4　鱼骨图

最后,经过总结分析本轮品管圈活动使该医院 ICU 意外拔管发生率由 1.10% 降至 0.65%,目标达成率为 91.84%,进步率 40.90%。同时,从雷达图还看到:全体圈员的个人能力得到大幅度提升,各方面成长值在 1.3~2.8,增加了团队凝聚力。

为了使该成果维持,圈员们将有效的工作流程进行标准化,制作了《标准作业书》,还讨论、反思本次活动的优点与不足,进行改进与提高,列出下期活动主题。

(三)六西格玛管理

西格玛(Σ,σ)是希腊字母,在统计学上表示数据的分散程度,是一个描述最终结果与标准值偏差的专业统计数据,即"标准差"。在质量管理领域中,用以表示质量管理的水平。"六西格玛"表示"6 倍标准差",即每百万次机会不合格数少于 3.4 次。

知识拓展

六西格玛的由来

"六西格玛"概念作为品质管理概念,最早由摩托罗拉公司的比尔·史密斯(Bill.Smith)于 1986 年提出,用以描述实现质量改进时目标和过程。六西格玛管理法是 20 世纪 80 年代兴起的一种质量管理战略方法,它起源于美国摩托罗拉,真正实践和发展起来,是在美国的通用电气公司的实践。1996 年,通用电气首席执行官杰克·韦尔奇(Jack Welch)在总结了全面质量管理的基础上,提炼了流程管理技巧精华和最有效方法,形成一种新的提高企业业绩和竞争力的管理模式。

随后,这种模式在许多国际著名企业实施发展。如:戴尔、惠普、西门子、索尼、东芝、杜邦和花旗银行等,国内知名企业联想、海尔、宝钢及美的等也先后实施六西格玛管理,并取得经营业绩的飞速发展。在普及和推广过程中,六西格玛管理逐渐从一种质量管理方法演变成一种卓越、有效的企业流程设计、改造和优化的管理技术;一种基于统计技术达到质量改进,追求精细化的管理理念。

近年来,六西格玛管理开始在我国教育和卫生系统运用。通过系统、集成地采用质量改进流程,实现无缺陷的过程设计,消除过程缺陷和无价值作业,从而提高质量和服务,降低成本,缩短运转周期,达到顾客的完全满意。

1. 六西格玛管理内涵　六西格玛管理是通过对过程持续、突破性改进,不断提高顾客满意度,降低成本来提升组织的赢利能力和竞争力水平。其实质就是追求卓越质量的系统工程,即"六西格玛系统工程"。其目标是:质量与效率最高,成本最低,过程和周期最短,利润最大,顾客满意度最高及投资回报率最高。核心是追求零缺陷生产,防范责任风险,提高生产率和市场占有率,提高顾客满意度和忠诚度。通常采用"百万次机会不合格数(DPMO)"作为西格玛水平的比较指标。当达到六西格玛时,其每百万次机会中只有 3.4 次出错的机会,合格率达到 99.999 66%,只需要用 1.5% 的营业额来弥补或修正缺陷。作为医院通常质量水平只能达到三西格玛,其每百万次机会中将有 66 810 次出错的机会,合格率只能达到 93.3%,需要用 25% 的营业额来弥补或修正缺陷。据专家研究证明,如果医疗质量合格率为 99.73%,那么全球每周将有 500 台手术出错,每年有 20 000 次配错药物事件发生。

寓言与道理

唯一的弱点要了命

古希腊有一位伟大的英雄阿吉里斯,他有着超乎普通人的神力和刀枪不入的身体,在激烈的特洛伊之战中无往不胜,取得了赫赫战功。但就在阿吉里斯攻占特洛伊城奋勇作战之际,站在对手一边的太阳神阿波罗却悄悄一箭射中了伟大的阿吉里斯,在一声悲凉的哀叹中,强大的阿吉里斯竟然倒下去了。原来这支箭射中了阿吉里斯的脚后跟,这是他全身唯一的弱点,只有他的父母和天上的神才知道这个秘密。

在他还是婴儿的时候,他的母亲、海洋女神特提斯,就曾捏着他的右脚后跟,把他浸在神奇的斯堤克斯河中,被河水浸过的身体变得刀枪不入,近乎神。可那个被母亲捏着的脚后跟由于浸不到水,成了阿吉里斯全身唯一的弱点。母亲造成的这唯一弱点要了儿子的命。

寓意:哪怕只有 0.1% 的缺陷,也可能导致 100% 的惨败。

2. 基本原则　实施六西格玛管理应遵循六个基本原则,即:①以顾客为关注焦点,提高顾客满意度和忠诚度。②基于数据和事实进行管理。强调数据说话,数据决策,运用各种统计技术对服务中各个要素进行具体量化测定,从数据中发现问题,并依据数据指导决策。③重视管理和业务流程。注重过程管理,将流程视为向顾客传递价值的载体和途径,从流程切入把资源注入以提升流程价值。④积极实施主动改善管理。在问题发生前通过运用管理工具和统计方法动态干预产生缺陷的各种因素,采取常常关注容易被忽略的流程;对目标实现自我反省;不断改进流程方式,实现主动管理模式。⑤倡导无界限合作。主要是加强横向与纵向,跨团队、组织和部门的配合与合作,包括与供应商和顾客的外部合作。⑥追求完美,容忍失败。组织要以积极的心态面对挑战和失败,营造出鼓励创新、容忍失败的管理氛围。

3. 人员组织结构　人员组织结构是六西格玛管理成功的重要因素之一。六西格玛管理的人员组织采用了日本柔道"带级体系"原则,根据管理层级不同可分为领导层、指导层和执行层。主要包括了管理委员会、执行负责人、黑带大师、黑带和绿带。

(1) 管理委员会:主要的职能是建立组织的六西格玛管理愿景,确立组织的战略目标,营造组织六西格玛管理的文化氛围。

(2) 执行负责人:主要负责部署六西格玛管理的实施,协调分配各项管理资源,处理管理中的问题与矛盾,统筹协调六西格玛管理运行中的各项事宜,定期向管理委员会报告工作进展。

(3) 黑带大师:一般由第三方咨询机构的咨询顾问担任,是统计方面最高专家,主要负责在六西格玛管理中技术支持和指导,培训"黑带"或"绿带"并对其进行资质认证,向执行负责人和最高领导层提供咨询建议和意见。

(4) 黑带:由组织内部选拔,培训获得黑带资格后承担六西格玛项目的小组负责人,主要实施流程变革,负责培训、指导绿带成员。黑带成员需具备高等数学及定量分析的基础知识,并对工作质量与流程具有较深刻认识。通常其必须完成 160h 理论培训,由黑带大师进行一对一训练指导。

(5) 绿带:是经过六西格玛管理方法和工具培训,能够结合本职工作完成难度较小项目的成员。黑带和绿带都是六西格玛管理执行的关键人员,负责六西格玛管理的具体执行和推广。

4. 实施步骤　基于目标不同,六西格玛管理是通过对现有流程改进的"过程改进五步法"(DMAIC 方法)和对新产品或流程进行开发设计的"六西格玛设计"(DFSS)而实现的。

(1) DMAIC 方法:是指由界定、测量、分析、改进与控制五个阶段构成的过程改进方法。

1) 界定:就是确定顾客需求及潜在影响需求的因素,识别需要改进的产品或服务流程,并将改进项目界定在合理的范围,使团队产生清晰而明确的目标和行动方向。

2）测量:是通过收集现有过程产生的数据,确定初始的西格玛值,明确与六西格玛间的差距,并充分测量、量化,精确查找问题的原因,进一步明确问题的关键因素。

3）分析:是对问题量化的延伸,借助有效的工具对收集到的数据和资料进行汇总,发现易见和潜藏的根本原因。

4）改进:就是用实际的行动和问题改进方案来使过程缺陷降低,而改进所呈现的形态是复杂、多样的。

5）控制:就是维持改进的过程程序化、标准化,避免错误的再度出现,保证品质的稳定。

（2）六西格玛设计:是以顾客需求为导向,关注产品或服务的设计质量。通过优化产品和过程设计,前瞻性地提高产品或服务的固有西格玛水平,从而保证产品或服务的高品质。目前最具代表的是美国通用电气使用的 DMADV 方法（将产品设计或过程分为定义、测量、分析、设计、验证 5 个阶段）和六西格玛专家苏比尔·乔杜里（Subir Chowdhury）提出的 IDDOV 过程（将设计过程分解为识别、定义、研发、优化和验证）。

经验与教训

运用六西格玛管理提升患者满意度

某医院护理部在进行第三季度患者满意度调查中发现急诊输液中心患者满意度较低。为解决此问题,护理部决定选用六西格玛管理"过程改进五步法"来改善该部门护理服务质量。

护理部李主任（黑带）组织科室的护士成立项目团队,对项目内涵进行培训和计划。反复分析整个急诊患者输液流程,并进行体验流程的试验,又对前来输液治疗的患者进行服务需求调查,找出了引发患者及家属不满意的突出问题,即患者等候输液的时间太长、患者进行身份识别次数太多。通过对急诊输液流程进行详细的绘制,他们发现了流程中的关键缺陷,即标识的繁杂、不清晰。

于是项目组开始定义关键的质量指标,并对旧流程进行测量和评估,收集患者身份反复识别的次数。根据收集到的资料和对急诊服务环境的分析,找准了关键环节,制订了改进服务流程计划:首先,把座位的标识进行了重新设计,使其更加醒目、易识别;其次,对患者爱移动的情况给其佩戴腕带的基础上增加了手臂易贴标识,强调标识的可视性,同时,在配液台上对应座位号、固定标识,每一个患者的液体也规范放在一个长方形的、有色彩差异的塑料盒内,在盒子的外面和每一输液瓶上也在原有瓶签基础上都用粗笔标识座位号和患者姓名。另一方面针对患者做到:在患者座位的安置时,事先询问患者的意见,并在患者入院健康教育时,强化患者身份识别、腕带和座位号的重要性等。经过六西格玛服务流程改造后,护士(绿带)们收集改进流程前、后的满意度,对比分析改善前、后效果,进一步完善了流程质量标准,并建立服务质量监控反馈的长效工作机制。在第四季度的满意度调查中,急诊输液中心的患者满意度由原来的82%提高到99%,收效满意。

目前,在我国引入六西格玛管理的医院为数不多,文献报道相关研究也较少。在引入六西格玛管理前,医院应具备传统管理基础和统计管理基础;具备分级与能级管理基础和经验;医院主要领导熟悉六西格玛知识并有决心推广;具备足够的活动资金;已经实施全面质量管理。

(四) 六常法

六常法即常整理、常整顿、常清洁、常规范、常自律、常教育。它是在各种机构中用来改善环境、增加效率、提高安全、减少故障、提升企业形象及竞争力的有效技术,在生产现场中对人员、机器、材料、方法等生产要素进行有效管理的方法。

知识拓展

六常法的起源

六常法起源于日本。日本是个岛国,在古代居民以渔民为主,渔民们又以船为家,吃住都在船上。为了让家(渔船)不超载,不得不经常整理渔船,将超过1年都不用的东西处理掉。20世纪50年代日本文人把日本家居文化(简单、有序、整洁)归纳成为"5S",因其源于五个日本字:整理(seiri)、整顿(seiton)、清扫(seiso)、规范(seiketsu)、自律(shitsuke),全部是"S"带头,所以也称为5S。

后来,日本制造业将"5S"法作为企业管理的基础,从而形成"5S"管理法。6S 管理是 5S 的升级，其作用是：提高效率，保证质量，使工作环境整洁有序，预防为主，保证安全。由于此种管理法简单、有效，操作方便，20 世纪 90 年代中国香港何广明教授将其提炼、修正，并在香港地区广泛应用，随后引进中国内地，中国内地在引进这一管理模式时，另上了英文的"安全（safety）"，因而称"6S"现场管理法。现在，"6S"管理法已在国内外进一步推广应用。

1. 常整理　根据物品使用频率进行分层管理，将工作场所的物品区分为有必要与没有必要两类，除了有必要的留下来，其他都清除掉。目的是腾出空间，防止误用、误送，营造整洁的工作场所。

具体做法是：①过去 1 年没有使用的物品，处理掉（抛弃、回仓等）。②过去 7~12 个月内没用过的物品，放到离工作区域较远的地方单独保存。③过去 1~6 个月内没用的物品，可放在工作区域内较偏地方。④每月每天使用的物品保存在最近的地方。⑤整理每小时都会使用的物品随身携带。

2. 常整顿　整顿就是放置方法的标准化。护理必需的物品按规定位置摆放，加以标示。如粘贴各种标签，使物品标识明确；对不同药品、物品进行统一颜色分类并编号；还可以采用玻璃柜门，一眼看透。目的是使工作场所物品一目了然，方便寻找，减少找寻物品时间，提高工作效率。同时，通过常整顿培养护士"物归原位"的良好工作习惯。主要分四个步骤即分析现状、物品分类、储存方法及切实执行。

3. 常清洁　将工作环境中的每件物品和每个地方进行有规律的清洁和维护，使工作环境、物品及仪器设备保持清洁状态。其关键就是划清区域，落实到人。要教育组织成员一不制造脏乱，不乱丢乱扔、乱泼；二不扩散脏乱，发现脏乱及时提醒、及时处理；三要注重保洁，遇有脏物及时清理，掉下的标签及时粘贴。

4. 常规范　制定审核标准，对照标准自评、互评，保持规范状态，提高办事效率。常规范是标准化的基础，有助于巩固常组织、常整顿、常清洁的成果。其强调采用目视管理和颜色管理的方法。

5. 常自律　常自律比纪律更重要而且要求更高，如果护士是迫于遵守某种纪律而做某事的话，那么下一次他未必会自觉做同样的事；然而，自律则能保证日常工作的连续性。因此，要向每个护士灌输按照规定方式做事的意识，目的是培养每个组织成员的好习惯，营造团队精神。

常自律形成过程:学习规章制度→理解规章制度→遵守规章制度→成为他人榜样→具备成功修养。

6. 常教育 重视护士安全教育,每时每刻都有安全第一观念,防患于未然。目的是建立起安全工作的环境,所有的工作应建立在安全的前提下。减少因安全事故而带来的经济损失。

(五) 失效模式与效应分析

1. 内涵 失效模式与效应分析(failure mode and effects analysis,FMEA)是一种基于团队的系统的及前瞻性的分析方法。用于识别一个程序或设计出现故障的方式和原因,并为改善故障提供建议和制订措施,是持续的质量改进过程。FMEA 是由失效模式及效应分析两部分组成。其中,失效模式是指能被观察到的错误或安全隐患,应用于护理质量管理中就是指任何可能发生的护理不良事件;效应分析是指通过分析该失效模式对系统安全和功能的影响程度,提出可以或可能采取的预防、改造措施,以减少缺陷,提高质量。健康照护失效模式与效应分析是由美国退伍军人事务局和国家患者安全中心共同开发的适用于医疗行业风险管理的模式。

2. 作用 长期以来,人们都认为医疗护理差错是由于医护人员粗心大意或缺乏相关知识、技术能力造成的,因而可以通过培训得到改善。但是,美国医学研究所的研究表明,医疗差错可通过改善系统得到最大限度的降低,而失效模式与效应分析就是这样一种可以改善系统、提高质量的工具。

由于医疗护理运作包含各式各样的流程与功能,彼此间也可能环环相扣,如果没有做系统的分析,对于风险的管理则难以获得进一步的改善。将 FMEA 应用于护理领域,有助于护理管理者进行风险评估,并有效改善医疗环境。

3. 实施步骤 FMEA 有五大基本步骤,应根据具体资源、人员和时间灵活应用此分析方法。

(1) 选择程序:应选择那些高风险或非常薄弱的护理质量问题进行研究。因为完成一项 FMEA 需要花费很多时间和费用,所以最好列出所有高危程序,再进行选择,并确保所选择的研究范围实际可行。

(2) 组建团队:组建一个综合 FMEA 团队,一般建议团队成员在 6 人左右,以便于管理。可由护理部主任为负责人,组员由科护士长、临床科室护士长、质控护士等组成。小组成员对团队的研究主题、目标及评估标准等达成共识。由负责人分配任务。

（3）绘制流程图:把程序的实施步骤和子程序用图表形式展示出来,用数字和字母标记每一步骤的子程序,这样可以为后面的分析提供便利,但是注意编号应尽量简单。

（4）危害分析:

1）列出潜在失效模式:①评估失效的严重度（severity,S）,以数字来代表其程度（表 10-3）;②评估失效发生的可能性（occurrence,O）,以数字来代表其程度（表 10-4）;③评估失效发生前被检测出来的机会（detectability,D）,即侦测性（表 10-5）。

表 10-3　FMEA 严重性等级评估

分数	等级	标准
1	无害	不造成患者伤害
2	较小	造成患者短暂伤害,需对患者进行查体或实施较小的干预措施
3	中等	造成患者短暂伤害,患者需住院或延长住院时间
4	严重	造成患者永久性伤害
5	极严重	造成患者致命性伤害或死亡

表 10-4　FMEA 发生率等级评估

分数	等级	标准
1	较小	可能发生,但尚未发生过
2	低	罕见发生,平均每年一次
3	中等	不常发生,平均每月一次
4	严重	频繁发生,平均每周一次
5	极严重	几乎总是发生,平均每天一次

表 10-5　FMEA 侦测性等级评估

分数	等级	标准
1	非常高	差错总是能被发现（95%~100%）
2	高	差错经常被发现（75%~94%）
3	中等	差错不常被发现（40%~74%）
4	低	差错很少被发现（6%~39%）
5	微小	差错不能被发现（0%~5%）

2）计算风险优先数（RPN）：将严重程度、发生频度、可探测度三者相乘得出 RPN（risk priority number, RPN=S×O×D）。

3）排列优先次序：根据计算出的 RPN 值将每一失效模式从高到低排列优先顺序，RPN 值最高的失效模式（环节）是流程中最需要改进的部分，应重点关注；RPN 值不高但严重程度达到 9 的失效模式，虽然发生频度和可探测度不高，也应给予关注。

制订并执行措施及评价结果：根据列出的根本原因，针对性地提出护理质量的改进措施，并重新设计护理流程，确定一个结果评价方法，以分析和评价护理质量改善措施的有效性。实施改进措施后，要定期地对执行情况进行评估，以维持修订程序的有效性。

例如某医院护理部应用 FMEA 法进行护理给药不良事件干预，他们先列出全年给药不良事件，运用 FMEA 法进行分析，把给药的程序和实施步骤用图表形式展示出来（表 10-6）。

表 10-6　给药流程及失效模式

	给药流程	失效模式
1	医师开医嘱	A 医嘱字迹难以辨认
2	录入电脑	A 医嘱录入错误
		B 用药记录单打印错误
3	药房配送药	A 药房配送药错误
4	护士给药	A 用药记录单核对错误
		B 治疗室配药错误
		C 床边核对错误
		D 多给药
		E 漏给药

然后列出潜在失效模式，计算 RPN 值，确定了给药流程中最需要改进的部分，是医嘱录入错误、漏给药和床边核对错误（表 10-7）。

表 10-7　护理给药不良事件失效模式 RPN 值评估表

	失效模式	严重程度	发生频度	可探测度	RPN
1A	医嘱录入错误	5	8	7	280
4E	漏给药	8	7	5	280

续表

	失效模式	严重程度	发生频度	可探测度	RPN
4C	床边核对错误	10	5	5	250
4B	多给药	8	5	5	200
4D	治疗室配药错误	6	6	5	180
4A	用药记录单核对错误	6	3	5	90
2B	用药记录单打印错误	6	2	5	60
3A	药房配送药错误	5	1	5	25
1A	医嘱字迹难以辨认	2	1	5	10
	合计				1 375

针对上述几个问题进行环节分析,制订针对性措施,改进给药中的护理工作流程,使 RPN 值大大降低,有效减少了护理给药不良事件的发生,提高了护理质量。

(六)标准操作程序

1. 概念　标准操作程序(standard operation procedure,SOP)又译为标准操作规范,是将某一项工作依照操作目的、操作步骤、操作要求,以统一的格式描述出来,从而用来指导和规范日常的工作。SOP 的关键词是"标准",它是由组织内部自行撰写的一种工作准则,SOP 尽可能地将相关操作步骤进行细化、量化和优化,在正常条件下大家都能理解,不会产生歧义。同规章制度比起来,SOP 对完成某项护理工作的环节、分工、进度等更为具体、更具可操作性。

知识拓展

SOP 的由来

在 18 世纪或作坊手工业时代,制作一件成品往往工序很少,或分工很粗,甚至从头至尾是一个人完成的,其人员的培训是以学徒形式通过长时间学习与实践来实现的。随着工业革命的兴起,生产规模不断扩大,产品日益复杂,分工日益明细,品质成本急剧增高,各工序的管理日益困难。如果只是依靠口头传授操作方法,已无法控制产品质量。采用学徒形式培训已不能适应规模化的生产要求。因此,必须以作业指导书形式,统一各工序的操作步骤及方法。可见,为了经验的传承才造就出 SOP。

2. 作用　科学的 SOP 有两方面含义:一是符合工作实际,从以往实际工作中总结提炼而来,并在实际工作中严格执行;二是实现最优化,在完成某项工作的诸多方法中,SOP 是投入产出比最大的。因此,建立 SOP 有助于:

(1) 将长期积累的技术、经验,记录为标准作业规范,让每位在职人员都能依照并遵循既定程序执行,以免日后因人员流动而造成技术和经验的流失。

(2) 通过 SOP 让护理人员经过短期培训,快速掌握较为先进合理的操作技术和流程。每一个护理部主任都有的一个工作任务模块就是培训。在没有标准规范的情况下,让培训人员各自培训的结果,往往让医院浪费了时间、人力,同时也增加了修正错误的成本。而一个统一的标准规范可以让新护士一目了然,也可以帮助护士与领导有本参照。

(3) 根据 SOP,易于追查不良质量产生之原因。当大家都按照 SOP 来操作时,如果工作中一旦出现问题,就能马上追查出问题出现的根本点在哪里,是时间上超出规定,还是人员配合上有问题等,从而针对根本原因进行修正,解决质量管理问题。

(4) 树立良好的医院形象,获取信赖及提升服务满意度。假如患者走进一家医院,看到医院都有统一的接待用语,在还没深入了解这家医院之前,就会被这种“标准”所打动并留下好印象。医院若能做到在出现问题时医护人员能按照 SOP 规定,表现出统一处理问题的态度与执行权限和规范,使患者在最短时间内得到满意的回复与解决方案,医院自然能够有较高的服务满意度。

(5) 形成医院最基本、最有效的管理工具和技术数据,实现护理管理规范化,操作流程条理化、标准化、形象化、简单化。SOP 尽可能地将相关的工作操作步骤进行细化,包括操作者是谁,何时操作,如何操作,哪些是关键稽查项目,需要准备哪些设备等。待日后进行质量调查时也能针对未能达到的重要关键因素进行量化分析,总结出既简易又能达到服务标准的优质流程,这也是快速产生服务效益与减少服务抱怨的方法。

3. 编制 SOP 的步骤

(1) 确定流程:先做流程和程序。首先做出相应的主流程图,然后根据主流程图做出相应的子流程图,并依据每一子流程做出相应的程序。在每一程序中,确定有哪些控制点,依照控制点编写制成 SOP。各部门可依照各自不同需求制订内部的 SOP,如患者就诊时,门诊与急诊的挂号 SOP 是不同的。门诊需要先挂号才能就诊,而急诊要先进行检伤分类之后才能确定挂哪一科室,未达急诊标准的就要转入门诊挂号;但是门、急诊的挂号部门也有一致的做法,那就是都需要确认身份和收费。

（2）明确步骤:确定每一个需要做 SOP 的工作的执行步骤。执行步骤的划分应有统一的标准,如按时间的先后顺序来划分。

（3）制作 SOP:套用模板,着手编写 SOP。除了一些文字描述外,还可以增加一些流程、图片或其他图例,目的是将步骤中某些细节进行形象化和量化。

（4）执行操作:在某一个部门试行新的 SOP,要详细调查实施中的困难,并尊重护士们的意见,待收到满意的反馈后再推广到全科,这就是所谓的科内平行展开。

（5）修订完善:在发生以下情况时,需进行修订:①当执行护士提出 SOP 与实际服务有差异时;②服务对象反映意见或是发生异常事件时;③新技术产生,而相关单位的配合事项尚未规定时;④配合政策业务产生时。

4. SOP 基本内容　护理部应制订统一的 SOP 格式说明,用标准格式书写必要项目,使编撰人员能顺利进行时间测量及检查。

（1）共同标题格式化:一般 SOP 有共同的要素,无论是用表格还是陈述,都要注明下列项目:① SOP 的名称及编号;②负责人;③服务单位或对象:如内科、妇科患者;④执行单位及代码;⑤难易等级,分级不宜过多,以 5~7 项为宜;⑥训练所需时间;⑦执行人员资格;⑧作业执行类别:分为每年、月、星期、日、时、分、秒、按命令执行或依实际所需执行等 9 个项目;⑨标准执行耗时;⑩适用范围:分为全院适用、部门(科室)适用、单位适用。上述 10 项内容,在共同标题下可以制成表格,使编定人容易勾选与编写。

（2）SOP 的内容包括:①主旨;②目的;③用物及设备;④操作及耗时标准;⑤质量标准:列出步骤中关键标准项目,每次随机抽查几个人,求得平均值;⑥定期绩效考核:对使用者进行抽查,要注明:受评者姓名、资格(即护士职称、职务)、年资、单位、日期,考核后让受评者签名,注明上次成绩,评定进步或退步,指出此次应改进的地方。质量是构成社会财富的物质基础,是人民健康生活的重要保障,更是社会科学技术和文化水平的综合反映。不管是因一柄大锤而崛起的海尔,还是难以超越的肯德基标准,无不透射着质量的重要。泰山不拒细壤,故能成其高;江海不择细流,故能就其深。作为一名护理管理者,我们应清楚地认识追求完美的护理品质,需要我们不断地在实践中积累,从护理工作的细节中去完善,相信坚实的质量长城将在我们这一代筑起,守护人类的健康。

读后思与行

📖 边读边悟

1. 护理质量管理的八项基本原则,包括:关注患者需求、明确护理管理者在质量管理中的领导作用、注重团队合作、注重过程管理、运用管理的系统方法、应用 PDC&SA 循环改进护理质量、基于事实和数据的决策方法及建立与供方/合作者共赢的关系。

2. 制定护理质量标准应遵循以下原则:①可衡量性原则;②科学性原则;③先进性原则;④实用性原则;⑤严肃性和相对稳定性原则。

3. 每一个 PDC&SA 循环都要经历“四个阶段,八个步骤”。四个阶段包括:计划阶段、实施阶段、检查阶段和处理阶段;八个步骤包括:找问题、找原因、确定目标、计划对策、实施、检查、巩固成果与处理遗留问题。

4. 护理质量评价工作应遵循以目标为导向,用比较判高低,循证据下结论和从事实到价值的原则。

5. 可应用 PDC&SA、品管圈、五常法、六西格玛、失效模式与效应分析、临床护理路径等工具对护理质量进行持续改进。

📖 边读边想

1. 在护理质量管理中,您认为什么是最有效的护理质量管理?
2. 请比较说明质量发展不同时期的特点。
3. 作为护理管理者,请具体描述一下应该承担的护理质量管理的工作任务有哪些?
4. 从管理的角度,如何能够建立一个适合医院发展的护理质量管理体系?

📖 边读边练

1. 随着医院患者数量不断增加,您将采取怎样的措施保证护理服务的品质?
2. 医院规模扩大,新进护士增多,怎么能够使护理服务达到“同质化”?
3. 失效模式与效应分析包括下列哪些步骤:

A. 选择程序　　　　　　B. 组建团队　　　　　　C. 绘制流程图

D. 危害分析　　　　　　E. 制订并执行措施及评价结果

📖 先读后考

说说事:2018 年,某三级综合医院跌倒/坠床护理不良事件发生数量明显增多。上半年住院患者总数 42 121 人,发生跌倒/坠床事件 8 例,发生率 0.19‰,占护理不良事件总数 27.6%。其中与自身疾病有关 4 例,占 50%;与环境有关 2 例,占 25%;与其他因素有关 2 例,占 25%。年龄大于或等于 65 岁的患者 5 例,占 62.5%;年龄小于 65 岁的患者 3 例,占 37.5%。下半年住院患者总数 30 290 人,发生跌倒/坠床事件 27 例,发生率 0.89‰,占护理不良事件总数 25.5%。其中与自身疾病有关 16 例,占 59.3%;与遵医行为差有关 8 例,占 29.6%;与其他因素有关 3 例,占 11.1%。年龄大于或等于 65 岁的患者 16 例,占 59.3%;年龄小于 65 岁的患者 11 例,占 40.7%。

考考您:该医院护理不良事件质量管理发生了什么变化? 从以上数据描述中可以了解哪些情况? 如果上述情况发生在您的医院,您将采取什么措施?

参考答案:

1. 从数据分析可知该医院护理不良事件发生下半年较上半年有明显增加。

2. 从数据描述中可了解到护理不良事件上半年发生 28 例,下半年发生 106 例,增加了 2.78 倍;其中跌倒/坠床事件上半年 8 例,下半年 27 例,增加了 2.38 倍;住院患者护理不良事件发生率上半年为 0.66‰,下半年为 3.50‰,增加了 4.30 倍;住院患者跌倒/坠床事件发生率上半年为 0.19‰,下半年为 0.89‰,增加了 3.68 倍;分析跌倒/坠床原因中:与自身疾病相关上半年占 50%,下半年占 59.3%,上升 9.3%;与其他因素相关上半年占 25%,下半年占 11.1%,下降 13.9%;分析发生跌倒/坠床患者的年龄情况:大于或等于 65 岁的患者上半年为 5 例,占不良事件发生率 62.5%,下半年为 16 例,占不良事件发生率 59.3%,事件增加了 11 例,但发生率下降 3.20%;小于 65 岁的患者上半年为 3 例,占不良事件发生率 37.5%,下半年为 11 例,占不良事件发生率 40.7%,事件增加了 8 例,发生率上升 3.2%。

3. 如上述情况发生在我院,我将采取以下措施:从质量管理资料中进一步挖掘信息,全面了解护理不良事件质量管理存在的问题;应用特性要因图法、层别法、柏拉图法、直方图法及散布图法等分析查找产生问题的根本原因和问题存在的状况;确定护理不良事件质量管理下一阶段的目标;根据分析所得主要原因,运用头脑风暴法拟定有针对性的改善计划;按照预定计划和措施进行质量改善,并运用管制图法对改善过程进行测定、评估,发现异常及时修正;检查并巩固已取得的改善成果;分析仍存在的问题进入下一个 PDCA 循环的持续质量改进。

(江智霞)

耕耘人生,统筹朝夕:时间管理能力

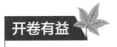

从"时间是生命"说起

美丽的草原上,晨曦初露,一群羚羊从睡梦中惊醒。"天亮了,我们得抓紧时间跑,如果被猎豹发现,就可能被吃掉!"于是,羚羊群起身向着太阳升起的方向飞奔。与此同时,一只猎豹也惊醒了,它想"已经有几天没吃东西了,我得立即追寻昨晚没有追上的猎物,如果今天再追不上它,我会饿死!"猎豹大吼一声,狂奔而去。就这样,一天伊始,地球上便出现了一幅壮观的图像,猎豹紧追羚羊群,它们各自为自己的生命狂奔,身后扬起了滚滚黄尘。这场追逐只有两种结局:羚羊快,猎豹会饿死;猎豹快,羚羊会被吃掉。但如果羚羊只比猎豹早跑 30 秒,就有可能保全性命,这 30 秒就意味着羚羊与猎豹的你死我活。对所有生物而言,时间就是生命,生命过程从某种意义上来说就是把握时间的过程。

对人类而言,时间是生命赋予我们的宝贵资源。从护理部主任的角度来看,时间不仅是个人的资源,也是护理组织能否有效完成护理工作的重要保证。本讲将从护理部主任的角度,告诉您时间管理的概念与最新研究进展,与您一起分析时间浪费的原因,并为您奉上实用性时间管理的策略与秘籍。愿本讲的内容不仅从战略高度帮助您了解时间管理的原则,更能从战术角度使您掌握时间管理的具体方法与技巧,帮助您正确整合及利用有限的时间资源,实现医院护理管理及个人的目标。

一、劝君著意惜芳菲,寸金难买寸光阴——话说时间管理

"燕子去了,有再来的时候;杨柳枯了,有再青的时候;桃花谢了,有再开的时候。但是,聪明的,你告诉我,我们的日子为什么一去不复返?——是有人偷了他们罢:那是谁?又藏在何处呢?是他们自己逃走了罢:现在又到了哪里呢?"每当想起朱自清先生在《匆匆》一文中对时间的描述,不禁产生"风月无古今,情怀自浅深"这样对时间的感慨。

作为护理部主任,您个人不仅有时间匆匆的感觉,而且从管理者的角度迫切需要了解时间究竟是什么?科学有效的时间管理内涵包含哪些内容?科学的时间管理经历了哪几个阶段的发展过程?目前的时间管理理论对管理者的启示是什么?

(一) 时间的概念、本质及特征

1. 时间的概念 时间是什么?它在哪里?这个问题自古以来就困惑了无数的哲学家、数学家、文学家、管理学家等不同领域的专家学者。人们不断地苦思冥想其内涵,用各种方法计算它,但却没有得到答案。时间从我们的身边匆匆而过,带走了我们的童年,逝去了我们的青春,斑驳了我们的记忆。我们才意识到时间是我们生命中珍贵的资产,才有了对时间刻骨铭心的感悟。

时间是一个神秘的概念。人类拥有着时间但也被时间掌握着,谁也逃脱不了时间的束缚。从古至今人类不断地研究时间,想理解和明白时间的意义,让人类自己掌握时间而不是时间来掌握人类。但直到今天我们对时间的了解还十分有限。人们从不同的角度认识及感受时间,并赋予了时间不同的含义,如认为时间是生命、金钱、财富、资源、速度、希望、速度、无边的海洋。

作为一个抽象的概念,虽然当今重要科学理论研究都有时间的踪迹,但均没有明确的对时间的科学定义。《韦氏大词典》的解释是"时间是过去、现在及未来组成的连续线"。《剑桥百科全书》认为时间是区分事件发生前后次序的度量单位,用时间可以指出事件的前因后果。中国《辞海》对时间的定义为"时间计量,包括时间间隔和时刻两方面。前者指物体运动经历的时段,后者指物体运动的某一瞬间。一般以地球自转为根据"。在哲学上,"时间"与"空间"一起构成运动着的物质存在的两种基本形式。

英国物理学家斯蒂芬·威廉·霍金(Stephen William Hawking,1942—2018)在1988年首次出版的科普著作《时间简史》中,用十二章讲述了关于宇宙本性的最前沿知识,包括人类的宇宙图像、时间和空间、膨胀的宇宙、不确定性原理、黑洞、宇宙的起源和命运等内容。在第二章空间及时间中,他将时间起始点定义为宇宙大爆炸的起点。认为在地球上才有时间观念,宇宙其他地方没有时间观念,地球之外时间是没有意义的。而地球上的时间概念是建立在空间、因果关系等假设基础上的。因此,人对时间的理解体现了对宇宙的理解。如果时间是绝对的,那么宇宙也是可预测的。如果时间是相对的,那么宇宙就成了不确定的。因为时间并非客观存在,换句话说,在绝对意义上的时间根本不存在。而我们对时间的理解,似乎卡在绝对和相对之间的某个点上:如果时间相对,为什么我们会感受到时间之箭？为什么我们有可能到未来,却无法回到过去？

2. 时间的本质　从本质上看,时间是一种有价值的无形资源。生命由时间累积而成,每个人一生的时间固定而有限。做任何事情都需要花费时间。人类的文明与进步是时间的产物,梦想的实现需要时间,但每个人在单位时间内所获得的社会价值及个人价值不同。因此,人们常以个人在单位时间内取得的成果及对社会贡献的大小来衡量时间的价值。

从管理角度分析,时间是分配组织中各种活动过程所需要的周期及其起点和终点。任何组织的管理活动都需要精确地计算时间分配。因此,时间是管理者要考虑的重要资源之一,不仅是管理者本人的时间,也包括完成组织任务的时间安排。

3. 时间的特征　时间具有以下六个特征:

(1)客观性:时间是风,视之无形,寻之无踪,但同时又是客观存在的。掌握了时间的客观性,管理者可以利用时间来达到组织及个人的预定目标。

(2)珍贵性:不同专业不同的人,从不同的生命维度雕刻了对时间内涵的理解,护士视时间为"生命",教师视时间为"知识",商人视时间为"金钱",军人视时间为"胜利"。虽然不同的职业对时间有不同的理解及诠释,但上述表述说明时间在每个人心中都是珍贵的资源。

(3)方向性:孔子有语,"逝者如斯夫! 不舍昼夜",说明时间如流水一样一去不返。古希腊哲学家赫拉克利特也曾感叹:"濯足长流,抽取再入,已非前水。"说明时间的流逝具有"一维性"和不可逆性,以一定的方向及规律运动。一旦失去,将永远无法追回。

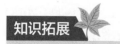

时间之箭

所有人都会有一个疑问：为什么时间的流逝总是从过去到未来？1927年，英国科学家亚瑟·爱丁顿（Arthur Eddington）用"时间之箭（the arrow of time）"形象地描述了此问题。他认为时间就像一个明确指向的箭头，单方向的指向未来。此后，英国科学家斯蒂芬·霍金（Stephen Hawking）在其畅销科普书《时间简史》（A brief history of time）中，专门用了一章的篇幅从宏观的角度来论述时间方向，并总结出了三种不同的时间箭头：①心理学的时间箭头，人只能记住过去而非未来，并由此感受时间的流逝，人们也很容易凭借生活经验看出电影是正放还是倒放。②热力学的时间箭头，即热力学第二定律所描述的时间方向性，认为时间作为一个孤立的系统总会单方向的趋于热平衡状态。③宇宙学的时间箭头，宇宙在一个高度有序的环境中创生，在宇宙大爆炸之后，整个宇宙处于加速膨胀的状态，时间箭头的方向也一直指向宇宙扩张的方向。霍金认为上述三种时间箭头具有相同的本质及方向。2012年美国物理学者从微观的介子角度发现时间箭头也指向未知的未来，更从微观的角度告诉我们时间的流逝并非幻觉。时间如奔流不息的河流，在这个世界留下痕迹之后终将一去不复返。

（4）差别性：虽然每个人在每天的生命里都获得86 400秒，但由于人生目标各异，利用时间的效率不同，因而每个人单位时间的价值千差万别。

（5）无存储性：时间与人类其他资源的区别在于时间无法存储。无论是否利用，时间都在消耗，在无声地流逝，任何人用任何方法均无法存储。

（6）公平性：时间不像空间等其他资源。一个空间一旦被占有其他人就不可能再拥有。只有时间是每个活着的人每时每刻都能跟他人共同享有的资源。每个人都是独立的个体，都能自由地安排自己的时间。

（二）时间管理的概念与内涵

人类为了与时间赛跑，多年来一直致力于研究探索各种节约时间、提高效率的技术与设备。但随着单位时间效率的不断提高，人们却感觉到时间越来越不够用，自己越来越忙碌，从而使时间管理成为各行各业关注的议题。

1. 时间管理的概念 时间管理的概念随着其理念的发展而有不同的含

义。最为大家所熟知的是第三代时间管理的定义："时间管理指在一定的时间范围内，为提高时间的利用率及有效性而进行的一系列控制工作。"

第四代时间管理理论认为，时间管理不是让您做更多的工作，也不是让您总在单位时间内完成的工作越多越好，而是让您知道自己价值观中最重要的是什么，集中时间将最重要的事情做好。

从管理学角度看，时间管理是在管理过程中明确管理的目标和重点，为减少重点工作的时间消耗，设计一系列科学合理的技巧及程序，用相关的技术及方法，在单位时间内高效率地完成组织目标。由此可见，时间管理不只是掌控时间，而是通过事先的规划，作为一种提醒与指引，以降低时间的不确定性，提高其可控性。

2. 时间管理的内涵拓展　当今这个如"动物农场"般的时代，"大鱼吃小鱼，小鱼吃虾米"的状态正在被"快鱼吃慢鱼"取代，时间管理的内涵有了很大拓展。

（1）时间管理是一种资源管理：在当代管理理论中，时间被列为除人、财、物、信息外的第五个核心资源。时间管理作为管理学的一个重要分支越来越受到重视。管理专家开发出了多种技术及方法来计划、使用及安排时间，以最大限度地实现时间的价值。

（2）时间管理是自我管理及生命管理：从现代时间管理的概念分析，时间管理不是多花时间工作，少休息少娱乐，而是在有限的时间内，将工作及生活中最重要、最紧急的事情做好。

对个人而言，时间管理的对象并非时间本身，其真正含义是面对有限的生命而实施的自我管理及生命管理。自我管理是在明确个人人生目标的基础上，将时间及精力集中于主要目标，并按照目标的指引应用时间。生命管理是为了让生命处于一种自知状态，要求我们在厘清个人价值观的基础上，将有限的时间用在对自己真正有价值的重要事情上，让自己的存在更有意义及价值。由此可见，时间管理不是为了让自己做更多的事情，而是让自己有足够的时间享受生活，身心更加健康。有学者研究认为，个人的时间管理就是学会在工作、健康、心智、家庭、理财、精神及人际关系七个方面达到平衡与和谐。

（3）时间管理是一种效率管理：在这个"时间就是金钱"，"效率就是生命"的全球化市场经济时代，由于通信及交通的极大便捷，人们已经不按年月日来计算时间，而是按照小时，甚至是分秒或毫秒来计算。市场经济存在的前提是自然资源、人力资源、时间资源及资金有限，才导致了市场竞争。全球每天都在上映着此公司吞并彼公司的连续剧，讲述着一个大公司轰然倒下，一个小公司一夜爆红的时间奇迹。而这种奇迹的产生源于"时间是效率"的观念与方法。

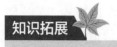

知识拓展

"时间是效率"的双面性

美国商业管理学者乔治·斯塔克（George Stalk）与托马斯·豪特（Thomas Hout）在其合著的《与时间竞争》（*Competing against time*）中说，以时间为基础的竞争者，正在以比呆板的竞争对手更低的成本、更少的时间、更快的速度及方法提供各种各样的产品及服务。通过这种方法，他们已经遥遥领先于竞争对手。这本书着重从战略层面说明了对服务对象的反应速度、新方法及技术的开发速度，组织内部运转的速度与质量、创新同等重要。

而詹姆斯·格雷特（James Gleick）在其著作《更快：所有事情都在加速》（*Faster: the acceleration of just about everything*）中，对当前这种全球受速度驱使的文化进行了深入探讨，并对实际完成时间、循环周期、毫微秒、省时技术造成的困扰进行了深刻反思。该书同时也描写了针对"时间是效率"而产生的人类心理的过度紧张与压力，以及为缓解及治疗这种"匆忙症"而逐渐兴起的小产业：思维-身体工作室、压力控制研讨会，以及日益普及的东方冥想术等。

上述两本著作从不同侧面说明了"时间是效率"的双面性。

（4）时间管理是意识与方法的高度融合：从严格意义上来看，无论针对个人自身的工作，还是管理者对组织中人、财、物、信息等资源的时间管理，都需要意识与方法的结合。在意识方面，需要我们在运用时间的有效性上进行系统反思，明确时间是构成执行力、达到目标的一个基本要素。在方法上，时间管理必须有建立在科学管理理论基础上的一整套系统管理技术。这种有效的时间管理能够增加单位时间的效益，使您在同等时间投入的情况下，比别人增加数倍的收获。

（5）时间管理是组织目标的管理：从管理的角度分析，作为护理部主任，时间管理意味着在工作中明确各个时期及阶段的管理目标，分清主次，将工作时间用在实现所在医院护理管理的重要目标上。这样不仅自己忙而不乱，而且使所在医院的护理工作有条不紊，一步一个新台阶。

时间的"稀缺心理"

美国哈佛大学经济学家森德希尔·穆莱纳桑（Sendhil Mulainathan）和普林斯顿大学心理学教授埃尔德·沙菲尔（Eldar Shafir）在《稀缺》（Scarcity）一书中指出，当人们感受到自己缺少某种东西时，思维会受到缺乏的影响，产生所谓的"稀缺思维"。稀缺思维会消耗人的脑力和意志力，减少大脑的"带宽"，使人的视野狭隘，洞察力降低，只注重眼前利益，缺乏对未来的规划。例如，忙碌的人由于缺乏时间而做出错误的选择，然后就会过度担心自己没有时间，反而会让他们做出更糟的事情。

问题不是忙碌的人对时间考虑得不多，而是太多。时间稀缺的压力会导致人没有足够的精力和注意力，去做出正确的选择。两位学者比喻说，时间的稀缺状态就像是在出门前收拾行李时不停地权衡，是带雨伞，还是将雨伞换成外套。时间多的人行李箱是空的，不需要为是否要陪家人看一场电影而权衡或烦恼。而日程表排得满满的人行李箱是满的，增加一件新东西就要拿出已经打包好的一件东西。决定行李箱的打包就要花费时间及精力，由此会产生时间不足的压力及问题。

（6）时间管理是综合的精力管理：有效的时间管理不仅仅是时间的管理。它实际上是对我们人生的全面管理，"真正能管理的只有我们的精力。"因此，有学者认为，时间管理集中在如何全面管理自己的精力，控制生活中的事件，以提高效率，并为个人和职业努力创造更多的时间。它是我们调节环境，而不是让环境调节我们，这种调节需要个人在生活方式、习惯、惯例和态度上做出必要的改变，以确保有时间完成自己或组织的目标，其本质是习惯的重塑。

（三）人类时间管理的研究历史

有关时间管理的研究已有相当历史。犹如人类社会从农业革命到工业革命，再到资讯革命，时间管理理论可分为四代，目前正向第五代时间管理发展（表11-1）。

1. 第一代：备忘录型时间管理　利用便条及备忘录，随时记录需要做的事情，完成后划掉，没有完成的增列到次日的备忘录中，用这种方法在忙碌中调配时间与精力。优点是在重要事情的变化过程中有较强的应变能力，且顺应自然，压力较小。缺点是忽略了整体的规划，较随意，有时会遗漏重要的事情。

表 11-1　时间管理理论的历史演变进程

历史阶段	目的	方法	优点	缺点
第一代 备忘型	不要忘记能想到的重要事情	采用便条及备忘录	应变能力强,压力较小	忽视整体规划,较随意
第二代 规划型	通过制定规划完成各项任务	使用记事簿及日程表做好规划	追踪约会、会议等,事情的完成率高	产生凡事安排的习惯,缺乏思考及创新的空间
第三代 效率型	高效完成重要而紧急的任务	制订短、中、长期目标,并分清主次	以任务为导向,效率高	忽略了自然法则,缺乏基于个人价值观的愿景
第四代 方向型	达到工作与生活的平衡	在厘清价值观的基础上,改变思维方式及生活态度	以个人价值原则为中心,以人生方向为导向	忽视了个人与团体,团体与社会的和谐与发展
第五代 合作型	合作分享与生活的平衡	个人价值明确的基础上,与团体和谐一致	强调个人与团体的合作	

2. 第二代:规划型时间管理　着重使用日程表进行时间的规划与准备,如计划应做的事情及完成期限,反映出时间管理已注意到规划未来的重要。优点是通过制订目标和规划完成应该做的事情,完成率高。缺点是形成凡事都要安排的习惯,可能导致管理者缺乏创新及思考的空间。

3. 第三代:效率型时间管理　着重以高效完成目标来管理时间,讲求优先顺序的观念。依据轻重缓急设定短、中、长期目标,再逐日制订实现目标的计划,将有限的时间、精力加以分配,争取最高的效率。优点是以价值为导向,发挥短期、中期及长期目标的效果。规划并然有序,效率高。缺点是一切以效率为导向,以快为特征,忽略了自然法则,在时间的安排上有失偏颇。另外,如过分强调效率,将时间绷得太紧,反而会产生负面效果,使人失去增进感情、满足个人需要以及享受意外之喜的机会。特别在价值观发生改变时会有悔之晚矣的感觉。

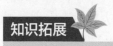 知识拓展

第三代时间管理代表著作

在第三代时间管理理论学家中,最著名的当属肯·齐格勒的《时间管理》(*Time management*)、可维与梅丽尔合著的《要事第一》(*The most importantis the first*)以及吉姆·斯特芬所著的《有效时间管理》(*Effective time management*),这些著作专门以时间管理为对象,针对个人及不同的组织层次,提供了时间管理的思路、策略、技巧及工具。根据这些学者的理论所开发的较为实用的时间安排及使用技术,包括计划评审技术(PERT)以及关键路线法(CPM)等技术。

这些学者的著作丰富了时间管理的内涵,使时间管理成为管理学科一门重要的分支学科。但同时也必须注意,第三代传统时间管理理论推崇更快捷、更努力及更灵活的时间管理,试图通过告诉忙碌者如何通过时间管理的方法及技巧提高时间的使用效率;强调通过提高效率,减少浪费,从而最终掌握自己的时间。这些著作侧重于时间管理的技术层面。但问题是,时间的高投入并不意味高回报,时间使用的高效率并不意味一定有高收益。

4. 第四代:方向型时间管理　在第三代时间管理理论及方式的基础上,关注个人工作及生活的平衡,兼顾事情的重要性与紧迫性。要求个人的时间管理以自然法则为中心,超越传统上更快、更好、更有效率的观念。强调的不是时间的快慢,而是方向性,注重面对时间分配时思维方式的改变。要求每天的时间都要与个人价值观中未来的目标接近,因而又称"罗盘理论"或"正北理论"。罗盘代表我们的价值观与生活方式,要求我们不要将紧急的事当作重要的事,在做任何事之前反问自己生命中重要的事情是什么? 要将时间花在自己生命中重要的事情上。这样的时间管理,会避免花费大量的时间做完一件事后,发现根本不值得。犹如辛辛苦苦一节一节爬上了自以为是成功的阶梯,到达顶端后却惊然发现梯子摆错了方向。

知识拓展

第四代时间管理代表作

美国管理学家理查德·卢克(Richard Luke)是著名的第四代时间管理理论学家,他在其名著《时间管理》(*Time management*)一书中提出的管理理念是"目标是时间管理的起点"。在此基础上,通过阐述目标 - 时间 - 行动之间的体系关系,提出了系统的时间管理原则、策略与方法,使你成为时间的主人。

作者认为,比速度更为重要的是前进的方向。只有确定明确、具体、合理的目标,并以目标为导向,才能制订科学合理的时间安排计划。然后根据时间安排有序地开展一系列的行动,完成既定的任务,最终达到个人及组织目标。

目标-时间-行动的统一体系回答了为什么要进行时间管理的问题,认为提高效率,降低浪费不是时间管理的最终目的,而是作为时间管理的手段及方法,帮助达到个人及团体目标,也就是达到了时间管理的终极目标。

此阶段的时间管理的特点是方向重于速度,决策重于技巧。优点是强调人生个人价值观支配下的未来愿景,以未来为导向,创造性地思考未来,达到个人生活与工作的平衡与和谐。缺点是如果单纯考虑个人价值观,当个人价值观与所在组织价值观有差异时,会忽视个人与团队、团队与组织,以及组织与社会的和谐发展。

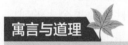 **寓言与道理**

富翁与渔夫

富翁在海滨度假,见到一个垂钓的渔夫。富翁说:我告诉你如何成为富翁和享受生活的真谛。渔夫说:我洗耳恭听。富翁说:你先需要借钱买条船出海打鱼,赚了钱雇几个帮手增加产量,这样才能增加利润。之后你可以买条大船,打更多的鱼,赚更多的钱。再之后买几条船,搞一个捕捞公司,再投资一家水产品加工厂。然后把公司上市,用圈来的钱再去投资房地产,如此一来,你就会和我一样,成为亿万富翁了。渔夫问:成为亿万富翁之后呢?富翁略加思考说:成为亿万富翁,你就可以像我一样到海滨度假,晒晒太阳,钓钓鱼,享受生活了。渔夫似有所悟,反问道:那你不认为,我现在的生活就是这样吗?

寓意:每个人的时间安排取决于自己的人生目标及价值观,不同的生活态度决定不同的生活方式,没有好坏之分。富翁以赚钱为快乐,其积极进取的人生态度值得褒奖;渔夫享受每日简单重复的生活,其恬淡安适的人生状态不也很好吗?

5. 第五代:合作型时间管理　在第四代关注个人工作与生活平衡的基础

上，第五代更多地关注自己与他人、个人与团队、团队与组织、组织与社会、社会与自然的平衡与和谐。此阶段的时间管理理论目前仍在发展与完善中。

每个人由于自己的个性、文化背景、所从事的工作等方面的差异，会对时间有不同的认识。对一个护理部主任而言，只有认清时间的概念、本质及特征，明确时间是一种个人及组织的宝贵的无形资源，通晓时间管理的概念及内容，才能有效地管理、指挥所在组织的护理人员用最少的资源最大限度地完成组织目标，在有限的时间内产生更多的管理效益及社会价值。

二、时间都去哪儿了——护理部主任的时间耗费

2014 年春晚，一曲"时间都去哪儿了"唱出了无数人对时间流逝的感叹。古今中外也有无数的名言警句用各种各样的方式告诫人们时间的宝贵，以及如何珍惜时间。18 世界法国著名哲学家伏尔泰曾讲过一个历史之谜："世界上哪种东西是最长的又是最短的，最快的又是最慢的，最能分别的又是最连绵不断的，最不受重视的又是最令人惋惜的？没有它什么事情都做不成。它既可以使一切渺小的东西瞬间毁灭，又可以使一切伟大的东西永远鲜活。"马克思曾经说过：一切节省，归根到底是时间的节省。高尔基说：世界上最快而又最慢，最长而又最短，最平凡而又最珍贵，最容易被人忽视，而又最令人后悔的就是时间。

现代社会的特征是工作及生活的节奏不断加快。作为护理管理者，您是否感觉每天的工作千头万绪，总感觉时间有限，而工作无限？"睡觉前头脑中堆满了今天未完成及明天需要安排的工作，早上从梦中惊醒，飞速地冲进办公室，开始了一天脚踩风火轮般的生活。""自从做了护理部主任，我感觉地球真的越转越快了，总觉得每天的时间不是在飞，而是以火箭般的速度在飙"，这是许多护理管理者工作中真实的感受。您一定想知道，时间究竟去了哪里，谁偷走了您的时间？本部分内容将帮您审视自己的时间安排，分析时间消耗及浪费的因素。

（一）护理部主任时间的消耗

时间消耗指花费时间，但能取得较好的效益或结果的行为。作为护理部主任，您需要知道一般情况下护理部主任的时间都用到了哪里，这些时间是如何被利用的。研究显示，护理部主任时间消耗基本由以下五部分组成：

1. 行政管理时间　这是日常工作中占用护理部主任时间最多的部分。主要是医院各种行政工作，包括护理系统的人事管理、后勤支持系统的管理、

护士的绩效管理、福利待遇管理、文件资料管理、参与各级各类管理会议以及各职能科室及行政部门的协调。

2. 业务管理时间 在组织内参与各项护理管理活动,即护理部主任的专业活动的时间。如进行专业建章立制、专业查房、查阅资料、召开护士长会议、护理部办公会议,进行各种形式的护理质量检查,按计划进行医院的护理质量管理、人员培训、教学管理、科研管理等。

3. 联系沟通时间 与外界的联系时间。如参加各种国内外、院内外会议。电话联系,进行国内外访问等。同时也包括支持下级医院的活动,如安排人员培训,进修,指导基层;参加各种院级及院级以外的活动等。

4. 举办活动时间 举办及协办各种公益及社会活动,包括文化活动、各种竞赛活动等。

5. 机动时间 管理者自己有权灵活处理及使用的时间,以应付各种突发事件及各种检查或随机事件。

(二) 护理部主任时间浪费因素分析

经常听到很多护理部主任说"我太忙了","没有时间,压力很大"。作为护理部主任,您可能经常感觉时间不够用,也许还会发现自己总是加班到很晚,甚至废寝忘食,才能在最后期限前完成任务。这些典型的现象说明您不是没有时间,而是没有有效地管理自己的时间。需要认真分析自己时间管理中的浪费因素。

时间浪费指花费了时间,但未取得任何对完成组织或个人目标有益的行为。研究表明,护理部主任的时间浪费中既有战略与方向性问题,也有技术方法性的问题,主要体现在以下几个方面:

1. 目标不清,导致盲目决策 从医院护理管理的角度看,如果护理部主任没有远见,只注重眼前利益,必然导致方向性错误。出现盲目判断及决策,使资源分配不合理,浪费了大量的时间及精力、人力及物力,但没有产生很好的效益;或者有目标但不合理、不清楚、不具体、不切合实际,结果只能经常将时间浪费在弥补不足、修改错误上。有时由于护理部内部对某些目标理解有分歧,或护理部成员各有自己的目标,导致内耗而浪费时间。有一项国际性研究显示,在组织中,组织成员有30%的时间与实现组织目标没有任何关系,40%的组织内部问题矛盾与问题,这可能与大家对目标的理解不同有关。

2. 主次不分,导致缺乏计划 区分"紧急"还是"重要"是时间管理的重点。去做迫在眉睫的工作,还是去做重要的工作,是许多护理部主任的纠结。

有研究表明，护理部主任大量的时间浪费来源于将"紧急"作为"重要"，工作缺乏计划，每天忙于处理紧急事务，没有为重要事务的计划及处理留出足够的时间，导致自己一直在担任"救火队长"。比如：没有考虑工作的可并行性，结果使能并行的工作以串行的形式进行；没有考虑工作的后续性，结果工作做了一半，就发现有外部因素限制只能搁置；没有考虑对工作方法的选择，结果长期用高耗时低效率的方法工作。

有些护理部主任可能认为自己没有时间做计划，或认为医院的护理工作已经程序化及规律化，没有必要做计划；或者计划常常被打断，觉得计划跟不上变化；或者缺乏时间安排及管理能力，造成工作没有计划性、系统性及自觉性，时间计划不周到或无计划安排。主次不分，见什么事做什么事，忙于应付各种紧急情况，顾此失彼。或者一项工作没有时限规定，越拖越久，使自己的压力越来越大，让自己陷入"保住芝麻丢了西瓜"的困境。

作为护理部主任，您要应对较多的干扰。也许有些护理部主任对工作安排有问题，造成下属凡事都来申请、请示或汇报；或者没有躲避不必要来访的有效方法及计划，造成经常有不速之客的来访或电话打扰；当出现突发事件时，没有成熟的预警预案，出现各种忙乱而浪费时间；手头缺乏所需的资料或设备，不停地寻找而浪费时间。

知识拓展

打扰造成的时间浪费

国外学者证明：管理者一般每8min会受到一次打扰，每小时大约被打扰6~7次，平均每次打扰时间约为5min，每天被打扰的时间为3~4h，几乎为工作时间的一半。其中有75%的打扰是没有意义或者极少能产生价值的。同时，被打扰后重新恢复原来的思路需要3min，加起来每天为2~3h。两者相加，每天被打扰的时间多达4~5h，占工作时间的60%~70%。这些研究说明：经常被打扰会造成混乱，混乱会导致情绪紧张，无所作为，效率降低。

3. 沟通不畅，导致误解推诿　护理部主任应认识到，无论内部或外部信息、口头、电子或印刷信息，如果管理不恰当，造成信息沟通不足或沟通渠道不畅通，会造成各部门频繁扯皮，导致决策缓慢甚至错误而浪费时间。沟通浪费时间方面的问题还包括信息缺乏反馈、无效的沟通及不良的倾听习惯，造成需要反复澄清误解或重复交代任务而浪费时间。

4. 会议不精,导致耗时低效 会议的目的是交流工作情况,或解决在工作中遇到的共性问题,或针对某一问题的解决方法集思广益。许多护理部主任感觉自己被淹没在会议的海洋中:医院及护理部的例会、各种行政会议、护士长会议、护理质量评估会议,上级检查布置会、计划会、总结会等,不是自己参加他人组织的会议,就是自己在召开相关的会议。研究显示,护理部主任每周平均参加 4~10 个会议,占其工作时间的 20%~30%。有 45% 的护理部主任认为其中一半会议是浪费时间精力的无效会议,而面对这些会议最好的抗议方法就是"走神"或"溜走"。

不当的"问题会议"主要包括:①议题问题:会议没有明确议题,或议题太多;②准备不充分:由于准备不充分,会议务虚,内容空洞,造成所开的会议可开可不开;③发言问题:发言离题,或者与会者对同一问题观点相同的重复性发言;④参与人员问题:无关的人参加会议,使会议过于庞大;⑤议而不决:马拉松式会议,耗时长,但没有取得应有的结果;⑥会议延时:由于某个问题的争议,或领导即兴讲话时间较长,拖延了时间。

造成不当会议的原因既有观念及责任的问题,也有习惯及技术操作的问题,包括以下几个方面:①为符合传统,基于合群的原因参加聚会或会议;②形成了开会的习惯,认为开会是工作的重要组成部分;③为推卸责任而开会,凡事喜欢集体研究及决策,以防自己个人承担责任;④会前没有做好充分的准备,会议通知不全面,参会者太多或太少,会议时间及地点不恰当。

5. 授权不足,导致忙碌被动 在护理管理过程中,常会出现授权不足或不当而浪费管理者时间的现象。研究表明,护理部主任授权不足或不当的主要原因包括:①喜欢将权利集中在自己手中,害怕失去自己的权利,疑心授权会让下属超越自己。过度集权使下属大事小情不断请示汇报。导致有些事情本来可以立刻完成,但由于没有有效授权,下级必须得到上级的批准,时间在等待中白白浪费,而事情也在等待中无谓地拖延。②认为护理管理中许多工作涉及沟通及协调,无法用具体授权的方法清楚地交代任务,只有自己去做,才能做好,凡事亲力亲为。③不懂授权的艺术,无法有效授权,越俎代庖,分内分外的事情一起做,自己忙得不亦乐乎,下属无所适从。④对下属的工作能力没有信心,害怕授权会让自己承担风险。⑤认为自己的时间有限,对下属授权要花费时间去解释,不如自己做更快更好。⑥医院的环境阻碍了护理部主任授权,特别对大医院而言,条块分明,会阻碍护理部主任有效授权。但管理者必须明确,不会授权,自己可能永远无法完成所有的工作。

有时,虽然护理部主任对工作有授权,但授权不当或其他原因,会产生

"反授权"，即下级将本来属于自己的责任、权利及工作问题反推给上级。如果护理部主任不善于处理这类问题，就会被下级牵着走，使自己的工作陷于被动的怪圈中，忙于应付下级的请示、汇报，使自己变得更加忙碌。结果不仅使下级形成依赖或不负责任的反感心理，且使上下级都有可能失职。反授权包括四种类型：

（1）请示型反授权：不断有下属来办公室进行请示汇报，或表现为经常就一些问题向上级"虚心求教"。管理者应明确，有时候并不是真心请示上司，而是趁机接近或逢迎上司。

（2）选择型反授权：有的下属对已经授权的工作，常提出数个方案，将矛盾上交，本末倒置，请上司做出选择，一般聪明且不愿意承担责任的下级常会采用此种反授权方式。

（3）事实型反授权：有些下属在完成已经被授权的工作中，为了证明自己的才能，不愿及时汇报，自己擅自越权处理，导致出现问题后不得不让上司处理，使上司被动接受反授权。

（4）逃避型反授权：一些下属在接受已经被授权的工作中，采取请假、拖延、制造与其他工作冲突等方法逃避被委托的工作，最后只能将工作又推回给上司。

6. 犹豫不决，导致习惯拖延　拖延是延缓或推迟目前应该完成事情的一种不良习惯。有些护理部主任处理问题犹豫不决，不果断或缺乏决策能力，导致该完成的工作被推迟完成，或久拖不决，导致离任务完成越来越远，甚至永远无法完成。有些护理部主任属于完美主义者，只有在万事俱备的情况下才开始工作，导致产生拖延。拖延不仅使事情无法完成，且由于无法完成任务导致护理部主任产生焦虑、内疚等负性情绪。

一般拖延的理由很多：如任务太困难，项目太大，没有头绪，不知道如何开始去做，习惯性懒惰，习惯将事情留到后期再做等。觉得我总有一天会去做，而这个"总有一天"最后成了永远没有，岁月便在拖延中蹉跎了。一般护理部主任拖延事情包括：困难或不愉快的、难以决定的事情、重要但不紧急的事情。

寓言与道理

老农与石头

有一位老农的农田里有一块巨石。多年来，石头碰断了他多把犁头，屡次弄坏了他的耕机。但老农对此无可奈何，巨石成了他种田时的一块心病。一天，又一把犁头被打坏之后，老农终于下决心要了结这块巨石。于是，他找来撬棍伸进巨石下，惊讶地发现，石头埋在地里并没有想象的那么深厚，稍使劲就可以把石头撬起来，再用大锤打碎，清理出去。在此过程中，老农脑海里闪过多年来被巨石困扰的情景，后悔没有更早些把这桩头疼事处理掉。

寓意：遇到问题应立即弄清根源，有问题更需要尽早处理，绝不拖延。

对护理管理中出现频率较多的问题，不应回避，而应抓住苗头，及时调查，追根溯源，找出解决问题的途径和办法。

7. 不善拒绝，导致超载运行　人的习惯心理是接受请托永远比拒绝更容易，多数人害怕拒绝委托者而导致对方的不悦甚至报复。有些人不懂得如何拒绝。其实不习惯量力而行地说"不"，对己对人都是一种不负责任的表现。因为答应去做别人委托而自己不能胜任的工作，不仅徒费自己的时间，对自己其他工作造成干扰或障碍，而且对别人所委托的工作不是延误，就是效果不佳，会打乱委托人的时间安排，结果是"双输"。

护理部主任在医院中有时很难拒绝一些非本职工作，常感觉似乎所有的人都期待自己，上级要求她圆满地完成护理管理、科研、教学及其他任务，有时也可能布置一些与本职工作无关的事情，如参加接待一些医院的宾客。下属希望她帮助处理好所有的问题，做好所有的沟通与协调。护理部主任必须明确，自己不可能在有限的时间范围内完成所有的任务，达到所有人的期望，满足所有人的要求，否则会将自己陷入永远没有时间的境地。

8. 文档不类，导致事倍功半　这是护理部主任时间管理的大敌。如果文件、档案、物品管理混乱没有及时归类或归类方法不当，造成文件满桌，就会影响办公速度。混乱的原因包括搁置未完成的任务，缺乏办公的系统制度，阅读速度太慢，书面工作繁杂，手续过多。

研究表明，如果文件系统处理不当，桌面文件一大堆，乱得像打仗，"找不见，心又乱"，一会儿找这个，一会儿翻那个，影响心情的同时又浪费时间。时间犹如一个漏水的水龙头，看起来漏的水不多，可一滴一滴加起来，每天会有一个多小时的时间花费在寻找文件或信息上。

时间对每个人都是公平的，对任何人、任何组织而言，谁浪费的时间少，谁就能多一些获取资源或成功的机会。从上述对时间浪费的因素来看，尽管每个人都知道与时间的珍贵性有关的警句及格言，每个人都不希望浪费自己的时间，但由于个人及组织的原因，护理部主任可能在不知不觉中做了许多无用功而浪费了自己或他人的时间。

三、消除时光陷阱，莫让万事蹉跎——时间管理妙计

"明日复明日，明日何其多，我生待明日，万事成蹉跎。"儿时吟诵的"明日歌"告诉我们，时间就像金钱一样，必须妥善管理。如果时间管理不良，犹如人患病，是个人工作及生活中价值观不清，缺乏目标，加上方方面面的不良习惯堆积而成的。"治疗"护理部主任时间浪费的"疾病"，需要有一定的系统性及整体性措施，才能药到病除。

有效的时间管理不仅能保证您完成生活中最重要的事情，而且能帮助您在工作与生活之间找到适当的平衡，降低自己的压力感，提高工作满意度、生活质量，以及多方面的幸福感。下面给出了护理部主任应该学会的十二条时间管理妙计。

（一）厘清价值观念，明确目标

从时间管理的角度分析，目标不是命令，而是一种责任或承诺。目标并不完全决定未来，但它是一种调动资源以创造未来的导向性手段。

1. 目标是前进的方向　目标能给您远景，能让您清楚您想去哪里、如何最好地管理时间和资源到达终点。通过设定目标，您能找出什么事情值得您花时间去做，什么事情会让您分心而应该避免。因此，制订具体而切合实际的目标是护理部主任时间管理的关键步骤。必须注意，一旦确定目标，就必须按照目标的指引确定下一步的行动方案，并限定完成目标的时间。

寓言与道理

我知道自己的目标

白龙马随唐僧西天取经回来，名扬天下，被誉为"天下第一名马"。众驴马羡慕不已。于是许多想成功的驴、马、牛等儿时伙伴都来找白龙马，迫不及待询问成功秘诀。白龙马说：我努力工作！听到这里，驴委屈得号啕大哭：我也非常努力呀，为什么却一无所获？

白龙马说："我去取经时大家也没闲着，甚至比我还忙还累。我走一步，您也走一步，只不过我知道自己的目标，我瞄准目标走了十万八千里，

而您是在磨坊的小圈圈原地踏步。"驴愕然地问:什么是目标?

寓意:像驴一样勤奋,工作却原地踏步;像驴一样劳累,得到的却是皮鞭,这是很多职场人真实的体验和感受。摆脱驴的命运,变身职场千里马,首先要找准目标。

2. 价值观是确定目标的基础 时间管理的最终目的并不是单纯的节约时间,对个人而言,其最终的目标是在厘清个人价值观的基础上,实现个人的人生目标及价值,创造属于个人的幸福。从护理管理的角度来分析,要求护理部主任明确医院的护理理念,明确所在医院护理管理的重要事情是什么,将主要精力及时间集中于重要,而非紧急事情上。

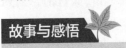

故事与感悟

罐子与石子

课上,教授在桌子上放了一个玻璃罐子,然后放入一些正好可以从罐口放进的鹅卵石。放完后问学生:"你们说这个罐子是不是满的?""是。"所有学生异口同声地回答。教授笑着又拿出一袋碎石子,把它们从罐口倒下去,摇一摇,问:"现在罐子是不是满了?"大家都有些不敢回答,一位学生怯生生地细声回答:"也许没满。"教授不语,又拿出一袋沙子慢慢倒进罐子里,然后又问同学生:"现在呢?""没有满!"全班学生很有信心地回答说。"是的",教授又拿出一大瓶水,缓缓倒进看起来已经被鹅卵石、小碎石、沙子填满的玻璃罐。

一个平常的玻璃罐就这样装下了这么多东西,但如果不先把最大的鹅卵石放进罐子,也许以后永远没机会把它们再放进去了。生活中那么多事情,其实都可以像往这个玻璃罐里放东西那样,先进行时间级别分类,按照"轻重缓急"进行组合,确定先后顺序,做到不遗不漏。应用重要事件卡或紧急事件卡,以提醒自己首先完成重要的事情。

感悟:时间管理的重点不在于管理时间,而在于如何分配时间。您永远没有时间做每件事,但您永远有时间做最重要的事。

(二)确定轻重缓急,要事第一

护理部主任在已经设定了清晰的目标的基础上,需要设定事情的优先级别。传统的时间管理观念是以事件的紧急程序来划分事件的优先级,只要是"紧急"的事情,就要先处理,因此就会出现一种怪现象,管理者每天都忙于处理那些"急事",到处救火,虽然忙得焦头烂额,但医院的护理管理质量却没有提升,个人也没有成就感。

1. ABC 时间管理法 美国著名时间管理专家、作家阿兰·拉金(Alan Lakein)指出,为了有效地管理及利用时间,管理者必须将自己的目标分为三个阶段,即五年目标(长期目标)、半年目标(中期目标)及现阶段的目标(短期目标)。然后将这些目标分为 ABC 三类。A 类为重要且必须优先完成的目标;B 类为较重要必须完成的目标;C 类为不很重要,可以根据时间安排推后完成的目标。

(1)ABC 时间管理法的特征及管理要点:ABC 时间管理法的核心是抓住重要问题,解决主要矛盾,保证重点工作,兼顾一般,全面有效地利用时间,提高工作效率。

A 类工作:一般占每日工作量的 20%~30%,其特征是最迫切、紧急、重要的事情,如果不处理,对完成组织目标影响大。管理方法上要求护理部主任亲自、立刻、花时间去做好,这类工作一般要消耗管理者每日工作时间的 60%~80%。

B 类工作:一般占每日工作量的 30%~40%,其特征是迫切、较重要的事情,如果不处理,对完成组织目标有一定的影响。管理方法上要求管理者最好亲自去做,但也可以授权让下属去做,这类工作一般要消耗管理者每日工作时间的 20%~40%。

C 类工作:一般占每日工作量的 40%~50%,其特征是不重要或不紧急的事情,如果不处理,对完成组织目标影响不大。管理方法上要求管理者有时间时去做,没有时间时拒绝或延迟去做,或授权去做。对这类工作,管理者原则上可以不花费时间去做。

(2)护理部主任 ABC 时间管理法的步骤:护理部主任除了做好护理部的长期、中期及短期的计划外,应以每天的时间为单位,做好 ABC 时间管理。其程序为:

1)每天工作开始前列出全天的工作清单。

2)对清单上的工作进行归类,并根据时间的特征、重要性及紧急程度进行分析。

3)根据分析的结果,确定 ABC 顺序。

4)以 ABC 顺序做出全天工作日程安排表,安排表应尽量详细,并留有一定的余地以处理意外情况。

5）按工作日程安排表进行工作。首先,应集中精力完成 A 类工作,直到全部完成,达到满意的效果,完成预定组织目标。然后再完成 B 类工作。在时间精力较充沛的情况下,可完成 C 类工作。但如果时间不允许,应大胆地减少C 类工作,以避免时间的浪费。

6）工作结束时评价时间的应用情况,并不断地改善自己有效利用时间的技能,以避免时间的浪费。

2. 时间管理四象限法　美国著名管理学家史蒂芬·科维(Stephen Covey)提出了时间管理四象限理论,将工作按照重要和紧急两个不同的程度划分为四个"象限":既紧急又重要、重要但不紧急、紧急但不重要、既不紧急也不重要(图 11-1)。

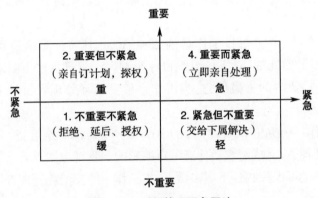

图 11-1　时间管理四象限法

对护理部主任而言,既紧急又重要的事情包括发生重要的公共卫生事件、患者及家属对护理质量的投诉、人事危机、即将到期的任务等;重要但不紧急的事情包括护理质量体系的完善、与各职能科室的协调、建立各种人际关系、培养科研人才、护理临床教学、护理人员培训、制订差错的防范措施等;紧急但不重要的事情包括电话铃声、不速之客、行政检查、主管部门例行会议等;既不紧急也不重要的事情包括客套的闲谈、无聊的信件、个人的爱好等。

在时间管理上,护理部主任对四个象限的处理原则依次为:急、重、轻、缓(图 11-1)。除了立刻处理紧急而重要的事情外,应有重点地将主要的精力和时间集中于处理重要但不紧急的工作上,这样可以做到未雨绸缪,防患于未然。如果这部分的工作做好了,紧急而重要的事件也随之会减少。

有些新晋的护理部主任,比较关注于第一象限的事件,天天加班,长期处于高压力的工作状态下,经常忙于收拾残局和处理危机,但工作质量并不尽如人意,感觉精疲力竭,长此以往,既不利于工作,也不利于个人健康及幸福。

3. 确定优先性工作的方法　根据时间管理的原理,管理者达到良好的努力/效益比率,必须先处理最重要及最有价值的事务。

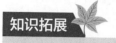

二八黄金定律

意大利经济学家维弗雷多·帕雷托(Vilfredo Pareto,1848—1923)认为,一般情况下,组织中只有一部分任务或团体行为是非常重要的,重要的事情只花费了组织团体20%的时间,却得到了80%的效益。其余的部分是不重要的琐事。但花费了组织团体80%的时间,得到了20%的效益,而即努力/效益比率的20/80原理。

时间管理的目的是要取得良好的努力/效益比率,要求您控制管理中的重要因素,将注意力主要集中在重要的事情上,避免将很多时间花在琐碎的问题上,因为只有完全掌握了这些重要的少数问题,确定要点,排除其他,将精力放在关键的少数,只需要花费20%的时间,就可以收到80%的效益。

具体做法是将每日的事务列出先后次序,然后再根据先后次序安排时间。可以问自己三个简单的问题,来弄清楚哪些任务应该先做。①我为什么要做这项任务或活动?②这项任务如何帮我实现目标?③我做这项任务到什么程度能帮助我实现我的目标?

从最重要的事务作起,依此类推。最好在一件事情没有完成前,不要去做另一件事情,以避免回到前一件事时,必须花费时间及精力重新进入工作状态。

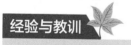

六点优先工作制

美国伯利恒钢铁公司总裁查尔斯·舒瓦普(Charles Schwab)在公司经营遇到困难的时候,曾请教过美国效率专家艾维·利(Evylee)。艾维递给舒瓦普一张空白纸,说"在这张纸上写下你明天要做的最重要的6件事情,并排序,从对你及你的公司最重要的事情做起"。此方法被称为"6点优先工作制"。

　　该方法要求人们将每天所要做的事情按照重要性排序,分别从 1~6 标出六件最重要的事情。每天一开始,先全力以赴做好标号为"1"的事情,直到完成它。然后再做标号为"2"的事情,依此类推……

　　用了 5 年的时间,该方法为这家钢铁公司赚了 1 亿美元,使其从濒临破产一跃成为当时全美最大的私营钢铁公司。艾维·利也因此获得 2.5 万美元的咨询费。因此,管理界将此方法也喻为:"价值 2.5 万美元的时间管理法"。

　　经验:如果您及下属每天都能全力以赴的完成 6 件重要的工作,您一定是一个高效率的优秀护理部主任,而您所在的医院护理质量一定是同行中的佼佼者。

　　同时,应建立自己的时间管理系统,尽可能地使用先进的管理方法及各种通信设备以节省时间,如应用计算机、复印机、电话、传真、电子信箱等。

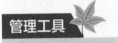 管理工具

使用待办任务清单

　　1. 每年必须有一个工作日历,预先在日历的相应日期上填好年内已经安排好的事情。

　　2. 在此基础上,每天早上坚持花一点时间,将您每日要做的工作先列出一份待办任务清单。可以用随身携带的纸质笔记本,或者用手机记事本。列清单时需要问自己:我今天需要完成哪些工作? 我有多少时间可以完成这些工作? 我需要完成的这些任务之间存在逻辑次序吗? 如果今天任务太多,我可以将对我来说不重要的事情放到其他时间去做吗?

　　3. 待办任务单的内容主要包括:非日常工作、特殊事项、行动计划中的工作、昨日未完成的事项等。注意,将需要同一时间、地点、需要采用同一方式处理的任务一起处理。

　　4. 排出优先次序,确认完成时间,以突出工作重点,并避免遗忘重要的事情。

　　5. 注意首先从每日固定的项目开始安排,根据您的生物钟节律安排时间,充分利用零碎时间为每件事情设定明确的完成期限。

　　6. 要为应付紧急情况留出时间。完成一项工作划掉一项,最好做到今日任务今日完成。

7. 通过使用任务清单，可以使您摆脱混乱繁杂，理清头绪，减轻自己担心忘记某件事的压力。而您的压力越少，心情越平静，工作效率越高。

4. GTD 时间管理法　完成每一件事（gettin gthings done，GTD），来自美国戴维·艾伦（David Allen）2003 年所写的有关时间管理的一本畅销书 *Getting Things Done*，国内的中文书名译为《尽管去做：无压工作的艺术》。GTD 时间管理的具体做法可以分为收集、整理、组织、回顾与行动五个步骤。

（1）收集：将所有能够想到的未尽事宜（stuff）全部罗列出来，放入盒子（inbox）中，这个盒子既可以是用来放置各种实物的文件夹或者篮子，也可以是用来记录各种事项的纸张或个人数字助理（PDA）日程表。收集的关键在于把一切赶出您的大脑，用书面或电子文档记录下所有的工作。

（2）整理：将未尽事宜放入盒子之后，需要定期或不定期地进行整理，清空盒子。将这些未尽事宜按是否可以付诸行动进行区分整理，对于不能付诸行动的内容，可以进一步分为参考资料、日后可能需要处理、垃圾。而对可行动的内容再考虑是否可在两分钟内完成，如果可以则立即行动完成它，如果不行对下一步行动进行组织。

（3）组织：组织是 GTD 中的最核心的步骤，组织主要分成对参考资料的组织与对下一步行动的组织。对参考资料的组织就是一个文档管理系统；对下一步行动的组织则一般可分为下一步行动清单、等待清单和未来／某天清单。

等待清单主要是记录那些授权他人去做的工作，未来／某天清单则是记录延迟处理且没有具体的完成日期的未来计划等。下一步清单则是具体的下一步工作，而且如果一个项目涉及多步骤的工作，那么需要将其细化成具体的工作。

GTD 对下一步清单的处理与一般的需要做的任务清单（to-do list）最大的不同在于，它做了进一步细化，比如按照地点（电脑旁、办公室、电话旁、家里、超市）分别记录只有在这些地方才可以执行的行动，而当您到这些地点后也就能够一目了然地知道应该做哪些工作。

（4）回顾：一般需要每周进行回顾与检查，通过回顾及检查您的所有清单并进行更新，可以确保 GTD 系统的运作，而且在回顾的同时可能还需要进行未来 1 周的计划工作。

（5）执行：按照每份清单开始行动，在具体行动中可能会需要根据所处的环境，时间的多少，精力情况以及重要性来选择清单以及清单上的事项来行动。

实现 GTD 管理的四种管理工具包括四种：①网络：网上的相关资源很

丰富,可以直接查找,如 RTM(rememberthemilk);②计算机:outlook/MLO/life-balance(Palm);③ PDA:MLO(wm 版)/life-balance(Palm);④纸 + 笔:使用 GTD 笔记本。

(三)畅通信息渠道,有效沟通

针对由于信息沟通不畅或内部分歧造成的时间浪费,护理部主任首先应建立明确清晰的沟通渠道,使护理系统的所有人能清楚哪种事件需要按照什么沟通渠道进行沟通。同时应有意识地锻炼自己的沟通交流能力:包括保持上下沟通渠道畅通,有效地倾听,管理指示明确。同时也可以采用一些现代沟通工具如微信等,尽力保持所有沟通渠道及时、有效、通畅。

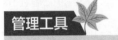

管理工具

护理部主任省时沟通妙计

从时间管理角度出发,护理部主任应注意:

1. 分工明确告知　在护理部内部应分工明确,根据每位副主任及干事的个人知识及能力分配好工作,并以护理部内部行文方式书面告知每个人的工作职责范围。

2. 设立主任邮箱　护理部主任应专门设立一个供各护理单元负责人使用的电子邮箱,每天固定时间自己亲自去看邮箱的内容,以了解各护理单元护士长或副护士长的想法、意见及建议。

3. 及时解决问题　从沟通及节省时间的角度应注意对每个护理单元的检查目的是发现所存在的问题,并及时在护理部的帮助下解决问题,而不是为了"鸡蛋里面找骨头",这样的护理检查不仅无助于问题的解决,反而会引起一线护理人员的反感。造成"检查依旧,问题依旧"的结果,白白浪费了时间及精力。

4. 设立患者邮箱　病房中用海报的形式张贴"患者权利及义务"说明,让患者充分了解您所在医院对患者权利及义务的规定。在"权利及义务"海报的旁边设立一个小邮箱,让患者将自己对护理质量的满意度、想法及建议等写好放入邮箱。同时也可以设立一个专门供患者使用的电子邮箱,让患者随时有机会反映问题。邮箱由护理部专门人员或护理部主任助手负责定时收集。收集完后将问题直接反映给护理部主任。这样护理部主任可以直接了解每个病房的优势及存在问题。

5. 完善沟通渠道 每年固定有 3~4 次与医院相关职能科室的负责人沟通的机会,内容涉及护理部及每个护理单元如何与这些科室协调,以保证在双方省时省力的情况下做好各自的工作。以避免相互推诿而浪费时间及精力,影响医院的护理质量。

(四)擅于应对干扰,专心致志

1. 保持时间利用的相对性及连续性 心理学家研究证明,当人正在集中注意力从事某项活动时,最好能不间断地完成此项活动,如果出现间断,需要一定的时间重新集中注意力,有时甚至在间断后永远不能达到间断前的效果。因此,护理部主任在安排时间时,应注意将重要事件安排在没有打扰的时间来处理,以集中精力完成此项工作,减少时间的浪费。

每天至少要有半小时到 1h 的"不被干扰"时间。假如您能有 1h 完全不受任何人干扰,让自己有独立思考的空间,这 1h 有时甚至可以抵过您 1d 的工作效率。

2. 应对干扰的方法 被人打扰好像是别人的问题,其实根源在管理者自己。应对打扰的最基本原则是回归自我管理,让别人知道您的工作及生活方式,价值观及为人处世的原则。明确什么事情您能提供帮助,什么事情您会断然拒绝。这样才能保证您以一颗"似水之心",不被干扰地完成任务。护理部主任需要从以下几个方面注意:

(1)人的干扰:需要问自己,哪些人经常打扰您? 是您的问题吗? 这些人找您要做什么? 如果经常被打扰是共性问题,可以集中开会,比单独说明要节省时间。或者让助理写成书面说明,发给相关人员阅读。如果不明白,可以再来找您。让护理部副主任及干事各司其职,减少事事打扰您的可能。

针对人的干扰可采用的方法:①事先阻止:规定不受打扰的时间及情况,如每周二上午为主任的专科查房时间,不处理其他行政事务。②控制时间:为对方限时,清楚地说明您能给出的时间。③适当延迟:如果您很忙,而对方找您为非紧急情况,应适当推迟,或安排时间以后再去拜访或接待。

(2)电话干扰:要缩短谈话时间,以简洁的语言回答,避免插入无关的话题。尽量在电话中交谈重要的事件,如需要谈的问题很多,但没有足够的时间,需要先处理紧急事务,然后安排时间再谈。

(3)突发事件干扰:有计划及预测能力。留出一定的自由时间以处理突发事件,并在护理部设立护理突发事件或危机处理机构。护理管理过程中容易出现突发事件,使管理者的工作时间经常被许多不在计划中的随机突发事件所占用,如意外事故使许多伤病员入院,需要在短期内得到救助及护理,或发生了护理差错事故、医疗纠纷等需要护理部主任去处理。因此,护理部主任在安排自己的时间时一定要有弹性,尽量安排一定的自由时间以应对这些突发事件。

(4)个人不良习惯的干扰:在办公室时,每天设定一定的时间阅读及回复电子邮件。除了每日固定一定的时间上网处理问题外,需要远离互联网,关掉与工作无关的手机,关闭所有电子邮件的提示。专注于自己的注意力,一次只做一件事情。当这件事情完成后,再开始下一个任务。

(五)科学统筹安排,减少会议

1. 选择性参会及出差　针对护理会议多的问题,护理部主任应该在参加会议前了解会议的议程及内容,有计划、有选择地参加各层次、各类型、各规格的会议。这样既能通过参加会议了解国内外最新护理进展,有机会宣传您所在医院的工作成果,也能保证您不被淹没在会议的海洋中。

2. 尽量减少护理部召开的会议　针对会议过多造成的时间浪费,护理部主任可以参考台湾大学吕宗昕教授提出的用"四制"减少开会的观念,具体见图 11-2。如果会议内容允许,也可以采用线上会议的形式。

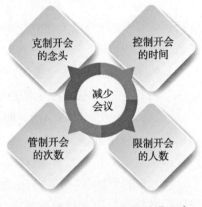

图 11-2　减少会议的"四制"理念

3. 召开高效会议的技巧　对于护理部所召集的会议,应做到以下几点:

(1)会前充分准备:准备好与会议有关的各种资料及信息,书面发给每个与会者,内容包括会议议题、目标、讨论要点、会议规则及时间安排。提前根据参与人员及会议的性质准备好会议所需要的所有硬件设备,如投影、扩音、录音等设备,并做好会场布置。

要选择合适的参会人员及时机,做好会议角色的安排,包括选择合适的主持人、参加人、记录人等,与会议关系不大或无关的人尽量不要邀请。在会议时机的选择上一定要注意选择参会人员有充分的时间及精力旺盛的时候,以提高会议的效率。

(2)会中有效控制:会议期间要注意应到会人员要准时出席会议,遵守各项会议议程及规则。主持人注意调节会场的气氛,控制会议的时间。所有与会者不能在会场上固执己见,应采纳建设性的意见。护理部主任在会议有矛盾时应善于协调,让与会者充分发表意见。会议决议要有建设性成果,不能"议而不决"。所有与会者不能中途退场。

（3）会后追踪落实:护理部主任要自己或授权他人追踪会议决议的落实情况,及时反馈结果,直到会议所涉及的问题完全解决。

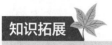

知识拓展

罗伯特议事规则

《罗伯特议事规则》（*Robert rules of order*）是美国人开会的指南。本书由美国将军亨利·马丁·罗伯特（Robert Henry Martin）于 1876 年在分析了人性的弱点,经历了无数次无效的会议后撰写并出版,最初出版时的名称为《议事规则袖珍手册》,1915 年罗伯特对该手册进行了修订,出版时改为现在的名称。其后陆续经几代人的修改,1990 年出版了最新的第九版。

罗伯特认为,人是最难被道理说服的动物,开会时由于信仰及理念的差异、知识经验的不同以及利益冲突等原因,会对某个议题产生分歧。因此,在开会时需要有一定的交流机制,为分歧的双方找到共同点,才能解决分歧。否则,会议所达成的"一致",要么是使用强权让与会者接受,要么是一方势力压倒另外一方。

《罗伯特议事规则》内容详细讲述了各种会议的规则。规则阐述了会议的四项基本原则精神:①平衡:保护所有组成整体的个人及人群的权利,包括多数人,也包括少数人及没有参加会议的人。②制约领导人权利:集体中的全体成员按照自己的意愿选出领导,并将部分权利交给他。但集体同时也保留部分权利,避免领导的权利过大,将自己的意愿强加给集体。③多数原则:多数人的意志将成为集体的总体意志,但也注意在最大程度上保护及平衡其他成员的利益。④辩论原则:必须经过充分自由的辩论及协商之后才能做出决定,每个人都有权利通过辩论说服其他人接受自己的观点或意愿。

（六）学会掌控时间,巧妙拒绝

受传统观念的影响,习惯于中庸之道的中国人,在拒绝别人时很容易有些心理障碍。如果您不会对不重要的事情说"不",要么其他人的优先事项会排在您自己的优先事项之前,您会淹没在太多的任务和承诺中;要么您会成为一个不遵守自己承诺的人。护理部主任为了减少时间浪费,有效地利用时间,必须学会拒绝干扰自己正常工作的事情,拒绝承担不属于自己职责范围内的责任,以保证完成属于自己职责范围内的工作。因此,在别人委托时,不要急于说"是",而是分析一下自己能不能如期按质地完成。如果不能,则要具体与委托人协调。必要时,要敢于说"不"。

护理部主任可以拒绝的工作包括:①当要求完成的工作不符合个人的职务或专业目标,与完成医院的组织目标无关时;②当需要完成的工作非自己力所能及,且自己不感兴趣,没有动力完成时;③当承担了该项工作会影响自己正常职责范围内的工作时。

护理部主任在面临需要拒绝的工作时,可采用下述技巧:

1. 直接分析法　直接向对方陈述拒绝的客观理由,包括自己的职位不允许、条件限制、时间有限等。通常这些状况对方也能认同,因此能理解您的拒绝,并认为拒绝得有道理。

2. 转移拒绝法　不好正面拒绝时,可用迂回方法,比如先向对方表示同情,或给予赞美,然后再提出理由加以拒绝。因为在拒绝之前您的同情已使两人的心理距离拉近,所以对于您的拒绝能以"可以理解"的态度接受。

3. 幽默拒绝法　运用诙谐幽默的语言,从侧面拒绝别人的要求,能使对方把由于拒绝带来的不悦心情减少到最低限度。

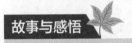
故事与感悟

名人拒绝也幽默

我国著名书法家启功先生,因为向他求学、求教的人非常之多,以致先生住的小巷终日脚步声、敲门声不断。先生自嘲曰:"我真成了动物园里供人参观的大熊猫了!"有一次先生患了重感冒起不了床,又怕有人敲门,就在一张白纸上写了四句:"熊猫病了,谢绝参观;如敲门窗,罚款一元。"

著名作家刘绍棠先生家门上曾贴了一张字条,上面写着:"老弱病残,四类皆全;医嘱静养,金玉良言。上午时间,不可侵犯;下午会客,四时过半。人命关天,焉敢违犯;请君谅解,大家方便。"落款是刘绍棠。

感悟:大师们用幽默的方法巧妙地进行拒绝,这一技巧值得学习借鉴。

4. 补偿拒绝法　如果能够有替代补偿,有帮助的拒绝,必能获得对方的谅解。可以说"真对不起,这件事我实在爱莫能助了,不过,我可帮您做另一件事。"例如护士长要求给护士休息室安装空调,条件不许可时至少可以先装上电风扇。

5. 拖延拒绝法　拖延拒绝法指的是暂不给予答复,或一再表示要考虑考虑,那么如果对方聪明,马上就能猜测到您不愿意应承此事。

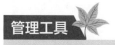

管理工具

"破唱片"拒绝法

我们都知道唱片机有一个特点,如果您放的是破损的唱片,那么,播放的时候,总是会在那个破损的地方卡住,唱片机会一遍又一遍地重复那一段乐曲。这样的重复,会让人非常烦躁,逃得离唱片机远远的。每个人平时都难免会遇到一些比较难缠的人,不管您是婉言谢绝,还是直言相告,对方仍然不屈不挠。遇到这样的情况,不妨学学破唱片,不管对方如何劝说,如何央求,我们始终像坏了的唱片那样,一遍又一遍地重复我们的意思,就是不点头,就这样坚持下去。久而久之,谁也不能忍受破唱片的机械重复。最后,很可能知难而退,这种拒绝方法,称为"破唱片法"。如某公司很执着地邀请您出席一个对他们很重要、对您却并不重要的会议,您可以不断重复您的意思"谢谢你们的邀请,但我的时间确实无法安排"。

6. 沉默拒绝法　有时开口拒绝不是件容易的事,往往在心中演练多次该怎么说,一旦面对对方又下不了决心,总是无法启齿。这个时候,体态语言就派上用场了。一般而言,摇头代表否定;频频看表、微笑中断也是一种暗示。

拒绝也是一门艺术,巧妙的拒绝不仅不会损害个人的威望或社交关系,反而会增加个人的魅力,能够使别人在拒绝中,一样感觉到善意、真诚。在拒绝时要注意时间、地点及场合,避免伤害别人的自尊心,最好不要强调拒绝的理由及条件,以免别人想办法反驳这些理由,使您陷入被动。

您应该记住,重视承诺的人,不能什么都承诺,否则,您的人生会混乱,也会将自己变成不遵守承诺的不可信的人。

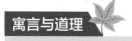

寓言与道理

学会拒绝

一只鼬鼠要与一只狮子决战,狮子断然拒绝。鼬鼠说:"你害怕了吗?"狮子说:"如果答应你,你就可以得到曾与狮子比武的殊荣;而我呢,以后所有的动物都会耻笑我竟和鼩鼠打架，得不偿失。"

　　寓意：不要被不重要的人和事过多打搅，因为人生成功的秘诀就是抓住目标不放，而不是把时间浪费在无谓的琐事上。

（七）学会有效授权，团队作战

　　17 世纪作家约翰·多恩（John Donne）曾写过一句古老的格言"没有人是座孤岛"，它在今天仍然适用。您不可能一切都靠自己。有时让别人帮您完成任务是聪明的举措。一个优秀的护理部主任不可能亲自做好每一件事情，授权是超负荷工作的护理部主任需要掌握的时间管理技能之一。作为护理部主任，应善于用人，不仅做授权专家，更应做控权高手。学会有效的授权，不仅可以帮您顺利地完成任务，而且能够人尽其才，赢得下属对您的尊重，达到事半功倍的效果。

　　在时间短，任务重的情况下，护理部主任可以将自己的任务分解，将一部分工作用适当授权的方法交给下属完成，来统筹管理工作，以节省自己的时间。

　　1. 授权的意义　授权的含义是将可以由别人做的事情交付给别人，这样才能真正有时间及精力回归做自己应该做的事情，从而达到事半功倍、人尽其才、才尽其用的目的。授权对护理部主任个人、下属及医院三方而言都是多赢的局面。

　　（1）对授权者个人：如果将琐碎而短期的操作性事务授权，授权给有能力完成的人去做，不仅会减轻自己的工作量及压力，而且使您有更多的时间完成更重要的工作。授权的过程也可以使您近距离了解下属的人格及工作能力。在授权一系列任务并考察评价了下属的完成情况后，对每个下属的优点及缺点就会有充分的了解，对以后提拔及指导下属也有了一定的具体指标。授权对下属的真正含义是"我相信您有能力做好这项工作"，可以增加您与下属之间的信任度，有利于增强团队的凝聚力。

　　（2）对被授权的下属：下属也可以从授权中获益，在被授权的过程中可以获得如何计划、组织、协调一项工作，也可以从护理部主任的授权指导中学习到宝贵的管理经验，增加工作能力及自信心，提高工作满意度及成就感，体会到工作的乐趣及自身的价值。

　　（3）对所在医院：医院从护理部主任的授权中锻炼了护理管理人才，使护理管理团队成员积极参与护理管理，相互协调，为达到管理目标共同努力。

　　2. 授权前的评估　护理部主任的授权一般是在任务过重过多、处于紧急

情况时或自己不在工作岗位时。授权时一定要明确授权的目的,做好授权的评估:

（1）是否需要授权:工作量是否过大,负担有多重;

（2）哪些可以授权:需要授权的任务是什么？该项工作授权,是否效果会更好？

（3）谁能接受授权:完成任务所需要的技巧及能力是什么？谁适合完成这项任务？

3. 授权的原则

（1）人员时机得当原则:必须选择合适的授权对象及授权时机。要选择有能力、信心及动力完成该项工作的下属,并注意在下属有足够的时间完成此项工作时授权,从而让合适的人在恰当的时间做适当的事情。

（2）目标明确原则:授权要完成什么工作？授权的目的是什么,是为了节省时间、金钱及其他资源？还是为了更有利于完成工作？或者是有利于培养下属？增加其工作满意度？

授权时要明确,对管理中道德伦理方面的问题、较为棘手的问题及没有合适的下属担当此项工作的时候,一定不要授权,否则会产生相关的法律或道德问题,甚至需要护理部主任花费更多的时间去处理后果。

（3）“责、权、利”对等原则:护理部主任在授权时一定要做到“责任、权利、利益”相结合。“责、权、利”越具体、详细及全面,越能调动下级的积极性。同时在授权时也必须做到对权力的有限控制,明确地限定权限范围,以防下属滥用职权。

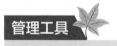
管理工具

授权工作的秘籍

一个优秀的护理部主任善于评估自己的授权技能,在授权工作中应注意:

1. 懂得时间管理的方法。

2. 对自己的能力有信心。

3. 懂得 20/80 定律,重视岗位的重要职责及核心价值。

4. 根据下属的能力及岗位职责授权,并给予必要的指导性建议。

5. 这样授权的结果会像十个手指弹钢琴,做到整体划一,协调一致奏出美妙的乐章。

（4）指导与信任原则：授权时要做好适当的培训指导，授权者一定要让下属决定应该如何完成被授权的工作，并对该工作负责。授权人只对授权的工作起监督指导作用。当所授权的工作出现问题时，尽量让被授权人自己解决问题，授权人不要进行过多的直接干预。在听取被授权者汇报授权事情的进展时，一定要多问几个"为什么"，如您为什么这样做？还有其他的想法或方案吗？会出现意外情况吗？如果出现，您会怎么办？用这些问题鼓励下属自己寻找答案。如果遇到下属请示，给他充分表达自己想法的机会，再提出参考建议。

（5）评价鼓励原则：护理部主任在授权后一定要控制及评价授权的效果，让下属汇报被授权工作的进展及完成情况，并选择适当的时机检查工作完成的效果。肯定成绩，及时进行表彰奖励，增强工作的实效性。如果有问题，应指出不足，做出中肯的点评。注意在授权过程防止"反授权"。

4. 护理部主任不适合授权的工作　包括以下几个方面：

（1）事关所在医院全局、目标、方向等方面的重大决策不能授权。

（2）只能对直接下属授权，不能越级授权。

（3）不要将不属于自己职责范围内的事情授权，以防造成内部管理混乱，引发争权夺利的事情，激化医院及护理系统内部矛盾。

（八）养成良好习惯，减少拖延

以《夜之思》（*Night thoughts*）而闻名的英国诗人爱德华·杨（Edward Yang）曾经说过拖延症是时间的小偷。要减少拖延造成的时间浪费，必须做到：

1. 有觉察的意识　护理部主任应注意自己是否有拖延的习惯。如果有，应该强迫自己打败拖延症，将该完成的事情及时完成。只有减少拖延，决策果断，处理问题得当，才能工作有条不紊，及时完成各项工作。

2. 需要立刻行动　告诉自己，不要把现在该做的事情往后推迟，让拖延症偷走了自己的时间。提醒自己做事情最好的时间通常是现在。研究表明，最有效的策略是告诉自己，您只打算工作几分钟，比如十分钟。一旦您开始工作，您的创意就开始流动。接下来您会发现您想要继续做这项任务，很有可能一直做完。

3. 仔细分析任务　找出被拖延的任务，问自己是否有时间完成这项工作？如果拖延，会出现什么样的后果？如果自己没有时间，是否有其他的人可以完成这项工作？这项任务可否授权？如果其他人能做这项工作，授权让别人去做，因为您觉得没有兴趣的工作，别人可能并不讨厌。

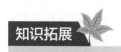

治愈拖延症的小说

英国阅读治疗专家艾拉(Ella Berthoud)及苏珊(Susan Elderkin)联合编著了一本能治疗人类问题的书《治愈小说:751部治疗您病症》(*The novel cure:from abandonment to zestlessness:751 Books to cure what ails you*),书的封面上是许多药瓶,上面写着许多作家的名称。

书中告诉读者,拖延症者之所以拖延,是为了逃避完成任务会带来的不愉快的情绪,如无聊、焦虑及对失败的恐惧。而阅读小说也能使个人深知逃避不快情绪所带来的危害,从而改进个人拖延的习惯。比如读英籍日本作家石墨一雄的《长日将尽》,就能知道拖延后所带来的永远无法挽回的心碎后果。

4. 任务分次完成　通过将大项目分解,将困难的任务通过分解会逐步完成。具体做法是根据任务的具体情况,将任务分成若干部分,分次完成,让自己逐步接近目标。

5. 设定时间期限　为自己制订合理的时间期限,避免等待尽善尽美而拖延工作。当完成了某项艰巨的任务时,向自己表示祝贺,这样可使自己以后遇到了同类事情时减少拖延。

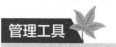

帕金森定律

美国著名历史学家西里尔·诺斯古德·帕金森(Cyril Northcote Parkinson)在其名著《帕金森定律》(*Parkinson's law*)中提出,一项工作所给的时间如果超过正常完成这项工作所需要的时间,效率反而会降低。时间越充裕,工作进展越缓慢,甚至常常会将工作拖到最后一刻才完成。因此时间充裕并不能改善工作质量。时间过多反而会使人懒散,缺乏动力,效率大打折扣。人们有时抱怨自己没有时间完成某项工作,也许真正的原因不是没有时间,而是没有给自己规定完成任务的时限。

6. 从最难开始　美国心理学之父威廉·詹姆士(William James)对时间行为学的研究发现这样两种对待时间的态度:"这件工作必须完成,它实在讨厌,所以我能拖便尽量拖"和"这不是件令人愉快的工作,但它必须完成,所以我得马上动手,好让自己能早些摆脱它"。当您有了完成任务的动机,就应迅速踏出重要的第一步。不要想立刻推翻自己的整个习惯,只需强迫自己现在就去做您所拖延的某件事。然后,从明早开始,每天都从您的时间安排表中选出最不想做但很重要的事情先做。

寓言与道理

吃掉那只青蛙

作家博恩·崔西(Burns Tracy)在其著作《吃掉那只青蛙》(*Eatthatfrog*)中指出,如果您每天早上起来的第一件事是吃掉两只活青蛙,先从那只最丑的开始,再吃另外一只。这样您一天都会神清气爽,感到满足。因为您已经完成了一天中最难做、最糟糕的任务了。

寓意:为了减少拖延,当您需要完成两项重要任务时,应该先从困难最大且最重要的事情开始,并督促自己一直坚持,直到任务完成。这样不仅能及时完成任务,也会减少拖延带来的压力。

(九) 在正确的时间,做正确的事情

《圣经》中说,"凡事都有定期,天下万物都有定时,生有时,死有时;栽种有时,收获有时;言语有时,默默有时;喜爱有时,厌恶有时;战争有时,和平有时。"所有生物都具有其节律及季节性。

每个人根据自己生物钟的不同,会有最佳的工作时间,如有些人的最佳工作时间是清晨,而有些人的最佳工作时间在傍晚,应尊重自己的生物节律,充分利用自己的最佳工作时限。

1. 在工作内容的安排上,可根据体力及精神状况的不同安排时间,将需要从事集中精力进行创造性劳动的活动安排的最佳的工作时间,或将最重要的事件安排在最佳的工作时间来处理。

知识拓展

时间定格于 10 点 10 分

全球的各种钟表广告,不分地域及种族,基本上都停留在 10 点 10 分左右这个时间点上。为什么呢?

据说这个时间点是多位心理学家研究的结果。因为 10 点 10 分在西方国家有几层含义:①它呈 V 字形,在西方代表胜利;②时针与分针同时

上扬,代表形式美,令人感到愉悦;③形状如鸟展翅,给人以振奋感;④代表十全十美,有美好的寓意。

从生物钟来看,10点10分是多数人一天中最美好、最清净的时间段,是内外精神与效率的巅峰时间。无论做任何事情,这个时间都能得心应手。所以商店一般会在10点开门,许多公司会在这个时候召开主管会议,做出重要决策。也有学者研究证明,在这个时间点上,人类的赌博、放纵、抢劫、杀戮最少。因此,这个时间点也代表善良与清净。

如果您走进一个钟表商店,假如所有的钟表都拨到10点10分,您一定感觉这是一个讲究格调、美感与质量的店。假如一面墙壁钟表的时钟都乱七八糟地指向不同方向,一定会感慨"为什么不能选择最好的时间呢?"

钟表如此,人生亦然。如果您能经常将自己的一天或一生的巅峰时刻标定为10点10分,常保持那样的上扬、奋发、活力、觉醒、干劲、清净与善良,那么人生的成功与美好对您来说又有什么困难呢?

2. 在感觉最清醒、精力最充沛的时候完成最艰巨的任务。

3. 将最差的工作时间安排处理不重要或需要团体活动的事情,这样可以借团体活动的人际互动来提高自己的精神及体力。

(十)优化办公环境,理顺文件

1. 彻底清理办公区域,改变杂乱无章的桌面,为每件东西寻找合适的位置,做到办公室内物体各有其所,各在其所。

2. 文件、案卷及时整理入卷、入档、入柜,并编好目录。对书面文件管理,应注意创建档案管理系统,按照文件的系统进行分类,将所有同一主题的任务放在同一文件夹内,分类的标签必须一目了然,每次都放在同一个地方,需要时从相关的文件夹中取出,不用花费时间去寻找。对电子文件,也应建立相应的文件夹,最好每年有一个电子文件夹,文件夹下有第一层子文件夹分类,如果需要,可以有第二层甚至三层,这样找起来比较容易。

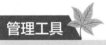
管理工具

不同颜色的文件夹

美国通用汽车公司前总裁莫瑞(Morry)要求秘书给他呈上的文件应放在不同颜色的文件夹中。红色代表特急;绿色代表要立即批阅;橘色代表今天必须注意的文件;黄色代表必须在 1 周内批阅的文件;白色表示周末时必须批阅;黑色表示必须由他签名的文件。

护理部主任也应该有一套文件处理系统,以便能快捷地帮助自己识别文件的类别、重要性及紧急程度。

3. 对于一些经常需要的请示、报告、计划、总结、通知、贺信等公文,可以将已经成形的原稿或模板保留,以后遇到类似的情况只需修改相应的内容,不用再费心费时去思考,也不用重复写相同的内容,以节省时间,提高效率。

4. 每日安排一定的时间进行书面工作,及时清理文件,对短信、电子邮件、微信、留言等,根据其性质采取以下措施:①立即采取行动,及时处理;②分类保存,纳入需要进一步采取行动的清单;③立刻丢弃无用的文件,及时删除电子邮件。丢弃得越快,越能节省时间,轻装前进。注意,在处理这些文件时,一定要克服日后再处理的习惯。扔掉长时间不用的办公用品及文件。

5. 美化您的工作区域,使其更具有吸引力,并配齐工作中所需要的办公用品,每天必须用的物品放在近在咫尺地方,随手可用。将需要立刻处理的文件放在最显眼的位置,能提醒自己及时处理。

6. 优美整齐的办公环境,不仅能保证能使自己高效率地找到所需的文件,保证时间的有效利用,而且能使您保持良好的工作情绪及心境。

(十一) 应用主任助理,分担事务

护理部主任在条件许可的情况下,可以选择一个好的助理帮助打理日常琐碎的操作性事务。护理部主任如果选择符合以下条件的助手会减少其工作中的很多麻烦,节省其时间、体力及精力。

1. 选择与自己人生观、工作观、生活观相似的人作为助手。这种人可以让管理者节省解释、辩论或说明的时间,以让其更好地发挥助手的功能,但没有必要一定要找到管理者的克隆。

2. 选择同管理者能力互补的人为助手。这样可以做到能力互补,并充分发挥助手的作用,增加其工作满意度。但应注意,有时过分互补的人可能会产生矛盾及冲突,重要的是管理者如何应用及控制这种互补性。

3. 选择能追随自己的人作为助手。一个好的助手必须尊重及忠实于自己的管理者,才能减少管理者不必要的麻烦。但忠实的追随者并不代表盲目地崇拜或模仿。一个好的追随者能够及时发现管理者的错误,及时指出,并配合管理者及时纠正错误。

4. 选择能力恰当的人作为助手。能力过强的助手可能会想方设法取代管理者或离开助手的岗位，能力不足的助手也无法帮助管理者完成工作。因此，要选择符合助手工作的资历、能力的人才能做好工作。

（十二）安排弹性时间，应对意外

在时间管理的过程中，还需应付意外的不确定性事件，因为计划没有变化快，需要为意外事件留时间。有三个预防此类事件发生的方法：

1. 给每件任务在计划阶段都留有一定的预备时间。

2. 考虑到不确定性，在不忙的时候，把一般的必然要做的工作尽快解决，千万不要"临时抱佛脚"。

3. 准备一套应变计划，迫使自己在规定时间内完成工作。

研究证明，作为护理部主任，有效的时间管理可以帮助医院及个人既有效率又有效果达到既定目标；更好的激发个人及团队成员的创造能力；减少个人由于时间不足所产生的压力，让自己心身平衡地健康工作及生活。

时间是生命过程中宝贵的资产。时间作为一种肉眼不可见的资源，具有无法失而复得、毫无弹性供给、无法蓄积、无法转让等特性，其价值具有被赋予性且不可估量性。现代社会越来越成为人生竞争的战场，而时间是这场战争中最为残酷的操纵者，它既是冷眼旁观的无情裁判，也是如影随形的强大对手。而护理管理的特点之一是时效性越来越突出，同样的管理活动，在不同的时间会出现不同的效益。时间管理是护理部主任达到管理目标的一个重要组成部分。护理部主任必须明确时间的特征，时间消耗的规律，时间浪费的原因，管理的具体策略及方法，才能充分有效地使用时间，以应付头绪繁多的管理工作，达到事半功倍的效果。

读后思与行

📖 边读边悟

1. 时间由过去、未来及现在组成。

2. 时间具有客观性、方向性、珍贵性、差别性及无存储性。

3. 时间管理是对时间资源进行分配及控制的有意识的过程。

4. 护理部主任时间浪费的因素包括个人及团体因素。

5. 护理部主任时间管理策略包括目标为导向、要事第一、改善沟通、学会授权、减少会议等。

📖 边读边想

1. 不同的时间管理理论,对时间管理有什么样的认识? 对您有何启示?
2. 护理部主任的时间容易浪费在哪些方面?
3. 您认为上述具体时间管理技巧各适用于什么情况?
4. 如何提升自己的时间管理技巧,提高自己的工作效率?

📖 边读边练

1. "时间管理是在厘清价值观的基础上,高效利用时间,完成生命中重要的工作与事务,达到工作与生活的高度和谐"是下列哪一代时间管理的理念:

A. 第一代　备忘录型时间管理

B. 第二代　规划型时间管理

C. 第三代　效率型时间管理

D. 第四代　方向型时间管理

E. 第五代　合作型时间管理

2. 护理部王主任周一委托护理部李干事帮她调查五病区的护理质量下滑原因,并在周五写成报告交给她。王主任需要在下周一的中层干部例会上说明五病区护理质量问题。但周五李干事说她太忙,还没有时间去做,王主任只好自己匆忙去五病区调查,并在周末加班写成了分析报告。

请问:王主任在授权时可能出现了什么问题? 如果是您,您会怎么做?

📖 先读后考

说说事:一天下午,护理部张主任正在参加医院的三甲验收准备会议。她一边开会一边盘算护理部还有哪些工作没有做好,晚上是否需要加班。晚上女儿过生日,她也考虑要买个蛋糕,早点回去。突然收到手机短信,两个同学从外地出差来此城市,约她晚上聚聚。正在这时,医院的会议主持人宣布,今晚医院要对各职能科室的资料进行统一检查,张主任赶紧考虑护理部需要加班再补充哪些资料,让谁参加今晚的统一检查。

刚散会,内科三病区的护士长急急忙忙地跑来,拉着张主任就往他们病区走,原来三病区的一名护士被患者家属打了。与此同时,外科九病区的护士长说一直在护理部的办公室等她,需要和她谈谈,因为病房的副护士长和她故意对立，明天的检查副护士长请假了。

考考您：该护理部主任的时间管理方面存在哪些问题？如果是您，您将采用哪些时间管理的策略做好上述所有事情？

参考答案：

从时间管理的策略分析，应分清工作的"轻重缓急"，然后采取正确方式确定处理事情的优先次序。在本案例中，有两个紧急的事情：第一，准备好明天的检查，属于既重要又紧急的事情，需要护理部主任亲自处理检查，做好所有人员及资料的准备；第二，三病区的护士被患者打了，属于紧急事件，护理部主任不需要亲自去处理，可以委托危机处理委员会善于处理此类事件的人进行危机处理。

现在护理部主任晚上还有三件事情：陪女儿过生日、同学聚会、与九病区护士长的谈话。由于个人价值观的不同，对事件的判断标准不同，没有所谓的标准答案。一种答案认为做完明天的检查准备后，先陪女儿过生日。同学的聚会属于意外打扰，可以根据交情酌情处理。如女儿过完生日后再去参加聚会，将聚会推后或婉言谢绝。与九病区护士长的谈话属于重要但不太紧急的事情，可以在检查完后，再约时间处理。

（李小妹）

第十二讲

化险为夷,化危为机:应急处突能力

开卷有益

备豫不虞,古之善教;安不忘危,圣人常戒

《左传·文公六年》记载,鲁国正卿季文子将要出使晋国,出使前,他前去请教熟悉礼仪的学者:"如果在我出使期间,晋国发生国丧,我应行使怎样的礼节?"大家感到十分不解,议论纷纷,因为晋国的君主身体康健,季文子岂不是多此一举?季文子解释道:"备豫不虞,古之善教也。求而无之,实难。过求何害?"豫:同"预"。虞:预测。意思是,凡事都要提前做好防范,这是古代贤人教导的道理。如果准备了,没有发生这样的事情,那没关系;但如果万一出现这样的情况,我们没有准备措手不及,就很困难了。所以凡事多想一步有什么危害呢?后来事情竟然真像季文子所预料的一样,在他出使晋国期间,晋国国君晋襄公突然去世了,而季文子正因为提前有了准备,才能从容应对。

历史的河流淌到今朝,中国特色社会主义进入了新时代。当前,我国正处于一个大有可为的历史机遇期,但前进道路上仍不乏艰难险阻。2020 年新型冠状病毒肺炎的突然暴发再次提醒我们,在医院环境中,随时可能突发危机事件,"思危所以求安,虑退所以能进",护理管理者既要有防范危机风险的先手,也要有应对和化解突发事件的高招;既要打好防范抵御风险的有准备之战,也要打好化险为夷、转危为机的战略主动战。

一、危险与机遇同在，危难与机会共存——认识危机

多年来，人们一直试图确切而全面地给危机下个定义，但因为危机事件的发生千变万化，很难一言以蔽之。博大精深的中国汉字，辩证地表达出危机的内涵：前一字表示"危险"，后一字表示"机遇"。这一说法颇具哲理，在危机研究领域非常盛行。所以危机是"危险"与"机遇"的组合，是"危难"与"机会"的碰撞，也是组织命运"恶化与转机的分水岭"。

（一）相关概念

1. 危机　危机是指在无预警的情况下所暴发的紧急事件，可能对组织的生存与发展造成重大的威胁，需在短时间内做出决策，进行积极应对。

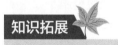

各国专家学者谈危机

关于危机概念目前还没有统一的定义，学者们从不同角度对危机概念进行了界定。

危机研究的先驱，美国国际政治学家查尔斯·赫尔曼（Charles F. Hermann）从决策视角，提出危机是某种特定的形势，决策者的根本目标受到威胁，做出反应的时间非常有限，并且形势发生出乎决策者的意料。

美国的约翰·福斯特教授（John B.Foster）从生态学角度描述了危机情景特征：急需迅速决策，缺乏训练有素人员，严重缺乏物质资源，应对时间极其有限。

荷兰莱登大学危机研究专家乌里尔·罗森塔尔（Rosenthal）从社会学角度提出：危机是指对一个社会系统的基本价值和行为准则架构产生严重威胁，并且在时间压力和不确定性极高的情况下，必须作出关键决策的事件。指出危机是一种具有危害性、风险性和非常规的事件。

美国危机管理专家劳伦斯·巴顿（Laurence Barton）认为：危机是一个引起潜在负面影响、具有不确定性的事件，可能会对组织及其员工、产品、服务、资产和声誉造成巨大的损害。提出了危机对组织及其员工声誉和信用影响，凸显了危机中的公共沟通的重要性。

　　国内学者认为：危机就是在无预警的情况下所暴发的紧急事件，若不立即在短时间内做出决策，将其进行积极应对，可能对企业或组织的生存与发展造成重大的威胁。

　　危机可以指社会突发事件，包括自然危机事件，如洪水、地震等，以及非自然性危机事件，如生产安全事故、恐怖袭击等；也包括在个体发生的突发事件，如疾病、车祸等意外事件等。由于对危机的理解、认识、分析的角度不同，对危机内涵的理解也多种多样。总之，危机是指因不可抗力或突然袭来的公共事件、严重自然灾害、社会安全及战争或其他极端行为所引发的各类事件，给社会正常生产和生活秩序带来极大威胁，给公众生命财产带来极大损害的严重事件。

　　2. 突发事件　根据《突发事件应对法》第 3 条的规定，"突发事件"是指突然发生，造成或者可能造成严重社会危害，需要采取应急处置措施予以应对的自然灾害、事故灾难、公共卫生事件和社会安全事件。由此可见，突发事件与危机的共同点是都会给社会、组织或个人带来一定程度的损害或负面影响，而且一般都具有突发性，有实际的危害和危险。近年来，由于突发事件不断增多，因此突发事件成为与危机最相近的一个概念，两者之间并无明显的界限，有时在不同的语境中会交替使用。两者的区别在于突发事件是已经发生的事件，强调事件发生的难以预测性；危机则强调面临危险的时刻，"大事不好了！"如犯罪分子在医院走廊拿着刀具，扬言要杀人抵命，这既是危机也是突发事件；如已经持刀伤了人，则一般称为"突发事件"。

　　3. 风险　风险则指事件损失发生的可能性，是指特定条件下某种事件可能发生及其后果与预期后果之间的差异，包括风险因素、风险事故和风险损失等要素。

　　风险是危机的诱因，是危机发生的前提，也是危机的征兆。风险本身并不具有危害性，只有风险积累到一定的程度之后，它就可能成为危机引发的原因。可见若风险持续存在、不断升级，终将造成危机事件发生。风险事件的累积，如同海底浮出水面的冰山一角，若没有及时发现和应对，可能导致危机发生。"冰冻三尺，非一日之寒"，充分说明了持续的风险存在是危机发生的前提，只有将风险降低到一定程度以后，才能从根源上避免危机的发生。

　　危机是一种未曾意料而且已发生的突发事件，这种事件具有意外性、威胁性、紧急性和阶段性特点。危机发生前可能会表现出一些必要的、可观测的征兆，虽然一些征兆是比较隐晦的，但是如果我们能够对这些征兆进行准确的观测和识别,提前采取措施,可以将危机遏制在萌芽状态,就可以避免危机事件发生,这是最主动、最积极的危机管理。因此,危机是一系列影响着日常生活和社会关系的事件,这些事件具有不断升级、迅速展开的危险特点,因此,管理者必须在有限的时间内做出快速反应和判断,积极采取措施进行控制及行动调节,以维持组织正常活动。

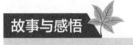

故事与感悟

千里之堤,溃于蚁穴

　　邻近黄河岸畔有一片村庄,为了防止"黄患",农民们筑起了巍峨的长堤。一天有个老农偶尔发现蚂蚁窝一下子猛增了许多,心想这些蚂蚁窝究竟会不会腐蚀堤坝、影响大堤的安全? 于是,他急忙回村去向村长报告。在路上遇见了他儿子,老农将这个现象告诉了他儿子,儿子听了不以为然地说:"坚固的长长的堤坝,还会因这些小小蚂蚁吗"? 说完便拉回老农一起下田干活了。过了些天的某个晚上,大雨倾盆、风雨交加,黄河里的水位猛涨起来,咆哮的河水不断从蚂蚁窝渗透出来,继而喷射,终于堤决人淹。

　　感悟:风险事件往往是一些微不足道的小错误,若放任不管,会酿成大祸造成严重的损失。

　　因此,一个组织若对各种风险熟视无睹,或对于已经认识到的风险没有积极采取有效的措施,风险事件就有可能发展为危机,造成危机的暴发。发现风险、认识危机对于危机事件的处理显得尤为重要。

(二) 危机的特征

1. 突发性与紧迫性

（1）危机的突发性:危机的突发性是指危机事件发生极具不确定性和未曾意料的特点。这种不确定性主要指危机发生的状态、影响及反应等方面的不确定等。由于危机突然发生,极易导致日常工作计划被打乱,工作人员恐慌,支持系统不能有效保障等,以致导致组织应对能力的低下等。因此,危机事件对管理者的应变能力和应对措施提出了极具挑战性的考验。

（2）危机的紧迫性:危机的紧迫性是指危机发生之际供决策者反应的时间十分有限。危机事件进展迅速,决策者往往因时间的压力、信息不足,难以对危机情境作出及时、适当的判断,进而影响决策质量。危机事件若没有得到迅速处理,事态会在短时间进一步发展。尤其是当信息不对称、损害进一步加剧时,会引发重大危机事件发展,甚至出现灾难事件发生。2003 年的"非典"和 2020 年的"新冠"刚暴发时,由于对这些新发传染病缺乏认识,加上公共卫生防治系统不够强大。因此,要充分认识危机发生的紧迫性,建立相应危机管理机制,在危机发生短时间内,应有相应的应对策略来应对和预防各种事态扩大,并做好应对各种不良事件后续发生的应对预案。

2. 危害性与机遇性　危机发生常呈现双重性特征,即危机的危害性和机遇性。"危机"一词有两层意思:危表示"危险",机表示"机遇",因此,危机表示危险与机遇同在。中国的一句古语:"祸兮,福所依;福兮,祸所伏",恰恰点破了危机的双重性。危机的危害性是指危机事件对组织之价值或目标造成威胁;另外,危机在瞬间发生,给组织和个体带来很大程度的混乱和损失,极易造成决策失误,带来更大的危害。危机的危害性程度根据危机可能造成的损失价值情况而定,也与决策者对危机的认知有关。

危机的机遇性则指危机在对组织产生影响的同时,也孕育着机遇。组织在应对危机管理时,发现自己在管理方面的缺陷,及时有效克服弱点,避免更大危机的暴发;若处理得当,还可使组织化险为夷,甚至发现新的机遇。

寓言与道理

困境中的驴

一天,一头驴子不小心掉进了一口枯井,农夫绞尽脑汁想办法救驴,但几个小时过去,驴子还在井里痛苦地哀号。最后农夫决定放弃,他想驴子年纪也大了,于是请了些人往井里填土,想把驴子埋了,以免它还要忍受一段时间的痛苦。

一帮子人七手八脚地往井里填土。驴子明白自己的处境之后,刚开始哭得很凄惨,但过了一会儿便安静下来。农夫好奇地探头往井里看,却发现了令他大吃一惊的景象:当铲进井里的土落在驴子背上的时候,驴子马上将泥土抖落一旁,然后很快地站到泥土上面!就这样,驴子坚持将大家铲到它身上的土全数抖落到井底,始终都站在泥土的上面。最后,在众人的欢呼声中,这只驴子终于升到了井口,只见它抖落了身上的泥土,欢快地跑了出来!

寓意:对危机恐惧是本能,但也能激发人的智慧和潜能,抛却恐惧和懦弱,可化危机为变革的动力。

3. 公共性与扩散性　危机的公共性是指在社会运行过程中,危机事件可能危及公共安全和正常社会秩序,如自然灾害、社会运行机制失灵等。同时,危机事件危及公共安全,破坏社会秩序和生存空间,人身安全和财产安全受到严重破坏,因而危机对社会影响具有公共性。

危机的扩散性则指危机信息快速传播。当前,信息传播渠道的多样化、时效高速化及范围的全球化,使得组织危机事件很快成为公众关注的焦点,成为各种媒体追逐的"新闻素材",甚至比危机事件本身发展还要快。据报道,大部分危机会在发生 2~6h 通过媒介扩散,48~72h 之内达到极点。因此,在处理危机事件时,媒体影响力不可低估,决策者要关注对危机事态的发展以及组织对危机采取的措施,善于与媒体沟通,通过沟通及时发布信息,提高危机事件进展的透明度,消除各种猜疑及社会负面信息对组织的影响。

危机的传播,大部分与公众的理解有关,通过媒介的直接报道来形成言论。媒体报道和大众舆论是决定危机的种类和企业声誉最重要的因素。大部分的危机管理行为是根据报道和舆论的方向来进行的。所以,危机发生时,及时收集信息,关注媒体报道以及大众舆论,收集相关信息并及时与媒体沟通和反馈非常重要。

4. 广泛性和不确定性　危机的广泛性是指危机无处不在;危机的不确定性是指危机事件暴发前的征兆一般不是很明显,难以做出准确的预测,危机出现与否及出现的时机也是无法完全确定的。

(三)医院危机事件

1. 医院危机事件的分类　近年来,各行各业的危机事件不断,医疗行业也不例外,医院也面临着各种各样的危机。医院危机事件主要集中在医闹和医患纠纷、医院突发公共卫生事件的应急处理以及医院舆情事件、社会舆情事件;加上一些媒体的过度介入或通过其他途径的传播,往往起到推波助澜的效果。按照危机事件的来源可以将医疗卫生服务相关的危机事件分成内部危机和外部危机,见表 12-1。

外部危机:外部危机是由组织外部原因导致的,对组织活动和生产经营造成不利影响的危机,如政治危机、社会危机、经济危机、自然危机、产业和科技进步危机等。

内部危机:由组织内部原因而引发的危机,对组织的日常运营和经营产生危害或潜在危害的危机。如组织的战略发展、人才、财务危机及组织安全及形象、信誉危机等。

表 12-1　医院危机类型

危机领域		危机类别	危机示例
外部因素	自然灾害	地质灾害	地震、山体崩塌、滑坡、地面塌陷
		气象灾害	暴雨、台风、冰雹、龙卷风、水灾
		生物灾害	暴发病虫草鼠害、有害生物暴发流行
	事故意外	安全事故	火灾、断电、停水、爆炸、严重水污染、环境污染
	公共卫生事件	重大传染疫情	肺鼠疫、肺炭疽、非典、人禽流感
		重大动植物疫情	口蹄疫、高致病性禽流感
	社会事件	群体性事件	围攻医院、阻断交通、医疗场所集会静坐示威
		媒体危机	媒体对医院的负面报道
内部因素	管理事件	人员问题	护士集体辞职、关键岗位人员离职、罢工
	医院质量	医院安全	医疗事故、乱收费、伪劣药品、违法违纪
		医院服务	服务意识不强、服务态度冷漠、服务质量差
	医院治安	重大刑事案件	医院内盗婴、抢劫、劫持、杀人、绑架、投毒、危害性材料被盗等

2. 容易发生危机的医院特征　通过对医院危机的研究，学者们认为容易发生危机的医院有以下特征：

（1）危机预防机制不健全的医院：只注重危机处理的医院忙于应付频频发生的危机事件，缺乏危机预防机制，新的危机同时会不断出现。

（2）知名度较高的医院：这些医院备受公众和媒体的关注，这种关注是双刃剑，善意的关注和传播有时也会"好心干坏事"。受关注越多，影响医院的不确定因素就会越多，发生危机的机会也就会越多。

（3）规模大的医院：这类医院不仅受到更多的关注，而且危重患者多，医疗风险大，要照顾的方方面面太多，容易顾此失彼。

（4）成长迅速的医院：这些医院由于发展过快，往往来不及细看跑过的路和前面的路，同时还会把侥幸的成功当成经验，这就为潜在危机埋下了伏笔。

（5）广告打得过多的医院：铺天盖地的广告带来的就医决策常常是迅速而草率的，部分患者的就医行为受广告影响，这些患者对医疗服务的期望值有时会高于实际并产生不满，甚至会恼羞成怒将医院告上法庭。

(四) 突发公共卫生事件

1. 什么是突发公共卫生事件　是指突然发生,造成或者可能造成社会公众健康严重损害的重大传染病疫情,群体性不明原因疾病,重大食物中毒和职业中毒以及其他严重影响公众健康的事件。

2. 突发公共卫生事件的特征　突发公共卫生事件具有下述特征:①自然危机和人为危机的混合作用,如重特大传染病疫情的发生发展往往是自然因素(如生态平衡破坏、环境污染等)与人为因素(如信息不通畅、措施不及时、控制不得力等)交互影响的结果;②危机可以跨部门、跨行业、跨地区、跨国界,造成对国家乃至全球社会的影响;③突发公共卫生事件往往涉及多个领域,集合多种危机。因此,作为医疗系统,对突发公共卫生事件的预警和应对,意义特别重大。

二、砥柱中流,力挽狂澜——危机管理理论

英国皇家博物馆,收藏着一条船,这条船自从下水后,138次遭遇冰山,116次触礁,27次被风暴折断桅杆,13次起火。但它却一直没有沉没。没有不遇风浪的水手,没有不受伤的船,但只要勇于拼搏,掌握危机管理理论,善于应对危机,你就能砥柱中流,力挽狂澜,你就是一条永不沉没的船!

随着社会经济快速发展及卫生服务改革不断深入,医院可能面对突发事件的问题不断增多,学习危机管理,应对和处理突如其来的危机事件也是护理部主任面临的重要问题。

(一) 危机管理的相关概念

1. 危机管理定义　危机管理(crisis management)是指为了消除或降低危机所带来的威胁和损失,组织在其所处的特殊环境中,针对可能面临的或正在面临的各种危机情境所进行的规划决策、动态调整、化解处理,甚至变危险为机遇等一系列活动的总称。

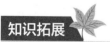
知识拓展

危机管理的由来

危机管理概念于20世纪50年代提出。在美苏争霸的"古巴导弹危机"结束后,时任美国国防部部长的麦克纳马拉(Robert Strange

McNamara）说"今后的战略管理将不复存在,取而代之的将是危机管理"。从此"危机管理"一词便进入了管理学的新兴研究领域,并逐渐扩展到自然灾害、技术系统事故、社会经济系统危机等领域。

　　从 20 世纪 80 年代开始,欧美、日本等国家和地区比较系统地进行了危机管理方面的研究。危机管理作为一门学科,早期主要运用于外交和国际政治领域,内容主要是涉及政治危机分析,探索政治危机的根源。80 年代以来,危机管理从政治领域向经济、社会领域拓展,包括公共管理、灾害、组织等领域的危机管理,形成了多领域危机管理的学科分支。因此,在危机管理研究中,危机管理定义有不同的解释。

　　有学者提出危机管理是指组织或者个人通过危机监测、危机预控、危机决策和危机处理,达到避免、减少危机产生的危害,甚至将危机转化为机会。也有学者提出危机管理就是指为应对危机情况而采取的预先防范措施,事发时采取的应对行动,事发后采取的各种善后措施及减少损害的行为。

　　由于危机的突发性和危害性,因此,危机管理的重点在于预防,力争将其控制在隐患之中,这是最主动、最积极的危机管理态度。对于已经发生的危机,则正如"危机"二字中的"机"的寓意一样,要抓住机会和条件,尽快、科学地处理,扭转危机事件的发展态势,力争使危机事件持续的时间最短,损害最小。可见,危机管理是管理中一种特殊形式,是指组织应对突发事件而建立一系列应对机制和措施,包括事前预防、事发应对、事中处置和善后管理的过程。

　　2. 危机管理特点　危机管理理论已渐成熟,主要有以下特征:

　　（1）危机管理是一种行为管理:危机管理功能是防范、化解危机,旨在形成一套集事前预控、事中管理和事后恢复于一体,并行之有效的危机应对机制和行为策略,是一个全方位、全过程的系统工程,包括危机防范、危机化解到恢复正常的社会秩序。因此,危机管理不仅针对已经发生的危机,实施化解措施,减少危机可能造成的损失,更重要的是要在日常工作中做好防范管理工作,未雨绸缪,尽可能地避免危机发生。

　　（2）危机管理是一种情境管理:危机管理是指组织对其遭受潜在威胁和现实损害的情境进行管理,目的是要恢复组织正常的运营秩序和发展状态。危机管理是要尽可能控制事态,在危机事件中把损失控制在一定的范围内,在事态失控后要争取重新得以控制。危机研究和管理的目的就是要最大限度地降低人类社会悲剧的发生。

（3）危机管理是一种资源管理:危机管理要求在最短时间内进行有效的整合和配置组织的各种资源,使组织转危为安。因此,危机管理意味着需要调动各方可供利用的资源、采取各种可能的或可行的方法和方式,限制乃至于消除危机行为,从而使危机事件得以解决,并尽可能缩小危机造成的损益。

经验与教训

信息不对称——沟通的重要性

2010年3月17日,有媒体报道山西近百名儿童注射疫苗后或死或残,引起了政府部门和社会的广泛关注。虽然国家食品药品监管局对所谓的"高温暴露"疫苗检测结果全部合格,未接到因注射疫苗出现聚集性异常反应的报告,但由于政府部门信息公开和透明不够,导致了"问题疫苗"引发社会恐慌、怀疑和不信任。

"山西疫苗事件"所引发的社会反响在一定程度上折射出政府公信力危机及公众对疫苗知识缺乏,体现危机事件最初只是小事或在很小范围内关注,因媒体报道等或涉及其他事件而突然变为备受人们关注公共事件,进而引发危机事件。

（4）危机管理是一种沟通管理:危机管理是以组织沟通为手段,以解决危机为目的,进行的一系列化解矛盾和避免冲突的过程。收集、分析和传播信息是危机管理者的直接任务。危机发生的最初几小时(或危机持续的最初几天)时间内,管理者应同步采取一系列关键的行动,这些行动是为了达到甄别事实,深度分析,控制损失的目的。

可见,危机管理是一种包括情境、资源、沟通和行为等在内的管理体系,是组织基于对潜在的或当前的危机的认识和判断,利用相关力量和资源,采取有效的措施来应对不利情境,从而降低危机的破坏性,甚至将危机转化为机遇的一种有组织、有计划、持续动态的管理过程。

（二）危机管理的相关理论

关于危机管理模式范畴,学者们从不同的角度建立了相关理论。近年来,人们运用危机发生周期来揭示和描述危机现象的过程及其规律,提出危机管理的理论和方法。

1. 危机的生命周期理论 史蒂文·芬克(Steven Fink)在《危机管理:对付

突发事件的计划》一书中,首次提出了危机的生命周期理论,认为危机有如人的生命周期一样,从诞生、成长、成熟到死亡等不同的阶段,具有不同的生命特征。危机从其生成到消亡,形成了一个完整的生命周期,经历4个发展阶段,即危机的潜伏期、暴发期、处理期和解决期。

(1)危机潜伏期:大多数的危机都存在着一个从量变到质变的过程。危机潜伏期则是导致危机发生的各种诱因逐渐累积的过程。在这一时期,危机并没有真正发生,但是却会表现出一些必要的、可观测的征兆,预示危机的暴发。当然,征兆的出现是随机的,而且很可能是比较隐晦的,一些危机没有被提前预防,其比较重要的原因就是由于征兆没有被观测到。在危机暴发前,如果能够对这些征兆进行准确地观测和识别,提前采取措施将危机遏制在萌芽状态,就可以避免危机的发生。

寓言与道理

母鸡,小鸡,危机

一只母鸡发现自己所孵化的蛋里,有一只蛋的外观与其他蛋有明显的区别。母鸡心想:可能天生就是如此吧,所以就没把这件奇异的事放在心上。过了几天,她的孩子们开始破壳而出。那只外观不同的蛋钻出的小动物和其他的孩子们长相悬殊。但母鸡心想:可能他比较难看吧。一天天过去,孩子们慢慢长大了,而那只与众不同的动物也显出了本来的狰狞面目:那是一只老鹰。老鹰可是鸡的天敌,虽然母鸡意识到这一点,但是已经来不及了。最终母鸡和她的孩子们都被母鸡自己孵出的鹰吃掉了。

寓意:危机的演变与这只老鹰的孵化过程很像,尽管危机是在短时间内暴发的,但是危机的演变却有一个过程。

(2)危机暴发期:引发危机的风险因素累积到一定程度后,就会引起危机的暴发。此时,正常运转的事件流程遭到危机的破坏,从而导致整个流程被恶意中断,危机开始发挥其破坏作用。同时,这种破坏作用所造成的严重后果和损失都不断地迅速增长,正常事件流程面临着严峻的考验,其管理层将经受来自各方面公众的巨大压力。在危机暴发之后,如果不立即采取相应的处理措施,危机将会进一步升级,影响范围和影响强度也随之扩大。

(3)危机持续期:在这一时期,管理层开始着手对危机进行处理,包括开展危机调查、进行危机决策、控制危机危害范围与程度、实施危机沟通、开展各种恢复性工作等。危机持续期是正常事件流程强烈震荡的时期,涉及了很多改组、调配、调整等方面的事宜。在这个时期,危机是否能够得到妥善的处理,就完全取决于管理层的决策素质。如果决策水平高,决策速度快,就能够尽快把危机控制在一定范围内,那么对危机的解决则相当有帮助。

（4）危机解决期:在危机解决期,危机事态已经得到了相应的控制,危机引发的各种问题已经基本得到解决,管理层所承受的压力也随之减弱。但在这时期,管理层还要善于通过危机的表面现象,寻找和发掘出产生危机的本质原因,并提出相应的具有针对性的改进措施,防止危机可能引起的各种后遗症,避免危机再次发生。

以上4个时期是危机周期的一般状态,但并非所有的危机都会经历这4个阶段,危机的产生情况不同,所经历的时期自然也不同。有的危机可能没有潜伏期,有的则可能没有暴发期。

2. 奥古斯丁的危机管理六阶段模式　诺曼·奥古斯丁(Norman R.Augustine)为美国普林斯顿大学教授,1995年提出危机生命周期划分模型—危机管理六阶段理论,也称为奥古斯丁法则。奥古斯丁将危机管理划分为六个不同的阶段(表12-2),并对不同阶段提出了管理建议,指出每一次危机本身既包含导致失败的根源,也孕育着成功的种子。发现、培育,收获这个潜在的成功机会是危机管理的精髓,习惯于错误地估计形势,并使事态进一步恶化则是不良的危机管理的典型。简言之,危机如果处理得当,完全可以演变为"契机"。

表 12-2　危机生命周期划分模型——管理 6 阶段模式

	阶段划分	具体管理内容
第一阶段	危机避免	尽量减少发生危机的可能,设法避免可以发生危机
第二阶段	危机管理准备	做好各项准备工作,制订紧急应对预案
第三阶段	危机确认	对危机作出判断,进行正确的决策
第四阶段	危机控制	采取必要的紧急应对措施,将危机控制在一定范围内
第五阶段	危机解决	采取各种行动化解危机
第六阶段	从危机中获利	抓住弥补损失机会,吸取教训以避免更多的错误

（1）第一阶段:此阶段的主要特征为避免危机发生,即预防危机发生。此阶段以建立相关危机防范预案为主,以积极经济的管理措施防患于未然。但这个阶段往往被许多人忽视,因此管理者必须竭力减少风险;对于无法避免的

风险,必须建立恰当的应急保障体系。

(2)第二阶段:危机应急管理的准备阶段。组织需要为预防危机事件发生做好准备,包括建立危机处理中心、制订应急计划、建立危机应对管理小组及对成员给予培训,提供完备和充足的通信设施等物质准备。在这个阶段,要特别关注那些已发生风险的事件及其处理状况,警惕这些风险事件中可能潜伏的危机事件发生。

(3)第三阶段:此阶段的主要特征为危机发生。通过收集各种有效的信息,确认危机已经发生,并找出危机的根源,尽快地识别危机管理的有效控制可能方法,寻找解决危机的积极途径。在明确危机发生的信息时,要尽可能倾听各种不同公众的看法,或寻求外部专家的帮助。

(4)第四阶段:此阶段的主要特征为危机的控制。需要根据不同情况确定控制工作的优先次序,尽快将危机所造成的损失控制在最小的程度之内。在这一阶段,果断进行决策是最重要的。在危机发生之前已经确立了明确的危机管理计划,危机控制过程一般都应很有章法。

(5)第五阶段:此阶段的主要特征为危机的解决。根据危机发生的原因,实施针对性强的危机解决对策。危机不等人,在这一阶段,解决危机事件的速度至关重要。

(6)第六阶段:此阶段的主要特征为如何从危机事件中获得益处。危机管理的这一最后阶段就是总结经验教训。如果在危机管理的前5个阶段都做得较好,第6阶段就可以进行总结,提供一个能弥补部分损失和纠正所造成错误的机会。

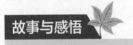

故事与感悟

杭州大火

南宋绍兴十年七月的一天,杭州城最繁华的街市失火,火势迅猛蔓延,数以万计的房屋商铺置于汪洋火海之中,顷刻之间化为废墟。一位裴姓富商,苦心经营了大半生的几间当铺和珠宝店,也恰在失火的街市中。但这位富商并没有让伙计冲进火海,舍命抢救珠宝财物,而是不慌不忙地指挥他们迅速撤离。同时,富商不动声色地马上派人从长江沿岸平价购回大量木材、毛竹、砖瓦、石灰等建筑用材,像小山一样堆积起来。

十日后大火扑灭,大半个杭州城已是墙倒房塌一片狼藉。朝廷颁旨:重建杭州城,经营建筑用材者一律免税。于是杭城大兴土木,建筑用材供不应求,价格陡涨。这位富商趁机抛售建材,获利巨大,数额远远超过被火灾焚毁的财产。

感悟:危机、危难与机遇同在,管理者应趁"危"夺"机"是一种智慧。

3. 罗伯特·希斯的危机管理的四阶段理论　危机管理4阶段理论是由美国学者罗伯特·希斯(Robrt Heath)提出。危机管理四阶段理论又称4R模型:即危机缩减(reduction)、危机预备(readiness)、危机反应(response)、危机恢复(recovery),认为这4个方面构成了危机管理的基本过程,其中危机反应是危机管理的核心阶段(图12-1)。

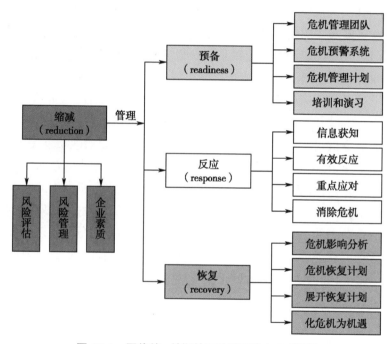

图12-1　罗伯特·希斯的四阶段理论(4R模型)

(1)缩减阶段:在缩减阶段,主要任务是预防危机的发生和减少危机发生后的冲击程度。对任何有效的危机管理而言,缩减是其核心,因为在缩减阶段危机最易控制、花费也最小,只要对各种细小的变化多加注意,防微杜渐,就可以防止一些危机的发生。促进管理、增强沟通、提升品质等皆可以在不知不觉中降低危机发生的可能性。

(2)预备阶段:当火灾发生之后才去学习灭火器的使用方法显然已经太

迟了。在危机发生之前，就必须做好响应和恢复计划，对员工进行技能培训和模拟演习，保证这些计划深入人心并落到实处，其目的是一旦危机发生，使损失最小化，并尽快恢复到常态。

（3）反应阶段：在危机暴发之后，需要及时出击，在尽可能短的时间内遏制危机发展的势头，运用各种资源、人力和管理方法解决危机，防止事态的进一步恶化。

（4）恢复阶段：通常在经历过危机之后，人和物都会受到不同程度的冲击和影响。危机情境一旦得到控制，应着手致力于恢复工作，还应就危机处理过程中反映出来的问题对危机管理工作进行改进，对危机管理计划进行修订。

反应阶段是危机管理中最核心的内容，包括：信息获知、有效反应、重点应对、消除危机。信息获知是危机管理的第一步。在危机管理中，及时、准确地获知突发事件发生的信息是危机管理的主要部分，可以通过监测系统等通知有关部门。有效反应和重点应对是在获得突发事件发生的信息，由于信息的突发性和不确定性，有时会造成盲目性和信息不完整性。因而，需要对信息进行多渠道验证和快速分析，并在短时间内完成危机处理的各种准备。对危机影响的重点区域和人群实施重点应对处理，以防危机进一步演化和次生灾害发生。消除危机是在危机管理过程中的恢复特征，可以有效帮助受灾人群维持生命的支持和保持基本生活需要，为进一步全面恢复提供良好保证。

希斯认为，管理者要主动进行危机风险评估，减少危机发生的影响，做好处理危机情况的准备，尽力应对已经发生的危机以及从危机中恢复。危机管理的本质是动态的、互动的过程。危机管理4R模型是对危机管理全面整合，有助于管理者从总体战略的高度进行危机管理，管理者应该考虑如何减少危机情境的发生，如何做好危机管理的准备工作，如何规划以及如何培训员工以应对危机局面或从中很快恢复。

三、居安思危、未雨绸缪——危机预警

风，起于青萍之末；浪，成于微澜之间。任何危机事件都有前兆，只不过有的前兆是"山雨欲来风满楼"，有的前兆则是"小荷才露尖尖角"。危机与突发事件往往有一个酝酿、发生、发展的过程，而非空穴来风。"聪者听于无声，明者见于未形"，为防患于未然，我们需要有明察秋毫的慧眼，见微知著的敏锐；为从容应对危机，我们需要有居安思危的意识，未雨绸缪的储备。"居安思危，思则有备，有备无患"。

预判风险是防范风险的前提，也是效果最好、成本最小的应急处突方式。"没有准备的组织在危机中消亡，优秀组织能成功地安度危机，只有伟大的组织在危机中发现机遇、更好发展"。树立危机的意识不仅体现在组织处于逆境或困难时看到危机的存在，更应该在组织鼎盛时期，预见可能存在的组织风险和危机。掌握组织危机管理方法，可以帮助组织在危机应对时，临危不惧，化险为夷，转危为机。危机管理从实质上来说，主要包括两方面的职能：危机预防和危机处理。

（一）完善医院危机管理系统

医院是公益性质的服务机构，它的服务对象是人。近年来，危机管理已经成为许多医院面临的棘手问题，甚至成为医院进一步发展的障碍。医院危机管理就是针对医院可能或正在面临的危机，制订针对性的措施加以预防、控制和危机后处理进行管理，最大限度地避免和减少危机事件对医院产生的负面影响，并能从危机中获得机会，从而不断提高医疗工作社会效益与经济效益的管理活动。

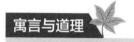

寓言与道理

鹿的失算

一头鹿为了逃避猎人的追捕，撞到了树上，更不幸的是，一根树枝把它的一只眼睛弄瞎了，从此成了一只独眼鹿。

一天，独眼鹿跑到海边的一个牧场吃草。它侧着头，用那只好眼睛注视着陆地，用那只坏眼睛对着大海。鹿认为危险来自陆地，而不是大海，所以不必转动脑袋左顾右盼。"这下我可以放心吃草了。"可是，鹿错了。那天，正好有几个猎人乘船去邻近的一座小岛打猎，路过这儿时，发现有只鹿在无忧无虑地吃草，于是举箭就射。倒霉的独眼鹿受了重伤，倒在血泊中。临死前，它嘟囔道："我的命真苦啊，我提防了险恶的陆地，却遭到来自大海的暗算。"

寓意：这个世界哪里没有危机？只是缺乏发现危机的眼睛罢了。

医院危机管理组织结构主要由三部分组成：信息系统、决策系统和运作系统。

1. 完善危机管理的信息系统　信息的管理是危机管理中的首要内容。危机管理信息系统负责对有关危机风险源及危机征兆等信息的收集、整理、归纳和分析。信息收集要保证全面性，了解危机风险源的存在范围及分布状况，做到适时、适度地发布警情和公示，做到早策划、早动手，为医院危机管理赢得主动权。

保证医院信息系统的畅通非常重要。在危机中，对信息需求更加关注，一旦处于公共危机中的医院对信息发布管理不力，不能迅速有效地传播信息，就可能滋生谣言，很容易扩大危害，甚至激化矛盾，从而加重不良后果。很多时候对危机反应慢，是因为信息渠道的不顺畅，医院管理者能不能在第一时间内获得相关信息，影响了医院对危机的掌控权。医院的各个部门及科室都应备有危机事件报告书与危机事件应急流程。因此，要建立危机管理信息制度。

（1）建立信息上报制度：当某个科室出现危机信息或者发生危机事件的时候，这个科室的主任或护士长应该用最快捷的方式迅速上报，同时填好书面报告书，并按照危机事件应对流程，及时上报给危机管理者。如病人安全评估、压疮信息管理等。

（2）正确客观传播信息：医院要及时、客观地披露事实真相，积极传播医院的正面信息，建立医院新闻发言人制度，选择合适的管理人员担任新闻发言人，按照规定处理和新闻媒体的关系，严格进行信息管理，化解医院公共危机事件，塑造医院的良好形象。同时要把握信息的准确性和真实性，识别信息的真实性，对信息的整理和归纳，排除那些可能干扰的信息和虚假信息。

2. 完善危机管理的决策系统　危机管理决策系统是根据信息加工的结果，做出决定是否发出危机警报及危机预警的级别。在制定决策时，要确定危机预警可能的级别或程度，可以依据危机发生可能性大小确定不同危机的预警级别。同时要充分发挥专家的咨询作用，使决策更加科学。

护理组织决策系统的主要任务是制订护理危机事件处理预案，构建预案储备库，对与护理相关的突发事件的性质、程度、潜在范围和影响进行预判断，并在此基础上根据预案或紧急处理启动危机处理过程；进而导入对事件处理的意志，不断调整细化对事件的判断，从而对事件的处理做出敏捷的、具有针对性和可执行性的决策，根据决策执行情况，调整或重新制订决策以及总结处理突发事件运作绩效等内容。

医院危机管理的决策系统要注意下列几个问题：

（1）决策责权必须清晰：医院是特殊人群服务场所，医护专业人员和管理人员容易产生决策的责权模糊，危机事件发生时仓促应对。因此，要确保医院内部各个部门人员权责清晰，避免权责真空、重叠以及推诿。

（2）在制度上建立相关决策流程:危机事件紧急处理预案和流程必须切实、可行,避免导致责任推诿等现象。因此在制定危机预警和处理制度时,一定要具体明确,不能模糊,任何的模糊都可能导致部门之间相互指责、相互推卸责任。

医院的决策系统由医院危机管理者统帅,负责处理危机的全面工作。因此他必须有足够的权威进行决策,一般由首席危机管理者,如医院的管理决策层(院长或行政副院长)担任。

3. 完善危机管理的运作系统　运作系统的任务在于对决策进行敏捷的、全面的贯彻。具体来看,运作系统必须保障能够迅速启动预案,对于出现的情况应能够迅速转化采取近似处理方案,即时反馈执行结果,并通过信息系统向决策系统进行执行反馈。同时对执行决策需要的资源进行细化和整合,保障在较小的投入下能够完备地实现对突发事件的处理,对执行中的短缺资源进行评估,并及时反馈至决策系统,采取替代或加大投入方法来保障执行的绩效。

（1）医院危机管理小组:医院危机管理小组由院长、中层干部及一般工作人员组成。一般首席危机管理者(主要为院长)负责小组组长;中层干部是医院危机管理运作系统的中坚力量,由职能科室(如护理部、后勤管理部)和临床科室负责人组成。其中职能科室负责联络医院内部受危机影响的部门与不受影响的部门,是正常部门与受危机影响部门的联系纽带;而临床科室(科室主任和护士长)则负责将危机管理者的策略计划翻译成实战的反应策略和计划,并通过专业知识来实施这些计划。

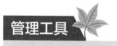

管理工具

危机管理小组

人才始终是医院最核心的资源,团队是战胜危机的保证。因此,医院建立危机管理制度首先要做的工作就是建立一个危机管理小组。

危机管理小组是处理危机事件的最高权力机构和协调机构,它有权调动医院的所有资源,有权独立代表医院做出任何妥协或承诺或声明。一般情况下,危机管理小组应由医院最高负责人也就是院长担任小组负责人,小组的其他成员,可以分为两个小组:核心小组与策应小组。核心小组主要由副院长、各个科室的负责人、财务负责人、法律顾问以及新闻发言人等组成;策应小组由后勤人员、接待人员等组成。

（2）人员素质和应对能力：运作系统是应对危机管理的第一线战场，人员素质和应对能力非常重要。因此，要加强运作系统在非危机事件时的培训和教育，并进行危机事件发生及救护的演练，建立有效的沟通机制，提高工作效率，实现与临床科室工作的密切配合。理解危机预警内容，及时做出有效的反应。危机管理小组的另一个重要任务制订危机管理预案，找出各种可能出现的危机并制订正确应对措施。因此，医院的危机管理重点在于预见、预警和预防危机事件的发生，及时捕捉医院危机征兆，为各种危机提供切实有力的应对措施，为医院危机管理提供有效的组织保障。

（二）建立医院危机预警机制

危机预警是对危机的迹象进行监测、识别、诊断与评价，并由此作出警示的管理活动，引起相关人员对危机的了解和重视，告诉他们可能存在危机信息，以便做好必要的应对准备和及时离开危机险境。

危机的预警对于及时规避、迅速采取措施，将危机风险降到最低程度具有重要意义。建立预警机制，一可有效帮助组织对可能发生的各种危机事先有个充分估计和提前做好应急准备，有利于组织作出快速反应，最大限度地减少危机所造成的损失。二可帮助组织对可能发生的危机事件进行预先控制和防范，防止危机的发生或减少危机发生的危害后果。

1. 危机的风险监测　危机事件虽大都带有突发性，但即便是突然发生也有一个酝酿、发生、发展过程。"积土成山，非斯须之作"，危机暴发前的风险征兆是由一系列细小的风险事件逐渐演进、发展起来的。由于人们往往对这些细小的事件疏忽，或者对这些细小的事件习以为常、视而不见，使得风险积累到一定程度，并成为危机暴发的诱因。危机风险监测是指危机预警系统就已经或可能出现的危机迹象进行监视和预测，收集各种反映危机迹象的信息，这是危机预警管理的首要工作环节。进行危机风险监测时，要注意危机的对象、任务及监测方法。

（1）确定监测对象：危机监测需要确立重点对象，一般应是对管理影响显著的风险事件，因此，要加强调查和分析，根据具体情况，把最可能引发危机的风险因素作为重点对象。

（2）明确监测任务：要对重大风险事件进行监测，对可能发生事件的环节和过程进行监视，即对监测对象的活动过程进行全过程监视，对监测对象同其他环节和外部环境的相互关系进行监视。其次是信息处理，对大量的监测信息进行整理、分类、存储，建立信息档案，形成系统有序的监测信息成果。

（3）采取有效手段:一般来说,危机迹象监测指标体系及其测量工具是危机迹象监测过程必不可少的基本手段,电子计算机以及其他现代化手段是进行危机迹象监测的重要辅助手段。监测手段越先进、越适用,便能使监测信息越全面,越有信度和效度。

故事与感悟

防微杜渐,把危机控制在发生之前

　　1984 年,印度一家化工厂发生毒气泄漏事件,造成 3 000 人死亡,数万人受伤。其实在事件发生之前的 3 个月已经有一些危机征兆,在公司的内部文件明确指出:该公司已发生毒气外泄 100 多次,并且任何异氰酸甲酯储气遇到水,均可能发生毒气外泄,甚至导致严重灾害。然而该文件未引起公司管理者及员工的重视,以致最终导致毒气泄漏惨剧发生。危机暴发常常是人们始料未及的,关注平时风险存在的可能性,可以避免重大危机及灾害的发生。

　　感悟:再好的危机处置也不如危机不发生。因此,常态时应防患于未然,建立危机防范预案,设立一条危险线。当一些事件触及危险线时应及时处理,把危机控制在最小范围内。

　　管理部门对危机事件的前兆风险进行监测预警,对已经积聚一定的能量,即将发生危机的对象,要通过预警来加强防范措施,以防止危机的发生。

　　2. **危机的风险识别**　根据危机监测收集的信息,在比较分析的基础上,判断危机风险实际存在的状态,具体确定和描述已经出现的危机迹象,是危机预防管理的重要内容,也为开展危机风险诊断做好认识上的充分准备。危机风险识别要注意以下几方面:

　　（1）必须具有确定的识别指标:识别指标是衡量危机迹象的准绳,如通用的公关状态指标和专用的危机状态指标,可以衡量危机是否确实存在和存在的状态如何。

　　（2）必须进行综合的比较分析:在整个危机中,各因素相互联系、相互影响、相互制约,一个环节上出现的危机可能是另一个环节上的危机造成的,一个层次的危机可能是另一个层次上的危机引发的。正因为如此,危机迹象识别必须进行综合分析,反复研究,多方判断,达到对危机的全面把握。

　　（3）必须做到准确有效的描述:准确,就是要求表述准确,不能含糊其词,词不达意;有效,就是指识别结论能够有效地说明问题,并能有效地运用于危机预防管理和具体处理之中。为了做到准确有效,一般要求对危机的风险不仅作定性描述,还要作定量描述,可借用一些危机评估工具,如危机晴雨表(图 12-2)等来进行危机评估,以达到对危机的准确把握。

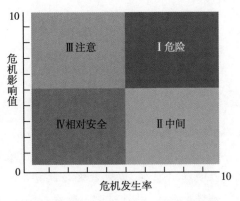

图 12-2　危机评估工具——危机晴雨表

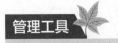

危机评估工具——危机晴雨表

美国学者史蒂文·芬克(Steven.Fink)创立"危机晴雨表",进行危机概率和危机影响值的综合分析,以便实施有效的危机监测。潜在危机评估模型的两个指标:一是危机发生的概率;二是危机影响值的计算:①假如危机逐步升级,危机会加剧到何种程度? ②新闻媒体或政府部门对医院的审查会到何种程度? ③危机会在多大程度上影响正常业务的进行? ④医院在公众中的形象会受到多大程度的损害? ⑤医院的效益会受到多大程度的影响?

危机晴雨表是以危机发生概率和危机影响值分别为横、纵坐标的一种定量分析方法,包括四个象限:

第Ⅰ象限:红色区域,危机发生率较高,危险程度较大,应立即进行危机预报,采取危机预控措施。

第Ⅱ象限:灰色区域,危机发生率较大,但影响值较小,处于中间状态,要小心提防,以免产生不必要的麻烦。

第Ⅲ象限:绿色区域,危机的发生概率和影响值都很小,相对较为安全。

第Ⅳ象限:黄色区域,虽然危机的发生率较小,但一旦发生却影响较大,要密切注意。

3. 危机的风险判断 根据危机风险识别的结果,利用与危机相关的各种信息,对已被识别的危机迹象进行基本成因分析和发展趋势预测,为危机预警与预防提供根据,也是一个重要的环节。必须学会在对危机进行监测与识别的基础上进行有效的诊断,可以从以下几方面进行。

(1)深入分析危机产生的原因:危机迹象诊断必须尽量从多方面找原因,挖根源,以便使危机预防与预警工作真正落到实处。

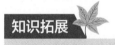 知识拓展

海恩法则

海恩法则是德国飞机涡轮机的发明者德国人帕布斯·海恩(Pabs. Hayne)提出一个在航空界关于飞行安全的法则。海恩法则指出:每一起严重事故的背后,必然有29次轻微事故和300起未遂先兆以及1 000起事故隐患。法则强调两点:一是事故的发生是量的积累结果;二是再好的技术,再完美的规章,在实际操作层面,也无法取代人自身的素质和责任心。

海恩法则提示:任何不安全事故都是可以研究如何预防的。

(2)合理预测危机的发展趋势:首先需要明确的是,危机发展趋势是建立在准确的危机成因分析基础上的,这就要求分析危机产生的原因必须深入、具体、客观;其次,危机的成因和过程都是十分复杂的,要运用科学的方法,以保证预测结论符合实际。

4. 危机的风险评价 对已被确认的主要风险进行可能发生的损失性评价,以明确在这些危机冲击下会遭受什么打击,带来什么损失。危机风险评价主要有两个方面:一是对现已被确认的风险正在造成的损失进行评价;二是对现已被确认的危机迹象在将来一定时期内可能造成的损失进行评估。对危机迹象可能带来的损失的评价结论是进行危机管理工作的决策依据。

5. 危机的应急预案 在危机发生之前做好准备,编制各类危机事件的应急预案,制订完善的计划,以便一旦出现危机即刻能做出反应,开发各类危机事件发生后的辅助决策系统,是预防和控制危机发展及为下一阶段的应急处

理提供决策依据重要工作。预案应包括对付各类不同危机的不同方法,安排好危机中、危机后在各个工作环节中负责处理各种问题的适当人选,同时让这些人员事先了解面对不同危机时他们的责任和应该采取的措施如医院对已发生或可能发生的突发事件进行归纳分析,制订各种突发事件的应急预案,并开发相关预案的决策系统,可大大提高危机事件的应对能力。

经验与教训

临危不惧,沉着应对

2008年5月12日,我国汶川发生7.8级地震。那天也正是5.12国际护士节。该地区一个县医院5月12日下午在医院附近的礼堂举行5.12护士节庆祝活动,医院大部分护士及医院管理者都去参加了这个活动。下午2点28分左右,突然医院建筑物等都在严重晃动,病人极度紧张。该医院四楼病房4位值班护士意识到发生地震了,需要马上组织病人及家属疏散。当时楼梯上有大量人员拥下,她们怕病人走失,在每个病人额头上都写上标志,在病人口袋放上床头卡,一个护士在楼下接应,一个护士在走廊引导,2名护士在逐个病房帮助病人转移。正是因为这4位护士临危不乱、迅速有效的组织,使整个病区的病人很快有序转移至安全地区。

6. 危机意识的培养 "君子安而不忘危,存而不忘亡,治而不忘乱"。要培养全体护士的忧患意识,在一个工作环境里待久了,熟悉了工作流程,熟悉了周围的人和事,危机感就会慢慢懈怠,习惯安于现状。然而,职场如战场,"生于忧患、死于安乐",危机意识缺乏,放松要求,自我懈怠,迟早会被淘汰。危机意识是清醒剂,能让人在危机来临之前保持清醒。昨天的辉煌并不意味着今天的成功,人最好的时候可能是最不好的开始,"危机"往往就是这时悄悄来临的。因此,必须时常保持"如履薄冰"的危机意识。

7. 危机的应对培训 将危机预测、危机情况和相应的措施以通俗易懂的语言编印成小册子,可以配一些示意图,然后将这些小册子发给全体护士。定期组织全员培训,通过多种形式,如录像、卡通片、幻灯片等向护士全面介绍应对危机的方法,建立危机意识和学习危机处理的技能;有计划地用模拟危机的方式组织相关人员演习训练,让全体护士对出现危机的可能性及应对办法有足够的了解,真正做到有备无患。

四、天欲堕,赖以拄其间——危机应对

一路走来,我们发现,不论如何提防,危机总是躲在黑暗中,与我们相伴左右,如影随形。事物发展有它的必然轨迹。当我们不经意时,危机如飞来横祸,从天而降。

危机来临时,有人逃避,有人抱怨;有人忧愁,有人哀伤;有人听天由命,有人奋力抗争。"临大难而不惧者,圣人之勇也"。遇顺境,我们淡然;遇逆境,我们泰然;遇险境,我们愤然。学会应对危机,天欲堕,赖以拄其间!

(一)危机的处理

危机处理是指在危机暴发后,为了减少危机的危害,按照危机处理计划和应对决策采取的直接处理措施。危机对组织造成的危害大小以及组织能不能在危急时刻转危为夷,都与危机处理有效程度密切相关。

1. 危机处理的目标 危机管理的目标是最大限度地减少危机对组织和社会的伤害,帮助组织控制和化解危机的局面,维护组织的形象和声誉。面对各种突发事件的危急时刻,组织采取态度和方法的不同,会产生"差之毫厘,失之千里"的效果,甚至会牺牲组织及相关产品等的声誉,包括对民众生活的影响、对政府和组织机构的信任感、组织竞争力丧失等。因此,危机处理的目标和手段必须考虑组织的承受能力并服从于该形势下的最大国家利益和组织利益。

2. 危机处理的原则 危机发生不可避免,关键是在危机暴发的紧急时刻,组织及管理者保持镇定,争取主动,真诚地进行危机处理,以最大可能减少危机带来的损失和负面影响。危机事件处理时要遵循以下原则:

(1)快速反应原则:在处理危机时,首先要根据危机的性质,快速反应,主动采取措施,控制局面。"主动出击是最好的防御",能够迅速地采取行动,果断地承担责任的组织定能很好化解危机状态。而遇到危机时总是为自己辩解,试图摆脱自己的责任、存在侥幸心理,往往会使危机向更加严重方面发展。

(2)沟通原则:沟通是危机管理的最基本手段。由于危机的突发性和破坏性,往往给公众和社会程序带来严重影响,危机事件的发生、进展都成为社会和媒体关注的焦点。因此,阐明事情真相,通过多渠道引导、宣传相关信息并加以综合分析,可以获得公众和媒体的理解和支持。所以有人把危机管理称之为"危机沟通管理"。倘若组织出于自身利益,采取"回避""推辞"等态

度,否认危机存在,拒绝回答相关问题或发布片面信息,甚至采取过激抵制行为,都会被认为逃避责任,会严重影响组织的形象及发展。

（3）真诚原则:危机事件发生后,医院应主动向公众说明事实真相,并尽可能采取措施减少损失,真诚的态度和行为有利于缓解组织和公众之间的矛盾,并且在政府及公众面前树立良好的医院形象。在 2000 年 11 月,中美合资天津史克制药的危机处理为企业和组织树立了一个榜样。中美史克公司危机公关意识相当强,善于借助新闻媒体的力量,把企业所做的那些"感人的行动"都即时传达给了消费者,使康泰克创造了"产品不存,品牌依旧"的奇迹,正因为在危机中品牌未倒,才有了后来"新康泰克"的东山再起。

（4）协同原则:危机处理需要多部门统一配合进行应对处理。不同部门的有效协同,由中心部门统一指挥,各部门分工合作显得非常重要,尤其是对外宣传必须一致。如果不同部门的对外宣传解释存在差异,甚至相互矛盾,极易让公众对医院产生不诚实印象,不利于危机的处理和解决。

（二）危机处理的过程

危机处理过程可以分为:隔离危机、处理危机、消除危机后果、维护组织形象及危机处理总结。隔离危机、处理危机、消除危机后果是危机处理主要内容,具有明显的先后顺序关系;维护组织形象主要是指如何消除危机对组织的社会形象造成不良影响;危机总结是整个危机处理构成的最后环节,对于组织积累经验、提高未来危机管理具有重要意义。

1. 隔离危机　危机事件的发生、发展,具有连锁效应,可表现为"转化""蔓延""衍生""耦合"等不同演化模式,这些多模式的演化存在,使得危机事件不断扩大,短时间内可发生由局部到全局的扩展,甚至造成难以收拾的局面。如医院危机事件处理中,危机发生可能是在医院门诊某个部门,但管理者应给予重视,从医院整体来对待,因为医院是个整体,各部门之间联系密切。因此,管理者首先要做的是危机隔离,主要从两方面着手:

（1）人员隔离:人员隔离是指组织在人员资源方面进行明确、合理的分工。调动一部分人员参与危机事件的处理过程,另一部分人员维持正常工作。因此,制订预案中,对于人力合理分工显得十分重要,要明确管理者及一般工作人员哪些人参与危机处理,哪些人需坚守原职以维持组织正常运行,哪些人需要回避。如果危机状态十分紧急,决策者要根据实际情况进一步调整,既要解决好危机应对,也要做好其他日常工作,不能因为危机的存在,造成组织更大损失。

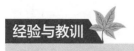

经验与教训

危机中的人员隔离

一名 40 岁左右的报社记者因肺部感染住进某医院内科。这天晚上,刚毕业不到一年的新护士小邓为他静脉注射氨苄西林,注射中针头滑出血管,局部肿胀。患者责怪护士在打针时扭头与别的病人说话,护士责怪病人手没放好,争执中,病人骂了一句难听话,小邓一时气不过,与病人发生争执。病人次日一早便打电话到护理部投诉。

护理部主任立即赶到科室,找同室患者了解情况后,确认护士有错,责成小邓向病人道歉,但小邓是被父母宠惯的独生女,性格执拗,坚持要病人先就骂难听话一事道歉后才肯道歉。病人更加生气,扬言如果小邓不认错,就把这事见报。主任见状,立即采取危机应对的"人员隔离"措施,把小邓暂时调离内科,到供应室担任清洁员工作,同时与护士长一起代表科室和医院向病人道歉,承担管理不严的责任。病人看到护理部处理果断不偏袒,消了气,承认自己骂人的不对,并表达了对医院严格管理的钦佩。

（2）事件隔离:由于突发危机事件具有意外性、聚焦性、破坏性、紧迫性,因此容易引起涟漪效应、蝴蝶效应和多米诺骨牌效应。

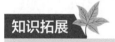

知识拓展

蝴蝶效应的由来

蝴蝶效应指一件表面上看来毫无关系、非常微小的事情,可能带来巨大的改变。

美国麻省理工学院气象学家洛伦兹(Lorenz)为了预报天气,用计算机求解仿真地球大气的 13 个方程式。为了更细致地考察结果,他把一个中间解取出,提高精度再送回。而当他喝了杯咖啡以后回来再看时竟大吃一惊:本来很小的差异,结果却偏离了十万八千里! 再次验算发现计算机并没有毛病,于是,洛伦兹(Lorenz)认定,由于误差会以指数形式增长,在这种情况下,一个微小的差值随着不断推移造成了巨大的后果。"亚洲蝴蝶拍拍翅膀,将使美洲几个月后出现比狂风还厉害的龙卷风!"

于是，洛伦兹认定，他发现了新的现象：事物发展的结果，对初始条件具有极为敏感的依赖性，即对初始值的极端不稳定性，称作混沌，又称蝴蝶效应。从此以后，蝴蝶效应之说就不胫而走。蝴蝶效应用来说明：一个坏的微小的机制，如果不加以及时的引导、调节，会给社会带来极大的危害。

在危机的孕育时期，医院里流言、小道消息开始在医院员工之间和患者之间传播，并很快引起相关人群的心理恐慌。医院员工表现为工作效率下降，错误率增加，甚至要求调走或离职员工比例增加；患者最直接的表现就是纷纷要求出院，或门急诊的就诊人数骤减。媒体捕风捉影的消息发布，会加重危机导致的损失。因此，迅速切断危机事件风险传播途径对于危机管理非常重要。应从危机发出预警时就要开始采取措施进行隔离，明确危机可能波及的范围，即为危机处理创造有利条件，也使正常工作不受影响。因此，危机预警的明确性显得尤为重要。

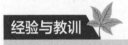

经验与教训

危机事件的连锁效应

2008年春节前夕，纷纷扬扬的雪花在中国长江以南地区形成一场大范围、长时间、高强度的雪灾，广东、湖南等地的高速公路路面结冰，导致公路交通严重堵塞；大雪压断电缆导致电网中断，电气化列车因此无法开行，连接南北交通的大动脉京广线几近瘫痪，又使电厂急需的煤炭无法运抵；机场关闭又加重了铁路运输的危机；铁路的不畅又使公路交通拥堵加剧，同时路面大量应用融雪剂，对地面造成了难以恢复的损害；大面积的交通、通信、供水供电中断，又引发了灾区乃至全国范围的物价上涨。一场冰雪灾害引发许多社会问题及次生灾害。

危机事件一旦发生，组织应迅速采取措施，切断这一危机可能对其他方面带来的损害，及时将已发生的危机予以隔离，以防危机扩散。危机事件的处理应果断。

2. 处理危机 在危机的发作期，此前弥漫的小道消息一定程度上得到确认，危机从捕风捉影的传言到成为已经或者即将发生的现实。经由大众传媒或正式渠道发布的消息，往往一石击起千层浪，在大众之间产生剧烈震荡。此

时,危机处理必须采取果断措施。主要包括以下方面:

（1）识别明确主要危机:分析和明确危机的关键问题及可能引发的进一步发展,有利于管理者集中力量、有的放矢,解决危机问题。

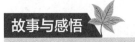

富翁的遗嘱

有一个富翁得了重病,已经无药可救,而唯一的儿子此刻又远在异乡。他知道自己死期将近,但又害怕贪婪的仆人侵占财产,便立下了一份令人不解的遗嘱:"我的儿子仅可从财产中先选择一项,其余的皆送给我的仆人。"富翁死后,仆人便欢欢喜喜地拿着遗嘱去寻找主人的儿子。富翁的儿子看完了遗嘱,想了一想,就对仆人说:"我决定选择一样,就是你。"这聪明儿子立刻得到了父亲所有的财产。

感悟:"射人先射马,擒贼先擒王",提了粽子的绳头可以拎起一长串的粽子。把握住得胜的关键则会收到事半功倍的效果,处理危机的关键在于破解危机的源头。

（2）迅速有效控制危机:在危机发生时,应协调各部门按照事先制订的方案处理危机,尽量控制事态的发展,抢救伤员,把损失控制在一定的范围内。如果事态失控,则要竭力争取重新控制局势,并向上级部门或其他救援机构请求增援。

（3）坚持不懈处理危机:危机的处理往往不能在短时间内很快解决,管理者必须沉着应对、坚持不懈,积极协调,与其他部门进行沟通,使危机事件能得到有效控制。此时,不仅需要指挥者临危不惧;还需要有条不紊的、明确的、全面协调的指挥和从众心理、焦虑心理的疏导。

假药夺命事件的危机处理

2006 年,齐齐哈尔第二制药有限公司假"亮菌甲素"在中山大学附属第三医院造成 9 人死亡。此事震惊全国。民众和媒体在抨击齐二药厂的同时,矛头直指中山三院,受害人一方认为中山三院难逃干系,将其作为第一被告诉之法律。中山三院在查明情况、迅速上报和积极应对的同时,及时召开新闻发布会,回应"假药"夺命事件,清楚表明了几个观点:

①购买"亮菌甲素",医院没有选择余地(该药为广东省唯一中标产品);②医院将不计财力全力抢救中毒者;③医院也是齐二药制售假药受害者;④在假药事件的处理上,中山三院是有功的,中山三院在全国率先发现了齐二药生产的"亮菌甲素"涉嫌有毒,并及时对患者进行救治,多数患者因此脱离生命危险。否则,中山三院就不会成为全国第一个遭到假药案受害人索赔的医院,而且这起假药事件的死者人数也会远远超过现有数字。中山三院的积极应对,赢得患者家属的信赖和媒体的准确公正报道,在危机中把对医院的损失降到最低。

3. 危机善后恢复 危机控制处理的结束,并不意味着危机管理已结束,提示着危机管理进入新的阶段——危机善后恢复。

危机善后恢复要以危机问题为中心,解决和控制危机发生的相关问题,以及因此可能导致的各类次生危机发生,采取积极措施,处理危机造成的不利后果,巩固危机应对处理的成果。

危机善后恢复主要包括三方面:物质、人员和心理方面的恢复。

(1)物质方面恢复:是指危机在物质财富方面给组织造成的损失,因此,危机发生后要首先给予物质方面损伤的处理,帮助清理现场、修复设备及积极恢复工作。

(2)人员伤亡和心理方面恢复:人员伤亡是指危机对人的生命和健康造成的危害;心理方面是指危机在当事者心理方面给组织造成的消极后果。无论是受害者还是公众,均会因为危机事件造成不同的影响,应给予积极救治和引导。心理方面伤害的恢复需要一个较长时期,要通过多方面努力,消除心理方面的负面影响。

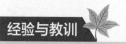

经验与教训

医院的危机应对

四川某医院普外科教授被失去理性的患者家属打伤,事件引起了社会广泛关注,一些媒体失实报道更是引发医护人员及医院职工群情激愤,要求取消已经安排的手术,一时间医患关系紧张,病人威胁医生情况增多;部分医护人员联名上书,要求上街游行集会。媒体报道部分失实,医院形象受损。

　　医院迅速建立危机处理预案:①成立危机应对小组,统一对外宣传的发言人和口径;②采取一切稳定措施:全力救治受害者并安抚亲属,及时通报病情信息;③要求司法机构追究凶手的法律责任;④各级领导与医护人员交流,惩治打人凶手,事件进一步解决,赢得社会和医护人员的信任和支持。

　　可见,在处理医患关系的危机,公开信息、赢得员工、公众对医院信任和支持非常重要。

4. 维护组织形象　危机的发生给组织形象带来了不利的影响,在社会及公众方面可能产生消极影响,因此,在处理危机的同时,积极维护组织形象是十分必要的。要积极与社会及公众沟通,告知已采取的积极有效的应对行为。在危机处理中,组织的各部门要注意保持态度、行为和行动的一致性,有效维护组织形象。危机发生后,最大的考验是危机后的恢复和重建,即转"危"为"机"的可能性分析、策略的制订、计划和措施的执行。高明的管理者能化险为夷,在威胁中找到新的机遇,为重塑医院的品牌形象赢得可能。

5. 危机经验总结　对于一个组织,危机既可能是其走向衰亡的开始,也可能是组织走向新的阶段的开始。危机造成的巨大损失不仅为组织带来必要的教训,其管理措施的实施也给组织带来有意义的经验。因此,组织应当在危机发生后及时总结经验,向组织管理者、公众及社会提供"素材",培养他们的危机意识,提高危机应对技能及应对危机能力。同时组织提供建立危机评估体系,发现危机可能发生的内部因素和外部因素,为更好建立危机应对提供参考。

(三) 危机中的管理难点

　　由于危机事件的发生,其时间和地点及性质、涉及的范围都有极大的不确定性,因此,其处理方法也各不相同,并且每一特定的危机其难点表现也有所不同,这些为危机处理带来相当的难度。理解危机的难点和重点,不仅能够防止或减少紧急情况下生命和财产的损失,而且可以提高危机处理的效率。

1. 危机管理中的判断与决策　危机的突然发生极易导致医院管理者措手不及而发生混乱,尤其在危机发生初期,由于缺乏对危机信息的了解和危机无序化演变迅速,危机救援各指挥系统和人员来不及对危机仔细判断,此时的判断和非程序化决策很难体现它的科学性和准确性,由此导致救援行动显得忙乱。现场的紧迫情况往往需要管理者在极短时间、很大压力及事态发展很不确定的情况下对危机的应对作出恰当决策,恢复组织一定的救援秩序,以提高现场救援的效率。因此,这种决策实际上表现的是一个非程序化的决策过程,不仅很困难,而且决策的结果具有一定的风险。不同类型的危机,处理的方法存在着很大差异。在处理危机前,首先确定危机的类型,以便于有针对性地采取对策。

(1) 事故型危机管理:如发生了输错血之类的护理事故,应立即抢救患者,补偿损失,诚恳道歉;公开承认错误,并负全责;寻找事故原因,避免再次发生类似事件。

(2) 误会型危机管理:如澄清事实,借助权威指出谣言的来源、用意及对公众的危害,真正弄清误会的原因,对症下药。

(3) 受害型危机管理:诉诸法律,表明自己受害无辜,寻求公正评判制裁;借助媒体,制造舆论压力。

(4) 意外型危机管理:公开损害情况;告知事情的来龙去脉;正确处理与公众的纠纷。

2. 危机中的支持保障系统　危机发生后,急需大量的救援人员参与对现场人员的疏导转移,对伤亡人员的救助(现场急救和转移)、对灾情的控制、对财产的抢救和转移等,正确的决策,如果没有相应的物资和人员去投入和执行,救援就是一句空话。因此,支持保障系统的缺乏是危机处理中的最大难点之一,主要包括危机应急所需的物资资源和人力资源调配。

(1) 物资资源调配:由于危机现场的救灾物资是短时间和规模化投入,现场附近的物资一般满足不了需要。因此,物资短缺是危机现场处理存在的一个普遍现象。物资资源主要包括:通信设备(危机现场的原有通信设施已经遭到破坏)、抢险必备的工具、专业人员的装备。物资的缺乏必将影响救援的进度。因此,必须在日常进行应急资源的储备。

(2) 人力资源调配:一旦发生危机事件,相关救援人员应立刻加入备战状态,等候现场指挥人员的调遣。人力资源主要包括:管理指挥人员、专业医疗救护人员、专业抢险救灾人员、训练有素的志愿人员等。解决人力资源缺乏问题,可以从两方面着手:①建立有关救援人员储备制度,例如,建立机动护士库、医护人员的休假应召制度,志愿人员的应召制度等,确保紧急情况人员就近调配和投入。②提高全体护士的救灾意识,并对护理人员进行救灾知识和技能培训。

3. 危机中的协调沟通　沟通是危机管理的重要手段。危机沟通主要特征是主动出击,果断承担责任,向社会及公众提供准确信息。协调是对危机事件的处理过程,投入行动的各系统的协调联络沟通,危机事件的协调沟通是极其重要的。在重大突发事件的救援中,若参与人员来自不同的系统或部门,彼此沟通和协调显得尤为重要。

(1)对医院内部人员:首先,将危机情况及组织对策告诉全体护士,使护士同心协力共渡难关。其次,如有人员伤亡,应立即通知家属,并提供条件满足家属的要求,组织周到的医疗和抚恤工作,由专人负责;如果是设备损失应及时清理。

(2)对利益受损人员:首先,对利益受害者(如患者或家属)应明确表示歉意,慎重地同他们接触,冷静地倾听受害者的意见和他们提出的赔偿要求。这时即使他们的意见并不完全合理,也不要马上与之辩论、讨论;即使受害者本身要对事故负有一定责任,也不应马上予以追究或立刻诉诸法律。然后,同他们坦诚、冷静地交换意见,谈话中应避免给人造成推卸责任的感觉。注意在处理事故的过程中,没有特殊情况,不要随便更换负责处理事故的人员和探望受害者的人员,以便保持处理意见的一致性和操作的连续性。

(3)对上级领导部门:危机发生后,应及时向医院的直属上级领导汇报情况,不能文过饰非,歪曲真相、不允许报喜不报忧,混淆视听。在处理过程中应定期将事态的发展,处理、控制的情况,以及善后的情况,陆续向上级报告。事故处理结束后,应将详细的情况、解决的方法及今后预防的措施、组织应承担的责任形成综合报告,送交上级部门。

(4)对新闻传播媒介:公开、坦诚的态度和积极主动的配合是处理媒体关系的关键,也唯有这样,才能取得新闻界的信任和支持,更何况医院与公众的沟通也只有借助媒体的支持才有可能进行,因此医院应该主动与媒体作更深层次的沟通(参阅第九讲组织沟通)。

(四)危机管理中的领导者

护理部主任作为护理组织的领导者,是危机事件中护士主心骨,应提升自身的基本素质,以应对千变万化的危机。

1. 沉着的应变能力　突发事件来临时,护理部主任已不可能像正常情况下按程序进行决策论证和选优,如不能快速做出正确反应并及时控制局势,会扩大突发危机的范围,甚至可能失去对全局的控制。护理部主任应有过人的胆识和心理素质,能够很好控制自己的情绪,沉着冷静地迅速投入危机事件的处理工作,通过直接行动并对问题进行分析,进行合理的判断和处理,迅速控制事态。

2. 科学的决策能力　由于危机事件具有突发性和无序性,每个事件解决问题的方法都不尽相同,因此需要依靠智力和毅力来解决问题。护理部主任必须具备出色的判断能力,客观地、实事求是地思考问题,在有限时间内对事件全局及发展进行判断,集中精力,做出有效决策。在做出决策时要抛开个人得失,敢于承担责任。

3. 敏锐的预见能力　突发事件往往扑朔迷离,危机管理要求护理部主任具有很强的预见能力和判断能力,能在危机形势变化前及刚发生时就立刻采取相应行动,不能消极等待指示和命令。这些均需要靠个人的创新能力去解决,预测危机变化并及时调整行动来适应环境情景变化,争取在时间上主动。

4. 丰富的实践经验　护理部主任若有亲临其境的真实环境体验,可以从心灵和精神上感知危机的危害性,从而有利于做出更人性化、更关注社会及患方利益的决策,来处理复杂的危机。同时,丰富的实践经验往往能锻炼护理部主任的沟通技巧、提升护理团队的整体应对水平。

危机管理中的关键点:第一是危机管理的决策,其表现的是一个非程序化的决策过程,决策的结果具有一定的风险。因此,决策者的基本素质显得尤为重要,一般认为应具备以下四个方面的素质:良好的心理素质,科学的决策能力,开拓创新能力,应对经验能力。第二是危机管理的支持保障系统,主要包括危机应急所需的物资资源和人力资源调配。第三是危机管理的协调沟通。

读后思与行

📖 边读边悟

1. 危机管理是一种包括情境、资源、沟通和行为等在内的管理体系,是组织基于对潜在的或当前的危机的认识和判断,利用相关力量和资源,采取有效的措施来应对不利情境,从而降低危机的破坏性,甚至将危机转化为机遇的一种有组织、有计划、持续动态的管理过程。

2. 危机事件处理时要遵循快速反应原则、沟通原则、真诚原则、协同性原则。组织在处理危机时,要根据危机的性质,快速反应,主动采取措施,控制局面。同时,要主动、真诚地与公众和媒体沟通,阐明事情真相,通过多渠道引导、宣传相关信息并加以综合分析,可以获得公众和媒体的理解和支持,并且真诚态度和行为有利于缓解组织和公众之间的矛盾,树立良好的医院形象。

并且危机事件处理时,要多部门统一配合进行应对处理。

3. 危机处理过程可以分为隔离危机、处理危机、消除危机后果、维护组织形象及危机处理总结。

4. 危机管理中的关键点,第一是危机管理的决策,其表现的是一个非程序化的决策过程,决策的结果具有一定的风险。因此,决策者的基本素质显得尤为重要,一般认为应具备以下四个方面的素质:良好的心理素质,科学的决策能力,开拓创新能力,应对经验能力。第二是危机管理的支持保障系统,主要包括危机应急所需的物资资源和人力资源调配。第三是危机管理的协调沟通。

📖 边读边想

1. 危机与风险有哪些不同,危机的特征有哪些?

2. 罗伯特·希斯的危机管理的 4 阶段理论对于医院危机事件管理有何指导意义? 您认为在医院危机事件护理管理中,哪个阶段最为关键?

3. 在处理危机事件中,哪些能力显得尤为重要?

📖 边读边练

1. 在医院护理质量管理中,要建立危机预警措施,下列哪项措施**不正确**

A. 对 RPN 值较低的护理风险事件可不予关注

B. 对容易发生不良事件的环节和过程进行监视

C. 对危重症患者加强监护

D. 采用的监测指标体系或工具要合适

2. 医院为应对突发危机事件成立应急管理团队,需要护理部组建护理组的团队,如果你是护理部管理者,应如何组建护理危机管理团队?

📖 先读后考

管理情境:某医院接到通知,某呼吸科病房有位患者确诊感染 H7N9,需要紧急处理。顿时,医院一片哗然,住院患者高度紧张,纷纷要求出院或转院。除做好 H7N9 传染病防控措施外,医院还必须面对很多方面压力。

考题:如果你是该医院的护理部主任,应如何带领护理团队应对这事件? 应怎样做才能安抚住院患者?

参考答案:

1. 要做好信息沟通工作。沟通是危机管理的最基本手段,由于事件的突发性以及对相关信息不了解,医院里患者及工作人员都具有恐慌心理。因此及时信息沟通显得非常重要,通过多渠道发布、宣传关于 H7N9 防治知识及 H7N9 感染途径,并说明医院对该病已采取的措施,尤其是感染 H7N9 患者的治疗进展及有无其他患者感染。引导公众正确认识 H7N9,获得公众和医院工作人员的理解和支持。

2. 医院要做好 H7N9 感染控制工作,医院相关部门根据相关传染病管理规定条例进行有序管理。

（姜丽萍）

参考文献

［1］邱庆剑,黄雪丽.世界五百强企业培训故事全案［M］.广州:广东经济出版社,2011.

［2］郑翠红.护理管理学基础［M］.北京:人民卫生出版社,2013.

［3］曾仕强.领导的方与圆［M］.广州:广东经济出版社,2010.

［4］史瑞芬,张晓静.护理管理者素质与能力修炼［M］.北京:人民卫生出版社,2015.

［5］燕杨天.20几岁的竞争力:人际交往能力、学习能力和执行力［M］.北京:电子工业出版社,2011.

［6］史瑞芬.护士人文修养［M］.北京:人民卫生出版社,2017.

［7］余世维.赢在执行(干部版)［M］.北京:北京联合出版公司,2012.

［8］张金戴.执行必须到位［M］.北京:中华工商联合出版社,2010.

［9］吴甘霖,邓小兰.做最好的执行者［M］.北京:北京大学出版社,2013.

［10］姜小鹰.护理管理理论与实践［M］.北京:人民卫生出版社,2018.

［11］田新蕊,王海英.创新能力实用教程［M］.北京:石油工业出版社,2009.

［12］何明渊.管理的智慧透过寓言看懂管理规律［M］.北京:金城出版社,2010.

［13］陈鹏飞.关于管理学的100个故事［M］.南京:南京大学出版社,2009.

［14］成翼娟.从敬业到精业华西护理创新管理［M］.北京:人民卫生出版社,2012.

［15］杨宪江.哈佛时间管理课［M］.北京:中国法制出版社,2013.

［16］姜越.学习力:在学习中提升正能量［M］.北京:中央编译出版社,2013.

［17］初笑钢.带队伍:中基层领导者学习力法则［M］.北京:北京联合出版社,2012.

［18］郑玉宝.学习力就是竞争力［M］.北京:石油工业出版社,2012.

［19］王咏.五维学习力［M］.北京:中信出版社,2020.

［20］远平.六西格玛管理学［M］.长沙:湖南人民出版社,2013.

［21］李继平.护理管理学［M］.北京:人民卫生出版社,2012.

［22］连云尧.总经理实战手册［M］.广州:广东经济出版社,2011.

［23］谢玉华,李亚伯.管理沟通［M］.大连:东北财经大学出版社,2010.

［24］易书波.好中层会沟通［M］.北京:北京大学出版社,2012.

［25］武洪明,许湘岳.职业沟通教程［M］.北京:人民出版社,2011.

［26］朱兴美.从88个历史故事中学领导［M］.北京:人民邮电出版社,2013.

［27］肖永志.变革型领导的四项修炼［J］.企业改革与管理,2012,7:51-52.

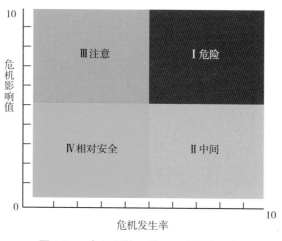

图 12-2　危机评估工具——危机晴雨表